三三医书

裘庆元 辑

温病秘本十四种 上册

温热逢源　　　　羊毛瘟证论
温证指归　　　　重订时行伏阴刍言
南病别鉴　　　　重订痧疫指迷
伏邪新书　　　　秋疟指南
伤风证治约言　　医中一得
暑症发源　　　　痢疾明辨
伏瘟证治实验谈　治痢捷要新书

中国中医药出版社
·北京·

图书在版编目（CIP）数据

温病秘本十四种：全 2 册/裘庆元辑 . —北京：中国中医药出版社，2019. 5
（三三医书）
ISBN 978 - 7 - 5132 - 4462 - 6

Ⅰ . ①温… Ⅱ . ①裘… Ⅲ . ①温病学说 Ⅳ . ①R254. 2

中国版本图书馆 CIP 数据核字（2017）第 236988 号

中国中医药出版社出版

北京经济技术开发区科创十三街 31 号院二区 8 号楼
邮政编码 100176
传真 010 - 64405750
河北新华第二印刷有限责任公司印刷
各地新华书店经销

开本 880×1230 1/32 印张 26 字数 537 千字
2019 年 5 月第 1 版 2019 年 5 月第 1 次印刷
书号 ISBN 978 - 7 - 5132 - 4462 - 6

定价 129. 00 元
网址 www. cptcm. com

社 长 热 线 010 - 64405720
购 书 热 线 010 - 89535836
维 权 打 假 010 - 64405753

微信服务号 zgzyycbs
微商城网址 https://kdt. im/LIdUGr
官方微博 http://e. weibo. com/cptcm
天猫旗舰店网址 https://zgzyycbs. tmall. com

如有印装质量问题请与本社出版部联系（010 - 64405510）
版权专有 侵权必究

出版说明

近代著名医家裘庆元先生编辑的《三三医书》（又名《秘本医学丛书》），不仅保存了大量珍贵的中医孤本秘籍，而且所选书目多为家传秘本，疗效独特，简练实用，自1924年刊印以来，深受中医读者欢迎，对推动中医的发展起到了积极的作用。1998年中国中医药出版社组织有关专家、学者对此书重新进行了整理出版，使此书得以更广泛的传播，影响日增。

然而，美中不足的是，原著三大卷，洋洋近五百万字，卷帙浩繁，所收的99种书籍又都随意编排，没有分类，给读者阅读、研究带来极大不便。有鉴于此，我们又对原著重新进行了整理编排：

1. 根据原著所收99本书每本书的基本内容，按中医学科重新进行分类编排，分为《医经秘本四种》《伤寒秘本三种》《诊法秘本五种》《本草秘本三种》《方书秘本八种》《临证综合秘本五种》《温病秘本十四种》《内科秘本六种》《外伤科、皮科秘本九种》《妇科秘本三种》《儿科秘本二种》《咽喉口齿科秘本四种》《针灸、养生秘本三种》《医案秘本十五种》《医话医论秘本十五种》，共15册，改为大32开简装本，分别刊印，以满足更广大读者的需求。

2. 全书改为现代简体横排。每本书的整理仍以上海书店影印本为底本，以现存最早刻本、影印本或近期出版的铅印本为参校本。除系底本明显由刊刻、抄写等导致的错误，经核实确认后径改（不出注），以及因版式改动，某些方位词如"左""右"相应改为"上""下"外，目录根据套书内容做相应调整，其余基本忠实原著。原书刊印时为填补版面而增加的"补白""告白"之类也予以保留。

限于水平，加之时间仓促，整理编排难免有错漏，欢迎读者批评指正。挖掘整理出版优秀的中医古籍是我们的重要任务之一，我们将一如既往，继续努力，为传播、弘扬中医药文化、知识做出更大贡献。

中国中医药出版社

2018 年 3 月

内容提要

《三三医书·温病秘本十四种》包括《温热逢源》《温证指归》《南病别鉴》《伏邪新书》《伤风证治约言》《暑症发源》《伏瘟证治实验谈》《羊毛瘟证论》《重订时行伏阴刍言》《重订痧疫指迷》《秋疟指南》《医中一得》《痢疾明辨》《治痢捷要新书》等十四种，主要论述各医家有关温病的证治。

《温热逢源》详注《内经》、《难经》、周禹载《温热暑疫》、蒋问斋《医略》、张石顽《伤寒绪论》、吴又可《温疫论》中有关温热、湿温、伏邪、温疫各条，以及讨论温病诸病证之辨证、诊断、证治等。《温证指归》引征诸名家有关温病的病因、证候及其变证、论治，汇选温证方药，且列选验案。《南病别鉴》参章虚谷及张仲景之说，对叶天士《温证论治》、薛生白《湿热条辨》、薛公望《伤寒直解辨证歌》进行增注，详加阐述南方人多温热、湿热，末尾辨伤寒、温病之不同。《伏邪新书》论伏燥、伏寒、伏风、伏湿、伏暑、伏热等六气伏邪之不同病候及治法。《伤风证治约言》强调伤风与伤寒之不同，辨析伤风一证之病因病机，对伤风的浅深闭脱四证，详论其治则及治法选方。《暑症发源》先论初夏之湿温，次述季夏之暑病，终及秋令之伏暑、疟痢。全书分经辨证，并按标本虚实寒热立方遣药，颇多经验之谈。

《伏瘟证治实验谈》列病原、症状、诊断、治疗四纲，分初、中、末三期治疗，治法皆系经验所得。《羊毛瘟证论》论述羊毛瘟乃伏气温病所致，故是书首列伏邪穷源论，次谈证治，论述详细。《重订时行伏阴刍言》为《医寄伏阴论》之重订缩编本。书中逐条阐发伏阴病与霍乱之区别，系统介绍伏阴病之原病、变证、死候、禁令、瘥后等，并附舌鉴图。《重订痧疫指迷》主要收集痧疫各方，对于霍乱各症尤为推究精详。《秋疟指南》为阐发秋疟专门之书。作者以《灵枢》《素问》为经，张仲景书为纬，兼研先祖医案，结合己验而成此书。《医中一得》为作者诊疗瘅疟、产后房劳与蓐劳之心得记录，亦载与友人商榷瘅疟证之信札。

《痢疾明辨》中辨痢疾的种种见证，又引证详论古今方法之得失，并附治验各案，为治痢专书。《治痢捷要新书》主论痢证之病原，列痢证之变化、治法、药方，主张治痢宜伸阳气，不宜过用清凉，附方百余首。

本册十四种著作均为论述温病之书，阐述独具卓见，颇有见地，内容包含温病诸证，更有羊毛瘟、秋疟、痢疾专书。

作者简介

裘庆元（1873—1948），浙江绍兴人，近代著名医家。16岁时进钱庄当学徒，因患肺病，遂发奋专攻中医学，并广收医籍秘本，造诣日深。后渐为人治病，每获良效，名声大振。

逢国内时局动荡，遇事远走东北，得识日本医界名士，获睹大量祖国珍本医籍，深慨祖国医籍散佚之多，乃有志于搜求。民国初年返绍，易名吉生，遂以医为业，以济世活人为己任。当时受外来文化影响，民族虚无主义思潮泛滥，中医药事业处于危急存亡之秋，先生毅然以复兴中医为己任，主持绍兴医药联合会，与何廉臣、曹炳章等创办《绍兴医药学报》，兼编《国医百家丛书》，并任绍郡医药研究社副社长。1929年废止中医事起，先生赴南京请愿，积极参加反对废止中医药的斗争。1923年迁居杭州，成立三三医社，出《三三医报》。先生深慨罕世之珍本秘籍，人多自秘，衡世之书，人难得见，叹曰："医书乃活人之书，何忍令其湮没，又何可令其秘而不传。"于是，或刊广告，或询社友，征救全国收藏之秘籍，得书千余种。乃精加选辑，于1924年刊《三三医书》，共3集，每集各33种，每书各撰提要，使读者一览而知全书概况。

后先生又精选珍贵孤本90种，于1935年复与世界书局商定，刊行《珍本医书集成》第一集。其第二、三集编目虽已确定，但因抗战爆发，被迫中止。

医三
书三

温病秘本十四种

医三
书三 **总目录**

医三
书三

温病秘本十四种

医三
书三 **上册目录**

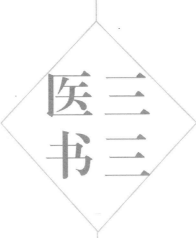

医书三三

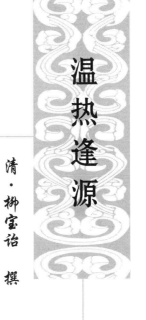

温热逢源

清·柳宝诒 撰

提要

《温热逢源》三卷，原稿系清季澄江柳宝诒先生未曾刊行之遗著，市上流行《柳选四家医案》即先生已刊之作。读其书者，咸知先生于温热证有独到之见地。裘君吉生于数年前，用自印书籍向无锡承梦琴君交换得之，又经无锡周小农君精校一次。书内论辨多有发人所未发，不特为搜求柳氏遗书者，所欲先睹，即研究温热者，亦必欢迎；盖数年来怂恿付印者邮书不绝。

目录

温热逢源·卷上

清江阴柳宝诒榖谷孙遗著

无锡周镇小农初校

后学　绍兴裘庆元吉生录刊

详注《灵枢》《素问》伏气化温诸条

《灵枢·论疾诊尺》篇曰：冬伤于寒，春生瘅热。

《素问·生气通天论》曰：冬伤于寒，春必病温。

《金匮真言论》曰：藏于精者，春不病温。

诒按：冬令受寒，随时而发者为伤寒，郁久而发者为温病。就温病言，亦有两证。有随时感受之温邪，如叶香岩、吴鞠通所论是也；有伏气内发之温邪，即《内经》所论者是也。是则冬伤于寒，正春月病温之由；而冬不藏精，又冬时受寒之由也。

又按：喻西昌《尚论后篇》，专论伏气发温之病，分为三例。以冬伤于寒，春必病温为一例，谓寒邪之伏于肌肤者；以冬不藏精，春必病温为一例，谓寒邪之伏于骨髓者；以冬不藏精，冬伤于寒为一例，谓内外均受邪，如伤寒两感之证。以此三例，鼎立三纲，分途施治，恰与《伤寒论》之太阳病之风伤卫、寒伤营、风寒两伤营卫之三例前后相符，此喻氏得意之笔也。盖喻氏天才超越，笔立清卓。每有议论，无不力破余地；而有意为文，每每虚立门面。创议论以助我波澜，在作文则为高手，而说理则未必皆能精确矣。即如伏气发温之病，惟冬伤于寒故病温，惟冬不藏精故受寒，其所受之寒无不伏于少阴，断无伏于肌肤之理。其肾气未至大虚者，倘能鼓邪外达，则由少阴而达太阳，病势浅而轻。若肾虚不能托邪，则伏于脏而不得外出，病即深而重。同此邪，同此病证，有轻重而理原一贯，无三纲之可分也。喻氏论病，每每骋其才辩而刻意求高，抑或借作感慨而自抒胸臆，逞笔所之不自觉其言之过，当学者须分别观之。

又按：王叔和编次《伤寒论》略例云：中而即病者，名伤寒；不即病者，寒毒藏于肌肤，至春变为温病，至夏变为暑病，暑病者热极重于温也。按：叔和此论，大旨无甚刺谬，喻氏肆意驳之，未免太过。惟寒毒藏于肌肤一语，于理欠圆。冬寒是时令之邪，与疫疠不同，无所谓毒，于寒下加一毒字，已属骇人；再寒邪之内伏者，必因肾气之虚而入，故其伏也，每在少阴；若皮肤有卫气流行之处，岂容外邪久伏！况果在皮肤，则病发亦轻，何至深入脏腑而有险恶之证耶？

《素问·热论》篇曰：今夫热病者皆伤寒之类也。又曰：凡病伤寒而成温者，先夏至日者为病温，后夏至日者为病暑，暑当与汗皆出勿止。

诒按：伏气发温，随时而变，热之轻者曰温，热之重者曰暑；夏至后曰小暑、大暑，冬至后曰小寒、大寒。寒暑二字相为对待，《内经》所称暑与热本无分别，观篇首云：热病者，皆伤寒之类也。其义可见。至仲景始以夏月暴感之热邪，名曰暍病，正以别于伏气外发之热病也。况伏气随时外发，亦必兼夹时令之邪，如春令兼风，夏令兼暑，理所必至，是其所以异名者，固不第因乎热之微甚矣。

又按：经言凡病伤寒，是伤寒不必专在于冬时，即三时感寒亦能郁化为温也。其称夏至后为病暑，则暑即温之变名，尤不可指为另是一邪，而此独分别言之者，因伏气发于夏至以后，其治病略有不同。盖温病忌汗，恐其伤阴，若时交长夏，则汗出必多，而邪气亦随汗而出，又未可以汗多而递止之也。《灵枢·邪气脏腑病形》篇岐伯曰：虚邪之中人也，洒淅动形；正邪之中人也，微先见于色，不知于身，若有若无，若亡若存，有形无形，莫知其情。

《素问·八正神明论》岐伯曰：正邪者，身形若用力，汗出腠理开，逢虚风其中人也微，故莫知其情，莫见其形。

诒按：此两节言冬时寒邪，所以能久伏不觉之。故凡风从时令王方来者为正邪，从冲后来者为虚邪。冬以寒为正邪，故中于人也，令人不觉近人。有疑邪正不并立，不能久伏不发者，曷不取此两节经文细意绎之。

《灵枢·论疾诊尺》篇岐伯曰：尺肤热甚，脉盛躁者，病温也。其脉盛而滑者，病且出也。

《素问·平人气象论》岐伯曰：人一呼脉三动，一吸脉三动而躁，尺热，曰病温。

诒按：尺肤发热，热在阴也；尺热而脉数且躁，中有温邪也；更兼盛滑则热邪已动，有外出之象矣，此言伏温而发之脉证也。

《灵枢·热病》篇曰：热病不知所痛，耳聋不能自收，口干阳热甚，阴颇有寒者，热在骨髓，死不可治。又曰：热病已，得汗而脉尚躁盛，此阴脉之极也，死。其得汗而脉静者，生。热病脉尚躁而不得汗者，此阳脉之极也，死；脉盛躁得汗静者，生。

诒按：此节不知所痛二句，形容伏温初发，神情呆钝，其状如绘，阳热甚者，其热邪之浮于外者已甚也；阴颇有寒者，其寒邪之伏于阴者尚未外透也。若此者其热深在骨髓，故不可治。

又按：已得汗而脉尚躁，是热甚而郁于阴也。脉尚躁而不得汗，是热甚而郁于阳也。邪郁不解，阴阳之气不能主持，故死。

《素问·热论》篇黄帝问曰：今夫热病者，皆伤寒之类也。或愈，或死，其死皆以六七日之间，其愈皆以十日以上者，何也？不知其解，愿问其故。岐伯对曰：巨阳者，诸阳之属也。其脉连于风府，故为诸阳主气也。人之伤于寒也，则为病热，热虽甚不死。其两感于寒，而病者必不免于死。帝曰：愿闻其状。岐伯曰：伤寒一日，巨阳受之，故头项痛，腰脊强。二日阳明受之，阳明主肉，其脉夹鼻，络于目，故身热目痛，而鼻干不得卧也。三日少阳受之，少阳主胆，其脉循胁，络于耳，故胸胁痛而耳聋。三阳经络皆受其病，而未入于脏者，故可汗而已。四日太阴受之，太阴脉布胃中，络于嗌，故腹痛而嗌干。五日少阴受之，少阴脉贯肾，络于肺，系舌本，故口燥舌干而渴。六日厥阴受之，厥阴脉循阴器而络于肝，故烦满而囊缩。三阴三阳，五脏六腑皆受病，营卫不行，五脏不通，则死矣。其不两感于寒者，七日巨阳病衰，头痛少愈。八日阳明病衰，身热少愈。九日少阳病衰，耳聋微闻。十日太阴病衰，腹减如故，则思饮食。十一日少阴病衰，渴止不满，舌干已而嚏。十二日厥阴病衰，囊纵，少腹微下大气，皆去病日已矣。帝曰：治之奈何？岐伯曰：治之各通其脏脉，病日衰已矣。其未满三日者，可汗而已，其满三日，可泄而已。

又帝曰：热病已愈，时有所遗者，何也？岐伯曰：诸病遗者，热甚而强食之，故有所遗也。若此者皆病已衰，而热有所藏。因其谷气相搏，两热相合，故有所遗也。帝曰：治遗奈何？岐伯曰：视其虚实，调其逆从，可使必已矣。帝曰：病热当何禁之？岐伯曰：病热少愈，食肉则复，多食则遗，此其禁也。

又帝曰：其病两感于寒者，其脉应与其病形何如？岐伯曰：两感于寒者，病一日则巨阳与少阴俱病，则头痛口干而烦满。二日则阳明与太阴俱病，则腹满身热不欲食，谵言。三日则少阳与厥阴俱病，则耳聋囊缩而厥，水浆不入，不知人。六日死。

帝曰：五脏已伤六腑不通，营卫不行，如是之后，三日乃死何也？岐伯曰：阳明者，十二经脉之长也，其血气盛，故不知人，三日其气乃尽，故死矣。

又凡病伤寒而成温者，先夏至日者为病温，后夏至日者为病暑，暑当与汗出，勿止。

诒按：《热论》谓人受寒邪，其为病必化热，但随时而发者为伤寒。其病自外而入内，久伏而发者为温病。其病自内而达外，此论除篇末伤寒成温一节论及温病外，其余所论都属伤寒，惟所列六经形证，伤寒与温病初无二致。故备录之，以为临证时分经认病之则。

又按：凡伤寒化热，自表入里，初起三日在三阳经者，可汗。后三日在三阴经者，可泄，故不至于死。其两感者，乃一脏一腑，一阴一阳，同时俱病，来势迅速不及措手，势必阴阳交绝，营卫不通而不免于死矣。《刺热》篇所论太阳之脉与厥阴脉争见者，死期不过三日一段即温病中之两感，与此节可以互证。又按：食肉则复一节，论病后食复，温病亦与伤寒相同。

又按：经言冬伤于寒，春必病温。是指冬邪春发者，而言此。言凡病伤寒，则无论冬夏，凡有伏邪，均可发为温病也。故夏至前后异其时而同其病曰温曰暑，同其病而异其名也。又温与暑病邪相同而随时异名。冬邪春发者，邪郁化热，由里达外，邪随汗去。多汗则伤阴，故汗多者当止之。若至夏令天时蒸热，先已有汗，更有伏邪内动，汗泄愈多，但其汗之出也。邪机甫动而汗，即淋漓若见，汗多而遽止之，则邪机亦因之而窒矣。故特分别言之，而禁其止也。

《刺热》篇曰：肝热病者，小便先黄，腹痛多卧，身热，热争则狂言，及惊胁满痛，手足躁不得安卧，庚辛甚。甲乙大汗气逆，则庚辛日死，刺足厥阴少阳，其逆则头痛员员，脉引冲头也。

诒按：肝脉络阴器，肝病不能疏泄则热郁，而小便黄也，腹痛多卧，肝病克脾也。热争者为热甚而与正气相争也，狂言及惊犯及手经也，胁痛肝脉所过也，手足躁不得安卧，热甚生风，风淫四末，故烦搅不安也。庚辛克木之日，故病甚。甲乙木旺之日，故汗出而愈。气逆者，谓病气甚而不顺其可愈之期也，更逢克木之日，故死。厥阴少阳并刺，病在脏，必泻其腑，以求出路也。逆则头痛，病气上升之故（参吴意）（庚辛日以下客藏仿此）。

心热病者，先不乐，数日乃热，热争则卒心痛，烦闷，善呕，头痛面赤，无汗。壬癸甚，丙丁大汗，气逆则壬癸死，刺手少阴太阳。

诒按：膻中为喜乐所出，故心病先不乐，而发热与正争则心卒痛。心主火，故烦、心气不舒。故闷呕属肝病，木火同气且邪在上多呕也，头痛火升也，面赤火越也。汗为心液，热甚则液干，故无汗也。

章虚谷曰：人身生阳之气，根于肾而发于肝。木生火，火生土，土生金，金生水，水又生木，生气相传所以生生不息也。邪伏血气之中，亦随生阳之气而动。动甚则病，发其发也，随气所注而无定处。故《难经》言温病之脉行在诸经，不知何经之动也。仲景所论，或发于阴经，或发于阳经，正合《难经》之旨。今观《内经》按生气之序，首列肝，次以心、脾、肺、肾，可见邪随生气而动，不定中是有一定之理。足以印证《难经》、仲景之言，而轩岐、越人、仲景之一脉相承，更可见矣。

脾热病者，先头重，颊痛，烦心，颜青，欲呕，身热，热争则腰痛不可用俯仰，腹满泄，两颔痛。甲乙甚，戊己大汗、气逆则甲乙死，刺足太阴阳明。

诒按：湿之中人也，首如裹，故脾病头先重也。颊为少阳所属，土木互为胜负，土病则木病亦见也。颜青，欲呕，颔痛，皆木病也。脾脉注心下故烦心，腰痛不可用俯仰，是脾病及胃，不能束筋骨利关节也。腹满泄，脾经本病也。

肺热病者，先淅然厥起毫毛，恶风寒，舌上黄，身热。热争则喘咳，痛走胸膺背，不得太息，头痛不堪，汗出而寒。丙丁甚，庚辛大汗，气逆则丙丁死，刺手太阴阳明，出血如大豆立已。

诒按：肺主皮毛，故先恶风寒。肺气不化则湿热蒸郁，故舌苔黄，喘咳，热邪伤肺也。热郁肺部，胸膺背走痛而不得太息也。头痛者，天气膹郁而热上冲脑也。热蒸于内则腠开，汗出，热暂泄而生寒也。

肾热病者，先腰痛胻酸，苦渴数饮，身热。热争则项痛而强，胻寒且酸，足下热，不欲言，其逆则项痛员员，澹澹然。戊己甚，壬癸不汗，气逆则戊己死，刺足少阴太阳。

诒按：腰为肾之府，又肾脉贯脊会于督之长强穴，又肾脉入跟中，以上腨内，太阳之脉亦下贯腨内，腨即腓也，酸者热烁液也。肾主五液而恶燥，病热则液伤而燥，故苦渴而饮水自救也。又太阳之脉，从颠入络脑，还出别下项，病甚而移之府，故项痛而强也。腓寒热极为寒也。肾脉从小指之下斜趋足心，病甚故足下热也，不欲言，有不能明言之苦也。员员澹澹者，一身不能自主，难以形容之状。

又按：《内经》叙列五脏热病，惟肝肾两节多其逆一层，他脏无之可见，热病伤阴，惟肝肾为最要也。

肝热病者，左颊先赤。心热病者，颜先赤。脾热病者，鼻先赤。肺热病者，右颊先赤。肾热病者，颐先赤。病虽未发，见赤色刺之，名曰治未病。

章虚谷曰：此更详五脏，热邪未发而必先见于色之可辨也。左颊、颜、鼻、右颊、颐是肝、心、脾、肺、肾五脏之气应于面之部位也。病虽未发，其色先见。可见邪本伏于气血之中，随气血流行而不觉。良工望而知其邪动之处，乘其始动即刺而泄之，使邪势杀而病自轻，即《难经》所云随其经之所在而取之者，是为上工治未病也。而用药之法可以类推矣。

治诸热病以饮之寒水，乃刺之，必寒衣之，居之寒处，身寒而止。

章虚谷曰：以其久伏之邪热，从内发故必先饮寒水，从里逐热然后刺之，从外而泄，再衣以寒，居处以寒，必身寒，热除而后止。

王梦隐曰：今人不读《内经》于温热、暑疫诸病，一概治同伤寒，禁其凉饮，厚其衣被，因而致重者不少。然饮冷亦须有节，过度则有停饮、肿满、呕利等患，更有愈后手指、足缝出水，速投米仁三两，茯苓三两，白术一两，车前子五两，桂心一钱，名驱湿保脱汤，连服十剂，可免脚趾脱落。此即谚所谓脱脚伤寒也，亦不可不知。若饮冷虽多，而汗出亦多，必无后患。

诒按：治热以寒一定之理，今人于温病初发，见用凉解而即言其遏邪者，彼固未明此理也。

太阳之脉，色荣颧骨，热病也。荣未交，曰今且得汗，待时而已。与厥阴脉争见者，死期不过三日，其热病内连肾。

章虚谷曰：此言外感与伏邪互病之证也，与《热病》篇之两感同中有异，彼则内外同时受邪，内外俱病，故不免于死。此则外感先发，伏邪后发者可生。若同发则死期不过三日也。云太阳之脉者，谓邪受于太阳经脉，即一日巨阳受之，头项痛，腰脊强者是也。色荣颧骨者，谓鲜荣之赤色见于颧也。盖颧者，骨之本，骨者肾所主，肾脏之伏邪已动，故赤色循荣血而见于颧也。荣未交，今且得汗待时而已者，太阳与少阴为表里，太阳经脉外受之邪与少阴营中伏热之邪，尚未相交，且使得汗先解，外邪所谓未满三日可汗之是也。其内伏之邪后发，待脏气旺时可已。如肾热病待壬癸日，得大汗而已也。又如所云见赤色者刺之，名治未病亦可也。倘与厥阴病证争见，则肾肝皆有邪热内发，其势必与太阳外邪连合而不可解。故比之两感病，死期更速也。盖两感病起于经，必待胃气尽，六日方死，此则热邪内连肾脏，本元即绝，故死期不过三日也。

少阳之脉，色荣颊前，热病也。荣未交，曰今且得汗，待时而已。与少阴脉争见者，死期不过三日。

章虚谷曰：上言肝热病者，左颊先赤。肝为厥阴，胆为少阳，相表里者也。外邪受于少阳经脉，而肝脏伏热之色荣于颊前。若外内之邪尚未相交，今且使其得汗以解外邪，其内发之热可待脏气旺时而已。若与少阴经脉病证争见，则肝连肾热，而内外邪势必交合难解，死期不过三日也。大抵外内之邪发有先后，而不交合尚可解救，故要紧在荣未交一句。下文病名阴阳交，亦即荣已交之义也。经文只举太阳少阳两证，不及阳明太阴合病者，以阳明之腑可用攻泻之法，不至必死。非同太阳、少阴、少阳、厥阴，其邪连合而无出路则必死也。

《评热病》篇云：帝曰：有病温者，汗出辄复热而脉躁疾，不为汗衰，狂言不能食，病名为何？岐伯曰：病名阴阳交，交者死也。

章虚谷曰：阴阳之气本相交合，今则邪势弥漫，外感阳分之邪与内发阴分之热，混合不分而本元正气绝矣，故曰交者死。非阴阳正气之相交也，下文明其所以然之理。

人之所以汗出者皆生于谷，谷生于精。今邪气交争于骨肉，而得汗者，是邪却而精胜也。精胜则当能食，而不复热。复热者，邪气也。汗出者，精气也。今汗出而辄复热，是邪胜也。不能食者，精无俾也。病而留者，其寿可立而倾也。且夫《热论》曰：汗出而脉尚躁盛者死。今脉不与汗相应，此不胜其病也，其死明矣。狂言者，失志也，失志者死，今见三死不见一生，虽愈必死也。

章虚谷曰：汗生于谷，谷生于精者，谓由本元精气化水，谷以生津液发而为汗。邪随汗泄，则邪却而精胜也。今汗出复热，而不能食，是邪胜而津无所藉也。其病仍留连不去，则其寿可立待而倾矣。狂言失志一也，汗出复热二也，脉与汗不应三也，见三死证，而不见一生证虽似愈必死也。

《素问·阳明脉解》篇曰：足阳明之脉病，恶人与火，闻木音则惕然而惊，钟鼓不为动。闻木音而惊何也？岐伯曰：阳明者胃脉也，胃者土也，故闻木音而惊者，土恶木也。帝曰：其恶火何也？岐伯曰：阳明主肉，其脉血气盛，邪客之则热，热甚则恶火。帝曰：其恶人何也？岐伯曰：阳明厥则喘，而惋惋则恶人。帝曰：或喘而死者，或喘而生者何也？岐伯曰：厥逆连脏则死，连经则生。

章虚谷曰：土畏木克，故闻木音则惊也。热甚则恶火，仲景所谓不恶寒反恶热也，邪结于胃而气厥逆则喘而惋惋者，懊侬而不欲见人也。邪热内结，则气阻而喘不能循经外达，则四肢厥逆。盖四肢禀气于脾胃也。邪内入则连脏，外出则连经故生。

帝曰：病甚则弃衣而走，登高而歌，或至不食，数日逾垣上屋，所上之处皆非其素所能也，病反能者何也？岐伯曰：四肢者，诸阳之本也。阳盛则四肢实，实则能登高也。帝曰：其弃衣而走者何也？岐伯曰：热盛于身故弃衣欲走也。帝曰：其妄言骂詈，不避亲疏而歌者何也？岐伯曰：此阳盛则使人妄言骂詈，不避亲疏，而不欲食，不欲食故妄走也。

章虚谷曰：四肢禀气于脾胃，胃为脏腑之海，而阳明行气于三阳故四肢为诸阳之本也。邪盛于胃气，实于四肢则能登高也。热盛于身，故弃衣欲走也。邪乱神明，故妄言骂詈。胃中邪实不欲饮食，四肢多力则妄走也，此大承气之证。其邪连经脉必滑，大下之可生。其邪连脏，脉必沉细。仲景云阳病见阴脉者死，则虽有下证，不可用下法矣。

王梦隐曰：温病投热药补剂亦有此候，经证亦有可用白虎汤者，沉细之脉亦有因热邪闭塞使然，形证果实下之可生，未可概以阴脉而断其必死也。凡热邪壅遏，脉多细、软、迟、涩，按证清解自形滑数不比内伤病，服凉药而脉加数者为虚也。

《热论》篇曰帝曰：热病已愈，时有所遗者何也？岐伯曰：诸病遗者，热甚而强食之，故有遗也。若此者皆病已衰而热有所藏，因其谷气相得，两热相合，故有所遗也。帝曰：治遗奈何？岐伯曰：视其虚实，调其逆从，可使必已矣。帝曰：当何禁之？岐伯曰：病热少愈，食肉则复，多食则遗，此其禁也。

诒按：此言热邪初愈，余热留而未净，得谷食助气，则两热相合而复炽。观其食肉则复，多食则遗。故病后必须谨调口腹，只可以清淡稀粥，渐为调养也。《素问·玉版论要》篇岐伯曰：病温虚甚死。

诒按：经言藏于精者，春不病温。则凡病温者，其阴气先虚可知，使或虚而未至于甚，则养阴透邪，治之如法，犹可挽回。若病温者而至虚甚，则热邪内讧，阴精先涸，一发燎原不可治矣。

《灵枢·五禁》篇岐伯曰：热病脉静，汗已出，脉盛躁，是一逆也。

诒按：热病汗出后而脉转盛躁，此热邪深伏于阴，至汗出而邪机始动而外露则其伏邪必重故曰逆也。

《灵枢·热病》篇曰热病三日而气口静人迎躁者取之诸阳五十九刺以泻其热，而出其汗，实其阴，以补其不足者。

吴鞠通曰：人迎躁邪在上焦也，故取之诸阳以泄其邪。阳气通则汗随之，阳盛则阴衰，泻阳则阴得安其位。故曰实其阴，泻阳之有余，即所以补阴之不足也，故曰补其不足。温热病未有不伤阴者，实其阴以补其不足，此一句实治温热之吃紧大纲。

身热甚，阴阳皆静者勿刺也。其可刺者，急取之，不汗出则泄。所谓勿刺者，有死征也。热病七日、八日脉口动，喘而短者，急刺之，汗且自出，浅刺手大指间。热病七日、八日脉微小病者，溲血，口中干，一日半而死，脉代者一日死。热病已得汗出而脉尚躁，喘且复热，勿刺肤，喘甚者死。

诒按：热甚而脉浮躁则可刺，当急取之，令其热邪从汗泄而解。若脉阴阳俱静，是阳证见阴脉，已有死征，故勿刺。脉口动，喘而短者，热壅于肺也，刺手大指肺之少商穴，俾肺之热痹开而汗泄则解矣。热邪灼烁血分，则溲血。阴液被灼则口干。下焦阴伤已甚，而脉又微小，则不惟阴涸而阳亦伤矣，故主死。已得汗而脉尚躁，喘且复热，是热不为汗衰，而化源且绝矣，故死。

热病不可刺者有九，一曰汗不出，大颧发赤，哕者死。二曰泄而腹满甚者死。三曰目不明热不已者死。四曰老人、婴儿热而腹满者死。五曰汗不出，呕下血者死。六曰舌本烂，热不已者死。七曰咳而衄汗不出，出而不至足者死。八曰髓热者死。九曰热而痉者死。腰折、瘛疭、齿噤齘也，凡此九者不可刺也。

诒按：颧赤而哕，肾阴已竭而虚阳上脱之证，故死。汗泄而腹尚满是阴下脱而邪不减，与热不为汗衰者相似故死。目不明，阴脱也，阴脱而仍热故死。热满当泄，老人、幼儿不任攻伐则热无出路故死。热蕴无汗，上逆则呕，下迫则血溢上下交征，阴液易涸，故为死候。舌本烂，乃肾火上结，与胃热炽而口糜者不同；若既烂而热仍不已，亦为死候。汗不至足，是肺气不下行而化源将绝也，咳衄乃邪闭于上，无汗则邪不外泄，又兼化源将绝之征故曰死。髓热如骨蒸之状，邪热深入于肾也。热而痉致见腰折等证，是邪热深入于肝也，肝肾为热邪所烁故死。

吴鞠通曰：此节历叙热病之死征，以禁人之刺。大抵由于阴竭者为多，然刺固不可，亦有可药而愈者。盖刺法能泄，能通开热邪之闭结最速。至于益阴，以存津，则刺法之所短，汤药之所长也。

详注《难经》伏气发温诸条

《难经》五十八难曰：伤寒有几，其脉有变否？然伤寒有五，有中风、有伤寒、有湿温、有热病、有温病，其所苦各不同。

徐洄溪曰：伤寒者统名也，下五者伤寒之分证也。

诒按：中风、伤寒即仲景论中所列之证也，是感而即发者也。若寒邪郁伏而发，则因温风而发者，名曰风温。因暑热而发者，名曰热病，此即夏至后之暑病也。因湿邪而发者，名曰湿温。虽随时随病各异，其名而由于受寒则一，故皆谓之伤寒。

又按：所苦不同，言五者之为病不同也。《伤寒论》云：太阳病，发热而汗出，恶风，脉缓者，名曰中风。太阳病，或已发热，或未发热，必恶寒、体痛、呕逆、脉阴阳俱紧者，名曰伤寒。太阳病关节疼痛而烦，脉沉而细者，此为湿痹。太阳中热者，暍是也。其人汗出，恶寒身热而渴也。太阳病发热而渴，不恶寒者为温病。此五条即论列五种病之所苦，各有见证之不同也。前二条是感寒而即病者，后三条是寒伏于内兼夹别气而病者，仲景悉隶于《伤寒论》中，可见五证均因于寒，即均可为之伤寒也。

中风之脉阳浮而滑，阴濡而弱。伤寒之脉，阴阳俱盛而紧涩。湿温之脉，阳濡而弱，阳小而急。热病之脉，阴阳俱浮，浮之而滑，沉之散涩。温病之脉，行在诸经，不知何经之动也，各随其经所在而取之。

诒按：阴阳二字以脉言，凡脉，寸为阳，尺为阴；右为阳，左为阴；浮为阳，沉为阴。就此节论，当以尺寸分阴阳为是。风为阳邪，故阳脉浮滑；寒邪收引，故脉紧涩；湿为阴邪而伤阳，故阳濡而阴急；热病为阳邪而伤阴，故浮滑而沉涩。热病是温邪之已化热，而外出者，其未化热之前，名曰温病。邪伏少阴，随气而动，流行于诸经，或乘经气之虚而发，或夹新感之邪气而发，其发也或由三阳而出，或由肺胃最重者，热不外出而内陷于手足厥阴，或肾气虚不能托邪而燔结于少阴，是温邪之动，路径多歧，随处可发。初不能指定发于何经，即不能刻定见何脉象也。

又按：伏温之病随经可发，经训昭垂已无疑义，乃张石顽谓温邪之发，必由少阳。陆九芝谓温热病必发于阳明，陈平伯则以肺胃为温邪必犯之地，吴又可又以募原为温疫伏邪之所。诸家所论，虽亦各有所见，但只举温病之一端而不可以概温病之全体。至吴鞠通《温病条辨》横分三焦，谓凡病温者，必始于上焦手太阴，是以时感温风之证指为伏气发温之病，彼此混而不分，其背谬为尤甚。学者当即此节经文，悉心参究，确知温病之发随经可动，临证时始有真知灼见，而不至有他歧之感也。

伤寒有汗出而愈，下之而死者，有汗出而死，下之而愈者，何也？然阳虚阴盛，汗出而愈，下之即死。阳盛阴虚，汗出而死，下之而愈。

滑氏《本义》引《外台秘要》谓表病里和为阳虚阴盛，

邪在表宜发汗，若反下之引邪入里，诛伐无过，故死。里病表和为阳盛阴虚，邪入里宜急下，若反汗之兼虚其表故死。按《伤寒例》亦有阳盛阴虚，汗之则死，下之则愈；阳虚阴盛，汗之则愈，下之则死之文。诸家释之不一其说，成无己注则以阳邪乘虚入腑，为阳盛阴虚；邪乘表虚客于营卫为阳虚阴盛。《外台秘要》及刘河间《伤寒直格》俱以不病者为盛，病者为虚。《活人书》以内外俱热为阳盛阴虚，内外俱寒为阳虚阴盛。惟王安道《溯洄集》则以寒邪在外为阴盛可汗，热邪内炽为阳盛可下。此说最为无弊，若不病为实，病者为虚之说与表病里和，里病表和之说相近，但虚实二字，其义终未妥也。

诒按：寒邪初受未经化热，卫阳被遏则阳虚而阴盛，此即暴病之伤寒，但用辛温助阳以发其汗则邪解矣。若未曾入腑化热而遽下之，则里气伤而表邪陷即死矣。若邪郁久而化热，阴液被烁则阳盛而阴虚，此即伏气之温病也。里热既盛，当急下以救阴则生；若再用辛温误发其汗，则阴愈烁而变证蜂起。是以受病之始都属寒邪，故仍以伤寒为提纲也。此节两层以伤寒温病分帖作解，亦甚熨帖，前所引诸家之论，似总不能若是之直捷。

详注仲景伏气化温证治各条

《伤寒论·平脉法》篇师曰：伏气之病，以意候之。今月之内，欲有伏气。假令旧有伏气，当须脉之。若脉微弱者，当喉中痛，似伤非喉痹也，病人云实咽中痛，虽尔，今复欲下利。

诒按：温邪化热内动，脉当数大，乃见微弱，是气弱不能托邪，邪郁不达之象，热不外达而循经上浮则为喉痛，以少阴之脉循喉咙也。伤寒少阴病本有下利、咽痛之条，亦即此义。盖以热郁既久则阴液腐败，故不但咽痛而复欲下利也。

又按：此条可为温邪内伏少阴之证。

章虚谷曰：观仲景标中风、伤寒、暑热等病脉，与《难经》同。惟《难经》言温病之脉，行在诸经，不知何经之动也。是言温病初由伏邪随气血流行在诸经中及其发也不知从何经而动；其发无定处，故无一定之脉可指也。今仲景又教人审脉以辨邪发之经，如脉微弱即知其邪未离少阴。随经上下必当有咽痛、下利等证，正与《难经》互相发明也。下文邪出三阳热势大盛，其脉浮大，上关则上，是脉随证变，证随脉见，在初起本无定脉，故《难经》不标脉象也。由是观之，其与外感之邪有定证定脉者，固迥不同矣。

少阴病（脉微细但欲寐也）二三日咽痛者，可与甘草汤，不瘥者与桔梗汤。

章虚谷曰：风寒外闭少阴而咽痛者，仲景用半夏散辛温开泄之法矣。此少阴伏热内发，循经上灼而咽痛，虽不合用辛温开泄，亦不可用凉药以遏其外出之势，故专用甘草甘缓之品导邪外达，且生用亦能泻火。如不瘥则火郁而不出也，加桔梗上通其气则痛自止矣。伤寒自表入里，故先太阳而后至少阴，温病自里而出表，故先少阴而后出太阳也。

沈宗淦曰：伏气为病，皆自内而之外，不止春温一证也。盖四时之气皆有。伏久而发者不可不知也。

少阴病下利，咽痛，胸满，心烦者，猪肤汤主之。

张路玉曰：病虽发于阴经，实为热证，下利、咽痛、胸满、心烦，其邪热之充斥上下中间，已无处不到，而又非寒下之法所宜，故立猪肤汤以润少阴之燥，与用黑驴皮之意颇同。阳微者，用附子温经；阴竭者，用猪肤润燥。同具散邪之意，比而观之，思过半矣。

少阴病得之二三日以上，心中烦不得卧，黄连阿胶汤主之。

周禹载曰：伏邪未发，津液先已暗耗，今得之二三日，虽阴火不升，未见咽痛等证，而心烦不得卧。已知阴液消耗故以芩连清热，即以胶芍滋阴，虚实两治也。

诒按：以上少阴病三条，均与传经热邪不合，其为伏邪所致无疑也。

少阴病下利，六七日咳而呕渴，心烦不得眠者，猪苓汤主之。

章虚谷曰：下利六七日，热从下陷不得外透，故逆于肺，则咳而呕，乘心则烦渴不得眠，以心肺皆通少阴之脉故也，主以猪苓汤利水而滋阴，盖滋阴则热随利去，利水则泻止而烦渴亦解矣。

少阴病得之二三日，口燥咽干者，急下之，宜大承气汤。

张路玉曰：伏气之发于少阴，其势最急，与伤寒之传经热证不同。得病才二三日，即口燥咽干，延至五六日始下，必枯槁难为矣，故宜急下以救肾水之燔灼也。按：少阴急下三证，一属传经热邪亢极，一属热邪转属胃腑，一属温热发于少阴，皆刻不容缓之证，故当急救欲绝之肾水，与阳明急下三法同源异派。

诒按：此亦伏邪无疑，如系传经热邪，则从始病数起，决不止二三日，如从传至少阴数起，则不应二三日始见口燥咽干也。

太阳病发热而渴，不恶寒者为温病。

王安道曰：温病如此，则知热病亦如此，是则不渴而恶寒者非温热病矣。温热病而有恶风恶寒之证者，重有风寒新中也。

沈尧封曰：此条虽不言脉，以后条参之，其尺部必浮也。

章虚谷曰：温病之发无定处，少阴之表为太阳热邪，从里出表即有发热头痛之太阳病也，不恶寒则非新感之邪，可知热从内发，故渴。仲景恐人错认为太阳伤寒伤风之证，故特标明谓此是伏热内发之温病也。其少阴温病反不标者，因伏气条内已申明咽痛、下利为少阴初发之温病矣。

王梦隐曰：汪谢城云吴氏《温病条辨·上焦篇》，首引《伤寒论》云太阳病，但恶热不恶寒，而渴，名曰温病，桂枝汤主之。今检《伤寒》却未见此数语，使真出仲景耶？亦当辨其简误，若系吴氏误记尤不可不为之辨正。余谓非误记也，因喻氏尝云仲景治温证，凡表药皆用桂枝汤，以示微发于不发之意。尤在泾《读书记》云，此喻氏之臆说，非仲景之旧章。鞠通自谓跳出伤寒圈子，而不知已入嘉言套中，又不甘为人下，遂肆改原文，捏为圣训而不自觉其诬圣误世也。

若发汗已，身灼热者，名曰风温。风温为病，脉阴阳俱浮，自汗出，身重多眠睡，鼻息必鼾，语言难出；若被下者，小便不利，直视失溲；若被火者，微发黄色，剧则如惊痫，时瘛疭；若火熏之，一逆尚引日，再逆促命期。

章虚谷曰：太阳外感之邪，若发汗已，当热退身凉矣。今热邪从少阴而发，当清其发而误发其汗，反伤津气而助邪势。故身更灼热，因而勾起其肝风，鼓荡其温邪，故曰风温。其为病也，虚阳外浮，热邪温溢，故脉阴阳俱浮，津液外泄则自汗不止，气乏神昏则身重多眠睡，内风动而机窍窒故鼻鼾而语难，其非外感风邪可见矣。若被下者，谓未经误汗，非为汗后又下也。若误被火劫者，微则热伤营气而血瘀发黄，剧则热甚风生而惊痫、瘛疭也。盖邪伏少阴，热灼水枯，咽干口燥，法当急下，此热已发出太阳，则少阴空虚，若下之伤阴，则小便不利而直视失溲，则气亦脱矣。若未汗下而被火攻者，外火助内热熏蒸而发黄，剧则火邪扰心而惊痫，肝风炽甚而瘛疭，皆坏象也。若止火熏之，一逆尚可引日苟延，若既汗又下而再逆之，更促其命期矣。

服桂枝汤大汗出后，大烦渴不解，脉洪大者，白虎加人参汤主之。

诒按：桂枝汤治风邪伤卫，表病而里和者，用之得当，则微汗而解。此则温邪自内而发，误用桂枝适以助邪而耗液，故大汗大渴，热势转甚，主以白虎，所以泄热解烦，因阴液被劫，故加人参以救之也。

太阳与少阳合病，自下利者，与黄芩汤，若呕者，黄芩加半夏生姜汤主之。

张路玉曰：黄芩汤，温病之主方，即桂枝汤以黄芩易桂枝而去生姜也，盖桂枝主在表风寒，黄芩主在里风热，其生姜辛散，非温热所宜，故去之。

周禹载曰：太少二阳何不用二经药，则以非伤寒故也。何以知其非伤寒？以不恶寒而即热，不得谓之伤寒也。何以云太少二阳？以或胁满，或头痛，或口苦引饮，皆二经证也。果系伤寒合病，应见表证，今不但无表，且有下利证。如云伤寒协热下利，必自传经来，不若此之即利也。盖温邪内郁已久，中气不足者，岂能一时尽泄于外，其下走而作利也，亦自然之势也。

王梦隐曰：少阳胆木夹火被猖，呕是上冲，利由下迫，何必中虚始利，饮聚而呕乎，半夏、生姜专开饮结，如其热炽，宜易连茹。

三阳合病脉浮大，上关上，但欲眠睡，目合则汗。

周禹载曰：温病至三阳合病，其邪热溷实可知，故脉浮大也，意邪在少阴尺脉已大，今由内达外，而浮大见于关上脉，故曰上关上也。然脉虽见于阳位，而少阴之源未清，故欲眠，仍见少阴证。而盗汗又少阳证也。太阳脉浮，阳明脉大，而关上是少阳部位，故三阳合病。

诒按：春温所以异于热病者，以目合则汗，不似热病之大汗不止也。

杨素园曰：此条与发汗已，身灼热之风温，初是一串，初起为此病，误汗则为风温。

按：此条治法，缪仲淳拟用百合一两，麦冬五钱，知母、花粉、白芍各二钱，鳖甲三钱，炙甘草一钱，竹叶五十片。

《金匮》温疟者，其脉如平，身无寒但热，骨节疼烦，时呕，白虎加桂枝汤主之。

尤拙吾曰：此与《内经》论疟文不同，《内经》论其因，此详其脉与证也。瘅疟、温疟俱无寒但热，俱呕，而其因不同。瘅疟者，肺素有热而外加感冒，为表寒里热之证，缘阴气内虚不能与阳相争，故不作寒也。温疟者，邪气内伏少阴，至春夏而发，为伏气外出之证，寒蓄久而变热，故亦不作寒也。脉如平者，病非外感，故脉如平时也。骨节疼烦，时呕者，热从少阴而出，舍于肾之所合而上并于阳明也。白虎甘寒除热，桂枝则因势而利导之耳。

王梦隐曰：喻氏谓仲景论疟，既云弦数者多热，而复申一义，曰弦数者风发，可见多热不已，必至耗液生风，木来侮土，传其热于胃，此非可徒求之药，须以饮食消息，止其炽热，如梨汁、蔗浆之类以止渴生津。正《内经》风淫于内，治以甘寒之旨也。

《伤寒论》曰：阳明，脉浮而紧，咽燥口苦，腹满而喘，发热汗出，不恶寒反恶热，自重；若发汗则躁，心愦愦，反谵语；若加烧针，必怵惕烦躁不得眠；若下之则胃中空虚，客气动膈，心下懊侬，舌上苔者，栀子豉汤主之。若脉浮，发热，渴欲饮水，小便不利者，猪苓汤主之。（自此以下三条王梦隐另编作《伏气热论篇》）

周禹载曰：浮紧，伤寒脉也，何以为热病？以其发于夏，不恶寒反恶热也。又何以独言阳明？以夏时湿热上蒸，邪从胃发，且腹满而喘，种种皆阳明证也。然咽燥口苦非少阴证耶，不知阳明为从出之途，少阴其伏藏之地，故证或兼见也。夫既阳明热病，曷又为脉反浮紧。正因浮甚有力，热邪盛而致也。若不知者，以辛热汗之，耗其津液，必至躁妄昏昧；火劫温针，躁其阴血，必至惊扰，无寐；下之而伤其阴，必至胃虚邪陷，心中懊恢。此皆误治所致，将何以救之乎！观舌苔滑者，则外邪尚在，以栀子解热，香豉去邪，是为合法。若渴欲饮水，口干舌燥，知热邪大伤津液，故以白虎汤解热，加人参者，以益元气也。若紧脉去而浮在，发热饮水，小便不利，则其热已入膀胱，故以猪苓消热除渴也。伤寒之小便不利，结于气分，热病之小便不利，由于血分邪郁既深，耗液日久，故必以阿胶补血，滑石祛热，无取于白术也。

沈尧封曰：未经误治之时，本是白虎汤主治。

阳明病，汗出多而渴者，不可与猪苓汤，以汗多胃中燥，猪苓汤复利其小便故也。

周禹载曰：渴而小便不利，本当用猪苓汤，然汗多在所禁也。此与伤寒入腑不令溲数同意，盖邪出阳明已劫其津，汗出复多更耗其液，津液几何更可下夺耶！当以白虎加人参去其热，则小便之不利者，津回而自利矣。

三阳合病，腹满身重难以转侧，口不仁而面垢，谵语遗溺，发汗则谵语；下之则额上生汗，手足逆冷。若自汗出者白虎汤主之（雄按：发汗则谵语下似脱一甚字）。

章虚谷曰：此条邪热更重，弥漫三阳而致腹满身重难以转侧。口不仁者，不知味也，由胃中浊壅熏蒸，故又面垢也。热甚神昏则谵语、遗溺。若未经误治而自汗者，主以白虎汤（雄按：仲淳云宜加百合）。此倒装文法，谓非误发其汗之汗，故名自汗出（雄按：尤在泾云若自汗出句顶腹满身重四句来）。若误发汗而致谵语（雄按：白虎加人参汤或可救也），或下之额上生汗者，是绝汗也，手足先冷，阳气将亡，即所谓再逆促命期也，非白虎所可治也。

附注仲景暴感暑热证治各条

诒按：经云凡病伤寒而成温者，先夏至日者为病温，后夏至日者为病暑，据此则春之温、夏之暑均是伏气所发而为病也。惟春时另有风温之邪暴感而病，与伏气所发者名同而实异。夏时亦有暑热之邪暴感而病，与伏气所发者亦异。仲景恐与《内经》伏气之暑相混，故《伤寒论》中名曰暍病。而王叔和《伤寒例》依《难经》伤寒有五而别之，谓冬时伏寒，至春变为温病，至夏变为热病。后来诸书遂以伏气所发者，名为热病；而以暴感而病者仍名曰暑病，以此暑病之名既与伏邪之热病相混，又与仲景之暍病牵涉。后人谓暍是阳邪，专指热言，暑为阴邪，兼湿热而言，殊不知寒往暑来，暑与寒显相对待，古人曰暑、曰暍、曰热，皆属火气为病不兼湿也。若湿热并至之病，《难经》名曰湿温，不名为暑。若谓暑必兼湿，则当夏亢旱之年，暑热偏盛，湿难必得，况湿之可兼者最多，诚以湿无定位，分旺四处，风湿寒湿无不可兼，惟夏季之土为独盛，故热湿多于寒湿。然暑字从日，日为天气；湿字从土，土为地气，霄壤不同，虽可合而为病，究不可谓暑中原有湿也。愚诚恐相习沿误，易于淆混，因将仲景书中伏气发为温热诸条，详注于前，复将暴感暑热及湿温各条，分别附注于后，而另标之曰暴感暑热，兼感湿温，庶几眉目清楚，读者不至淆乱云。

太阳中热者，暍是也。汗出恶寒身热而渴，白虎加人参汤主之。

周禹载曰：冬月寒能伤人则名中寒，夏月热亦能伤人则名中热。此是外表之热，故曰中，与伏寒发为热病之热不同，而同用白虎者，则以所伤在气，则所主在金，所病在热，金病则母子俱病，故与伏气之在少阴，发出而由阳明者无异。要皆并主一汤，不因冬月之伏与夏月之中为二义也，亦不因伏气之渴与今病之渴为稍异也。方主人参白虎者，石膏功专清肺退金中之火，是用为君；知母亦能就肺中泻火滋水之源；人参生津液，益所伤之气而为臣；甘草、粳米补土以滋金，以为佐也。

徐洄溪曰：凡汗出多之病，无不恶寒者，以其恶寒汗出而误认为寒，妄用热剂则立危矣。

伤寒脉浮滑，此表有热，里有寒，白虎汤主之。

方中行曰：世本作表有热，里有寒，必系传写之误。夫白虎本治热病、暑病之药，其性大寒，安得里有寒者可服之理。详本文脉浮滑，不但不紧而且见滑，乃阳气甚而郁蒸，此里有热也。里热甚则格寒于外，多厥逆身凉而为亢害之证，此表有寒也。观《厥阴篇》中脉滑而厥者，里有热也，则知此表里二字为错误，可知当上下更易之。

诒按：此节经文理不可通。王三阳以寒字作邪字解；魏念庭以里字作经络之里解；沈尧封以寒字为喝字之误；王梦隐引徐亚枝说，谓寒字当作痰字解。以上诸家均系曲为之说，惟方氏之说以表里二字互易，于义略近。自然伤寒脉滑而厥者，里有热也，白虎汤主之。

张路玉曰：滑，阳脉也。故其厥，为阳厥。里热郁炽，所以其外反恶寒厥逆，往往有唇面、爪甲俱青者，故宜白虎以清里而除热也。

伤寒无大热，口燥渴，心烦，背微恶寒者，白虎加人参汤主之。

张兼善曰：白虎治烦渴燥热之重剂，表证未罢者，不宜早用。此条背微恶寒，后条时时恶风，皆表证也，特因其烦热已甚，非白虎不能退。故用之。

沈尧封曰：背恶寒是阳虚证，但此乃营卫气血之阴阳，非肾命水火之阴阳，此系燥渴心烦，喝热内炽，是白虎证。惟喝热伤耗胃气，致背微恶寒，故加人参补其卫。至若少阴病，口中和而背恶寒者，则卫阳与肾阳俱虚，故人参与附子同用，而两补之也。

吴鹤臬曰：背微恶寒者，其恶寒不甚也，既见燥渴，则白虎加人参，用无疑义。若恶寒而不燥渴者，则不可用也。按：合下条参之，必有汗，乃可用也。

伤寒脉浮，发热无汗，其表不解者，不可与白虎汤。渴欲饮水，无表证者，白虎加人参汤主之。

沈尧封曰：此承上节，言烦渴背恶寒，固当用白虎加参矣。但亦有中喝，而外复伤风寒，亦能令恶寒发热、脉浮，更当于有汗无汗上辨表证之解不解，以定此方之可用否也。

伤寒病，若吐下后七八日不解，热结在里，表里俱热，时时恶风，大渴，舌上干燥而烦，欲饮水数升者，白虎加人参汤主之。

张路玉曰：此条表证比前较重，何以亦用白虎加参耶？盖惟热结在里，所以表热不除；邪火内伏，所以恶风，大渴，舌燥而烦，饮水不止，如此安得不以生津解热为急也。

沈亮辰曰：舌燥且干，谓视之无液也。然则温病之视审舌苔，以察津液，仲师已逗其倪矣。

太阳中暍者，身热疼重，而脉微弱，此以夏月伤冷水，水行皮中所致也，一物瓜蒂汤主之。

皇甫士安曰：经云脉盛身寒，得之伤寒；脉虚身热，得之伤暑。盖寒伤形而不伤气，故脉盛；热伤气而不伤形，故脉虚。王梦隐按：所云身寒者，虽发热而仍恶寒，不似暑热病之喜凉恶热也。

朱奉议曰：夏日发热恶寒，头痛，身体肢节痛重，其脉洪盛者，热病也。夏月自汗，恶寒身热而渴，其脉微弱者，中暑也。

王梦隐按：此注之热病，乃夏至后所发之伏邪，《内经》亦谓之暑病。中暑者，夏月外感之热病亦曰中暍，病有内外之殊，脉有洪微之别，是微弱本暍脉。惟身重为湿候，后条虽亦身重，而口开，齿燥，热炽已极，似当急与甘寒救液矣。

张路玉曰：此条是因热伤冷之病，乃中暍之变证也。喻氏谓无形之热伤肺，则用瓜蒂汤救之。各有所主也。

太阳中暍者，发热恶寒，身重而疼痛，其脉弦细芤迟，小便已，洒洒然毛耸，手足逆冷，小有劳身即热，口开，前板齿燥，若发汗则恶寒甚，加温针则发热甚，数下之则淋甚。

成聊摄曰：病有在表者，有在里者，此则表里俱病也。发热恶寒，身重疼痛者，表中暍也。脉弦细芤迟者，中暑脉象虚也。小便已，洒洒然毛耸，手足逆冷者，太阳经气不足也。小有劳身即热者，谓劳动其阳而喝即发也。口开，前板齿燥者，里有热也，《内经》云因于暑汗，烦则喘喝，口开谓喘喝也，喘喝不止，故前板齿燥。若发汗以去表邪，则阳气外虚，故恶寒甚。若以温针助阳，则火热内攻，故发热甚。若下之以除里热，则内虚而膀胱燥，故淋甚。

王梦隐按：即前齿燥一端，已为热炽津枯之候，虽身重恶寒，岂可再投清暑益气、五苓、藿香正气等辛温燥烈以重劫其阴乎。东垣虚谷之言，误人不少。又按：观汗、火、下三禁，则虽未立方，而甘凉彻热存津之当用，已不言而喻矣。赵氏、方氏拟用白虎加人参法，迨从三阴合法比例而出，似亦近理。

沈尧封曰：此条言精气素亏而中喝者。

附注仲景兼感湿温证治各条

太阳病，关节疼痛，脉沉而细者，此名湿痹。其候小便不利，大便反快，但当利其小便。

沈尧封曰：伤寒既以头痛、胃实等项分六经，即以汗字判风寒，渴字认燥热，小便不利认湿气，纵横辨别，邪无遁形矣。学者当于此等处着实留心。

湿家之为病，一身尽疼，发热，身色如熏黄。

倪仲之曰：此湿家为病之总纲也，前条湿在关节而疼，故曰痹，此则一身尽疼而表有热，故成氏谓之在经，熏黄与橘子黄，同是湿热，彼以热胜者，黄而明；此以湿胜者，黄而晦，宜茵陈五苓散。王海藏以熏黄为阴黄，盖既湿胜，则次传寒中，小便自利者有之（王梦隐按：此由治病者，但清其热，不治其湿所致），宜术附汤。

沈尧封曰：丹溪云如造曲，然湿热久则发黄也。

王梦隐曰：湿热发黄名曰黄瘅，皆是暴病，故仲景以十八日为期。其余所因甚多，有谷疸，酒疸，女劳疸，黄疸，黄汗，及冷汗、便溏、气虚之阴黄，身面浮肿、睛白能餐、劳倦之弱黄，神志不足、猝然恐吓、胆气外泄之惊黄，肝木横肆、脾胃伤残、土败而黄色外越之痿黄，皆与暴病不同，不可概为之湿热病。

湿家，其人但头汗出，背强，欲得被覆向火，若下之早则哕、胸满、小便不利，舌上如苔者，以丹田有热，胸中有寒，渴欲得水而不能饮，则口燥烦也。

王梦隐曰：胸中有寒之寒字，当作痰字解，胸中有痰，故舌上如苔，其津液为痰所阻，故口燥烦，而痰饮乃水之所凝结，故虽渴而不能饮也。

尤在泾曰：寒湿在表，阳气不得外通而但上越，故头汗，背强，欲得被覆向火也，是宜用温药以通阳，不可用攻药以逐湿，乃反下之则阳更被抑而哕乃作矣，或上焦之阳不布而胸中满，或下焦之阳不化而小便不利，随所伤之上下而为病也。舌上如苔者，本非胃热，而舌上津液燥聚如苔之状，实非苔也。盖下后阳气陷于下，而寒湿聚于上，于是丹田有热而渴于得水，胸中有寒而复不能饮，则口舌燥烦而津液乃聚耳。

湿家下之，额上汗出，微喘，小便利者死，若下利不止者，亦死。

尤在泾曰：温病在表者，宜汗；在里者，宜利小便。苟非湿热蕴积成实，未可遽用下法。额汗出，微喘，阳已离而上行；小便利，下利不止，阴复决而下走，阴阳离决故死。一作小便不利者死，谓阳上浮而阴不下济也，亦通。

王梦隐曰：张石顽云由此推之，虽额汗、微喘，若大小便不利，则阴气未脱而阳之根犹在也；虽大小便利而无额汗、微喘，则阳气不越，阴之根犹在也；阴阳不至离决，尚可随其虚实而救之。至于下利不止，虽无喘汗阳脱之候亦死。又小便反闭而额上汗出者，谓之关。经云关格不通，头无汗者可活，有汗者死。

问曰：风湿相搏，一身尽疼痛，法当汗出而解，值天阴雨不止，医云此可发汗，汗之病不愈者何也？答曰：发其汗，汗大出者，但风气去，湿气在，是故不愈也。若治风湿者，发其汗，但似欲微微汗出者，风湿俱去也。

汪谢城云：古人即表汗亦有节度如此，奈何今人动发其汗，且逼令其多耶，此与《伤寒论》桂枝汤后注可以互参。

湿家病身疼痛，发热，面黄而喘，头晕鼻塞而烦，其脉大，自能饮食，腹中和无病，病在头中寒湿，故鼻塞，内药鼻中则愈。

章虚谷曰：此所谓雾露清邪中于上也，三阳经脉上头而行于身之表，头中寒湿则表气不宣，故身疼发热。肺开窍于鼻而行气于皮毛，邪从鼻入，湿遏其阳而上蒸则面黄，气闭则喘，气壅则头痛、鼻塞而烦，皆肺气窒塞，不得下降，故脉反大，与湿中于下而在阴之脉沉细者迥不同也。肺通喉，胃通咽，邪在肺不在胃，故腹无病而能食，头中寒湿，故鼻塞。当用辛香苦泄之药纳鼻中，如近世之痧药（王梦隐用古法瓜蒂散嗅鼻出黄水），使肺气通达，其湿邪化水，从鼻中出则愈。

伤寒瘀热在里，身必发黄，麻黄连轺赤小豆汤主之。

章虚谷曰：表邪未解，湿热内瘀则发黄，用麻黄解表，连轺、赤豆利肺气，以清湿热，此以邪在经络，故从表解之。

王梦隐曰：夏月湿热发黄，表有风寒者，余用本方，以香薷易麻黄辄效（杨素园曰香薷乃夏月之麻黄，换得恰当）。

伤寒身黄发热者，栀子柏皮汤主之。

尤在泾曰：此热瘀而未实之证，热瘀故身黄，热未实故发热而腹不满，栀子撤热于上，柏皮清热于下，而中未实者，故用甘草以和之。

沈尧封曰：栀柏汤清热利水，治湿热之主方也。程扶生以麻黄小豆汤为主方，不知麻黄小豆乃发汗之方，惟外兼风寒者宜之，栀柏汤为利小便之方，乃治湿热之正法。观论中但当利其小便句，则此理自明矣。

伤寒七八日，身黄如橘子色，小便不利，腹微满者，茵陈蒿汤主之。

尤在泾曰：此热结在里之证也，黄如橘子色者，色黄而明，为热黄也，若阴黄，则色黄而晦矣。热结在里，则小便不利而腹满，故宜茵陈汤，以下热通瘀为主也。

阳明病，发热汗出，为热越不能发黄也，但头汗出，身无汗，剂颈而还，小便不利，渴饮水浆者，此为瘀热在里，身必发黄，茵陈蒿汤主之。

尤在泾曰：热越，热随汗而外越也，热越则邪不蓄而散，安能发黄？若但头汗出，剂颈而还，则热不外达；小便不利，则热不下泄；而又渴饮水浆，则热之蓄于内者方炽，而湿之引于外者无已，湿与热合，瘀郁不解，则必蒸发为黄矣。茵陈蒿汤苦寒通泄，使病从小便出也。

阳明病，面合赤色，不可攻之，攻之必发热，色黄，小便不利也。

沈尧封曰：此寒邪外束之湿温证也，麻黄小豆汤是其主方，除却恶寒，即是栀柏汤证，更加腹微满，即是茵陈蒿证。

章虚谷曰：面赤者，热郁在经也，当以汗解；若攻之，伤其腑气，则经热反从内走，与水谷之气郁蒸发黄，三焦闭塞，小便不利也。

阳明病，无汗，小便不利，心中懊侬者，身必发黄。

章虚谷曰：此条虽未误下，而无汗，小便不利，其邪热闭结而无出路，与胃中水液郁蒸，则必发黄矣。

阳明病，被火，额上微汗出，小便不利者，必发黄。

喻嘉言曰：湿停热郁而误火之，则热邪愈炽，津液上奔，额有微汗，而周身之汗与小便均不可得矣，发黄之变，安能免乎。

《温热逢源·卷上》终

温热逢源·卷中

清江阴柳宝诒谷孙遗著

后学　无锡周镇小农初校
绍兴裘庆元吉生录刊

辨正周禹载《温热暑疫》各条

凡病，伤寒最重，温热尤烈，伤寒仅在一时，温热、暑疫每发三季，为时既久，病者益多，苟不明其源，则流不得而清也；不辨其类，则治不得其当也。夫温热、暑疫，皆热证也，燎原之下，苟无清凉一滴，何以治之？人无今昔，性有异同，某也神酣往圣，志切琳琅。爰以一隙微明，静中索照焉，夫上古圣人，首重色脉，以营之已变未变，定人生死，片言已毕。

诒按：此指《素问·刺热》篇太阳之脉色荣颧骨一节。

中古圣人，专论谷气盛衰，定人生死，片言已毕。

诒按：此指《素问·评热病》篇热不汗为衰一节。

仲景，叔季圣人也，既立方论，复出不尽之藏纬，以膀胱之伤与绝，定人生死，先后合符，了无胜义矣。

诒按：此指《伤寒论》中风温为一节，有小便不利、直视失溲也等语。

乃仲景于《伤寒论》中，温热之法，森森具载，黄芩白虎等汤，是其治也。学者苟能引伸此义，便可变法无穷。乃不能细察其理，反执以为持伤寒之法，盍思本汤既无外解之功，又无内夺之力，圣人定法果何取乎？

诒按：得此提醒，自应顽石点头。

自古以来，疑鬼疑蜮，沿陋无已。如崔行文之解温，用白术、乌头、细辛、桔梗四味，更加附子，名老君神明散；更加萤火，名务成子萤火丸。热药相投，以火济火，谁其辨诸。

诒按：此必当时有寒疫流行，用此得效，因而相传也。

如仲景书谓太阳病，发热而渴，不恶寒者为温病。而朱肱《活人书》谓发热恶寒，头疼身痛，为温病，已显背圣训矣。其所立五方如葳蕤汤、知母葛根汤、防己汤、栝楼根汤、葛根龙胆汤，风火交炽，燔灼无休，复改圣散子，仍用附子。苏东坡在黄州时亦称其效，岂知朱肱已三易其方，用败毒散而远热药，然厥功难减厥罪。

诒按：败毒散是通治三时感冒之方，仍非温热病药也。

吴氏谓伤寒坏病，更遇温热为温病。洁古老人，伤寒名家也，其子云岐以伤寒过经不解者为温病，指叔和之文为仲景之言。赵嗣真谓仲景云，重感异气，变为温病。汪机谓仲景云，遇温气为温病，遇温热为温毒。竟不顾圣经之载于方策者，何当有此一语耶。

诒按：诸家不明伏气发温之理，而以温病为伤寒变证，故于温热源流，愈说愈远。

《巢氏病源》遵崔文行解散法，一日用摩膏火灸，二日用针解散，三日复汗之，四日用藜芦丸、瓜蒂散吐之，五六日解。末了了者，复针之，七日热已入胃，鸡子汤下之，遂使庞安常自撰微言，一以和解为主，奉为灵宝，少移则瘁。巢庞二子，盲以引盲，贻误何极，李思训亦宗和解，王海藏称其当宋全盛，明哲莫逾，拟非其论矣。

诒按：以上皆伤寒治法，后人遵之，以治温热，贻误不少。

丹溪长于温热，善用凉药，温热遇之，自能解散，然非有真知灼见于其间也。东垣不善外感，长于内伤，乃从《内经》悟出冬温、春温二义，嘉言极口叹颂，而用药则未能丝丝入扣也。

诒按：丹溪、东垣所论，不过一隙微明，于温热病之治法，仍未能从源头悟澈也。

迨刘河间著《伤寒直格》，于热病每多入理深谈，然混在正伤寒中，在人眼光采择，不免金屑杂于泥沙者欤。

诒按：温热治法，自仲景以后，无一人得其门径，至河间始有清泄邪热之法，与仲景黄芩白虎之治，先后同符，惜其于疏邪化热诸法，犹未能随证变化，曲尽病情也。

至明季方中行著《伤寒条辨》，可谓直登仲景之堂，独开生面，惜其论温热，亦分阴分阳，治兼寒热，遂为嘉言所宗。

诒按：喻嘉言倘论温热，有刻意求深之弊，详论于后。

嗟乎！病名温热，自需寒凉，乃千百年来，盈庭聚讼，先后支吾，阳春寡和于汉庭，埙篪迭奏于晋室，良由来派不清，复无体认。不然，岂诸公各是名家，乃甘悖圣矩如是耶。

诒按：以上论温热病。

若夫夏月暑证，即《金匮》中湿喝，气蒸之病也。洁古、东垣以动静分阴阳，动而得之为阳，用白虎；静而得之为阴，用大顺冷香诸剂。岂知夏月杲杲炎威，有阳无阴，动静不甚相远，惟多食冰果冷物及恣意房帏，致伤太阴少阴者，热药可以暂用，岂得视温热之味为通行之药乎。明计部张凤逵著《治暑全书》，深明理蕴，精确不磨，虽有小疵，不掩大德，诚可振聋聩于千古者也。

诒按：以上论暑病，春时温病有伏气、暴感两种之不同，夏月之热病亦然。《内经》云：凡病伤寒而成温者，先夏至日者为病温，后夏至日者为病暑。则暑病即伏气发于夏月之病名也，仲景恐与夏月暴感之病相混，故于暴感者另立暍病之名，以别于伏气所发之暑病，亦既苦心而为分明矣。洁古辈徒以阴阳动静断致辨，而于伏气一层全未道及，舍本逐末，固无足论。张凤逵畅论暑病，独开生面，而其所论亦只就暑病之暴感者言之，诚以温病中之伏气、暴感，治法迥殊；暑病，则无论暴感、伏气均可以白虎为主方，治法相同，则议论尤易混淆也。

至王叔和云：四时不正之气，感则为疫，而大疫之沿门阖境，传染相同者多在兵荒之后，尸浊秽气充斥道路，人在气交，感之而病，气无所异，人病亦同。所以月令于孟春，掩骼埋胔，不敢或后者，圣王早虑及此耳！非徒泽及枯骨也。后世治疫之法，未有定见，如嘉言上焦如雾，升逐解毒；中焦如沤，疏逐解毒；下焦如渎，决逐解毒。俟其营卫既通，乘势追拔，勿使潜滋暗长于未尽之时，此固不易之论。然求其反覆尽义，直穷变态者，舍吴又可之言，必无依傍也。

诒按：以上论疫病，疫病有各种不同，如《素问》所言五运之气偏胜，则郁伏而为五疫，此寻常之疫病也。其有兵荒之后，沿门阖户，长幼相似，朝发夕死，医药不及，此非常之疫病也。又可所论，似属寻常之疫病，前人称其所论是五疫中之土疫，斯为切当。其所论病情、治法变化百出，有前人所未经道及，而与伏气所发之温热病相合者甚多，故于下卷证治各条，每采取而论列之，想又可当日，于伏气，疫气两证，未能分晰清楚，因误指伏气为疫病者，亦复不少，故其书中论治，虽称疫邪，而方治则每与伏气相合也。

辨正蒋问斋《医略·伏邪篇》

诒按：伏邪之名，从前未经道及，自蒋问斋著《医略十三篇》，煌煌然著伏邪之名，而伏温一病始昭然大白于天下，惜乎其所撰《伏邪篇》，历引《内经》、仲景之文，既详且备，而羼入吴又可募原之论，谓伏邪即与温疫同条共贯。殊不知温疫之邪，从口鼻吸受，所受者湿秽之邪，藏于募原，则发为寒热、痞闷、呕恶等证。伏温之邪，从经络内袭，所袭者风寒之邪，伏于少阴，发为寒热、身疼之候。病原见证，两者截然不同。蒋氏不能细加审别，而《伏邪》论中，每每将募原说牵涉搀混，致学者转有多歧之惑。爰亟取蒋氏《伏邪篇》原文，为之逐条辨正，俾读者豁目爽心，而于伏邪、疫邪，不至更相牵混。诒非好与前人辨难也，亦以病机所在，出入生死之间，不容稍有假借耳。

伏邪者，冬寒伏于募原之间，化热伤阴，表里分传，多为热证。以始得病，溲即浑浊，或黄或赤为据。

原注兰亭曰：小便乃州都气化，邪在表，无关于里，何至变色浑浊，显是邪伏于中，化热伤阴之明验也。

诒按：暑秽之邪，从口鼻吸受者，由肺胃而伏于募原，至秋令凉气外束，则发为伏暑。冬寒之邪，从皮毛袭入者，由太阳而伏于少阴，至春令温气外达，则发为伏温、暑温两病。其病源见证，截然两途。吴又可所论温疫病源，都属暑秽之邪。蒋氏乃谓冬寒伏于募原，是将温暑两邪混为一病，其认题既误，则立论自不能中的矣。

其见证，初起即溲赤而浑，神烦少寐，或洒洒振寒，蒸蒸发热，或但热不寒，或汗出热不退，或潮热往来，或寒热如疟，或头疼身痛，或狂躁谵语，或渴，或不渴，或反欲热饮，或有汗，或无汗，或汗不达下。

诒按：伏寒化热，由少阴而发，每有骨节烦疼，腰脊强痛之证。以肾主骨髓，腰脊又为太阳经所辖之地也。内热上蒸则头作痛，慎勿误认为表证，而强与发汗也。邪已化热而反欲热饮者，中有痰浊弥漫，得热饮则开爽也。温病得汗，而热不达于下，甚或足冷不温，此由正虚而气不流通，或因邪重而气被郁，以后病必见重，务宜留心。

舌苔或白或黄，或灰或黑，或滑或涩，或生芒刺，或反无苔而色紫赤。

诒按：邪涉于胃，则舌上生苔。又可所论邪由募原而发，故始则苔如积粉。其邪化热，日渐加重，故苔亦由白而黄、而灰、而黑，日渐增重也。若伏温化热，由少阴而出，间有不涉于胃者，则舌色如常。无论不见灰黑之苔，即白黄之苔，亦不甚厚，诚以热在阴经，其患不犯于胃，则胃中浊气由上腾而结为苔也。此亦温暑两证之分别处，学者当细心领会。

大便或秘或溏，或下利臭水，或如败酱，或带瘀血。

诒按：伏温热郁于里，必以大便通达为热邪之出路。此与伤寒便溏为邪陷者，其论相反而其理则一也。

或遇湿土司令，酿成湿温，则身痛异常，溲更浑浊，当与湿证门参治。然湿从土化，土无成位，湿无专证，但治伏邪为主，辅以温通，治湿之意可也。

诒按：湿邪有外感时令之湿，亦有内伤久伏之湿，身痛亦有不因乎湿者，均当分别论治。至治法之或以湿邪为主，或以伏温为主，当视湿邪温邪之轻重，其见证之缓急，方可着手，不容豫设成见也。

其解或战汗、自汗、躁汗、狂汗、发斑、发疹。

诒按：表气之郁，固由斑疹、战汗而解。而欲求达表，必先里气畅行，则通腑一层，正伏温吃紧关头，不可遗漏也。

其剧则或发痉，或神昏如醉，或苔黑起刺、唇齿焦枯，或鼻煤舌裂，或呃逆从少腹上冲，或摇头肢体振掉，或气急痰壅。

诒按：所叙诸剧证，皆热溃于阴，而燔及胃腑，或涉于手足厥阴之候，当分别施治，未可混列也。

其脉则忌紧、涩、细、数，而喜和、缓、滑、大。

诒按：温邪之脉，弦滑数大，此其常也，间有邪热郁遏，而脉见细数不畅者，有正气不充，而脉见细弱不数者，病必见重，医者宜留意焉。

其治或先用吴氏达原饮加减，从乎中治，然后或汗，或下。如见三阳表证，则加羌葛柴胡之类；见三阴里证，则加硝黄之类。或先汗而后下，或先下而后汗，或汗而再汗，或下而再下，或但汗不下，或但下不汗，或养阴化邪、补泻兼施，毋为夹阴所惑，误服桂附则死。当察其证脉，表里虚实，老少强弱，风土寒暄，膏粱藜藿，参合为治，善后则宜和胃养阴。

原注兰亭曰：夹阴二字，流俗相传，本无足据。若因房室致病，男子为夹阴，将女子为夹阳乎？真不值一笑也。病在三阴为阴证，小儿亦有之，与房室何与焉？况阴证乃正伤寒家事，伏邪、疫邪均无阴证，即或有之，亦千百中之一耳。

诒按：伏气化温，从阴而达，法当助阴托邪。达原饮乃燥烈伤阴之品，惟暑湿在募原，舌苔浊腻者宜之。若施于伏温之病，则助热烁阴，岂堪尝试。盖由蒋氏误认又可所论之疫邪，谓即是伏温，而置《内经》《难经》所论于不问。

再按：吴氏所列治法，于表证多用温燥劫阴之剂，与伏气发温先伤阴分之病甚不相宜。至所论里证治法，都与伏温相合，可以取法不少。缘吴氏当日所见之证，仍属伏气居多；所论病情，亦多伏气之候。只以病源未澈，识见不真，复有暑湿之邪夹杂而发者，淆乱其间，故论中每有病情确属伏温，治法亦合，而立论皆以疫邪为名者，此则吴氏立说之卤莽也。

汗不出，九味羌活汤、活人败毒散、柴葛解肌汤、小柴胡汤、吴氏达原饮加三阳表药，《医话》柴胡白虎汤之类；下则大小承气汤、调胃承气汤、桃仁承气汤、大柴胡汤、柴胡加芒硝汤、凉膈散、拔萃犀角地黄汤、吴氏达原饮加大黄，《医话》中承气汤、蒌贝二陈汤之类；养阴化邪则犀角地黄汤，《医话》柴胡生地汤之类。

补养兼施则陶氏黄龙汤，《医话》大黄人参汤，或半夏泻心汤，或十味温胆汤之类；善后则《医话》归芍二陈汤加谷芽、神曲之类。此其大略，神而明之，存乎其人。

诒按：所列诸方，粗浅杂凑，学者观其大略，原不能举以治病，其汗剂所列九味羌活及败毒解肌等方，燥烈劫阴，于温病尤非所宜，学者勿为其所误也。

《黄帝内经·灵枢·邪气脏腑病形》篇曰：正邪之中人也，微，先见于色，不知于身，若有若无，若亡若存，有形无形，莫知其情。

又《五变》篇曰：百病之始期也，必先生于风雨寒暑，循毫毛而入腠理，或复还，或留止。

《素问·生气通天论》曰：冬伤于寒，春必病温。

《八正神明论》曰：正邪者，身形若用力，汗出腠理开，逢虚风，其中人也，微，故莫知其情，莫见其形。

《热论》篇曰：今夫热病者，皆伤寒之类也。

此《内经》诸篇，分明以正邪内伏，而后发为温病也。

诒按：以上《内经》各条，所论伏邪，亦既详且尽矣，何蒋氏尚牵涉募原之说，混而不分也。

《六元正纪大论》曰：司天之气，气温草荣，民康之际，温疠大作，远近咸若，此其先有伏邪可知。

《难经》：温病之脉，行在诸经，不知何经之动，此经中有伏邪可知，《周礼》四时皆有疠疫，盖邪伏之深，亦可期年而发。

《吕览》《礼记》：以非时之气为疫，即伏邪因感而发。

《史记》：齐中御府长信，冬时堕水濡衣，至春病热，此伏邪化热可证。

诒按：《吕览》一条，既以非时之气为疫，而又谓伏邪因感而发，是将疫邪、伏邪牵合为一，蒋氏之病根在是矣。

《金匮要略》：百合病必待日数足而后解，是亦伏邪之类。

《伤寒论·平脉》篇直以伏邪为病名。

《伤寒例》以寒毒藏于肌肤，春变为温，夏变为暑，此以冬伤于寒，发为温病，本于经旨。

《太阳》篇：太阳病，发热而渴，不恶寒，为温病。既不恶寒，邪非在表，而渴属内热，其为伏气显然。

《阳明》篇：诸下证，与伏邪入胃之意同。

《少阴》篇之自利，心下痛，《厥阴》篇之厥深热亦深，诸下证，亦与伏邪化热伤阴之意同。

诒按：伤寒既经化热以后，其证治法，与伏温大略相同。其不同者，在即起自内达外之时，则恰与伤寒为对待耳。

《太平御览》载曹植说，疫气致病，悉被褐茹藿之子，荆室蓬户之人，若夫殿处鼎食之家，若是者鲜矣。此亦饥寒伤正，邪伏而后发也。巢元方以疫疠与时气温热相类，盖不知由于一气所伏，而有多寡轻重之分耳。《通鉴·唐纪》：关中比岁饥馑，兵民率皆瘦黑，至麦始熟，市有醉人，当时以为嘉瑞。人乍饱食，死者五之一，此人饱食，非受风寒，盖有伏邪内动也。刘河间《宣明方》：治疫疠，不宜热药，解表而用白虎汤、凉膈散，明其有伏热在内也。李东垣《辨惑论》载壬辰改元，京师戒严，受敌半月，解围之后，都人之不病者万无一二，既病而死者接踵不绝，将近百万。岂俱感风寒耶！盖伏邪所致耳！《丹溪心法附余》附《伤寒直格心要》论证治诸法，治伏邪甚善，当与吴氏《温疫论》互阅。

《丹溪心法》：温疫，众人一般病者是，治有三法：宜补、宜散、宜降。首用大黄、黄芩，先攻其里，亦因其内有伏邪也。方约之谓温热之病，因外感内伤，触动郁火，自内而发之于外也，此明言邪伏于中也。《元史》耶律楚材用大黄治士卒病疫，亦足见其邪之伏于里也。

诒按：以上各条所论均系疫证，而蒋氏引之，每条牵入伏邪。其实疫证中有专病疫者，有兼伏邪者，当随证审治。若将两证牵合立论，则不特伏邪之证治不清，并疫证亦茫无依据矣。

王履《溯洄集》：温病、热病，发于天令暄热之时，怫热自内而达之于外。又云：世人治温热病，虽误攻其里，亦无大害，误发其表，变不可言，足以明其热之自内达外矣。张景岳以温疫本即伤寒，多发于春夏，必待日数足，然后得汗而解。此与《金匮》百合病之义同，皆有内伏之邪故也。吴又可《温疫论》治伏邪最切，而反以冬伤于寒，春必病温为非，是盖不知寒乃冬月之正邪，正邪之中人也，微，先见于色，不知于身，若有若无，若亡若存，及身形若用力，汗出腠理开，逢虚风，谓正邪可伏而后发也。由是观之，伏邪所从来远矣。

诒按：《溯洄集》所论，确系伏气所发，其论病情最为确当。蒋氏以伏邪与温疫牵合，已属误认。张景岳乃为温疫本即伤寒，则误而又误。其谓必日数足而后能解，理亦不确。缘景岳于外感六淫病，其理路本未能清晰也。吴又可专论温疫，遂将当时所见之病，无论其为伏温、为温疫，一概谓之疫邪。不责己之分辨不清，反疑《内经》冬伤于寒之语为不确，其才识粗疏，横肆武断，亦未免不自量矣。蒋氏既知所伏者为正邪，则所见高出于吴氏矣。何以篇中引用，仍以达原饮为主方，前后自相矛盾，吾所不解。

然人之强弱不同，攻补有异，大法有三：攻邪为上策，扶正祛邪为中策，养阴固守为下策。盖邪伏于中，犹祸起萧墙之内，邪正交争，势不两立。正气无亏，直攻其邪，邪退而正自复也。若正气有亏，不任攻邪，权宜辅正，且战且守，胜负未可知也。若正气大亏，不能敌邪，惟有养阴一法，悉力固守，冀其邪氛自解，不已危乎！是以正气不虚，伏邪虽重，治得其宜，可奏全捷，惟正虚可畏，不知者反以攻邪为太峻，乐用平稳之方，致使邪氛日进，正气日亏，正不胜邪，则轻者重，重者危，卒至不起，乃引为天数，岂不谬哉。

诒按：蒋氏此论，以攻邪为主，盖以邪退则正自复，去邪所以救阴也。吴鞠通《温病条辨》则专以养阴为主，阴气既充，则在表者，液足自能致汗；在里者，增水乃可行舟。阴旺则热自解，养阴即以泄热也。愚谓此两法，亦当随人而施，如偏于阴虚者，则养阴以泄热，吴氏之论为宜。偏于邪重者，则泄热以存阴，蒋氏之法为合。二者虽似相反，而实则相成也。

辨正张石顽《伤寒绪论》温热各条

诒按：张路玉于正伤寒外，详列四时外感、类伤寒各病，并采辑各家之说，备著于篇，其论亦至悉矣。惟篇中于冬温、春温、温疫等证与温热病未能寻源溯流，条分缕析，学者眩焉。兹录其有关于温热病者若干条，为之详加评论，俾读者不至为旧说所淆云。

伤寒者，冬时严寒，感冒杀厉之气而病也。交霜降节后，春分气前，病发头痛者，皆谓之正伤寒。其病有六经传变、合病、并病诸例，其治法以仲景《伤寒论》为圭臬。

诒按：正伤寒病，南方不多见，即间有之，亦鲜重证。凡外感病之重且险者，皆温热病也。

若两感于寒者，一日太阳与少阴合病，二日阳明与太阴俱病，三日少阳与厥阴俱病，至水浆不入，不知人事者，六日死。然伤寒病两感者亦少，惟温病、热病居多，以温热从少阴发太阳，即是两感之证。所以守真特立凉膈、双解、白虎、承气等汤，以两解其表里之热毒也。

诒按：石顽每谓温病亦必由少阳而发，初起以柴胡为主方，而此处又谓少阴出太阳，可知其于温病，未能明辨其原，故论治亦无确见也。且两感证是外内合邪，温热病是由内达外，其外面见证虽同，而病之来源各异，本不可同日而语也。

至冬令时，反有非节之暖，此属春时阳气发于冬时，未至而至，即为不正之气，人感之而病者，名曰冬温。其证必心烦、呕逆、咽痛、身热、头疼，或咳嗽、自汗，或头重面肿。但始咽痛，后必下利，以邪入少阴，其经上循喉，下入腹也，治以阳旦汤加桔梗、葳蕤。

诒按：此外感风温之邪，冬春间时有之。叶香岩所谓温邪上受，首先犯肺。吴鞠通所用辛凉轻剂，银翘、桑菊之类，恰与此等证相合。盖此病必以清泄肺经为主也，如伤及阴分，则地、麦、元参可随证加入，吴鞠通亦已言之，其所主阳旦汤，有桂枝之温，必有恶寒、头项强痛之太阳证方合。如有此证，则非温邪伤肺之温病，而为伏寒内发之温病矣。总由经脉未清，故语多矛盾耳。

至春分节后，天令温暖，有人壮热为病者，乃温病也。经云冬伤于寒，春必病温。仲景云太阳病发热而渴，不恶寒者，为温病。盖以冬时伏气，随时令温热之气而发，但所发之因不同，有感非时暴寒而发者，有饥饱劳役而发者，有房室不慎而发者，所感之客邪既殊，则发出之经络亦异，所谓温病之脉，行在诸经，不知何经之动也，当随其经证而治之。

诒按：此数行说温病源流俱彻，夫何间然。

凡温病之发，必大渴烦扰，胁满口苦，不恶寒反恶热，脉气口反盛于人迎，明系伏邪自内达表，必先少阳经始。若因客寒而发者，宜小柴胡随所见经证加减。无客邪者，黄芩汤主之。然温病亦多传变并合，未有不及少阳者，如太阳少阳合病，黄芩汤。少阳阳明合病，承气汤。三阳合病，柴胡汤或双解散加减。凡三阳表证，烦热口渴，俱宜黄芩汤之类，据此合病证治，则传变并病，可例推矣。

诒按：此节论温病证治颇合，惟谓伏邪外达，必由少阳，则囿于旧说，不切病情，且与上文温邪行诸经，不知何经之动，前后亦自相刺谬矣。

凡治温病、热病，无正发汗之理。盖其邪自内达外，无表证明矣。若果证显非时暴寒，恶寒头痛而脉紧者，亦不可纯用表药，宜栀豉汤或益元散加薄荷、葱、豉，重则凉膈散去硝、黄，加葱、豉，探吐取汗最妙，盖此怫郁之热，乘春温之气而发，虽有非时暴寒，止宜辛平之剂发散。

诒按：温邪初起，用葱、豉取汗最稳，不必探吐也。

凡下之前后，或将汗已汗，或下后余热不止，反大汗淋漓者，此实热虽去，而余邪未尽，可与小剂黄芩汤或解毒汤调之。

诒按：若阴津不足之体，用清养胃阴之剂最妙。

若下后，渴虽减而饥欲得食者，此伏邪初散，阴火乘虚扰乱也。凡温热病下后多此，慎勿便与粥饮，得食则复。

诒按：近人不明此理，因此而致反复者甚多。

凡温病下后，热不退，下证尚在者，可再三下之，以热退为度。

诒按：伤寒病粪多坚栗，下之宜猛而重，一下之后，可以连下者甚少。温热病粪多黏黑如酱，下之宜缓而轻，下后停一二日，垢热再聚，即当再下，有下至三四次始清者，不得谓已下者，不宜再下也。

若下后，热不止，而脉涩咽痛，胸满多汗，此热伤血分也，葶苈苦酒汤探吐之。

诒按：热伤血分之证，当养血以化余热，如生地、元参、银花、犀角、洋参、竹茹之类，乃合病情，若葶苈苦酒之法，决不可投。

所谓交阳者，非阴寒交热而为阳也，乃怫郁热蓄之于里，郁极乃发，则交传而出于表之阳分，是谓交阳，而后作汗也。或郁而不能出表，是否极不泰，即正气衰残，阴气先绝，阳气后竭而死矣。

夫欲汗而脉忽沉伏者，阳气并入于里故也。交阳而躁乱昏冒者，里热郁极，故神昏而躁扰也。凡战汗而不快，或战而不汗，此并之不甚，故虽战而病不去也，通宜三一承气汤，或合黄连解毒汤下之，所以散怫热而开郁结也。凡战汗时，频与热姜汤，助其开发最佳，可免战不快而无汗之患。

诒按：姜性助热，不如茅根为佳。

凡可下之证，或得下而汗即出者；或服药而怫郁顿开，先汗出而后利者；或利性但随汗泄，则气和而愈竟不利者；亦有战不快，交不通而死者；或不战而汗出者；或但战无汗而愈者，世俗不知，乃以恶寒战栗为阳虚阴胜，因而误治者多矣。

诒按：凡此病情，疑似之际，死生反掌，切须用心。

凡温病发于三阴，脉微足冷者，多难治。

凡温病大热，脉反细小，手足逆冷者，死证也。

凡温病初起，大热神昏谵语，热甚脉小足冷，五六日而反躁急，呕吐，昏沉，舌本焦黑，或失血躁热脉大，或痉搐昏乱，或脉促结代沉小者，皆死。

温热病，大热不得汗者，死。得汗后而反热，其脉躁盛者，亦死也。凡温热误汗之，狂言不能食，其脉躁盛者，皆不可治也。

诒按：此节所列温病不治之证不外三种：邪气郁伏不达者，一也；正虚不能托邪者，二也；阴气被烁涸者，三也。

夏至后，炎暑司令，相火用事，有发热身疼，不恶寒但恶热，而大渴者，为热病。《伤寒例》云：凡伤寒而成温者，先夏至日为病温，后夏至日为病热。盖久伏之邪，随时令之暑热而发也，以邪非外来，故但恶热而不恶寒，热自内发，故口燥渴而引饮多，其邪既郁为热，不宜辛温发汗，不得复指为寒。

而仲景仍以伤寒目之者，谓其初受病时，皆寒气郁伏所致耳。世言仲景无温热治法，试观《太阳》《阳明》篇中黄芩、白虎等汤，岂治伤寒可用之药也。白虎为金神，非盛暑热病，内外热极者，不可用，气虚人用之，往往成结胸者，甚至不救。故有立夏以前，处暑以后，不可妄用白虎之戒。夫伤寒之不可用黄芩、白虎，犹温病之不可用麻、桂、青龙也，即治温热，亦须无非时暴寒者方可用。

　　诒按：此节申明黄芩、白虎，仲景本为温热而设，非伤寒方也，惟节末一转，又设为黄芩、白虎之厉禁，于理未尝不是，特嫌其于热病正治法，未免喧宾夺主耳。

　　若温病七八日，或十余日，前邪未除，重感于寒，忽然寒热交作变为温疟，方书以为坏证。按：《伤寒例》云：脉阴阳俱盛，重感于寒变为温疟，其证胸胁满，烦渴而呕，微恶寒者，治以小柴胡去参、半，加栝楼根、石膏；无寒但热，其脉如平，骨节烦疼，时呕者，用白虎汤加桂枝，慎不可辛温发散，以助其疟。

　　诒按：前证烦渴，微恶寒，宜白虎加桂枝；后证但热不寒，并不得加桂枝矣。至《内经》所言先热后寒之温疟，乃得之冬中于风，寒气藏于骨髓之中；至春阳气大发，邪气不能出；因遇大暑，脑髓烁，肌肉消，腠理发泄，或有所用之力，邪气与汗并出，此病藏于肾，其先从内出之于外也。如是者，阴虚而阳盛，阳盛则热矣。衰则气复反入，反入则阳虚，阳虚则寒矣。故先热而后寒，名曰温疟，治宜人参白虎汤，或有客邪，则加桂枝，更以金匮肾气丸去附子倍加桂枝作汤，渴则饮之。盖从肾出而大热，则其内先已如焚，故急以白虎退热，迨疟势外衰，复返于肾而阴精与之相持，乃为寒。设不知壮水之主，以救其阴，十数发后阴精竭矣。此伏邪自发之温病，与温病后重感于寒所变之温疟，名同而实异，然皆不越乎少阴一经，故详辨之，以破此异同之惑。

诒按：两证来源稍异，而救阴撤热，其治法大致相同，惟前证重感新寒，当随证参用疏邪之意，方为周密。

辨正吴又可《温疫论》各条

诒按：吴氏所论温疫中后治法，大概与伏温相合，故后来张石顽、蒋问斋等治温热病，每每引用。惟方药粗悍，宜于藜藿壮实之体，而不宜于膏粱虚弱之人耳。所可议者，开手即谓温疫秽浊之邪，由口鼻吸受，藏于募原而发，将伏气化温之病，概行抹煞，并疑《内经》冬伤于寒，春必病温之语，为不足凭，试思募原之邪，专在气分，即使善于传变，亦何至有先里后表，但里不表，里而又里，如后面所称九传之变证哉。至所叙初起证情，以及舌苔脉象，大略是暑湿浊邪蒙蔽中焦之证，与疫疠恶毒之邪，沿门阖户，如霍乱、烂喉、捻颈等险恶之证传染不已者亦不相同。然则又可所指之温，既未得伏温之真谛，所论之疫，又未得疫证之全体，似无足取矣。然又可当明季兵荒洊至之时，确有是病，以此治病，确乎有效，乃以其所阅历者著为此论，虽不免有粗疏之弊，亦岂容一概屏弃。况篇中所论应下失下及下后诸变证，曲折详尽，多阐前人未发之秘，堪为临证圭臬者，正复不少。爰采论中，与伏温相合者各条，附列于下，并分系于各篇之后而详论之。

温疫之邪，从口鼻而入，不在经络，舍于伏脊之内，去表不远，附近于胃，乃表里之分界，是即《内经·疟论》所谓横连募原是也。凡人本气充满，邪不易入，适逢亏欠，因而乘之。感之浅者，待有所触而发，感之深者，中而即病，其始阳气郁伏，凛凛恶寒，甚则四肢厥逆，既而阳气郁发，中外皆热，发即昏昏不爽，壮热自汗，此邪伏于募原，即使汗之，热不能解。必俟伏邪已溃，表气渐行于内，精元自内达表，此时表里相通，大汗淋漓，邪从外解，此名战汗，当即脉静身凉而愈。

诒按：从口鼻吸受者，必系暑湿秽浊之邪，其发也，必有痞闷、呕恶、嘈搅等募原达胃之见证，治之当用芳香开泄，如藿香正气之类。此不在经络，本非汗所能解。若暴受风寒，邪在经络者，其邪尚浅，一汗即解而不战也。若大寒大热，必战而得汗，乃能解热者，其邪必深而且重，迨郁伏而发，邪正交争则战，正胜邪却则汗，此即属伏温见证。虽病情万变，不可执一，伏温之病，每有兼夹暑湿秽浊，或暴感风寒夹杂而发者，然医者必须逐层分别，认清来源，方可施治。吴氏于入手之初，叙述病情，不能分晰清楚，混称之曰温疫，致后人相沿遗误，不容不辨。

若伏邪未尽，必复发热，其热之久暂，视所感之轻重，要皆先寒后热，至伏邪发出，方显变证。

诒按：据此病机，合之下文表里九传，则所云伏邪，必非轻浅之邪，如募原所伏之秽浊矣。

其证或从外解，或从内陷，更有表里先后不同，有先表而后里者，有先里而后表者，有但表而不里者，有但里而不表者，有表而再表，有里而再里，有表胜于里者，有里胜于表者，有表里分传者，此为九传。

诒按：所列九传证情，变幻殊甚，然惟伏气化温，从少阴外达者，每每有之，邪机仅在募原者，未必如是也。

疫邪初起，脉不浮不沉而数，昼夜皆热，日晡益甚，头疼身痛，不可用辛热药汗之，又未可下，宜用达原饮以透募原之邪为当，若见少阳、阳明、太阳证，随经加柴胡、葛根、羌活为引，以提其邪出阳分也。

诒按：若系暑湿浊邪，舌苔白腻者，用达原饮甚合。若伏温从少阴外达者，则达原饮一派辛燥，既不能从里透邪，而耗气劫津，非徒无益，而又害之矣。学者当细心体认，勿误用也。

邪之轻者，舌上白苔亦薄，脉亦不甚数，一二剂自解。如不得汗，邪气盘错于募原也，只以本方主之。感之重者，舌上苔如积粉，药后不从外解而反内陷，舌根先黄渐至中央，此邪渐入胃也，前方加大黄下之。

诒按：以舌苔之厚薄为病之轻重，是暑湿浊邪之的据，若伏温则尽有邪机极重，而舌苔如无病者，缘邪发于阴，未涉于胃故也。学者于此等处，细心分别，则伏温与疫邪异同之辨，自可了然矣。

若脉长而洪数，大汗多渴，此邪气适离募原，欲表不表，白虎汤证也。如舌上纯黄色，兼见里证，此邪已入胃，承气汤证也。

白虎、承气均是治热邪犯胃之重剂。凡无形之邪热燔灼于胃者，用白虎。有形之垢热结于胃腑者，用承气。此一定不易之法，乃以欲表不表，则当以导之出表为要，不当以白虎专清里热矣。

疫邪为病，有从战汗解者；有从自汗、盗汗解者；有无汗竟全归胃腑者；有自汗淋漓，热渴反甚，终得战汗而解者；有胃气壅遏，必下后始得战汗而解者；有汗解而里和，越三四日复发热者；有已发黄，因下而复热发斑者；有竟从发斑而愈者；有里证偏重，虽有斑仍非下不愈者。此虽传变不常，要皆意中事也。

诒按：所列病情传变，颇为详悉。但如汗解后，越日复热；发黄后，因下复热；发斑后，仍非下不愈。此等证情，伏温每每有之，若邪伏募原之湿温，未必尔也。

又有意外之变，如男子适逢使内，邪热乘虚陷于下焦，气道不通，以致小便淋涩，少腹胀满，至夜发热，用导赤、五苓辈，分毫不效，与大承气一服，小便如注而愈者。

诒按：此邪热陷于肝肾之部，当从阴分导泄其热乃愈，导赤、五苓固与证不合，即承气得效，亦不过得大黄泄热之力耳，其实方中之枳、朴、芒硝，与证情亦不相合也。

又有女子经水适来适断，以及失血崩带、心痛疝气、痰火喘哮等证，随时夹发者，此皆出于意外者也。大抵邪行如水，惟洼处受，至比喻最切要。至因新病而来旧病，但治新病，而旧病自已也。

诒按：因新病牵动旧病，治当以新病为主，此定理也。但其中亦须审察轻重缓急，以定治法，未可执一论也。

然有大劳、大欲、大病、久病后发病者，此为四损，其正气先亏，每致邪气易陷，多不可救。

诒按：凡决温热病之生死，总以正气之强弱衡之。病邪虽重，而正气能支，尚可不死，有病邪虽轻，而正气不能支持，每每猝然蒙陷，不可不知。

吴又可曰：疫邪一二日，舌上苔如积粉，早服达原饮一剂；午后舌色变黄，随见胸膈满痛，大渴烦扰，此伏邪已溃，毒传于里也。前方加大黄下之，烦热稍减；傍晚后加躁烦发热，通舌黑刺，鼻如烟煤，此邪毒最重，待瘀到胃，急接承气汤；抵暮大下，夜半热退，次早黄刺如失，一日有此三变，数日之法，一日行之，因其毒甚，故传变亦速，投剂不得不紧，设用缓法，必无及矣。

诒按：似此传变迅速，疫邪秽毒极重者多有之。若寻常伏气所发，未必若是之重且速也。

又曰：邪入胃者，非承气不愈。误投白虎，既无破结之能，反抑邪毒，致脉不行，反变细小，倘误认阳证阴脉，复不敢下，逡巡死耳。当此急投小承气，庶可挽回。

诒按：必有大热、大渴、脉洪、多汗、舌无厚浊苔，方为白虎的证。至脉变细小，仍投承气，亦须认清见证。若胃无垢热，承气岂可妄施。

又曰：疫邪初发，必在半表半里，至于传变，或表里分传，医执成见，必先解其表，此大谬也。尝见用大剂麻黄，一毫无汗，转加烦热，盖里气结滞，阳气不得宣达于表，即四肢未免微厥，安有津气蒸蒸而外达乎，必用承气通其腑，苟里气一通，不待发散，多有自汗而解者。

诒按：所论虽属疫邪，而温热病热结于胃，津液不行而无汗者，其理与此正同。

《温热逢源·卷中》终

温热逢源·卷下

清江阴柳宝诒谷孙遗著
后学　　无锡周镇小农初校
绍兴裘庆元吉生录刊

论温病与伤寒病情不同治法各异

冬月伤寒，邪由皮毛而入，从表入里，初见三阳经证，如太阳病，则头项强痛而恶寒之类。三阳不解，渐次传入三阴，其中有留于三阳而不入三阴者，有结于胃腑而不涉他经者，亦有不必假道三阳而直中三阴者。凡此伤寒之证，初起悉系寒邪见象，迨发作之后，渐次化热内传，始有热象，故初起治法，必以通阳祛寒为主，及化热之后，始有泄热之法，此伤寒病之大较也。若夫温病，乃冬时寒邪，伏于少阴，迨春夏阳气内动，伏邪化而为热，由少阴而外出，如邪出太阳，亦见太阳经证，其头项强痛等象，亦与伤寒同。但伤寒里无郁热，故恶寒不渴，溲清无内热。温邪则标见于外，而热郁于内，虽外有表证，而里热先盛，口渴、溲黄、尺肤热、骨节疼，种种内热之象，皆非伤寒所有，其见阳明、少阳，见证亦然。初起治法，即以清泄里热、导邪外达为主，与伤寒用药，一温一凉，却为对待。盖感寒随时即发，则为伤寒，其病由表而渐传入里，寒邪郁久，化热而发，则为温病，其病由里而郁蒸外达。伤寒初起，决无里热见证。温邪初起，无不见里热之证。此伤寒、温病分证用药之大关键。临证时能从此推想，自然头头是道矣。

论伏气发温与暴感风温病原不同治法各异

冬时伏邪，郁伏至春夏，阳气内动，化热外达，此伏气所发之温病也。《内经》云：冬伤于寒，春必病温。又云：凡病伤寒而成温者，先夏至日为病温，后夏至日为病暑。《难经》云：伤寒有五，有温病，有热病。《伤寒论》云：太阳病，发热而渴，不恶寒者为温病。凡此皆指伏邪所发之温病言也。另有一种风温之邪，当春夏间感受温风，邪郁于肺，咳嗽发热，甚则发为痧疹；《内经》所谓风淫于内，治以辛凉；叶氏《温热论》所谓温邪上受，首先犯肺者，皆指此一种暴感风温而言也。伏气由内而发，治之者以清泄里热为主，其见证至繁且杂，须兼视六经形证，乃可随机立法。暴感风温，其邪专在于肺，以辛凉清散为主，热重者，兼用甘寒清化，其病与伏温病之表里出入，路径各殊，其治法之轻重、深浅亦属迥异。近人专宗叶氏，将伏气发温之病置而不讲，每遇温邪，无论暴感伏气，概用叶氏辛凉轻浅之法，银翘、桑菊，随手立方。医家、病家，取其简便，无不乐从。设有以伏气之说进者，彼且视为异说，茫然不知伏气为何病，嗟乎！伏温是外感中常有之病，南方尤多，非怪证也。其病载在《内经》《难经》《伤寒论》诸书，非异说也。临证者，竟至茫然莫辨，门径全无，医事尚堪问哉。

论伏邪外发须辨六经形证

《伤寒绪论》曰：初发病时，头项痛，腰脊强，恶寒，足太阳也。发热面赤，恶风，手太阳也。目疼鼻干，不得卧，足阳明也。蒸热而渴，手阳明也。胸胁满痛，口苦，足少阳也。耳聋及病寒热往来，手少阳也。腹满自利而吐，足太阴也。口干，津不到咽，手太阴也。脉沉细，口燥渴，足少阴也。舌干，不得卧，手少阴也。耳聋，囊缩，不知人事，足厥阴也。烦满，厥逆，手厥阴也。《医略》曰：太阳之脉，上连风府，循腰脊，故头项痛，腰脊强。阳明之脉，夹鼻，络于目，故身热，目疼，鼻干，不得卧。少阳之脉，循胁，络于耳，故胸胁痛而耳聋。太阴脉布胃中，络于嗌，故腹满而嗌干。少阴脉贯肾，络于肺，系舌本，故口燥舌干而渴。厥阴脉循阴器，而络于肝，故烦满而囊缩。凡外感病，无论暴感、伏气，或由外而入内，则由三阳而传入三阴，或由内而达外，则由三阴而外出三阳。六经各有见证，即各有界限可凭，治病者，指其见证，即可知其病之浅深；问其前见何证，今见何证，即可知病之传变。伤寒如此，温病何独不然？《素问·热病论》、仲景《伤寒论》均以此立法，圣人复起，莫此易也。近贤叶氏，始有伤寒分六经，温病分三焦之论，谓出河间。其实温热病之法，至河间始详，至温病分三焦之论，河间并无此说，其书俱在，可覆按也。厥后吴鞠通著《温病条辨》，遂专主三焦，废六经而不论。殊不知人身经络，有内外浅深之别，而不欲使上下之截然不通也。其《上焦篇》提纲云：凡温病者，始于上焦，在手太阴。试观温邪初发者，其果悉见上焦肺经之见证乎？即或见上焦之证，其果中下焦能丝毫无病乎？鞠通苟虚心诊视，应亦自知其说之不可通矣！况伤寒、温热，为病不同，而六经之见证则同；用药不同，而六经之立法则同。治温病者，乌可舍六经而不讲者哉。

附录医悟

表证：发热，恶寒，身痛，四肢拘急，喘。

太阳经证：头痛，项脊强，脉浮，脉伏。

阳明经证：目痛，鼻干，唇焦，漱水不欲咽，尺寸俱长。

少阳经证：耳聋，胸满，胁痛，目眩，口苦，苔滑，脉弦。

半表里证：呕吐，寒热往来，头汗，盗汗。

太阴经证：腹微满，脉沉实，自利。

少阴经证：口燥咽干而渴，咽痛，下利清水，目不明。

厥阴经证：少腹满，囊缩，舌卷，厥逆，消渴。

太阳腑证：口渴，溺赤。

阳明腑证：潮热，谵语，狂乱，不得眠，自汗，手足汗，便闭。

论温病初发脉象舌苔本无一定

温病之脉，前人谓右脉反大于左，此指邪热之达于肺、胃者言也，尝有伏温初发，其邪热郁于少阴，或连及厥阴，而弦数之脉，遂见于左手关尺两部者其多，更有邪机深伏，郁湮不达，病象颇深，而脉象转见细弱不鼓之象，逮托邪化热，脉始渐见浮硬。此由肾气先亏，不能鼓邪外达，故脉象如此，其证必非轻浅。总之，伏温外发，必从经气之虚处而出，初无一定路径。所谓邪之所凑，其气必虚也。《难经》云：温邪行在诸经，不知何经之动。此语空灵活泼，最合病情。盖其行动，初无一定之径，外见无一定之证，故其脉亦无一定之脉，至舌苔之色，必邪在胃中蒸郁，其浊气乃上熏而生苔。若邪伏阴经，不涉胃腑，则虽邪热已剧，仍不见有舌苔也。舌本为心、脾营气所结，故营分有热，舌底必绛；心火亢盛，舌尖必红。然邪深伏下焦，而舌底不见紫绛者，间亦有之。迨邪热郁极而发，脉之细弱者，忽变而浮大弦数。舌之淡白者，倏变而灰黑干绛，则势已燎原，不可向迩。至此而始图挽救，恐热邪炽盛，脏腑枯烂，虽有焦头烂额之客，而已无及矣。故视病者，必细察见证，再合之色脉，乃有把握。若徒执脉象、舌苔，而求病之寒热、浅深，则误者多矣。谂阅历多年，确知伏温初起，凡病邪极深者，脉与证较多不合。其故皆由邪气深伏，不易表见于外，视病者为其所惑，必多误治，故特表而出之，庶学者知所审择焉。

周禹载曰：温病、热病之脉，或见浮紧者，乃重感不正之暴寒，寒邪束于外，热邪蕴于内，故其脉外则绷急，内则洪盛也。又或不识脉形，但见弦脉，便呼为紧，而妄治之，盖脉之盛而有力者，每每兼弦，岂可错认为紧，而断以为寒乎。夫温病、热病之脉，多在肌肉之分，而不甚浮，且右手反盛于左手，诚由怫郁在内故也。其左手盛或浮者，必有重感风寒，否则非温病、热病，自是非时暴寒耳。

伏温从少阴初发证治

经曰：冬伤于寒，春必病温。又曰：冬不藏精，春必病温。分而言之，则一言其邪之实，一言其正之虚。合而言之，则惟其冬不藏精，而肾气先虚，寒邪乃得而伤之。语势虽若两平，其义原归一贯也。喻氏以冬伤于寒与冬不藏精，又以既不藏精更伤于寒，分立三纲，各为证治。试思如果冬不藏精，别无受寒之事，则其病为纯虚，与温病何涉。盖喻氏只顾作文之排场，而不自觉其言之不切于病情也。原其邪之初受，盖以肾气先虚，故邪乃凑之而伏于少阴。逮春时阳气内动，则寒邪化热而出。其发也，有因阳气内动而发者，亦有时邪外感引动而发者。凡阳气内动，寒邪化热而发之证，外虽微有形寒，而里热炽甚，不恶风寒，骨节烦疼，渴热少汗（初起少汗，至阳明即多汗矣），用药宜助阴气，以托邪外达，勿任留恋。其为时邪引动而发者，须辨其所夹何邪，或风温，或暴寒，或暑热，当于前法中，参入疏解新邪之意（详外夹新邪条内），再看其兼夹之邪，轻重如何。轻者可以兼治，重者即当在初起时，着意先撤新邪，俟新邪既解，再治伏邪，方不碍手，此须权其轻重缓急，以定其治法，不可豫设成见也。寒邪潜伏少阴，寒必伤阳，肾阳既弱，则不能蒸化而鼓动之，每见有温邪初发，而肾阳先馁，因之邪机冰伏，欲达不达，展转之间，邪即内陷，不可挽救，此最难着手之危证（另详邪郁少阴条内）。其或邪已化热，则邪热燎原，最易灼伤阴液，阴液一伤，变证蜂起，故治伏温病，当步步顾其阴液，当初起时，其外达之路，或出三阳，或由肺胃，尚未有定程，其邪仍在少阴界内。前人治温病之法，如《千金》用阳旦汤则偏于太阳，陆九芝用葛根芩连汤则偏于阳明，张石顽用小柴胡汤则偏于少阳，至喻嘉言之麻附细辛则过于猛悍矣，叶香岩之辛凉清解则失之肤浅矣，愚意不若用黄芩汤加豆豉、元参，为至当不易之法。盖黄芩汤为清泄里热之专剂，加以豆豉为黑豆所造，本入肾经，又蒸窨而成，与伏邪之蒸郁而发相同，且性味和平，无逼汗耗阴之弊，故豆豉为宣发少阴伏邪的对之药，再加元参以补肾阴，一面泄热，一面透邪。凡温邪初起，邪热未离少阴者，其治法不外是矣。至兼夹别项外感，或兼内伤，或邪虽未脱少阴，而已兼有三阳见证者，均宜临证参酌施治，固非可刻舟以求剑矣。

伏温由少阴外达三阳证治

寒邪潜伏少阴，得阳气鼓动而化热，苟肾气不至虚馁，则邪不能容而外达。其最顺者，邪不留恋于阴，而径出于三阳，则见三阳经证。太阳则恶寒发热，头项疼，腰脊强，治宜豉、芩合阳旦汤。阳明则壮热鼻干，不得卧，治宜豉、芩合葛根、知母等味。少阳则寒热往来，口苦胁痛，治宜芩、豉合柴胡、山栀等味。其邪初出三阳，或兼新感，外有恶寒无汗等证，则桂、葛、柴胡，自当参用。若里热已甚，则不宜桂枝；壮热汗多，则不宜葛根；内风易动，则不宜柴胡，此则又在临时之化裁矣。《难经》曰：温邪行在诸经，不知何经之动也。故其发也，本无定处，大略乘经气之虚，或夹别邪而发，如太阳虚则发于太阳，阴气虚则恋于阴分，其有温邪化热已出三阳，而未尽之邪尚有伏于少阴而未化者（此肾气不充，宜兼温托），即或全数化热，而其热有半出于阳，半恋于阴者（此阴气不足，不能托邪，当兼养阴），用药总宜随证化裁，活泼泼地，方能应手取效也。

伏温热结胃腑证治

伏温化热而达，其证由少阴而出三阳者，于法为顺。惟无形之热，可从经气而达，若中焦夹有形食积、浊痰，则邪热蕴蒸，每每乘机入胃，热结于中，而为可攻之证。盖胃为五脏六腑之海，位居中土，最善容纳，邪热入胃，则不复他传。故温热病热结胃腑，得攻下而解者，十居六七。前人如又可所论，虽名瘟疫，其实亦系伏邪所列治法，用攻下者，十之七八，盖伤寒重在误下，温病重在误汗，温病早投攻下，不为大害。前贤本有此论，吴氏又确见病证之可下者多，故放胆言之，而不自觉其言之偏重也。陆九芝谓温病热自内燔，其最重者只有阳明经腑两证。经证用白虎汤，腑证用承气汤。有此两法，无不可治之温病矣。其意专重阳明，若温病决不涉及别经者，其言亦未免太偏。总之，温病邪热蒸郁，入于阳明者居多。热在于经，犹属无形之热，其证烦渴多汗，狂谵，脉洪，此白虎证也。若热结于腑，则齿垢唇焦，晡热，舌苔焦黄，神昏谵语，脉沉实，此承气证也。只要认证清楚，确系热在于胃，则白虎、承气，依法投之，可以取效反掌，切勿因疑生怯，反致因循贻误也。

前人用大黄下夺，有因泄热而用者（如三黄泻心），有因解毒而用者（如三黄解毒），有因疏瘀化痰而用者（如大黄䗪虫、滚痰丸），有因疏泄结气而用者（如大黄黄连泻心）。原不专为积滞而设，无如不明医理者，见方中有大黄一味，即谓之承气，即谓之攻积，因而疑忌多端，当用不用，坐此贻误者多矣。

伤寒热结胃腑者，粪多黑而坚燥，温病热结于胃者，粪多酱色而溏。藜藿之子，热结者粪多栗燥，膏粱之人，多食油腻，即有热灼，粪不即燥，往往有热蕴日久，粪如污泥，而仍不结为燥栗者，此不可不知也。有初起病时，便溏作泻，迨两三日后，热势渐重，乃结于胃而便秘者，仍宜依法下之。又有热势已重，渴饮频多，或用清泄之剂，因而便泄稀水，坚粪不行者，此热结旁流也。古法用大承气下之，吴鞠通改为调胃承气，甚合。

热结而成燥粪者，行一二次后，燥粪已完，热邪即尽。若溏粪如烟膏霉酱者，或一节燥一节溏者，此等证，其宿垢最不易清，即邪热亦不易净，往往有停一二日再行，有行至五六次，多至十余次者，须看其病情如何，以定下与否，慎勿震于攻下之虚声，遂谓已下不可再下，因致留邪生变，而受养痈之实祸也。

光绪初年冬仲，徐君声之，因欲服补剂，属为定方。予诊其脉，两尺浮数弦动而不静，予谓据此脉证，当发冬温，补剂且从缓进，因疏方，黄芩汤加生地，嘱其多服几剂，当其时饮啖如常，并无疾苦，勉服三两剂，即停不服。迨十二月十七，忽振寒发热，两日后，渐觉神情昏糊困倦，热势蒸郁不达，神呆，耳聋，面垢，此少阴伏邪，化热外达，其势外已入胃，而内发于阴者，尚未离少阴之界，而并有窜入厥阴之势，病情深重而急，予以至戚，谊无可诿，不得不勉力图之，先与栀、豉、黄芩二剂，继进清心凉膈法两剂，均无大效。而痉厥、昏谵、舌燥、唇焦，病势愈急，乃用调胃承气加洋参、生地、犀角、羚羊、元参养阴清泄之品，两剂之后，始得溏粪如霉酱者二遍，间进犀、羚、地、芍、豆豉、栀、丹、芩、元参，养阴熄热，清透少阴之剂，而热仍不减，乃再与调胃承气合增液法，又行垢粪一次，此后即以此法，与养阴清泄之法相间迭用。自十二月二十三起，至正月初十，通共服承气八剂，行宿垢溏黑者十余次，里热始得渐松，神情亦渐清朗，用养阴之剂，调理两月而痊。按：此证少阴伏邪本重，其化热而发也。设热邪全聚于胃，即使热壅极重，犹可以下泄之药，背城借一，以图幸功，乃中焦之热势已剧，而伏热之溃阴分者，又内炽于少、厥两阴之界，岌岌乎有蒙陷痉厥之险，不得已用助阴托邪之法，从阴分清化，使其渐次外透。其已达于胃者，用缓下法，使之随时下泄，战守兼施，随机应变，如是者，将及两旬，邪热始得退清，假使攻下一两次后，即畏其虚而疑不能决，则其险有不堪设想者，然则焦头烂额，得为今日之上客者，幸也。

长媳徐氏，戊戌七月，患感冒夹肝气发热，脘痛、呕恶、不纳者，五六日。八月朔，得大解颇畅。余谓大便一通，病可松也。不意至夜寒热大作，恶心干呕，彻夜不止，与左金、平胃、温胆、泻心，均无寸效。至初五日，烦躁口渴，舌燥起刺，予以其质弱阴亏，虑其不耐壮热，急思乘早击退，冀免淹缠，遂用凉膈合泻心法，佐以洋参、石斛等，连进两剂，得大解两遍，呕恶即止，而里热不减，间服养阴泄热药一二剂，大便仍不行，而舌苔灰热转厚，乃改用调胃承气合增液法，间日一进，每进一剂，即行一次，粪色或黄或黑，或溏或结，又进三次，至十五日，方中大黄重至五钱，乃腹中大痛，宿粪畅行。当时冷汗、肢厥，几乎气脱不回，急进人参以扶正气，始能渐定。自此次畅行后，里热渐松，用药总以养阴扶胃为主，每间三四日，大解不行，即用人参汤送大黄丸药一服，或泻叶汤一盏，大便始行，而粪色仍黑紫如酱。至九月初，乃能渐进米汤稀粥，然每至三五日大解不通，即觉胃热熏郁，须与清泄，得大解始平。至九月十九日，服泻叶汤后，忽然宿垢大行，得黑粪半桶之多，然后积热浊热，始得一律肃清，不再有余热熏蒸矣。自初病至此，共用大黄三两零，元明粉一两零，人参参须二三两，洋参、麦冬各十余两，鲜地、石斛各一斤，其犀、羚、珠粉等味，用数少者不计焉。此证因阴虚质弱之体患此大病，米饮不沾唇者一月，而得全性命者，缘自病迄今，始终以扶正养阴为主，故虽屡频危殆，而卒获保全，其积垢行至一月有余而始净，则初念亦不及料也。然从此可知，时病之余热不除，皆由积垢不清所致，断不可顾虑其虚，转致留邪生变也，又此证最易惑者，其脉始终细弱，毫无实象，惟将见证细意审察，究属体虚证实，惟有用洋参、鲜地、石斛、大黄，以养阴泄热，为至当不易之治，确守不移，始得回一生于九死也，亦幸已哉。

伏温上灼肺金发喘逆咯血咳脓证治

伏邪在少阴，其由经气而外出者，则达于三阳；其化热而内壅者，则结于胃腑，此温热病之常也。少阴之系，上连于肺，邪热由肾系而上逆于肺，则见肺病。况温邪化热，火必克金，则肺脏本为温邪所当犯之地，其或热壅于胃，上熏于膈，则热邪由胃而炎及于肺，更为病势所应有，近时烟草盛行，肺中津液，熏灼成痰，阻窒肺隧，平日每多痰咳，更值温热上蒸，痰得热而痰更胶黏，热附痰而热愈留恋，其为咳为喘，意中事也。肺络不通则胸胁刺痛，热郁日甚则痰秽如脓，或咳红带血，无非热灼金伤所致。此时苟伏邪已一律外透，则治之者，只须清泄肺胃。夫病在肺，而何以治者必兼及胃？盖肺中之热，悉由胃腑上熏，清肺而不先清胃，而热之来路不清，非釜底抽薪之道也。古方如麻杏甘石、越婢、青龙、清燥救肺等方，均用石膏，诚见及于此也。轻则苇茎汤，鲜斛、鲜沙参之类必不可少。胁刺者兼和络气，咳红者兼清血络，滋腻之药恐其助痰，温燥之品恐其助热，均为此证所忌。又此证在初起时，医者粗心不察，视为寻常外感，恣用发散；或见其痰多，妄用二陈；或见其喘逆作，外感治而用麻、桂，作内伤治而用生脉、熟地，均属背谬，而耗液助热生痰，诸弊毕集矣。迨见病势日增，始细心体认，改投清泄，而肺金脏阴已伤，不能遽复，即使邪热得清，而内热干咳，绵延不愈，遂成上损，终致不救者，往往有之，谁之咎哉。

伏温内燔营血发吐衄便红等证治

温邪化热外出，其熏蒸于气分者，为烦热、口渴等证。其燔灼于营分者，血为热扰，每每血由肺络而溢出为咳血，由吐而出为吐血，上行清道为鼻衄、齿衄，下行浊窍为溲血、便血，凡此皆血为热邪所迫，不安其络，因而上溢、下决。惟血既外夺，则邪热亦随血而泄，病势宜由此而减，乃为吉象。若血既外夺，而里热仍盛，昏谵烦躁仍不轻减，即属重证。推其故，盖有二焉，一则伏热重而蒸郁过深，络血虽溢，而里热之留伏尚多也；一则营阴虚而为燔灼所伤，阴血枯竭，而不能托邪外出也。邪重者，宜凉血泄邪，如犀、地、栀、丹、银花、连翘、茅根、侧柏之类；血虚者，宜养血清热，如地、芍、栀、丹、阿胶、元参之类。总以凉阴泄热为主脑，血虚者兼以滋养，邪实者兼以清泄，必使血止而热亦因此而解，斯为顺手耳！此等证，每有急求止血，过用清凉，以致血虽止，而上则留瘀在络，胸胁板痛，下则留瘀在肠，垢痢瘀紫，甚或留瘀化热，变为暮热朝凉、咳痰带血，见种种阴损之候，昧者不察，误认为虚，漫投补剂，遂迁延不愈，愈恋愈虚，以致不救，可慨也夫。

凡瘀留在肠胃者，易于疏化，以其在康庄大道，不在细微曲折之处，药力易于疏通也。若瘀留于肺肝血络之中，则络道蚕丛，药力既非一时可到，而又不宜于猛剂攻消，只有通络化瘀泄热之法，缓缓图功，如曹仁伯清瘀热汤之法，最为得窍，学者宜仿此用之。清瘀热汤（旋、绛、葱、苇、杷）。

伏温外窜血络发斑疹喉痧等证

伏温化热，燔灼血络，因致络血外溢，邪热即随血而泄，于病机犹为顺象，乃有邪热郁于血络，不得外达。其在于肺，肺主皮毛则为疹。其在于胃，胃主肌肉则为斑。有斑疹各发，不相交涉者，有斑疹兼发，不能分晰者，总之以清营透邪、疏络化斑为主。凡外面斑疹透齐，即神清热解者为吉。若斑疹虽透，而里热不解，则热郁已甚，其势必有变端。当随其见证，小心斟酌。又有一种烂喉丹痧，此于伏温之中，兼有时行疫毒，发热一二日，头面、胸前稍有痧疹见形，而喉中已糜烂矣。此证小儿居多，其病之急者，一二日即见坏证，如面色青晦，痰塞音哑，气急腹硬，种种恶候转瞬即来，见此者多致不救。此等急证，初起即宜大剂清营解毒，庶可挽回万一，若稍涉迟延，鞭长莫及矣。

鲜生地为此证清营泄热必用之药，欲兼疏散之意，重则用豆豉同打，轻则用薄荷叶同打，均可；丹皮清血中伏热，且味辛主散，炒黑用之最合；银花清营化毒，元参清咽滋水，均为此证必要之药。

治肺疹初起，须兼透达者，于清营方中，用牛蒡、蝉衣以透发之，古方治斑毒用化斑汤（白虎合犀、地之类），或玉女煎之类。然须烦热多汗者，乃为合剂，若热不甚、汗不畅，遽投石膏，恐有邪机冰伏之弊，临用时宜加斟酌。黄玉楸于此证，用浮萍为表药，颇有思路，可取用之。

塘市孙蕴之大令郎，聪颖异常，年甫十岁，十三经已能背诵，且能举其大意，蕴翁视之，不啻掌上珠也。丁亥秋，专信邀诊，余夜船赴之，至明晨抵塘市，已不及救矣。蕴翁曰：大儿已死，次儿后一天起病，今已两天矣，病状与大儿纤毫无异，以大儿之死例之，则次儿至今夜五鼓时，亦将不救矣。姑为我视之，尚可挽救否？余视之，面色青晦不语，惟烦躁阵作，发躁时将臂内搔挖，若不知痛楚者。挖破处，血亦紫黯不流，舌质紫刺如杨梅，喉间板黄不腐。余细审，乃疫毒闭于营中，不能外达而毒攻心肺，故其死若是之速。此证属阴毒、阳毒之类，在古书中虽无确当治法，而以意测之，欲图挽回，必使疫毒有外泄之路，乃有生机，遂令其用犀角磨汁，鲜生地、大黄绞汁，再合元参、丹皮、银花等化毒泄热之品，陆续灌之，至黄昏，得大便溏黑者两次，灌至天明，尽药两茶盏，又得大便溏黑者两次。余再视之，神情较能灵动，舌上黄苔浮腻，喉间起腐，仍用前法，加入金汁，合养阴之意。如前灌之，一日夜服三四碗，大小便始畅，腹硬亦平，其上半如颈、项、肩、肘，下部如腰脊、髀关、膝、腘等处，凡肢节交接之处，从前有紫痕僵块者，至此皆红肿作脓，不特咽喉溃烂，并肛门亦溃烂流脓。余力守养阴活血、泄热化毒之方，两旬以后，咽喉及通身之溃烂，均得以此收功，惟大便中仍有脓瘀杂下。余参用内痈治法，又月余始痊。是役也，余用犀、地、大黄，多进不撤，人皆骇之，不知此证之热毒，亦非寻常所有，设迟回审慎，兼顾其虚，无论如此重病，不能挽救于垂危，即使当时就挽，而后半如此波涛，亦断不能收全功于万一也。

伏温化热郁于少阴不达于阳

伏温之邪，冬时之寒邪也。其伤人也，本因肾气之虚，始得入而据之，其乘春阳之气而外达也，亦以肾气暗动，始能鼓邪化热而出。设其人肾阳虚馁，则邪机冰伏，每有半化半伏、欲达不达之证。如外面热象炽盛，或已见昏谵痉厥之候，而少阴之伏邪尚有未经化热，仍留滞于阴分者，此时就热象论，已有热扰厥阴之险，清泄之药不容缓。而内伏之邪，又以肾气内馁，不能化达，设专用凉泄则邪机愈滞，设用温化又属抱薪救火，展转之间，内则阴液干涸，外则邪热蒙闭，迟之一二日，即不可挽救矣。此等证情，在温病中，为最险重之候，即使竭力挽回，亦属冒险图功，治病者，必须豫为道破，庶免疑谤。此证邪伏少阴，喻氏仿仲景少阴病治例，用麻黄附子细辛汤及麻黄附子甘草两方以透邪，增入生地以育阴扶正，其用意颇为切当。惟温邪既动，必有热象外现，其甚者邪热蒙陷，已有痉厥之象，此时麻附细辛断难遽进，然非此大力之药，则少阴之沉寒安能鼓动？治当师其意而变其制，如用麻黄汁制豆豉、附子汁制生地，至凉肝息风治标之药，仍宜随证参入，似此面面周到，庶可收功。

附案：及门生金石如，戊戌三月初旬，患时感，初起恶寒发热，服疏散药一剂，未得汗解，而热势转淡，神情呆钝，倦卧，耳聋，时或烦躁，足冷及膝，指尖、耳边、鼻准亦冷，两便不利，腰俞板硬不能转侧，脉迟细而弱，呕恶不能纳水饮，惟嚼酱姜稍止，舌苔厚燥微灰。此由新感引动伏邪，而肾阳先馁，不能托邪化热，故邪机冰伏不出，其已化之热内陷厥阴，欲作痉厥，证情极为险重。赵生静宜先往，用栀、豉、桂枝、羚羊角合左金法，小便得通，足温呕止，余则证情如故，邪仍不动，议用麻、附合洋参、生地等扶正托邪。而余适至，遂令赶紧煎服，两进之后，尺脉始弦，而神情之呆钝、腰脊之板痛仍尔也，拟用麻黄制豆豉，附子制大生地，桂枝制白芍，合人参、牛膝、元参、淡芩、羚羊、生牡蛎等味出入。三剂后，以舌苔灰厚而干，又加大黄，服后忽作寒栗战汗，而腰脊顿松，随得大解，而里热亦泄，神情爽朗，调理一月而愈。此证就邪之深伏而未化热者论之，则只宜温托，大忌寒凉，然痉厥、神糊、舌苔灰燥，若再助其热，势必内陷厥阴，而为昏狂蒙闭之证，无可挽也。就邪之已动而化热者论之，则只宜清泄，何堪温燥。然脉情迟细，神呆，形寒，经腑俱室，若专用凉化，则少阴之邪伏不出，迁延数日，势必内溃，而为厥脱之证，其去生愈远矣。再四筹审，决无偏师制胜之理，不得已，取喻氏法以治其本，合清泄法以治其标，一面托邪，一面化热，幸赖少阴之气，得扶助而伸，凡经邪腑邪，已化未化之邪，乘肾气之动，一齐外达，故战汗一作，大便一行，而表里诸病若失也。

黄村桥范养逵令郎，于戊戌夏间患三疟，至八月初服截药而止，至二十外，忽然遗泄数次，遂发寒热，如日作之疟，先寒后热，迨外热已甚，而下身骨节仍寒，须再作寒栗一次，随啜热粥一碗，然后得汗而解。延至九月初，已十余发矣，一日当啜粥助汗之时，忽然头晕目暗，冷汗肢厥，如欲脱之状，逾时始定。此后遂卧床不起，惟胃纳尚不大坏，缠绵不愈。予往诊时，十月中矣，予谓从前三疟，是暑湿之邪，迨愈而复作，是引动少阴伏邪，乘少阳新病之虚而出，而肾阳先馁，不能托邪，故寒栗日甚，而热势反不重也。此当用温经托邪之法，用桂枝汤加人参、当归、生地、附子汁制牛膝，仍用柴胡、豆豉、黄芩等味出入，十余剂，中间迭见惊悸痉惕诸证，又加龙骨、牡蛎、羚羊角等味，随证治之而愈。此证当疟疾再发之时，诸医仍用暑湿门套方，服二三十剂，而病情毫无增减，病者自言不起，每夜分辄有谵语，病家疑神疑鬼，医家莫测其病原所在。其故皆由近日医家，不囿于吴又可募原之说，即泥于吴鞠通三焦之论，而绝不知有少阴伏邪随经发病之理。故遇此等证，便觉毫无把握，轻者迁延致重，重者无法挽救，近年所见不少矣，哀哉。

伏温化热内陷手足厥阴发痉厥昏蒙等证

伏温由少阴而发，外出于三阳经证，内结于胃腑，则见阳明腑证。其证虽深浅不一，但由阴出阳，于病机为顺，均在可治之例。惟有伏邪已动，而热象郁滞，不达于三阳，亦不归于胃腑，而即窜入厥阴者。在手厥阴则神昏谵语，烦躁不寐，甚则狂言无序，或蒙闭不语。在足厥阴则抽搐蒙痉，昏眩直视，甚则循衣摸床。此等凶证，有兼见者，有独见者，有腑热内结，邪气充斥而溃入者，有阴气先亏，热邪乘虚而陷入者，有夹痰涎而蒙闭者，有夹蓄血而如狂者。凡遇此等重证，第一先为热邪寻出路，如在经者，从斑汗解，在腑者，从二便出是也。至照顾正气，转在第二层，盖气竭则脱，阴涸则死，皆因热邪燔劫而然，用药于祛邪中，参以扶正养阴，必使邪退，而正气乃有立脚，如徒见证治证，但以清心泄肝、化热养津之剂，就题面敷衍，虽用药并无大谬，而坐失事机，迨至迁延生变，措手不及，谁之咎欤！今姑就手足厥阴见证各条，拟治法如下。

凡热重昏谵，至夜增剧，舌底绛色，此热灼于营也，以犀角地黄为主方。烦躁不寐，口渴舌板，神情昏扰，热郁于上也，以凉膈散为主方。神志烦乱，小溲赤涩，舌尖干红，热劫心阴也，导赤各半汤为主方。面赤神烦，大渴多汗，热燔阳明之经也，白虎汤为主方。大便秘结，或热结旁流，唇焦齿垢，舌刺焦黄者，热结阳明之腑也，以三承气为主方。又如热蒸痰升，蒙闭神明者，加用至宝、紫雪、菖蒲汁之类。痉掣搐搦，肝风升扰者，加用羚羊角、钩藤、石决明之类。病证纷繁，治难缕述，而总以祛邪扶正两意为提纲，祛邪之法，已列于前。至扶正之法，在温病以养阴为主，以温热必伤阴液也，人参难得佳者，且病家无力者多，岂能概用。惟西洋参甘凉养津，施于温热伤阴者，最为合用。余如生地滋肾阴，白芍养肝阴，石斛养胃阴，沙参养肺阴，麦冬养心阴，如遇虚体或久病阴伤者，无论发表攻里剂中，均可加入，其或热已窜入厥阴，而邪之藏于少阴者，热气尚伏而不扬，宜于清泄中，仍兼疏托，或热已内陷营阴，而邪之走于经者，表气尚郁而不达，宜于凉营中，再参透表，其最重者，邪热内燔，而外面反无热象，甚至肢厥肤冷，脉涩数而不畅，必得大剂泄热透邪，乃使热势外扬，脉象转见洪大，庶可免厥深闭脱之危也。

伏温夹湿内陷太阴发黄疸肿胀泄利等证

温邪夹湿，则为湿温，其湿之轻者仍以温邪为主，略参化湿可耳。其湿之重者，与热相合，热势虽炽，而有脘闷呕水、舌腻不渴等证，初起宜参芳香宣化，迨湿邪化燥，用苍术白虎汤清热燥湿，可以一剂而愈。若初起即与清滋，欲清其热，转助其湿，而发愈缠绵，每有治不如法，迁延一两月而病不退者，皆治之不得其法也。然则此乃湿温之在胃者，治之犹易。有一种湿热蕴于太阴者，初起不见湿象，但觉热象蒸郁不扬，脘闷口甜，而胃口无病，仍可纳谷，舌上不见浊苔，其湿热深郁于脾脏，漫无出路，或发黄，或腹满肢肿，或则泄，或便秘，或呕恶，或小水赤涩，甚则热郁日深，脾营受伤，则舌底绛色，或薄苔罩灰黄而不甚燥，种种见证，无非湿郁化热，何以燥之则增热，清之则助湿，如此其百无一效也。盖脏病无出路，必借道于腑，乃能外出，此病热蕴已久，脾中之热，渐欲外达于胃，或胃中夹有痰积，热即附之而炽，亦有便秘、舌焦、燥渴、烦谵等证，投以苦泄，则胃热下行，而病势一松，然所泄者，胃腑之标热也，其脾脏中蕴遏之热仍未达也。故病虽暂减，而阅日复炽，屡伏屡炽，久而正气不能支，遂成坏证。此等病，治之最难得手，诚以此证，病势不重于外，病家每每忽视，投剂不能速效，病家势必更医，后来者见前医无功，必且改弦更张，因之杂药乱投，致成不救者，吾见实多。治此者，必须将太阴之湿与少阴之热孰轻孰重，细细较量。再看其湿热所伤，或为脾气，或为脾阴，其兼夹之病，或为痰积，或为瘀滞，均宜细意分晰，方可用药。至用药之法，须得轻、清、灵三字俱全，冀其缓缓疏化，切不可侧滞一面，以致无益反害。吴鞠通《温病条辨》，其原出于叶氏，上中焦湿温各条，颇有此理者，薛生白《湿热条辨》，亦多可取，试细绎之，当有得心应手之妙也。

伏温阴阳淆乱见证错杂

伏温由阴而出于阳，于病机为顺。若病发于阴，而即溃于阴，不达于阳，此于病机为逆。若是乎阴阳两层，界限分明，安有淆乱者哉。凡病之阴阳淆乱者，其故有二。一则由乎正虚，如阳虚者阴必凑之，则阴病可淆于阳矣。阴虚者阳必扰之，则阳病可淆于阴矣。一则由乎药误，如病在阴而误投阳药，则阳气为药所伤，而阴病淆于阳矣。病在阳而误投阴药，则阴气为药所伤，而阳病淆于阴矣。至其见证错杂，有即由于阴阳淆乱而杂者，有由他邪之兼夹而杂者，看此等证，全要天分聪明，识见老到，方有把握。盖此等证，变化最多，无一定路径可循。临病者，须将正气、邪气、表病、里病、新邪、旧邪、孰本、孰标、孰轻、孰重、孰缓、孰急，一一衡量得宜，方可施治。有当先顾本元，苟得正气一旺，而邪自解散者；有当急祛外邪，必得邪气速退，而正乃不伤者；有症虽错出，而发于一原，只须专治其本，而各症自退，所谓缓则治其本者；有证虽在标，而病机甚急，必须先治标病（如小便不利之类），而本病从缓，所谓急则治其标者；有病势蔓延，欲治其根，而正气不支，只可先披其枝叶，而用渐衰渐胜之法者；有病情纠结，必除其根，而各证自退，不得不攻其坚垒，而用擒贼擒王之计者；以上所谓错杂，犹不过表里虚实，其用药尚可一线相承。此外更有寒热错杂，如阴虚而夹寒饮，阳虚而夹肝火，治此则碍彼，治彼则碍此者，其用药更难措手。此中奥妙，有知之而不能言，言之而不能尽者，总宜于轻重缓急，权之极精，方可论治，至选药宜彼此照顾，尤必有手挥五弦、目送飞鸿之妙，乃为得法，否则失之毫厘，谬以千里，其不误人性命者鲜矣。

伏温外夹风寒暑湿各新邪为病

伏温之邪，由春夏温热之气，蒸动而出，此其常也。亦有当春夏之间，感冒风寒，邪郁营卫而为寒热，因寒热而引动伏气。初起一二日，第见新感之象，意其一汗即解，乃得汗后，表证略减，而里热转甚；昧者眩其病状，几若无可把握，不知此新邪引动伏邪之证，随时皆有。治之者，须审其伏邪与新感，孰轻孰重。若新感重者，先撤新邪，兼顾伏邪；伏邪重者，则专治伏邪，而新感自解。盖伏温自内达外，苟由三阳而外解，则表分之新邪，自不能容留矣。《内经》云：凡病伤寒而成温者，先夏至日者为病温，后夏至日者为病暑。此指伏邪乘暑令而发者，尚非兼夹暑邪之病，其有兼夹暑热之邪而发者，则必另有暑热见证。其新病引动伏邪，大致亦与兼夹风寒者相似，须审其轻重缓急，分清经界，方可着手也。至兼夹湿邪之证，有外感之湿，有内伏之湿，伏气既动，则热自内发，蒸动湿邪，与伏温之热混合，为病最属淹缠。治之者，须视其湿与热，孰轻孰重，须令其各有出路，勿使并合，则用药易于着手。再湿邪有宜温燥者，如平胃之类；有宜渗利者，如苓、泽之类；有宜通泄者，如车前、滑石之类；有宜清化者，如苓、连、栀、柏之类。以上皆专治湿邪之法。若与湿热并合，则为湿温，见证最繁且杂，其治法须随机应变。初起有芳香化湿者，如胃苓、正气之属；而通宣三焦者，如三仁、滑石之属；中焦热重，有清泄阳明者，如苍术、石膏之属；有苦泄太阴者，如茵陈、芩、连之属。总之，须细察见证，如湿重者，自当治湿，若伏邪重者，仍当以伏邪为主也。

伏温兼夹气郁痰饮食积瘀血以及胎产经带诸宿病

伏温而兼夹外感者，则以新邪而引动伏气为病。若伏温而兼内伤者，则因内伤而留滞，伏温不得爽达，治之不得其法，每有因此淹缠，致成坏证者。即如平时有气郁之病，则肝木不畅，络气郁滞，温邪窜入肝络，即有胸板胁刺、咳逆等症。邪郁不达，久而化火，即蒙冒厥阴而有昏痉之变。平日有痰饮内停者，抑遏温邪，不得疏越，郁之既久，外冒之痰浊尚未蒸开，而内藏之津液早已干涸，一旦热势猝发，如烈火燎原，不可措手者，亦往往有之。中宫先有食滞，或因病而积，有热邪所燔，阻结于胃，劫烁胃津，此可攻之证也。须得大便通行，积去而热邪乃随之而解也。平时有瘀血在络，或因病而有蓄血，温热之邪与之纠结，热附血而愈觉缠绵，血得热而愈形胶固，或早凉暮热，或外凉内热，或神呆不语，或妄见如狂，种种奇险之证，皆瘀热所为，治之者，必须导去瘀血，俾热邪随瘀而下，庶几病势可转危为安也。有胎前犯温病者，热邪燔灼，易于伤胎，治之者，除蓝布冷泥护胎外，治法亦别无善法。只要眼明手快，认清病机，迎头清泄，勿令邪热留滞伤胎，便为得法。古法每于当用方中，加入四物，名曰护胎，如当用者，尚无大害，若不当用而用之，则滋腻滞邪，非徒无益，而反害之矣。产后血舍空虚，百脉俱弛，当此而温病猝发，最易陷入血络，急则为痉狂等险候，缓则留恋血室，燔灼营阴，延为阴损之候，治之者，须处处回护阴血，一面撤邪，一面养血，勿令热邪深陷，乃为得手。至兼夹经带为病，亦与胎产相似，不外虚则邪陷、实则瘀阻两层，治之者，处处就此两层着想，自然得法矣。

《温热逢源·卷下》终

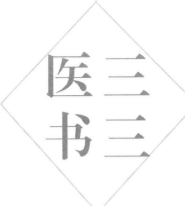

医书三三

温证指归

清·周魁 撰

提要

　　《温证指归》四卷，江宁周枸元先生著，亦本社裘君吉生旧藏钞本也。第一卷论温证之因，引孙真人至近代诸贤，穷源竟委，言所以与伤寒不同治者，谆谆再三。第二卷论湿证之治，详载证候变化，兼瘟疫重症。第三卷为汇选温证应用之方。第四卷罗列温证治验之案，是类切实发明之书，不特治，中医学者自应购备，即西医之研求学问而欲探讨古医法者，亦当争先一读。

自序

轩岐以来，无温疫之书，张长沙为千古伤寒之祖，而温症略载数条而已。至河间书出，而温症始有所宗。宋以来，温症局方概宗河间双解法，明·喻嘉言从伤寒诸论，发长沙未发之旨，然《尚论篇》究非温症专书，吴又可始著《温疫论》，创邪在募原之说，洵乎元灯独得矣。

我朝诸名家，各执一见，以补偏救弊，究不外河间三焦立论，益以吴氏诸成法而已。吾乡戴麟郊先生，复广其论，分汗吐等法为六门，及诸杂症，条分缕析，开后人无数法门，兹祖其意，略附以温疫所受之原，及诸名家所论，与夫似温症而实非温症等法，汇为一册，非敢云指南之鉴，然其中一二心得之处，未必不可补前人所未逮，而为青囊家之一助也。

静居氏自序于药书草堂

补白

温热证与伤寒证固不同，然温疫病、温热病亦有别。必须多读书然后能理路，明鉴别易，且于临证无毫厘千里之误，奏效亦捷，否则未有不夭枉人命也。噫！

目录

温证指归·卷一

江宁杓元周魁澹然子著

绍兴裘吉生刊行

引录孙真人论温一则

孙真人曰：《易》称天地变化，各正性命。然则变化之迹无方，性命之功难测，故有炎凉寒燠，风雨晦暝，水旱妖灾，虫蝗怪异，四时八节，种种施化不同，七十二候，日月运行各别，终其晷度，方得成年，是谓岁功毕矣。天地尚且如此，在人安能无事！故人生天地之间，命有遭际，时有否泰，吉凶悔吝，苦乐安危，喜怒爱憎，存亡忧畏，关心之虑，日有千条，谋身之道，时生万计，乃度一日，是故天无一岁不寒暑，人无一日不忧喜。故有天行温疫病者，即天地变化之一气也。斯盖造化必然之理，不得无之，故圣人虽有补天之极，参天之德，而不能废之。虽不能废之，而能以道御之。其次有贤人，善于摄生，能知撙节，与时推移，亦得保全天地所生之物，以防备之，命曰知方。知方则病无所侵矣。然此病也，俗人谓之横病，多不解治，皆曰日满自瘥，以此致枉者，天下大半。凡始觉不佳，即须救疗，迄至于病愈，汤食竞进，折其毒势，自然而瘥。必不可令病气自在，恣意攻人，拱手待命，斯为幸矣。

温证正名论

《内经》曰：气合而有形，因变以正名。故病必先名正，而后言顺，如伤寒、温病，名实悬殊，汉·张仲景专究伤寒，其书以伤寒立名，详列六经诸证，然后治法井然不乱，所谓名正言顺也。至温证特附见其名，而未详论其治，以其书本为伤寒设，非为温证设也。后人不察，遂以温病为伤寒，因以伤寒之法治温病，其误久矣。惟刘河间治温，独出手眼，为功甚巨，惜仍附入伤寒门中，未正其名。昆山王安道先生受业于朱彦修，著《溯洄集》二十一篇，始言温病不得混称伤寒，发明温病脉右盛于左，由怫热在内，虽间见表证，而里证为多，法当治里热为主，而解表兼之，亦有治里而表自解者，于是温病之名始正。厥后喻氏嘉言著《温病语录》，言温病热自内出，经气先虚，虽汗之多不解，反复申明不可汗之禁，以为发汗死者，医杀之也。张氏璐玉因之论伤寒，自气分传入血分，温病由血分发出气分，并申明伏邪自内达外，最忌辛温发散，于是温病之旨渐畅。惜喻氏议论太繁，未免芜而寡当，而张氏仍杂入伤寒条例，亦觉择焉未精。至若吴又可论邪伏膜原，创达原、三消等法，吾乡戴麟郊先生复广其说，增入色脉兼夹诸条，立法甚精，但二书惟主膜原温从湿化之义，仅能治湿温之病，不能治三焦温热之邪。近时杨君栗山《寒温条辨》一书，荟萃前言，折衷理要，辨明温病与伤寒异受，治法各殊，立论以清邪中上焦，浊邪中下焦，及温病由血分发出气分诸说，为温病发受之原。遵《内经》热淫之旨，参河间通圣之义，变为增损双解诸方，其说似创实因，其法似奇实正，温病一证，乃得名正而治详矣。迄今遇温病用其法，十全八九，或疑膏、黄、硝石过凉，易于冰伏，不知吴方本为火化之病而立，非可概治他病也。如纪晓岚先生《笔记》云：乾隆癸丑春夏间，京师多疫，以张景岳法治之，十死八九，以吴又可法治之，亦不甚验。有桐城一医，以重剂石膏治冯鸿胪星实之姬，见者骇异，然呼吸将绝，应手辄痊。踵其法者，活人无算，有一剂石膏用至八两，一人服至四斤者，虽刘守真之《原病式》，张子和之《儒门事亲》，专用寒凉，亦未敢至是。可知病随气发，治随病更。经曰：必先岁气，毋伐天和。医者能推其运气，正其病名，施其治疗，无不获效。兹特述其大略，因名之曰温证正名云。

温证汇海论

百川共汇于海，海也者，汇百川于一源也。如温证自《灵》《素》以下，历代名贤，各有著述，惜乎皆混入伤寒中，求其类聚于一源者，多不概见。于是遍集诸书，以求归宿，粤稽《内经》，热病、刺热等论，井井有条，至为详备，此温证之发源也。秦越人著《八十一难经》云：伤寒有五，温病附于其中。仲景《伤寒论》云：太阳病，发热而渴，不恶寒者，为温病。所以提纲列目，正见温病之治，不同于伤寒，而后人转因此混寒温为一门。考《史记》仓公治热病，用火齐汤，火齐汤者，三黄汤也，是温病宜凉不宜温，主里不主表，前乎仲景已有成法矣，后贤如东垣专理内伤，丹溪力矫局方温补之非，子和发明泻南补北之义，皆有功医学，而于温证未有定论。河间凉膈、双解诸方，识超千古，惜仍附入伤寒，未特成一书，以垂世立教。迨王安道先生《溯洄集》始辨明寒温，灿若列眉。后此喻嘉言《尚论篇》云：温暑湿热之气，交互结蒸，人在其中，无隙可避，病者当之，魄汗淋漓，一人病气，足充一室，况于联床并榻，沿门合境，种种恶秽，人受之者，亲上亲下，各从其类，所谓大头、捻颈、瓜瓢、杨梅诸温，名状不一。又论东南地气卑湿，温邪易受，其《温病语录》一书，论之尤详。吴又可独抒心得，发明温疠之气，自口鼻入膜原，特制达原、三消诸方，祛秽逐邪。麟郊戴氏因而广之，其法更备。长洲张氏璐玉著有《医通》，缵、绪二论，言温病慎勿误认伤寒，而与表药发汗，不惟不解其热，转变危殆，治法当从双解、凉膈诸方，两解表里。以上各家，虽流别稍殊，而渊源则一，譬之江淮河济，各擅波澜。栗山杨君因是溯流穷源，而成《条辨》一书，阐明邪伏三焦之义，推河间双解为增损双解、清化、神解诸方。以温邪皆秽浊之气，用僵蚕、蝉蜕清化之品以升之，芒硝、大黄猛勇之剂以荡之。其于治温一法，可谓集诸说之大成，而包罗万有，总会众流者也。历考方书，惟张氏景岳偏于温补，治温稍异诸家，就其中论证立方，非无可取。他若柯韵伯《温暑指归》辨明冬不藏精及三气合病之理，叶天士《温热论》详著通阳救阴及辨舌验齿之法，以及《松峰说疫》《温疫论类编》广入方言，俱有微旨，拟之支流曲涧，皆可资灌溉之功，而求其汪洋浩瀚，确乎为众派之归宿。吾于栗山一书，有观海之叹焉，狃于伤寒旧习者，倘亦如河泊之旋其面目否乎？

温证穷源论

客有问于予曰：温证有源乎？予曰：有，厉气者，温证之源也。夫厉气自口鼻入，中人三焦，内通脏腑，传变不一，乃天地间别有一种疵疬旱潦之毒气，非四时不正之常气可比。如

《内经》：冬不藏精，春必病温。仲景《太阳》篇：不恶寒之温病，以及风温、湿温，犹是四时不正之常气也。惟厉气则不然，中人则人病，中畜则畜伤，且此隅病而彼隅安，可知气至则病，气不至则安。试观天之寒暑，地之草木，应候而生，应候而更，概可见矣。《平脉》篇云：清邪中上焦，浊邪中下焦，以此悟之，邪中三焦，又可征矣。此温证感受之源也。盖温疠之气，多行于岁火太过之年，流行一方，民病相似，邪之中人，潜伏三焦，无声无臭，郁极而发，发时为病不一。考《评热病论》，问有温病者，汗出辄复热，而脉躁疾，狂言不能食，病名为何？对曰：病名阴阳交，交者死。参之今之治温者，往往强发其汗，而邪不解，其义显然矣。且邪伏三焦，其病作之状，有可得而言者，肾通心脏之阳，又为胃之关门。胃为交会之地，两阳合明，病从其象。故上焦受邪，则胸闷、壮热、背胀、气急；中焦受邪，则呕吐、胁痛、口渴、胃痛；下焦受邪，则二便或有或无，或腹痛便血；三焦俱受，则头痛如破、腰痛如折、一身不动、往往昏愦、反似虚寒。有脉或沉伏如丝而病现壮热烦渴者，有舌或白滑而口干咽燥者，有便利而解脓血者，外虽似寒，内实大热，所谓亢极似阴。若不细心研究，误投温补，祸不旋踵。详此治法，栗山杨君先得我心，《寒温条辨》书出，首列升降一方，以一方化至十余方，轻则清之，重则泻之，与吴氏达原变而为三消等方之义同。但达原者，因岁土太阴之政，邪发膜原，故立辛温苦寒之法，此湿土之正治也，与三焦有名无形不同。考《中藏经》云：三焦者，人之三元气也，号曰中清之府，总领五脏六腑，荣卫经络，内外左右，上下之气。三焦通，则内外左右上下皆通，闭则皆闭。可见温邪困伏，为病不一。且是经为手少阳与命门相火为表里，故焦字从火，义可思矣。少阳又为半表半里之境，邪伏于此，则出表入里，任其所为，治法自当表里兼治，双解法所为，独得其旨也。假令伏邪初萌，外为寒湿所困，时俗治法，往往投以辛温发散，一汗而表解，解后温邪继发，而仍守表里常格，每见变生仓卒，若以治温之法治之，无不随手而愈。更有虚寒，兼夹温症，得双解病势甫平，虚寒随见，或以温补之法，偶尔成功，遂大谤双解之非，此不明兼夹之故，岂足以言经权也哉。

羊毛疹辨

按：羊毛疹之说，倡于张阳和，辨于沈萍如。阳和以其法治病，多所全活，余及疡医濮韫良，皆身受其益。余踵其法，以愈诗人何南园，南园酬我以诗，载在诗集。萍如引《证治准绳》《说铃谈往》及《御纂医宗金鉴》三则，逐条辨释，并斥阳和指灾异为常病。余请为平心论之。

夫明于理者，不可惑以神怪，《准绳》妇人散毛之说，本属不经，《说铃谈往》乃文人记载，未必深悉医理，且云有红点在背，既未明言为疹，亦未确指为疔，云包羊毛一缕，则与阳和所治，擦出羊毛甚众者不符，云无得活者，则与阳和救治多人不合，是此条与羊毛疹，全无干涉。惟《御纂医宗金鉴》载有羊毛疔，形症治法，井井有条，且言后心有红点，隐隐如疹形，则疔与疹相通，固已明著其端矣。萍如乃谓吴太医未尝经见此证，因《准绳》载有前条，不敢遗，又不敢信，不知《金鉴》一书，乃我皇上仁育万物之心，一时秉笔，皆老师宿学，所载证治，确而有征，岂他书不足取信者比耶。萍如引经文毛虫属木，及肝胆属木其气臊之说，以为羊毛疔证乃少阳经病，木邪侮金，发于肺部膻中背俞之分，独不思疹亦肺病乎？木邪侮金，可以为疔，独不可以为疹乎？

若谓从前方书未见其名，遂弃而不信，则读汉以前之书，将谓世无痘证，可乎？至其详列岁气，谓前此丁亥癸未，未闻有此证，则尤所谓刻舟求剑，视古今成一印板天地，而造化为无权矣。若羊毛之名，原不必泥，《礼》云羊曰柔毛，或取毛之细弱，有类于羊而名，《易》大壮以羊象阳，羊为兑象，或如萍如所言，少阳经病，以羊象少阳，或如萍如所言，木邪侮金，以羊象兑金，于义皆有可通，复何訾议耶？若云荞麦面久搓能落毛发，则毛之一搓即出，及必待针挑而后见，且毛间五色长短不一者，又何说耶？

总之，阳和立法，原有活人之功，萍如著书，亦为济人而设，乃阳和既未能自畅其说，而萍如又徒逞一己之私见，而不酌事理之平。其书中毷酱生毛之喻，及少阳为枢，枢辟而毛化，枢滞而人死之论，亦多可取。独其据说铃指为灾异，则是理不足，而以危语相恐吓，非君子立言之道也。

夫医者意也，当参活法，毋狃成心。况《金鉴》明载有羊毛疔，以疔例疹，正可举一反三，何灾异之有？如《晰微补化》之羊毛沙胀，《金镜录集解》之羊毛沙证，种种皆可印证，岂可尽指为灾异耶？

余浅见寡闻，未能博考方书，惟准以情理，参以见闻，觉疔疹皆属温邪，重则为疔，轻则为疹，结则为疔，散则为疹。治疹者但治其温邪，而毛自化，与《金鉴》治疗之法相仿，间或加以挑擦，亦祖《内经》泻热之义，于人亦何所损？夫医乃仁术，生命所关。惟望二三同志，毋狃于有此说，而借此居奇，尤毋狃于无此说，而直废成法，使可治之病，横罹夭枉。虚心辨证，按证立方，务求切实功效，而不徒为哓哓口舌之争，则于张、沈二君之心，两无所负，并能推广《金鉴》仁育万物之功于无穷矣。讵不足增医林之光，而为苍生之福哉。

又按：痧疹二字，遍检字学，有疹无痧，想痧字乃近世之方言也。考疹者，瘾疹也，皮外小起，又痹病也，与今所见之疹，如云头，如疙瘩，如粟起，如痱瘩，颇与字学相符，多属风热郁于手太阴肺、足太阴脾，困于里，故腹痛，散于表，故瘙痒。虽曰微恙，调治不当，多成痼疾，甚者闭闷即危，可不慎与？

又考痧之形证，每逢盛行之际，比户皆然。患者身发壮热，咳嚏频频，现形如霞如锦，有轻有重，轻者三日渐没，重者七日尚不能遽退，闭者一二日即毙，毙后浑身青紫。有邪化不尽，多延岁月，或羸疲潮热，或肌肤甲错，或咳吐脓血，或牙龈破烂，种种不一，竟无一起，良可悲夫。昔贤论属胎毒，发自六腑，于理未确，予则谓天行疫气使然。今人肖形命名，痧字与疹字，义原可通，况古人原有痧即是疹、疹即是痧之说。《内经》曰：金位之下，火气承之。明指热邪郁于肺、胃、膻中、胸膺、背俞之分，以此悟彼，羊毛温疹，可以类推矣。

治温证当明气运方隅高下人质强弱论

尝考历代名贤，绝无一人专言温病之源，只《内经》温病刺五十九穴以泻热一语而已，未有汤药治疗也。不知天地之大运，偏阴偏阳，数十年必一更转，如南北高下之不同，水土刚柔之各异，人质因之而强弱。或逢大运君火，则河间之凉膈、通圣，是其时也；运转寒水，则《医贯》《全书》《锦囊》之辛热温补，中其病也；或湿土之运，吴氏之达原、三消；相火之运，栗山之升降、双解，皆在所必需。至于风木燥金，可以类推矣。要之数君生不同时，居不同方，其书原俟后人对证采择，乃知刘氏乃大运君火之时。大运有君火，则必有寒水，此时大运偏阳，逾时又必偏阴，惟是推之以运，征之以病，验之以药，则知气运有偏胜，而用药亦必有经权，苟执前人印定之书，心胸为其所滞，而不通变，则与痴人说梦，有何异焉。

又五运六气，周甲而更，随运而转，偏阴偏阳，孰寒孰热，自有定理。而后人随证之治，所著之书，寒热不同，补泻各异。前贤历历可稽，犹有未经发明之处，如大运六十年一更，小运十二岁一转，静揆其理，大运六十一更乃定数也，小运十二一转乃变数也，定数可稽，变数难察，犹易卦之爻理难穷，惟业医者心领神会耳，如厥阴风木之运，则承上太阳寒水之运而来，考之于经，明之大运已转风木，而所现之证，所施之法，仍属寒水，厥后渐渐不应，而以风木之法治之，又如影响何也？运虽按甲而更，而上运之余气，不能遽已，譬如大水之后，巨浪虽平，细流未息，直待本运转正，则天下之人咸知其为某运也。是时英贤随运著作，书帙甫成，尚未广行，孰料运又暗更，人犹未觉，据其书，用其法，施治罔效，当运之贤又讥前非，不知运气循环，周而复始。逾数十年，逢其运，用其书，施治而无不应。明乎此，非书之偏也，乃运之更也。大运如此，更有小运转迁，客气加临，非神而明之，乌能洞悉。业医者更当心领神会耳。

发明温热伤寒不同断断不可混治

伤寒、温热二证，同受天地之气为病，咸云厉杀，自古至今，人相习而不察。据其外证，恶寒、发热、头痛、身热，无不以伤寒为名，皆混于象而不察其证，执其常而不观其变，概名之曰伤寒，孰知歧出多端，岂可一律论哉。且伤寒为病，一日太阳，二日阳明，三日少阳，次之三阴，七日传遍，不再传矣。在表一汗而解，在里一下而解，在胸一吐而解，确有定期、定证可据。若温热则变化无常，感受不觉，莫可寻思。其发也不循经次，乘窍而作，亲上亲下，各从其类。感之轻者，即体虚之人，照常疫治之，亦随手而愈。受之重者，即强壮之辈，一病无不头痛寒热、身体酸疼，有似伤寒，而误以治伤寒之法治之，强发其汗，而汗反无，转增神昏、胸闷、苔刺舌黑、谵妄、呃逆等危，致津液枯竭，真阴内败，无生机也。其尤重者，一病即神识不清，舌黑、鼻煤、肢冷、脉伏，有似虚寒，医者见此，每每投以姜、附、参、桂，无不立毙。要之辨证贵精，虽外现寒象，内兼一二热象可疑之处，即当细心详究，如咽干、口苦、舌赤、心烦、气喷如火、坐卧不宁、二便短少等证，自当以里热为真，外寒为假，经所谓亢极似阴，施治必须寒凉，故辛温之品，皆为戈戟。经又曰：寒者热之，热者寒之，寒为阴邪，治阴邪以阳胜，麻桂、姜附等汤是也。温属阳邪，治阳邪以阴胜，三黄、石膏、双解、凉膈等方是也。二证寒热不同，汗下各异，断断不可混治。大抵伤寒汗解在前，温证汗解在后，伤寒下不厌迟，温证下不厌早，此曷故也？伤寒之邪，中人肌表，可一汗而解，温毒之邪，中人内脏，不但汗不能解，即屡下尚不能敌其凶厉之锋，正如酷暑炎威，烁石流金，非大雨滂沱，商飚顿起，不能变火境为清凉，化刚强为柔顺。夫然后天露降，土膏润，姜草苏，人身亦然，揆之以理，天运为之。近年以来，冬无层冰积雪之寒，反多温暖之天，患伤寒者少，病温热者多，况东南之地，阳气常泄，偶有风寒，多属感冒，非西北地高风冽，多病伤寒可比。间有不然，五运交换，寒暑更易，有相火之运，则必有寒水之年，斯时南北气运，又不可同日语也。苟明气运更迁之理，而为治病之大纲，其于伤寒温热，判若黑白，了无余蕴矣。

治温毒当与治痘毒同参

痘毒者，父母情欲之火也。温毒者，天地疵疠之火也。同一火也，为病各殊。痘感未形之先，发于既形之后，必待天行疫气，击而后发，如石中之火，不击则不出也。是疫为击火之器，火为发痘之原。古人谓痘为温疫之一端，诚哉此言。治痘法以升散、攻利、保元、化毒、导邪外出为先，尚有一定之规模，不似温毒，有质皆伤，如枣得雾即枯，蟹得雾即死，人中之无论老幼强弱，一触即病。至其失治，较痘之焦头破额，烂胃腐肠，实同一辙。更有甚者，毒闭不出，如痘之折腰发斑，温之肤紫衄血，形异情同。考之《内经》，诸痛疮疡，皆属心火之旨，为火言，非专为痘言，余以静理参之，上古人情淳朴，饮食淡泊，即有七情六淫之火，为害亦小，不似今人，腥膻适其口，炙煿充其腹，醪醇灌其肠，嗜欲劳其精，起居失其时，一遇天行温毒，邪未中人，而人以预损之躯，早已招邪外入，与内蕴之火两相搏激，其致病与痘相同，痘得天真之体，尚称完全，温欺残伤之身，诚难施治。予一得之见，请证高明。

治温当以保元为要

人身元气，犹大厦之栋梁，四壁结构，层檐飞覆，无不附此而出。一遇温邪，如火沿焚，即当扑灭，庶几梁不腐而厦不倾。观妇人怀妊患温，去其邪而胎荫如故，大可觉悟，请以藜藿之夫，少壮之辈论之。年华方盛，气血方刚，一受温邪，即当先行逐邪，俾邪去正安，不必保元，而保元之意，已寓其中矣。尝见世人，拘泥者多，融会者少，一见患者温邪萌作，神疲体倦，色晦无神，多疑正不胜邪，不审人之强弱，概以扶正化邪、育阴化热为主，视为平稳，每每因循失治，变生仓卒。殊不知温毒酷厉，敝人清神，真实假虚，最易滋惑，急去其邪，即是保元。惟有真虚者为难，一受温邪，如懦人招事，不敢声张，当审明何脏虚损，照四损不可正治条参看。先固其虚，后治其邪，斯为合法。经所谓毋实实，毋虚虚，即此意也。然而，实者如栋梁大厦，尚可撑持，虚者比朽木颓垣，无所倚恃。斯时烈焰焚空，为问救梁是务，救火是务乎。意欲保元，而病邪不去，将欲去邪，而正气先伤，医者处此，每有无所适从之叹焉。然未尝无法也，曲直方圆，皆归绳墨，善战善守，出自将才，古人谓用药如用兵，一补一攻，一补三攻，非无成法，于邪盛之际而攻之，攻邪不伤元气，于邪衰之候而补之，补正无妨病邪，斯为攻补两得其宜，不犯虚虚实实之弊，即所谓保元之要说也。然虚实之当辨，岂独为温病一证设耶。

吴又可为治温证千古一人

温热一证，自轩岐以下，千百年来，绝无一人专言此病者，前已申明，兹复何赘，意犹未尽，请再详之。夫《灵》《素》一书，圣经也，一言而包万有。《伤寒》一书，圣文也，一海而汇百川。圣经既已发明伤寒、温病两途，长沙医圣自必有文以阐经旨，断不能详于伤寒而略于温证也。想因兵火之后，《伤寒》一书尚出自散亡之余，温证之文遗失殆尽，无自追寻欤。迨至吴又可，能辟千古之案，独开生面，自创自因，发明邪伏膜原，及论证剀切详明，治法井井，俾后世业医者得以问津，谓非千古一人耶。厥后戴氏广其论说，活人之功，岂止亿万，虽其立义，仅详湿温一门，栗山杨氏因其绪论，推明气运，阐河间之奥义，而治温之法益详。然原其作始，创立专书，标明宗旨，吴氏之功，诚不可泯云。

温病有表证无表邪论

温属疠气，自口鼻吸入，流布三焦。越人云：上焦在胃上口，主纳而不出。中焦在胃中脘，主腐熟水谷。下焦在膀胱上口，主分别清浊。细绎经文，三焦虽有名无状之腑，而实总统于胃，胃者五脏六腑之海，主里不主表，温邪自里达表，故治温诸家，有下不厌早之说，盖在经谓之表邪，在胃谓之里邪，温病有里邪，无表邪，与伤寒表邪传里方为里邪者不同，故当专治里邪。或问：温病既无表邪，焉有表证？如太阳之发热、头项痛，阳明之目痛、鼻干、眉棱骨痛，少阳之胁痛、耳聋、寒热、口苦，伤寒有之，温病亦有之，何谓也？予曰：不然。伤寒之表证，皆表邪显呈于外也，故有表邪，因有表证。温病之表证，即里邪浮越于外也，故有表证，实无表邪。又可吴氏所谓热淫之气，浮越于某经，即现某经之证者，此也。试以格物之理言之，燃薪于一室，烟必迷漫于当空，人望其烟而指为烟，不知烟之有其本也。《内经》云：有在其标，而求之于本，使治其标，而忘其本，不几误哉。尝见今之治温病者，一见发热头痛，遂误认表邪，桂枝、麻黄习为常例，不但双解、凉膈不敢遽投，即神解、芳香亦不敢遽用，皆缘辨证不明，故致贻误。夫三焦总统于胃，胃气能敷布十二经而荣养百骸，毫发之间，靡所不贯。温邪本厉气耳，浮越于经，而现表证则有之，谓表邪则断断无也。问者曰：唯唯。既而又曰：温病亦有无表证者乎？亦有兼表邪者乎？予曰：有。无表证者，温邪内伏，如穷凶巨寇，埋伏之兵，更为酷厉，非严肃之师不能克济，至于温邪萌作，而为表邪所困，自当兼治其表，如九味羌活汤、荆防败毒散、栀豉汤之类，先解表邪，再治温病，方为合法，此温病兼表邪则有之，若谓温病有表邪、有表证则误矣。于是问者曰：予今而后始知治温病者，不可误认表邪而强发其汗也。

治温证当明五兼十夹

温病兼夹，不可不辨，素无其证，与温邪合病谓之兼，素有其证，与温邪并病谓之夹，是温病为本，兼夹为标。若辨之不明，未有不以标为本，甚至治其标而忘其本者。阅古方书，惟麟郊戴氏有五兼十夹之说，其意甚善，惜乎略而不详。如五兼详于风寒，略于燥火，十夹详于本证，略于阴阳。兹于未备者补之，烦冗者删之，使后之治温病者，凡遇兼夹之证，胸有成竹，不致歧路亡羊，宁不为温病中增一法门耶。即以六淫论之，暑必兼湿，故夏伤于暑，秋必病疟，夏伤于湿，秋必病痢。其所以为疟为痢者，夏之暑与湿相兼为患也。至于夹证，尤为明显，如内伤饮食，外感风寒之类，相并而为患也。若不细为考核，徒讲兼夹，不究温病误矣。即究温病而不知兼夹，更误矣。尝见温病有兼夹之证，轻者必先治表，后专治温，重者表里两急，自当双解。若胶执解表在前，无不贻误，诚可悼叹。果能明乎温病之兼夹，治温病不遗兼夹，治兼夹无妨温病。或先治兼夹，或专治温病，或治兼夹而温病渐轻，或治温病而兼夹自除，庶几温病兼夹，两相发明，而于治温病也，了若指掌矣。

舌苔论

舌苔之说启自长沙，然所论者只白苔一种，其余概未之及。后人《金镜录》《观舌心法》《伤寒舌鉴》诸书，立说甚详，皆伤寒舌苔之梗概也。若温病热邪自里达表，舌苔尤不可忽。盖伤寒一证，自表入里，六经传变，一病舌无不白，可一汗而解。其不解者，寒郁化热，舌苔必由白而黄，由黄而黑，邪已传腑，自当攻下，有一定之规。若温病则不然，三焦受邪，不循经络，传变不一，且少阳为三阳之枢，出表入里，任邪所为。即有发热头痛之表证，实无在经之表邪，书所谓有表证无表邪，诚至言也。既无在表之邪，是以有一病即黄即黑之舌苔，自发有急攻急下之汤药，以救燃眉。若泥伤寒之说，必候邪入胃腑，苔转黄者方可攻下，恐病温者肠胃腐烂，早赴九泉矣。至于白苔一种，更宜细察。其苔虽白，燥而无津，此白砂苔中必夹湿，至死不黄，或白而润。舌本必赤，或有红点，如古所谓虫碎舌，法当清解，不宜温燥。若误认外感而投辛温之剂，害不旋踵。其他诸舌，种种不一，而温邪进退之机，大都不出乎此。今特为详辨，愿同志者早具燃犀之目，俾胸有把握，亦如舟师之有舵，庶几操纵在我，所往无不利也。

又如陶节庵《伤寒六书》，三十六舌，可谓至详至备矣。但伤寒之舌，表邪传里，寒化为热，方现出黄苔，不似温病，邪自里达表，一病即现黄苔，以此为准，万不失一。至愈下而舌苔愈黑愈燥者，属阴虚，润者属阳微，皆死候也。更有舌赤无苔，如太阳初出之状，闪灼不定，胃中阴阳皆绝，万无生理。以上阴虚阳微二证，欲百中救一。阴虚者，麦味地黄汤合养阴法，阳虚者，术附合理阴法，补其未逮也。

望色论

望色重于切脉，《内经》云：上古使僦贷季理色脉而通神明。又云：能合色脉，可以万全。盖脉动于内，其理甚微，色现于外，其象至显，且有诸内必形诸外，可一望而知之。如肝热左颊先赤、肺热右颊先赤、脾热鼻赤、肾热颐赤、心热额赤之类，观于某部之赤，即可以识某脏之热矣。推而论之，青则为寒，黄则为湿，黑者多实，白者多虚。温病属热，无不面赤，甚者如大醉后，如暑天远游，面多绷胀红赤。大抵温病初起，天庭必晦，温病将愈，鼻准先光。垢暗不堪者，病邪必重，松缓微润者，病势渐轻。吴又可谓：望之可憎，如油腻，如烟熏，为温病之色，诚至言也。予静参至理，温病者，疬气也，神者气之余，色者神之标，亢疬之气，内受而为病，外现而为色，理固然也。脏腑精华毕陈于面，人能望面部之色以知脏腑之病，而不能望脏腑之色以决生死之机。彼洞见脏腑，一望而决生死者，大都观其外而知其内，使今之人，理色脉而通神明，以为治病把握，胸有成竹，奏效可以十全。若徒讲病情，不知望色，茫然以温病为伤寒，将使病者含冤于地下矣。昔晋景公有疾，医缓视之曰：二竖入膏肓，不可为也。医缓洞见脏腑，宁非合色脉而参详耶？从古有诸内必形诸外，观其外可知其内，能于色脉而参详之，斯不独为治温病之大纲，即以为治他病之大纲也可。

切脉论

切脉一道，古人置之四诊之末，何也？盖脉之理易于蒙混，难于显明。如诊浮脉，有力为风热，无力为血虚，一虚一实，千里毫厘。必得望其色，闻其声，问其情，而后参之以脉，方得病之真谛。即以浮脉论之，有力为风热，外必有声重、咳嗽、洒洒恶寒之证；无力为血虚，内必有烦热、身痛、蒸蒸自汗之证。若温证之脉，《溯洄集》始略示其概，而尤有难辨者，初起时邪伏血分，脉多沉伏，有似微弱。予初诊此疾，投以辛温发散，每多不效，后细参吴、戴之论，又得《寒温条辨》之书，见其申明气运之更张，阐发温疫之源流，变辛散为清解，变温燥为凉下，尊《内经》热淫之旨，仿河间攻下之法，予胸次为之顿开。可见医学无穷，难以拘执，遂细心研究，守用其法，无不获效。始知初病微弱之脉，乃伏脉也，非沉脉也。及恶寒作麻，乃阳气内闭，非表寒也，投以温剂，所以不效者此也。迨至伏邪渐溃，由里达表，病势更张，脉象变态，或数或洪，或长或大，斯时失治，致真阴受伤，则脉反细数，甚者肢逆脉微，阴竭于内，热灼于中，外则目瞪口张，唇焦舌黑，神昏不语，内则脏腑焦腐，纵有良工，莫可如何。今特序其大略如此，非谓脉之不足凭，正谓诊脉者之宜先审证，而知所通变也。

治温当分老幼不可弃其老为不治

三春旱草，得雨滋荣，残腊枯枝，虽灌弗泽，此言少易治而老难治。试为罕譬而喻，然亦有不尽确者。如三春旱草，得雨滋荣之句，乃少壮之辈失治之候，热邪燔灼，煎熬津液，能以大剂苦寒之药治之，即可汗出而愈，信如三春旱草，一雨而欣欣向荣。惟以残腊枯枝拟老人之气血既衰，虽灌溉不能稍回其润，则仅可以论本证，而在温证则或有不然。假使禀先天之厚，处和顺之境，得后天之养，虽古稀耄耋，感受温邪，乘其初萌，一鼓溃之，真阴真元俱不受伤，何败之有。即有劳碌衰颓之辈，岂忍弃而不救。古人置有黄龙汤等法，原可破格治疗，至幸与不幸，天也，命也，非医之过也。

温证失治致变不咎误而咎药辩

温病一证，原属火邪，认明证候，急早清解，无不护效，此治温热之法，非杜撰也。奈何世人拘执不化，多致因循误事，反咎清解之非，动云失表冰伏，诚可慨也。究其由，揆其情，盖有四焉：一曰病家，二曰医家，三曰旁人，四曰病者。病家何以致误？尝见稍通文墨之人，自命知医，平居案头，置本草医方数则，径日翻阅，见大黄称为将军，石膏名曰白虎，惴惴然者，非一日矣。及遇温证，即势处凶暴，畏双解如蛇蝎，坚执不服，甚至舌黑神昏，无可如何之际，强服不应，以致危殆，不曰自误，而曰药误，此病家之通弊也。医家何以致误？如温病极盛，服下药一二剂，凶势略平，邪仍猖獗，自当再行攻逐，病家疑怯，另延他医，或惊曰重剂伤元，或骇曰凉药冰伏，不审病情，先存雌黄之见，说前药之非，急易前药，或养阴，或和解，以为稳当，殊不知温毒燎原，势属燃眉，即急攻急逐，尚未能灭其烈焰，而反行和解，致病者阴枯津竭而死，不曰后药之非，而曰前药之误，此同道中之积习也。又如旁人，或亲或朋，略明药性，见医方药，强为辞说，动曰如此药断不可服，或曰寒凉太过服之必败，此时病家处惊疑之际，心本无定，又闻亲朋如此之言，以为旁观者清，遂致停药，因而致败，败后亲朋仍不知己之误，而犹归咎于前药，诚可痛恨也。更有病者，素处膏粱，性多执拗，不肯服药，或父母姑息，药不尽剂，或暗换汤液，阳奉阴违，在医前云药已服完，病未见减，反责不力。如此种种，医者抱屈，何处伸耶？

治温证不急去邪胶执养阴贻误论

温病热毒之邪，熏灼脏腑，为害最烈，急早凉下，乘其贼势萌动，羽翼未成，使贼不能猖獗，一鼓而先灭凶首，不但贼势易溃，而城郭仓廪亦无受伤之处，岂不万全。奈人不能见真守定，视膏、黄、芩、连如蛇蝎，守养阴化邪为良方。殊不知温邪如火，人身如釜，津液如油，煎熬脏腑，势不焦枯不已。若不急抽其薪，徒事扬汤止沸，实与养痈无异。更有扶正祛邪，似属稳当，然此为正气虚者立言，非为邪气实者立法。如果体质素弱，阴阳久亏，或病后，或亡血后，自当救虚为急，养阴扶元之法在所必需，岂可一例论哉。譬如空城遇寇，必先措置粮饷，充实仓廒，然后开门拒敌，自无不利。若温病初起，邪气方盛，急行攻逐，使邪不伤阴伤元，而养阴扶元之意即在其中。倘遽投滋补，是犹遗敌兵而资盗粮，害莫大焉。余历此证十有余年，得心应手之处，指不胜屈，故不惮反复详述，诚以生命为至重也。

治温证误投辛温香燥重竭真阴论

病有正治，有反佐。正治者，治寒以热，治热以寒；反佐者，治寒病以凉药为向导，治热病以温药为先锋。若温病，则正治可，反佐不可，误治更不可。盖温病本属阳邪，治阳邪以阴胜则真阴不伤，舍正治之法，无二策也。若泥于古法，或任意反佐，真阴受伤，终归必败。更有甚者，辛温迭投，香燥频进，或日事羌、防，祛风发表，或连投苍、朴，燥湿温中，其尤甚者，姜、附、香、蔻种种温燥，不止一端，是何异火上加油，岂不益助其焰哉！吾见舌干起刺者有之，舌赤如绛者有之，脉象细数、皮肤甲错、筋抽直视者又有之。噫！真阴已竭，病者死矣。问：何以致此？曰：非温燥药之过，乃治温病者误投之过也。夫辛温香燥，施于寒湿之证，原属神丹，用为温病之方，何殊戈戟？此亦如膏、黄、芩、连，不宜于治寒而宜于治热，使治温病者省心自悟，无误治之愆，庶几赫赫炎威，顿变清凉福地，岂不快哉。

温证下不厌早有首尾宜下辩

考《内经》治温病，刺五十九穴以泻热，明乎温病以当泻热为急，后人因之而立下夺之法，本即《内经》之意而变通之。盖温热内蕴，津液受伤，虽在初起之时，即宜攻下，万勿泥伤寒先表后里之说。昔贤谓温病下不厌早，诚至言也。下之者，使邪即出，无停留之意，故温病服攻利之后，必有水沫随大解瀌瀌而出，邪轻者色黄，甚者色赤，剧者色黑，此即无形之热邪下泻，原不拘于结粪之有无，若必待痞满实痛而始行攻逐，不亦晚乎？其尤要者，虚人实邪，于攻邪之中，必视其何脏之虚，照应虚处，为吃紧要着。如邪胜于虚者，先去其邪，继补其虚；正虚于邪者，先固其虚，后攻其邪。或先攻后补，或先补后攻，或一攻一补，惟医者圆通变化，明体达用，存乎其人，非笔所能罄也。至温病之邪，伏而后发，不似风寒外感，可一汗而已。是以温病投凉下之剂，多有病势猖獗，昧者诧为错治，每每更医换药致误，不知伏邪犹之伏匿之火，扬之则焰起，非大下叠下，焉能胜此燎原之势。常有石膏用至数斤，大黄用至数两，首尾不彻，始获全功者。大抵温邪传变不一，非一下即能净尽，古人原有如剥蕉心之喻，其邪势轻者，一二剂即愈，重者非叠下不效。若畏药峻猛，怯不透下，欲不至腐肠烂胃者几希矣。医者惟见真守定，方无妄治之虞。孙真人曰：胆欲大而心欲细。其斯之谓欤。

治温邪首重凉下终或温补及不宜妄下过下论

温邪一证，屡经汗下，邪虽渐解，而真阳真阴自无不伤。或其人素本阳虚湿盛，或调养不善，以致反复，而证现面青、寒热、食少、便溏、舌苔白滑、脉来无力，虽有热象，不得仍以前邪正治，自当辨明阴阳虚处为吃紧关要。如阳虚，轻者香蔻、六君、补中益气，甚者参附、理中；兼阴虚者，理阴为主，纯阴虚者，六味为主；余邪不尽，少加和邪之品，方可救末路之危。至下之不当谓之妄下，下之无节谓之过下，妄下由于辨证之不明，过下由于权衡之失度。若辨证明晰，如温病兼表不宜妄下，妄下则有引邪入里之戒，胸结痞满之危。甚有夹湿、夹痰、阴阳素亏、肠胃素弱，以及老人、虚人、病后、亡血后诸证，自不当遽然攻下。吾又见权衡失度者，诊治温病，惟守下法，无分虚实，莫辨阴阳，愈下而舌苔愈黑，甚至干红无津，仍然肆行硝、黄，置养阴之法为无用，或叠下而热更增，仍投双解，视和邪之方为无济。病缓药急，药七病三，病去元羸，舍扶元之功而不讲，且苦退热轻，病去而下药不彻，阳虚阴败，病后而补剂不施，贼去城空，终归罔济。过下之失，又如此也。甚矣，温病不宜妄下，不宜过下，稍一不慎，而当下不下者，转得因以借口，可勿戒欤？然而妄下过下之害，实同一辙，惟临证时神而明之，存乎其人耳。

《温证指归·卷一》终

赘　语

论温证之书，章虚谷先生之《医门棒喝》发明实多，是以王孟英先生所著《温热经纬》采其说者不少。社中刻本又有吴鞠通先生评批，世无流行，本书未提及，故赘数语。

温证指归·卷二

江宁杓元周魁澹然子著

绍兴裘吉生刊行

慎　始

温邪慎始，最为要着。常见伏邪轻而发之缓者，尚可迁延时日，若伏邪重而发之速者，一病舌即干红，或紫，或黑，人事异常，身体散漫，不能站立，颇似虚象。误认为虚，投以温补，往往一二日即毙，可不慎欤？甚有不热反冷，心腹绞痛，酷似中寒，认明舌苔，一见红紫裂纹，或口渴引饮，不论脉之浮沉，放手施治，无不迎刃而解。倘病家医者疑似畏怯，必致轻变重，重变死矣。更有始治不善，邪化不净，延致潮热干枯者有之，肺伤咳嗽者有之，肌肤甲错、骨立而死者有之，此时纵有良工，莫可如何。初起轻者，神解、芳香、升降选用；重者非大剂双解不可，或黄连解毒合升降散亦可；夹表者，败毒散合升降为妙。

温疫之邪，本天地秽恶之气，古人所以饮屠苏、采兰草，取芳香之气重涤秽也。如神解、芳香、升降、太极等方，皆逐秽之剂，故首列之以冠群方，与古人之意有深契焉。

发热恶寒

温病发热，是阳邪外达之机，温病恶寒，乃阳气内闭之象，故与诸证发热恶寒不同。诸证发热恶寒，诸书俱已辨明，兹不复赘。惟温病发热必蒸蒸然，由里达表，摸之在肌肉之分，夜盛于昼，或寒，或热，或冷，或麻，不欲近衣，参之脉象，或沉，或伏，或浮，或大，或数，甚至至数模糊，面色晦暗，神识不清，舌色黄赤，咽喉干痛，剧者一身悉痛，两胁胸腹痛甚。以此数证辨之，温病之发热恶寒，自不能混于他证矣。初起宜清化汤、神解散，如舌苔已黄、大便秘结者，加酒炒大黄下之；或合升降散、太极丸。兼表者，荆防败毒散；兼寒者，九味羌活汤之类选用。如人素本阴虚，感受温邪，不能外达，先有泉竭之危，腰必痛甚，与大剂六味合生脉先救水源，再治温邪；如人素本阳虚，恒多自汗，怯风恶寒，感受温邪，自当暂以维阳透邪之剂，玉屏风散，用生芪合神解清化，或芳香饮，或人参败毒散，皆可选用。此二证当参四损四不足条参看。温病后寒热，又当参虚实治之。如余邪未净，仍当逐邪，热方能退。无邪方可清补养阴，更有湿郁发热，愈投凉解而热势愈甚，烦躁不宁，或有汗，或无汗，口干不饮，再视舌苔，或黑而润，或中黑边白，或灰黑不干，小便清利，脉虽长大，必兼软濡之形，此湿郁之热，有似温热也。总以舌润不渴为辨。药当以参附、术附，维阳化湿为主，热始能退，若再投寒凉，必殆。此温证时行，偶有之证，不可不笔之于此，以俟临证采酌。更有阴阳双亏，有汗、发热、面赤、心烦、躁扰不宁、脉大无力，又当以十全大补汤为专治，一概寒凉皆非所宜。

不 热

温热之邪，自口鼻吸入三焦。三焦乃手少阳所属，少阳为枢，出表则热，伏里则不热，其理显然。征之内证，舌必干红，咽或痛，口或干，心中嘈杂作烦，夜卧不宁，二便或有或无，时或恶寒作麻，脉必沉数，悉属困郁之象。郁极必热，热则变证不一。审明脉证，轻以败毒、清化、神解、芳香，择其对证主之，重以升降、双解，缓缓间攻。亦有始终不热而愈者，亦有因揭宣而病势加重者，乃邪因宣而外达，自当叠进双解，务以邪净为止，万不可半途而废。凡视此证，必须先向病家说明病情，使彼疑释，方可放手医治。若徒执仁心，恐遭谤议。

寒热往来似疟

寒热往来，在伤寒为少阳现证，温病有此，亦属半表半里之邪，与恶寒发热不同，亦与疟不同。盖疟发有时，确有定期定证可据，恶寒发热是一时兼至，故与寒热往来，热已方寒，寒已方热不同。但温证中多有似疟者，或先寒后热，或单热不寒，参看舌白如粉者，达原饮加柴胡。苔黄、舌赤、脉数、口干、便赤者，增损大柴胡汤下之。但寒热往来，在初起时，是邪郁少阳，少阳为枢，传里则重。始则四肢作麻，寒热往来，继则热多寒少，再则但热不寒，是温病入里为重。治法于初起时，寒热往来，宜用芳香、神解，加柴胡、薄荷，热甚加大黄。如热壮烦渴，增损大柴胡加花粉为妙。若邪溃后用小柴胡汤或参胡三白散加减调治。如正气已虚，寒热往来，又当以补中益气、柴芍六君。兼阴虚者补阴益气参用。

头　痛（附颠顶痛头目胀）

温病头痛乃热邪上干清阳，故头痛面必赤，神必烦，舌必红，脉必数。识明证候，急与清化、升降二方，使清气升，浊气降，头痛自止。如热甚口渴，则白虎汤、玉女煎最妙，羌、防、芎、芷皆非所宜。如兼风寒，面必收束，色必惨暗，舌必白滑，外必恶寒，自当先行散表。审明痛在颠顶属太阳，痛在满头及眉棱骨者属阳明，痛在两角属少阳，兼暑者必在夏月，皆照加引经药可也。惟温病头痛，浑浑不自知其所苦，所以温邪最易昏人神识也。更有素本真阴真阳皆亏，一遇温病，正不胜邪，阳虚头痛，必现面青、肢逆、恶寒，喜见灯火光，旋又畏之，缘有伏邪故耳，治法从权，暂投参茸膏，贫者党参、桂枝借用亦可。阴虚头痛，面必浮红，舌必干紫，口或渴不饮，恶见灯火光，宜六味地黄先救肾液，再治温邪可也。

温邪头目胀，乃热邪上蒸，初起轻者，清化、菊花、天麻；重则凉膈加荆、防、天麻之类，或神解、太极下之。如阳明有热，目胀，加石膏；舌黄，宿食也，用保和丸、二陈汤，或楂、麦、神曲、莱菔、厚朴，皆可选用。如屡经攻下，头目胀者，又属阴虚，宜六味地黄汤治之。

头重头眩

《内经》曰：因于湿者，首如裹。此乃湿热上蒸之故，是以头重，温病亦有之。兼湿者，脉必濡滑；温热者，脉必长大而浮，宜用升阳苦降之药，如清化汤加羌、升、防、芷、龙胆、大黄之类。至头眩，在温病悉属热邪伏郁中焦，干犯上焦清阳之位，是以眩然如晕，脉必寸大于关，宜用升降散、清化汤，加菊花、天麻。至有兼风、兼痰、兼虚，吴、戴二氏辨之甚详，兹不再赘。惟肾气素虚之人，一遇温热，大耗真阴，阴不下吸，阳无所依，上为眩晕，又当照肾不纳气条治，非大剂潜镇之品不可，如六味地黄加磁石、黑铅。如真阳虚极，少加参、附亦可，此脉重按必空散，或不及尺，以此为辨。

身体痛（附身重）

温病身体痛与伤寒有别，寒邪乃严肃之气，气主收敛，中人肌表，故身体多如缚束而痛。温病乃亢厉之气，气主散漫，中人三焦，浮越诸经，营卫怫郁，身体多如损伤胀闷而痛，参看面色，或垢或赤，脉或伏或弦数，舌苔或白或黄，舌本必赤，且多红点，明辨色脉，外证虽现发热、恶寒、头眩诸表证，自不得误认表邪而用表药发汗。初起宜照《寒温条辨》例，用神解、芳香、升降、双解诸方，随其轻重斟酌。至于阳虚者，身体亦痛，外必有恶寒作麻、自汗神倦别之，黄芪建中合透邪药可暂用。阴虚者，身体亦痛，乃营血不通，以夜热、脉细辨之。湿胜者，身体必重，头如裹，身如石，脉必濡软，逢阴雨更甚辨之，此温病之外。杂证身体痛者，又不可不详辨也。

项背痛酸

项背全属太阳，初起酸痛，乃邪越太阳也，神解、清化为主；如兼寒邪，九味羌活为主；或兼狂躁，热壅其经也，石膏、黄芩为主；屡经汗下，热退而项背痛酸者，血燥而筋不荣也，六味四物为主。

腰痛腰酸

腰者，肾之府也。因病致酸痛，其中虚实不可不辨。所谓实者，邪也；虚者，本也。如太阳经感寒，腰必酸痛；感湿，腰必重痛，如坐水中；气滞，痛必流走。此杂证之腰痛、腰酸也。若温病则不然，热邪深伏，出表则浮越太阳，困里则直逼少阴。设肾不虚，贼邪因何直入？古人所谓邪行如水，惟注者受之，良有以也。此温邪最剧之候，十难全半。若不先救真阴，邪何由化？当与大剂生脉、六味加化邪之品，预救真阴以全生命。若不预为筹画，肆行攻伐，则邪正俱亡，肢冷、脉微、舌黑、苔刺、直视、遗尿等证，势所必至。如感邪极重，腰痛如折，大火燎原，必须急下救阴，或于下法中佐壮水之品，或朝服六味，暮投双解，务于临证酌行，非笔所能罄也。至于病后腰痛，虚不待言，又当以六味地黄加参茸为主，余可类推。

腿膝胫足痛酸

温邪初起，腿膝胫足痛酸者，邪在太阳经也，羌、独、芄、防、牛膝、防己为主。足痛有因脚气瘤疾者，于治温邪药中加槟榔、木通、灵仙、芄、防。以上四证兼见，再加头痛、身疼，又当汗下，双解为主。如未经汗下，则以九味羌活加牛膝、木通、豆豉、芄、灵之类；如已经汗下，表邪已解，则当察邪气之有无，正气之虚实，专治下部，免致残废为要。如余邪不净，则清化方中加苡仁、牛膝、木瓜，筋挛则秦芄、木瓜，筋缓则苍术、防己，红肿则赤芍、丹皮之类；若无余邪，尺脉虚小，肾阴不足，又当以六味、牛膝、知、柏，滋益阴精为主。惟足软，或肿或痛，站立不起者，乃软脚温也，苍术白虎汤合神解散方为合法。

肩臂痛酸（附腕痛）

肩臂痛酸，手太阳经脉受邪。温邪初起，神解加引经药。汗下后肩臂痛甚，经隧阻滞，脉弦有力，证多热渴者，神解加秦芄、银花藤之类。血脉空虚，脉濡无力者，证多痿困，四物、六味为主。至腕痛，乃风淫末疾，初起解表，病后和血，与肩臂痛同治。

周身骨节酸痛

周身骨节酸痛，在他证是寒邪凝结，表散为是。温证有此，是邪伏极深，不易透化，非双解不可。

拘挛瘛疭痉痪（附筋惕肉𥆧）

温证首尾皆有拘挛、瘛疭、痉痪之病。初起时，邪困三焦，经络滞塞，或夹风湿，表里困郁，太阳经气不行，常有此证，一经汗下，经气一通，诸证自平，或屡经汗下后，或病初愈后，或其人肝阴本虚，风火内炽，或夹余邪，亦有此证。治法又当以养荣血为先，祛邪次之。若因循失治，恐成废人矣。汗下之法，增损双解或加艽、羌、威灵、牛膝以引经，或加二妙以化湿。惟麻黄断不可用，盖辛温发汗，恐竭真阴，此温病之所以异于伤寒也。末路治法，养荣清邪，清燥养荣汤、柴胡清燥汤对证选用，俱可加僵蚕、犀、羚、忍冬藤、钩藤、木瓜、牛膝之类。至筋惕肉𥆧一证，不但温证最剧，即杂证亦然。筋所以惕者，无血荣也；肉所以𥆧者，无气调也。气血既败，人岂能生？更有热邪失下以致真阴枯竭，证现舌黑、神昏、直视、遗尿、呃逆、肢冷，在无邪尚属败证，况炎枭未灭，一身有限之气血尽为邪耗！纵有良工，其如病之不治何然？而医为仁术，岂忍坐视，据证论情，惟以生脉合六味地黄加犀、羚、牛黄、金汁之类，大作汤液，日进数斗，或可希侥幸于万一也。

诸 汗

温病有自汗、盗汗、狂汗、战汗之别，更有无汗者，不可不辨。温热之邪，天地厉气，自口鼻吸入，由里达表，易于自汗。或其人素本多汗，一遇此邪，甚至淋漓不止，不可以表证论，神解、清化合白虎。如兼六淫，自当随证加减。如邪困膜原，舌白如粉，又非达原不可。盗汗多在病之中末二路，不是余邪潜匿，即是营血热溢，清其邪盗汗自止，增损小柴胡出入加减主之，当归六黄汤加浮麦亦可。惟狂汗一证，必须细心研究。温热盛时，或手舞足蹈，烦躁不宁而后作汗者，最为骇人，须验其作汗之状，面忽浮赤，脉多浮大，人事了了，方是作汗之象，否属狂证，三黄石膏汤、白虎汤、竹叶石膏汤为最。至战汗一证，向用达原，治半表半里之邪，每多战汗而解，战时摇床撼榻，邪正相争，气闭脉伏，直似死者，气宣汗出，即时而愈。有一汗不已而再战者，有单战而不汗，对期复战，有汗者生，无汗者死。有战一次不能再战，屡下而愈者。有不能再作战汗，即加沉困而死者，总因人之强弱耳。凡战汗之时，不可服药，补则助邪，下则伤气，应听自然，再观脉证施治。战汗时，或多与热米汤饮之，助其作汗。大抵战汗之脉，以浮为佳，邪出于表也。虚散微细，应有变证，煎人参汤以待之，防其脱也。然必察其战后邪净而气欲脱者方可用。贫者，米饮代之。战汗后脉静者吉，躁疾者危；气平者吉，气粗而短者危；神清者吉，神昏者危；舌痿不能言者死，目眶陷者死，目直视无光者死，戴眼反折者死，形体不仁、水浆不入者死。战汗虽为佳兆，亦有吉凶。尝见服大汗药毫不得汗而饮冷水得汗者，又有服下药得战汗者，凉血活血养血得战汗者，生津益气得战汗者，种种不一。当知战汗乃阴阳交和，表里通达，自然而然，非可强致也。近年以来以达原之法治温病罔效，以解表药治之亦不效，然后揆之以理、验之于舌脉，则与达原有别焉。达原之治温邪者，寒热往来，舌白如粉，脉多长滑，是以溃半表半里之邪，每多一汗而解。直待舌苔转黄，方行攻里，此所谓表里分传也。较今之温证，一病舌即红赤，或如紫绛，亦有白苔，多杂红点，初起时脉反沉伏，肢反逆冷，邪逼于里则亢极似阴，亦有一病即脉现洪大，口干咽燥，有渴有不渴，外虽憎寒作热，甚则作麻，表之不应，汗之无功，投以双解，大便频行，热沫时下，往往无汗而热自解者。亦有一下而汗自得者，始知六气更迁，运转相火，三焦受邪，不同湿土司政，故草果、槟榔、厚朴一切辛温之品，皆非所宜。他如运转寒水，则今之膏、黄、芩、连，与昔之草果、槟榔、厚朴，前后同一辙也。

头面肿耳旁肿

温邪头面耳旁肿，乃热邪上溢三阳，溢于太阳则头肿，溢于阳明则面肿，溢于少阳则耳旁肿。头肿者，俗名大头温，此证最恶，治不宜缓，缘清阳为浊邪所干，最易滋蔓，急用普济消毒饮加野菊或根或花，舌黄口干者，加大黄下之，或清化汤加野菊、大黄。面肿色赤属温热，宜用荆防败毒散加白芷、葛根、芦根、石膏、滑石等药；如舌黄口渴，谵妄便赤者，增损双解散；若面肿色黄色白者，皆属风湿，即《内经》面肿曰风之证，又当从神术、青龙、越婢诸法而参酌之。至于耳旁肿，亦名时毒，初起只宜疏解，不宜敷贴，致邪内闭。如红肿坚硬，则有溃脓之患，并宜荆防败毒散加柴胡、牛子，甚者，加军下之，增损小柴胡汤亦可。

颈项胸红肿

温邪颈项肿，乃邪郁阳明，兼夹风热，俗名捻颈温，又名虾蟆温，宜普济消毒加生军、石膏、葛根之类。余邪发颐，又当参虚实治之。至胸前红肿，有赤起小疹，羊毛温多有此证。亦有不见此形者，治法不外乎神解、双解，总以邪之轻重为准。

周身红肿

温邪周身红肿，一则热为寒伏，一则热邪外溢，最佳之象，宜用清化汤、神解散。如红肿如疹如霞，宜荆防败毒散加僵蚕、归、芍之类；如颜色紫暗，或片或块累累，或如葡萄，或如玳瑁，又属葡萄疫、玳瑁温也，宜普济消毒饮或犀角地黄汤为最。此温疫门中周身红肿之大概也。至于病后周身肿亮如灯，或目下卧蚕，脉象沉滑，又当作风湿治，开鬼门、洁净府诸法，又在所必需也。

发　黄

温证发黄，乃邪热侵犯肝胆，非湿热郁蒸阳明可比。脉必弦数，口必苦，心必烦，胁必胀，一身尽黄，两目如金，小便如血，夜卧不安，舌尖红赤，茵陈蒿汤倍大黄为专主，或增损小柴胡合温胆、导赤，皆可选用。兼呕者，橘皮竹茹汤加茵陈、枇杷叶；如瘀血发黄，面色不荣，必多晦滞如烟熏状，小便自利，茵陈蒿汤加桃仁、归尾、僵蚕、丹皮、栀、滑之类破瘀化热为主；如兼湿热，色亦黄，多暗垢，舌白，不渴，小便不利，以此为辨，茵陈五苓散或益元散加苍术、白蔻之类，甚者理中汤加附子；如胸闷、胁胀，兼憎寒作热，脉或弦长滑大，苔虽白必兼红点，达原饮加茵陈、栀、滑之类主之。至于女劳黄、酒黄，不在此例。

发斑疹（附葡萄疫、玳瑁温、疙瘩、瓜瓤、捻颈、大头、软脚诸温）

温病发斑与伤寒迥别。伤寒之斑，寒郁化热，热伤胃腑，或失表散以致热邪内郁，燔灼荣血，阴液尽竭，或失下以致热邪内陷。故伤寒发斑则为病笃。温病发斑不拘轻重，无论红紫，皆由热毒聚于胃，胃为多气多血之腑，足以敌邪，力能化邪于肌肤之外，为斑为疹，故为病解。况温邪由里达表，非伤寒经邪传变可比。常见患温者，得能发斑发疹，邪向外化，生全者多。但斑疹一见，急须神解、清化。轻者，消风败毒倍僵蚕加牛子、元参、石膏、浮萍；里实者，加大黄；重者，大剂双解加犀、羚、板蓝、野菊花，重用石膏；如唇齿肿黑，口臭异常，或兼肉瞤筋惕，邪不能出，急加生地、蚯蚓汁、丝瓜瓤，以透经络之匿邪；有患蓄血发斑者，斑形棱角，血必先蓄而斑后见，于前法中加桃仁、红花、苏木之类，至葡萄疫，已在御纂《医宗金鉴》发明不赘。惟玳瑁温庞安常仅言其证，未备其法，又如疙瘩、瓜瓤、捻颈、大头诸温悉属温毒肆虐，治法亦不外普济消毒、增损双解、大小清凉、清化等方，择其对证施治。惟软脚温一证，必兼湿邪，加苍术于凉解方中，诚为合法。

烦　躁

　　温证烦躁与他证不同，古人原有烦为心烦，躁为肾躁之说，在温邪悉属热郁。邪轻则烦躁轻，邪重则烦躁重。有一病即烦躁者，证现憎寒发热，败毒散、冬月九味羌活汤；有传变烦躁者，舌黄、渴饮、身热汗出，邪已到胃，增损双解散、三黄泻心汤、加味凉膈散选用；舌苔已黑，人事渐昏，邪入心包也，犀角地黄汤加羚羊、牛黄、黄连解毒汤、紫雪选用；屡经汗下，表里俱清，而仍烦躁者，阴液伤也，生脉散、六味地黄汤、吴氏诸养荣汤、杨氏大小复苏饮选用；或用汗解、清利、滋润诸法不应，而烦躁更甚者，当细验舌苔，若黄黑苔中夹一块白润，是为夹水，或平素胸有痰饮，或未病时曾饮冷物，或初烦躁时过用生冷，或过用清凉太早，皆能停饮于胸膈胃脘之间，热为寒伏，外不能达表，内不能传腑，故烦躁转盛。验舌之后，细按胸胁，满痛而软，辘辘有声；再诊其脉，右寸关或弦紧，或缓滑，皆停水确据，当以苍术、半夏、莱菔先消其水气，然后治其烦躁，无不应者；甚者加醋炒芫花，不论舌苔有无黄黑，而少腹或有痛满处，但烦而兼小便不利者，即属水气，当以导赤、泻心、猪苓、四苓、益元利其小便，所谓心邪不从心泻而从小肠泻也。

呕吐自利（附吐蛔哕呃）

呕吐、自利，乃温病中最善之候。何也？邪自口鼻吸入，先中上中二焦，胃不受邪，与邪相拒，在上则吐，在下则利，已具分消之势。惟呕有别，邪犯阳明、太阴者呕，有口气者属温证，无口气者属杂证，不可遽用寒凉，使邪不能透达、传化。虽时有肢逆，脉沉，亦不可妄用温热，致增呕势。甚有舌紫、神昏，毒邪上犯清道，急当下之，下即不呕。若已发热，舌白而呕者，吴氏达原饮加半夏。有三阳证兼三阳加法，如舌赤、苔黄，又当兼神解、太极，使表里宣畅，其呕即止；若呕而烦渴，邪犯胃也，白虎汤、玉女煎加芦根；若呕而舌黄、胸有痛满处，橘皮半夏汤；夹食，加枳实、楂、麦、神曲；若呕而舌白，心下脐上悸，小便不利者，有水气，四苓散加半夏、木通，或益元散利之；若呕而满痛拒按者，大柴胡汤、调胃承气汤选用；若呕而口苦，邪犯少阳，增损小柴胡汤；不寐者，温胆汤；有干呕不止，舌干口燥者，胃受火伤，竹叶石膏汤；若屡经攻下、呕不止而舌无苔，多汗心烦，中气伤也，大半夏汤或香蔻六君子汤合定中汤煎汁频服；若呕甚吐蛔，利甚便蛔，皆属脏伤之象。甚则哕，呃神昏，已蹈危机，经所谓脏败者，声必哕，呃证更危，尤当详察。如声自丹田而起，一则应下失下，热邪伤阴，发为呃逆，调胃承气汤佐益阴之品，加刀豆子、柿蒂苦以降逆，或可十中救一；一则真阴枯竭，肾不纳气，吸不至肾，呃声频频，舌黑而神不昏者，缘邪轻正惫，归气饮最捷，加刀豆子、柿蒂更妙。更有一种多郁善怒之人，或夹痰滞，气与邪搏，呃声必从两肋而起，虽呃至摇床撼榻，视舌或黑而肢不冷，当以散郁开气化痰之剂，使邪气宣扬，自有生理，逍遥、越鞠、代赭、旋覆、四七皆可选用，不可以呃逆尽弃为不治之证也。

唇（燥裂赤紫淡白）

阳明之脉绕唇，温病唇燥、唇裂、色赤、色紫，俱属热毒困于中焦，阳明热盛之象，宜用白虎汤合神解、升降、竹叶石膏汤。如兼苔黄、舌赤、口渴、壮热、烦躁、脉数者，双解散重用石膏，或增损凉膈散加石膏，随证与之；至温邪初起，邪伏三焦，或匿膜原，未经宣达，唇色困暗，颇似淡白，不可用温药，当与清化、神解、芳香、达原选用；如温邪退后，唇淡、舌白、脉来无力、倦怠、少神，又属虚象，宜用六君子汤；或其人素本阳虚，胃弱多湿，当与理中汤、金水六君煎；如余邪未尽，热犹未清，参胡三白散加味为最；脾虚不运，资生丸，食后服，再加便溏少食，参苓白术散调之。

鼻孔干黑（附鼻掀扇）

鼻乃肺窍，风寒外袭则鼻流清涕，荆、防、前、桔、紫苏为主；温邪内郁，则鼻孔干燥，肺热则清化加薄荷、麦冬，胃热则烦渴，葛根、石膏为主，腑证则苔黄而渴，增损双解、三黄石膏为主；伤津液肺燥，麦冬、生地合大小清凉饮为主。热在经者十之五，在腑者十之二三，亡津液者十之一二，至鼻孔黑如煤烟，温热灼肺已极，由干燥失治而然，急当清下，少缓则肺胃焦枯矣，三承气合白虎或三黄石膏加犀、羚、芦根，或犀角大青汤，视其兼证，择而用之。总不及增损双解重用石膏为专主。尤有鼻孔掀扇一证，有虚有实，实者缘鼻为肺窍，肺为华盖，外合皮毛，易于受邪，风寒外袭，痰火内壅，两相搏激，遏抑不宣，气粗有声，喘咳，胸满，不渴，又宜苏叶、前、桔、荆、防、葛根、莱菔、白芥、黄芩主之。惟麻黄一味，断不可用，忌其温散也。兼寒者，暂用亦可；虚者，肾气不纳，呼多吸少，出入息微，多死。此证必得之屡经汗下，或其人色欲过度，肾脏本亏，急用大剂六味加麦、味、牛膝、枸杞、黑铅，或可百救一二，加人参亦可。

舌（苔强燥卷短痿）

古人云：论病寒热，以二便辨不及舌辨为准。盖舌乃心苗，有诸内必形诸外。惟温热一病，邪由吸入，游溢诸经，心为之主，故一病观其舌而知其病之吉凶。如温证苔黄舌赤，或多红点，用升降散、神解散。兼喉痛者，清化汤加牛子；兼风寒者，苔必白，荆防败毒散、香豉汤；兼湿热者，苔必白滑，加苍术为专治；兼暑者，舌必纯赤，或喘之，暑在表者，实人以升降散合香薷饮加葛根、黄连，如烦渴，竹叶石膏汤；虚者人参白虎汤、生脉散，量人虚实与之；夹食生冷，凝滞中宫，苔必白厚，或如白粉，吴氏达原饮加香薷、藿香、砂仁、莱菔、青皮、山楂之类；至深秋早冬之际，燥火当权，一患温邪，阴津立亡，舌必干红无苔，口鼻如火，皮肤皱揭，筋缩爪枯，金从火化，反见恶寒不渴之象，若误为寒湿，投以温散，无不危殆。初起时神解合升降，烦渴者竹叶石膏汤、雪梨浆、玉女煎更妙，或吴氏清燥养荣汤、养荣承气汤加犀、连、石膏、僵蚕、大小清凉饮；温邪直入心包，人事昏闷者，急与紫雪或珠黄合天水散、灯心汤下；如冲脉为邪所伤，厥气上逆，重用白薇降之；至舌燥，乃热邪聚胃，津液受伤，急下急清；舌本强硬，为热为痰，急宜清下，须加消痰之药；兼白苔者，膈间未经煎熬，其痰尚湿，佐以半夏、增损大柴胡汤；兼黄苔者，已经煎熬，其痰渐燥，蒌贝小陷胸汤；兼黑苔者，热极痰亦为火，佐以牛黄方效；若无痰，舌色正赤，深紫，燥裂而强者，热毒蕴于心包络也，三黄石膏汤加犀角、牛黄或紫雪，急彻其热。舌燥虽与舌强相类，而燥属胃主热，强属心主痰，差有别焉。又舌短而痿，舌硬如木，乃虚脱已极，大补及滋润或可百救一二。若屡经汗下，清热消痰，而舌强者，又当与舌痿同治。又舌卷一证，一见黄苔，即便当下，失下则必由黄而黑，更生芒刺。再失下，舌必短缩，为下证至急之候，宜大下叠下方和，缓则不救。

胸背胁肋腹痛（附胀满附羊毛温）

温证胸背胁肋疼痛胀满，俱属热邪深重，怫郁三焦，由里达表，不能透化，最为凶逆。治法轻则清之，重则夺之，轻则如清化、芳香、神解诸方，加薄荷、竹叶、蒌、贝；甚者加味凉膈散、诸泻心汤；如邪犯膜原，舌白如粉，又当以达原合三阳加法为主；至于诸痛胀满，乃温证中最剧之候，每每初病时，不渴，不热，身无大苦，微觉痛楚，参之舌赤脉数，便黄、口苦、夜卧不宁等证。若视为泛泛，不即祛除，直待猖獗，变生仓卒，莫可救援者比比。尝见腹痛不热，一二日即毙者，毙后浑身青紫，直似痧胀，良由秽恶之气闭人清窍，闷人关隘，致血脉不行，荣卫不通，所以毙之速者，气闭也，浑身青紫者，血凝也。似此迅雷不及掩耳之凶候，当遵《内经》刺穴泻热之法，外用针砭，内投双解，轻者一二剂，重者数十剂，使闭者开，闷者宣，何败之有。倘畏药峻猛，或半途而废，轻不中病，终归必败。业医者一见此证，审明舌色形证，见真守定，放手施治，不但元气不伤，抑且邪去正安。设遇此证，不妨向病家说明病之凶恶，必须早治，庶可幸全，迟则无益。今特笔之于此，望业医者以仁宅心，务以生命为重也。

又羊毛温邪一证，大都胸背闭闷，予每踵其法而治之，活人甚多。若不申明闭闷二字，何以释医者病家之疑，试观痘之闭闷，初病亦无大苦，转瞬腰折头倾，目泛红水，胸闷气促，斑点丛生，痘形不见，窍血肉紫，非闭闷之明验乎。大抵痘与温同一疫邪也，而痘之酷于温者，一病即腰折不立，缘胎毒伏于命门，与肾相通，温邪一闭，二火交灼，肾经留邪，断难望生，间有不然，能治萌芽，表里双解，使外疫开而内毒解。予之经手验者，予之子与侄及孝廉路公之侄也，他处未有，多由不能治其萌芽之故。但羊毛温疹一证，有何异于痘疹乎？以此悟彼，能治痘之闭闷，即能治温之闭闷也。况温邪中人三焦，较痘又轻一层，所以人之疑议者，上古无此名证，要之痘证，上古亦然。至于疹之一字，予历验二十余年，有病解而现点如疹者，非人人病解必有之形，今而后不呼羊毛疹而呼羊毛温，可乎？治法总以清凉解散，纵有虚象，当审明何处之虚，加药兼治，为此证始终之关键也。

羊毛温疹治法

羊毛温疹，有轻重迟速之分。感邪轻而发之速者，挑擦固愈，即不挑擦亦愈，药不出神解、太极诸方。若夫感邪重而发之迟者，厉气久蕴于三焦，热象忽彰于一旦，证现胸闷、壮热之形，且有红紫干刺之舌，脉洪、口渴、谵语、神昏，此邪郁极而发也。不行挑擦之法以泻热，不用双解之法以涤邪，不至胀闷而毙者几希矣。夫证有轻重者，邪也，发有迟速者，邪之化与不化也。故用药得当，邪从外化，则为汗、为利、为吐衄、为斑疹，气血得以条畅，荣卫得以宣和，毛其化矣。邪不外化，内郁于上焦，使肺气不宣，温邪不散，清虚之地，皆成浑浊之区，且肺为生毛之脏，以气相感，毛其现矣。或谓平人之身，得荞麦面久搓则毫毛自落，此说似乎近理，而抑知大有不然。人身之毫毛甚短，而兹之盈寸、盈尺者与此不符。人身之毫毛色白，而兹之或白，或红，或间五色者，与此更觉不符。况毫毛生于皮肤，而针挑必在肉里，且毫毛遍身皆可粘落，而羊毛独在胸背之间，此其显而易见，不待辨而自明者。即或偶有平人搓出，直与病者无异，每每越数日即病。可见温邪感受，潜伏于里，发之轻重迟速更可见矣，余恭读御纂《医宗金鉴》羊毛疔证，除毛有法，用药有方，黑豆、荞麦粉以涂之，五味消毒饮加军以下之，堂堂煌煌，正治法门，自当遵仿其法，表里双解之，务使有此证者不致藉口于无此证以自误，非此证者，不致混同于是此证以相欺，庶乎同庆生全而医者病者之心两无憾矣。

腹满痛（附少腹满痛）

腹为胃与小肠之分界，满痛者，邪结在胃也，双解下之则愈。至其中兼痰水、蓄血，各详本门。少腹满痛，邪结下焦也，小便不利，兼蓄水也，四苓散；小便通利，大便色黑，兼蓄血也，抵当丸；如无兼证，但系邪结，双解散。

便脓血大便闭

温邪便脓血有燥湿之分，便血属热，宜凉宜攻，犀角地黄、调胃承气治之；便脓属湿热，清热兼分利为主，分清饮治之。如初起兼痰痢，则当解表为主，仓廪汤最妙，毒势重极，方可下之；如邪在少阳，便脓血者，寒热似疟，小柴、芩、芍、木通治之；温邪烦渴谵妄，便脓血者，非叠下不可，双解重剂连下之；兼里急者，加槟榔、枳实。如屡经攻下，便血滑利者，又当以补阴益气加减主之。至大便闭秘，温邪热困，攻下自不待言，更当参看舌脉，如苔黄、口渴、壮热、舌干、脉数，双解散；舌白如粉，三消饮，当分别轻重与之；如大便闭，屡下不通者，阴枯也，生料六味以滋阴液，或合黄龙下之；老人多有此证兼水者，大便多闭，肠鸣，脉弦，当用小半夏汤，甚者加醋炒芫花。如虚人久病人，又当用蜜导诸法，务使温邪涤尽，方可称为良工，其间进退，亦须斟酌。

诸小便（频数不利黄赤黑多短少遗尿）

温证中小便频数乃热在下焦，宜用神解、六一加军治之；不利者，亦属热郁，初起在表时，头痛、发热、小便不利者，热入膀胱也，四苓、猪苓合神解、升降选用。东垣云：小便不利而渴者，热在上焦，法当淡渗；小便不利而不渴者，热在下焦，法当苦寒。此为可据，温邪传里，大便闭而小便不利者，当先通大便，大便通小便自利，此时疫为然，他证则否。时疫屡经汗下，小便不利者，阴竭也，生脉六味主之。至少腹如鼓，则无救也。凡小便不利，日久下关不通，必反于上，往往呕吐、呃逆、哕阻，涓滴不能下咽，至汤药不进者，死。用大田螺一个，麝香二分，同捣敷脐上，帛束之，即通。古法用葱熨，及井底泥敷少腹者俱可，但不宜于阴竭之人耳。至温邪初起，小便多如常或兼黄色，热甚则赤，热入血分，蓄血则黑，即小便一证，可以验里热之有无深浅，邪在表，小便黄，可用清化、败毒加六一；在里，色赤，可用双解、升降；如色黑者，当以逐瘀清热为主，犀角地黄加大黄、桃仁合神解、清化，或大小清凉饮；如清凉太过，表里无热证，而小便赤者，又当以升脾阳为主，不可寒凉。至温邪属热，小便多者甚少，短少者恒多。如初起小便多者，乃热邪未化，当以溃邪为主，神解、升降主之；如屡经汗下，小便多者，属虚也，益气升阳为主，补中益气汤、补阴益气煎皆可；亦有肾虚小便多者，六味地黄汤加五味；湿热下注，导赤、六一合升降散。大抵未下之先，小便多者，属热未化，小便必黄，必烦热渴饮，既汗下后，属虚，虚则色必白，不渴不饮，气虚寸脉不及尺，血虚尺脉不及寸，以此为辨。初起小便短少，热在膀胱，宜大小分清饮、抽薪饮、升降、六一加知、柏、芩、连、车、滑之类；至遗尿，乃膀胱失约，急清其邪，遗尿自已，清化合抽薪为主；若有燥结苔黄谵妄之证，可加大黄；其者热闭三阳，口渴异常，急宜白虎汤加僵蚕、生地、花粉以解热救阴为主，否则易成消渴；若神昏谵言，苔刺、鼻黑、燥结阴枯，小便自少，多属不治。欲尽人事，惟以大剂养阴攻邪法，或可百中救一。

囊　缩

温疫囊缩与他证异者，他证囊缩，寒邪陷入厥阴则囊缩，阴证寒极深中厥阴则囊缩，温证悉属热邪，直犯厥阴，断非阴证可比，务要辨明脉证施治。阴证囊缩，身冷厥逆脉沉，温证囊缩，亦身冷厥逆脉沉，然寒热各异，当参看脉象，沉必兼数，或至数模糊，再以舌辨，或紫，或黑，或强，或硬，人事不清，不似阴寒之舌白，可以立判矣。且阴寒囊缩，囊必入腹如妇人，温热囊缩，玉茎必在，此外形之可辨者也。设遇此证，急以大剂双解下之；如虚人，以黄龙汤破格救之，或六味地黄加僵蚕、大黄皆可。考古书，扁鹊以囊缩为死证，然能极力救援，或者百救一二，亦不负仁人之心也。

多言谵妄善忘（附呢喃郑声）

温邪多言即谵妄之渐，谵妄乃热邪干犯上焦，当以双解、凉膈、三黄、泻心汤诸方选用。如膈热蒸心，脉洪、身热、汗出、恶热，白虎汤、黄芩汤。痰热聚于中上二焦，脉弦滑，胸痛拒按，小陷胸、增损大柴胡选用；至妇人热入血室，脉必弦沉，心下少腹或有痛满处，增损小柴胡汤加犀地、桃仁、承气皆可；如热入膀胱、少腹满、小便不利，四苓、六一加太极为主，此实证之谵妄也。至于屡经汗下，二便已调，胸无阻滞，六脉无力，又当作神无所倚治。又有呢喃、郑声，乃阴气虚极，心神失守，不可不辨。呢喃者，如燕语也；郑声者，郑重频频，谬语谆谆不已也。皆极虚之象，当大剂调补阴阳。阳虚，参附为主；阴虚，六味为主。如热在上焦，生脉散；中焦，归脾汤；下焦，六味地黄汤、诸养荣汤。此虚证谵语之治也。至于善忘，多因蓄血乃谵妄之渐。如兼脉芤，痛有拒按处，即照蓄血治，桃仁承气、代抵当丸选用；如无蓄血证，又当用双解、清化诸方也。

发 狂

发狂一证，乃阳明热极，胃实之象，急当凉下。甚有弃衣而走，登高而歌，逾垣上屋者。盖四肢为诸阳之本，阳盛则四肢实，故能登高也。《内经》以邪入于阳则狂，是皆阳明邪实之象，以增损双解、凉膈之类下之。如无胃实，白虎、三黄、石膏、大小清凉之类清之，此皆实证治法。至于虚烦似狂，而危更胜于实狂也，病后多有此证，或余邪不尽，养心化热为要；或悲忧不已，病在肺也，生脉散；或失精不秘，病在肾也，六味地黄汤；或多郁怒，病在肝也，逍遥散；或饥饱不一，病在脾也，归脾汤。此虚烦似狂治法。更有蓄血发狂，目睛红黄，舌色多黑，桃仁承气、抵当之类加减治之，此其大略也。

沉昏多睡（附不寐）

温邪沉昏，乃热邪入手厥阴心包，有渐入深入直入之分。渐入者，邪犯心经，人事尚清，深入心包，人事半明半昧，直入心脏，则人事全不知矣。皆极危极险之证，当于治温药中加辛凉之品。如舌赤、舌紫、苔黄、苔黑、沉困昏愦，双解散加犀角、牛黄、紫雪之类；如舌净无苔，温邪已退，余热尚存，当大养阴液，或犀角地黄，或生料六味地黄皆可。至其中夹痰水，夹结血，亦令沉昏。惟夹痰者，加蒌、贝；夹血者，加赤芍、桃仁；有燥屎者，加元明粉、大黄，此治沉昏之大概也。若夫温邪多睡，在未经攻下之前，舌黄、脉数，此邪实也，急下则愈。或经汗下，病邪已去，六脉平和，舌苔已退，多睡，省时了了，此名复阴气，最佳之兆，不可汗下，惟静养消息，勿药为佳，即或投药，当以养阴化热为主。如夹痰多睡，清化方中加蒌、贝；夹水，加苓、半，甚者加醋炒芫花。如脾虚多睡，病后多有之，六君子、参胡三白散、归脾汤，枣仁生用。虚实既分，补泻各异，又当存乎其人也。至于不寐，在温邪初起时，属邪实，每多不寐或夜梦纷纭，皆谵妄之渐也。视邪之轻重，酌与神解、太极清之。至于病后不寐，又属肾阴不交心阳，宜六味地黄合酸枣仁汤加减；仍有痰热侵犯肝胆，当以温胆加连，或因微劳不寐，朱砂安神丸随证酌用。

循衣摸床撮空

循衣、摸床、撮空三证兼见，非大实即大虚之候，邪实正虚者间亦有之。如舌赤苔黄或舌黑起刺，谵妄神昏、脉数、口渴，见循衣摸床撮空者，此实证也，当用大剂双解叠进为是。如屡经攻下后，六脉虚数、舌净无苔、日晡热甚，见循衣摸床撮空者，此虚证也，大剂生料六味地黄煎浓汤液，日进数斗，尽力救援，或可百救一二。如失下，舌黑苔刺，鼻煤厥逆，当以大剂养阴化邪，所谓壮水之主以制阳光，此亦十中救半之候。若夫老人、虚人、病后、亡血后，正气虚极，温邪又盛，见以上三证，又当破格救援，黄龙汤或朝服六味暮投双解皆可。总之三证兼见，原属败证，能审明虚实，按证施治，或可希侥幸于万一也。

身　冷

身冷与恶寒不同，恶寒是风寒外袭，皮肤恶寒，身冷是浑身肌肉皆冷。在他证属寒邪，在温证属热极如温邪萌动，外虽肢逆身冷，恶寒作麻，乃热邪深伏、郁极内闭，脉多沉伏。参之内证，必有咽干、口苦、头眩、心烦、手足心热、眼鼻喷火、睡卧不宁、尿赤、烦闷、舌赤、舌干等证，万不可认为寒邪，误投温表香燥，为害非浅。当以神解合太极，宣化伏邪，使伏邪外达则厥回身热。更当消息邪之轻重，酌与双解、凉膈等方治之。如失下阴伤，病邪困里，亢极似阴，即热深厥深之旨。浑身厥冷，当审明舌色神脉，酌定虚实施治。若舌黑干燥、舌本紫赤、口渴、咽燥及筋惕肉𝄐、神昏、脉细等证，又当大养阴液，佐以攻邪之品，以尽人事，黄龙汤、玉女煎加硝、黄皆可选用。至于初起夹寒夹表，妄下以致邪陷，身冷脉伏，又当从温化之法，宜四逆合归葛，或真武诸方参酌之。惟温病无阴证，姜、附、麻、桂须宜慎用。然寒邪若重，自当随证参酌，不可拘滞也。

耳　聋

温邪耳聋，乃少阳邪热上壅清阳。时邪自三焦起，三焦属手少阳，无论初终，皆以神解合小柴胡，清散少阳，耳聋自愈。如病后耳聋或肾水素虚，又当以养阴壮水为主，六味地黄汤缓缓图治可也。

咳

咳属肺病，时邪初起，每多不咳，即有之亦兼他邪。如兼风，脉浮；兼水，脉软；兼燥，脉涩之类，当于时邪方中看所兼何邪，加药治之。如兼风加前、桔、荆、防；兼水，加茯苓、半夏；兼燥，加桑叶、麦冬。更有平素阴虚，干咳无痰，一染时邪，咳必更甚。盖时邪属火，最易伤阴，当于解时邪药中加养阴之味。至于温邪病后多咳，邪达皮毛，周身必发疿发痒，佳兆也，清养肺金自愈。甚有金被火灼、咳至失音，成痿成痈，尽心救治，痿宜复脉汤去姜、桂，痈宜泻白散。吐脓成痈多不可治，又不可一概论也。

渴

温邪为热证，无有不渴，间有不然，或湿热相兼，或邪在血分，或夹水饮，或夹脾湿，此外无有不渴者。初起渴者，宜察病邪之轻重，渴甚则邪甚，渴轻则邪轻，双解、升降斟酌与之。病后渴者，当审明邪之有无，渴为有余邪，不渴为无余邪，有余邪则复苏合升降，无余邪只阴虚者，参麦六味为主。

口苦口甘

口苦口甘同为热证，口苦在伤寒为少阳证。伤寒传足，时邪传手，手少阳三焦也，时邪困伏三焦，无有不口苦者，当于神解方中倍加芩、连、知、柏或三黄石膏汤选用。至口甘，为中焦热郁，盖脾胃属土，稼穑作甘，热邪熏蒸，故甘味上溢于口。此证每每舌多不燥，或口不大渴，万不可用温燥之药，于解时邪方中加芩、连、栀子可也。

齿　燥

温邪齿燥有邪重阴枯之分，邪重者必兼口渴，三黄、石膏合双解；阴枯者，或屡下后，或素本不足，非大剂六味地黄不可。

咽干咽痛

时邪咽干，乃热淫上焦，凉膈散、清化汤；若痛甚，当视其有无结否，无结以甘桔汤、清化汤，有结用凉膈散加牛子、射干之类；或起紫白泡，是为乳蛾，甚有急喉风、急喉痹证，旦发夕死，夕发旦死，不可不慎。内治时邪，双解合甘桔法治之，外证另延专司，参看可也。

汗 法

温证之汗与伤寒不同，伤寒邪在三阳，近于肌表，每多汗解在前。温病邪伏三焦，近于内脏，每多汗解在后。然亦有不发汗而汗自出者，或其人素本阳虚，或湿盛，往往有汗而热仍不退者，大约温邪发汗，宜辛凉不宜辛温，所有应汗之证条列于下。

发热，恶寒，无汗，头项痛，背痛，腰痛，肩臂痛，遍身肢节痛。

吐 法

吐法古制也，今罕用之。在温病中，如邪拒上焦喘满者，可吐。痰涌膈上者，可吐。此外更有血结胃口，水停心下，及

膈间饮证，无不可吐。成方俱在，特备于后，以见古法之不可
废焉。

壮盛之人痰壅气促，脉滑胸高胸满，脉芤胸满拒按。

以上用瓜蒂散吐之，虚人参芦吐之。

下　法

温邪下法，原为泻热而设，本不拘于结粪之有无，故下不
厌早，亦不拘于表证之解与未解，即便当下。盖温邪由里达
表，必里气通而表汗始得，每有下至一二次或五六次甚至数十
次者，惟以邪净而后已。至于老人、虚人，正虚邪实，又当随
证斟酌，或兼扶正，或兼养阴，或用导法，是又不可不知也。
应下诸证列下。

急下证

舌干，舌强，舌卷，苔刺，苔黑，齿燥，鼻煤，胸腹满
痛，狂，沉昏，身冷，发热，汗多，呃逆（有气郁气逆不可
下者已列前条）。

当下证

舌赤，苔黄，谵语，多言，善忘，头胀痛，烦躁，渴饮，

便秘，协热，下利，热结旁流。

缓下证

舌苔淡黄，小便短赤，潮热。

和　法

和者，解也，解去热邪即谓之和。仲景惟少阳有和法，若温病则和法多端，不可枚举，而所用之药，有辛凉解热者，有养阴化邪者。或补泻兼施，或寒热并用，化其刚暴，平其炎枭，无不谓之和。至于热在营卫者，以辛凉之味和之，热在胸膈及肠胃者，以苦寒之味和之。至于热入心包，则牛黄、紫雪种种皆和法也。

当和证

寒热往来，盗汗，咽干，头眩，胸胁满，渴，耳聋，小便黄，呕吐，下利，心下痛，痞满心悸，大小便闭，寒热，二便自利舌有苔，形体瘦损舌有苔。

热在营卫证

身热汗自出，不恶寒反恶热。

热在胸膈证

身热反减，咳，呕哕，咽干，热入血室，谵语。

热在肠胃证

便血，便脓血。

热在心包及心证

痴，狂，沉昏，多睡，舌黑久不退。

补　法

温邪属热，原无用补，而有屡经汗下必待补而后愈者，当消息阴阳虚处治之。大抵时邪伤阴居多，亦有阳虚者，当斟酌施治，今将阴阳虚证详列于下。

当补阴证

舌干无苔，舌黑无苔，耳聋，目直视，目不明，服凉药渴不止，服凉药烦热加盛，服攻下药苔更厚，服下药舌苔芒刺更甚，身体枯瘦用利药小便不通，腰膝软痿周身骨节痛不可移动，多睡，久热不退。

当补阳证

多冷汗，汗出身冷经日不回，小便清而多，大便利清谷，呕吐，用清热开导药更甚，自利用清下药更甚，痞满服正治药而热不退、舌反淡白、恶食。

四损四不足

四损者，大劳、大欲、大病、久病也；四不足者，气血阴阳也。四损由人事，四不足由天秉。然四不足亦由四损而来，如四损四不足之人，复感温邪，正虚邪实，极难施治，攻邪则正伤，养正则邪锢，故补泻兼施，惟在临证审明虚实。如佳局属实，内中有一二虚象可疑之处，即当吃紧照顾其虚；如全局俱虚，有一处独见实证，更当谛视斡旋其实。此治病权衡也。若夫表之而头痛身痛更甚，下之而痞满倍增，凉之而烦渴愈加，此所谓大虚有盛候也，急宜补之无疑。尤当察之以脉，如脉浮候盛大者，当审其何部无力，即是真虚处，他部诸浮盛脉皆作假有余看，从而施治，万无一失。以上四损四不足当以补泻兼施为善。又视明损之来由，邪之轻重，如人参败毒散、人参白虎汤、黄龙汤、竹叶石膏汤皆补泻兼施之法也。至于四不足亦由四损而来。气不足者，少气不足以息，感邪虽重反无胀满之形，凡遇此证纵要去邪，必以养气为主，人参败毒散最妙。血不足者，面黄色晦，唇口淡白，虽宜攻利，必以养血为先，四物汤合神解散。阳不足者，肢冷体寒，泄泻夜甚，口鼻气冷，受邪虽重反无身热，苔刺，烦渴，一遇此证不可攻利，必先温补，待其虚回，实证全现，然后以治实之法治之。阴不足者，五液干枯，肌肤甲错，受邪虽重，纵宜攻利，必先养阴，待其气化津回，邪多不治自退。设有未退，酌用清利，不可早攻，愈伤阴津为戒。总之，应补应攻，存乎其人，临证斟酌耳。

三 复

何谓三复，劳复，食复，自复也。劳复因病后血气未复，劳伤精神，以致夜热作烦，脉象虚数，此证在藜藿之辈常任，勤劳多无此证，惟膏粱之人，素处温饱，溺于酒色，不必大作勤劳，即偶然应酬，动作起居，及梳洗沐浴之类，皆能致复。轻者静养自愈，重者必大补气血，八珍、养荣、四君、六味，参酌阴阳虚实选用。食复者，舌苔黄厚，右关脉滑，轻者损谷自愈，重者保和丸加消导，如楂、麦、枳实、青皮之类。若无故自复，乃余邪不尽，如舌上仍有黄黑苔，当酌用增损小柴胡加军。但温病之后阴分易虚，又当慎用，加育阴之品为要，邪尽自已，急当培元，甚有复至再三者，惟斟酌病之虚实施治，方为补泻合宜，不致偏弊误人，仁心仁术亦复何愧。

五兼十夹

五兼者，风、寒、暑、疟、痢也，十夹者，痰、水、食、郁、脾虚、肾虚、亡血、疝、心胃痛、哮喘也。吴氏辨之甚详，兹不复赘。独遗燥证，如皮肤皴揭、喉干、咽痛等证，当仿喻氏清燥救肺或竹叶石膏汤加僵蚕化邪之品。至十夹之外，仍有夹阳虚、阴虚二种，如人素秉阳虚，即冬日围炉不觉其温，日啖姜桂不嫌其热，若感温邪，当视何者为重，何者为轻。如阳虚之极，邪伏之轻，当以益阳为主，透邪次之，柴胡桂姜汤加僵蚕、泽兰；若伏邪重极，又当兼治大小复苏饮加姜桂。总以邪之轻重为端倪。甚者下之，邪去又当固正。又如阴虚者，虚阳外越，真阴内亏，甚有一病即舌干无津，脉来细数，急以大剂参麦六味先救垂绝之阴，佐以涤邪之品，或透或下，随证斟酌。至若受邪太重，值此阴虚，岂忍坐视不下，或于大剂养阴之中，合攻下之品，以希侥幸于万一可也。

风 温

风温一证，乃天时亢燥，火邪内郁，风邪外伏。证见发热、咳嗽、咽痛、面胀、舌赤、心烦，甚则头眩、气急，所谓风温上受，专责肺胃，治以清散，栀豉汤、荆防败毒散加僵蚕、牛子主之。

时　毒

时毒一证，亦由天时厉气，风热郁于少阳、阳明，作时每多耳畔高肿，轻则不热，重则恶寒发热。夹食者胸闷，阖家大小每每传染，虽属轻恙，不可忽视。倘经敷过，致邪不化，或口腹不禁，以致热邪内陷，为害甚酷，治法亦主清散，甚则兼下。

发　肿

时邪后，面目肢体浮肿，气虚者，脉软无力，补中益气汤；脾虚有水气者，小便不利，四苓理中；食滞者，心下痛，保和丸。

发　颐

时邪病后，耳后或项下或颠顶肿者，此余热留于营血，即颐毒也。速用普济消毒饮加荆、防，耳后加柴胡，颠顶加羌活，外以葱水浴之，不可敷贴，恐致成脓，致有他变。

发疮发瘰

时邪后发疮，乃热邪外达皮毛，极佳之象，清热化邪自愈。发痿，乃荣血伤也，吴氏养荣汤。

发　蒸

蒸乃余邪留于阴分，当看有无邪否。如余邪不尽，仍当攻邪，佐养阴之品，神解，复苏酌用。如纯无邪者，方可养阴，六味地黄为主。

索　泽

温邪索泽之证，多因失治或误投香燥温散之剂，真阴受伤，致邪难化，多在病后。其证身体枯瘦，皮肤甲错，消索而不润泽也。皆缘阴液为热所耗，肌肤失其濡，筋骨失其荣。或证现潮热，咳嗽，吐沫，吐脓，或脾惫不食，渐渐羸瘦，骨立而死。若早进六味地黄丸及吴氏诸养荣法，兼潮热者，银甲散；血虚者，全龟膏；肺损者，百合固金汤，或可挽回。至于善后，惟有薄滋味，不助热邪，慎起居，勿伤血气，不可徒恃药饵，以滋蔓延。

急发证

夫证有缓急，犹天地之有常变。处常如和风甘雨，证之和缓者然。处变如狂风疾雨，证之暴急者然。观于天地之常变，而证之缓急思过半矣。惟温疫一证不同他证，不循六经，难以窥测，故有缓急之殊。缓发者，多延时日，用药颇可消息，惟急发者，每每仓猝，不及提防，甚至朝为平人，暮为病鬼，虽有良工，其如走马之势何。是以业医者当细心研究，其于证之急者能早辨之，不致夭人性命，是即回天再造之手也。谨将急证情形略举数则，以便阅者易于明白。

——早间发热，午即舌黑，神识不清者，增损、双解，大剂叠进，方能有救。

——陡然如醉如痴，神情恍惚，六脉全伏，舌色紫赤者，胁胸背痛者，邪伏最深。趁此初萌，先与神解合太极升降，或败毒加大黄、滑石等药，俟邪势向表，可与败毒加栀、豉、人中黄或凉膈。

——初病即头痛如破，身痛如杖，腰痛如折者，即用神解、败毒、九味羌活皆可。

——初病即神昏不语，有似中风，甚至手足抽掣，半身不遂者，其人平素必有痰火气郁之证与邪并作，可与清化汤。兼痰者，可加白芥子、莱菔子；兼火者，加酒炒熟大黄；兼气者，加乌药、青皮、野郁金或凉膈散。

——初病即狂妄不识人者，急与败毒加犀、连、大黄；甚者，双解或凉膈加人中黄。

——陡然阻厥如气厥气阻，脉象全伏，神解、清化、四七选用；舌紫赤者，清化汤加白薇；邪势发作，增损双解散下之。

——小儿突然惊搐不醒，少定又惊，或一连数十次者，参之舌干、舌赤、舌黑、头重不立者，即是温病极重之候。初起宜用清化汤加羚羊，或珠黄散合加味太极丸，沙痘常有此证，宜用大无比散和加味太极丸，药用神解散加羌活、大黄。

——妇人或壮热、神昏、崩下不止者，此邪热入胞中，舌必干红。或黑或紫赤，宜用神解散、黄连解毒汤加生地。

面色青缩者，舌必紫赤，苔或白黄，口有臭气，或小便短赤，脉或沉伏而数，此邪伏极重。初宜清化汤，继用增损双解散。

——或登高而歌，弃衣而走者，舌必紫赤，三黄石膏汤加大黄、铁落。

——无故吐血者，脉或数大，舌或紫赤，抽薪饮、清化汤加生地、泽兰、归、芍。

——无故霍乱者，舌色干红，清化汤、定中汤加芦根；若舌本淡，舌苔白，又宜藿香正气散。

——下痢不止，舌赤、脉数者，荆防败毒加军或双解散，此通因通用法也。

缓发证

温邪之急发者，前条申明。惟缓发者，其始悠悠戚戚，若无大苦，现证与温邪殊不相类，医者不察，见病治病，屡药不效，迨至旬日或半月后，病邪陡然猖獗，即成燎原之势，甚至热邪内溃，谵妄神昏，舌刺，呃逆，循衣，撮空，危证叠现，斯时即有对证之药极力救之，虽鞭之长不及马腹矣。惟能早辨其证，治其萌蘖，或有兼夹，先治兼夹，使邪得外达，正气不伤，庶可保全。今将缓法证治列下，俾业医者熟习胸中，不致临证误治，斯为尽善尽美之道也。

——初起不热，恶寒时作时止，舌苔白者，荆防败毒散；舌白如腻粉者，宜服达原饮、藿香正气散、栀豉汤；虚人，人参败毒散；阴虚，归葛饮临证选用。

——恍惚如醉如痴者，舌或干红，或咽干口不渴，或头眩而不自知其苦者，宜用神解散、清化汤、升降散消息之。

——恶食不渴如湿痰者，而心内作烦，舌尖泛红者，初起夹寒食者，藿香正气散加羌、防、芍、芷之类，俟寒食退，再照温例治之。

——咳嗽咽痛如风热者，参之脉数、舌赤，清化汤、升降散、甘桔汤加牛子、薄荷。

——偶然失血一二口如内伤者。

——胸闷胁胀如气郁者。

——胃痛胸痛及肋胁肚腹痛，有似气逆夹寒者。

——呕吐痰水如霍乱者。

——头眩头痛者。

——面色青黄，饮食不为肌肉者。

——兼夹风寒，舌先有浇白苔，舌本或淡或红，伏邪发动，舌必红紫。

——兼夹暑湿，舌或白腻，或净赤无苔。

——兼夹饮食，舌苔粗厚，口有秽气，舌本红赤。

温邪坏证纪略

——温邪失治，变生肿胀、喘满者，多死不治。

——温邪初起，精神异常者不治。

——温邪萌作即身痛、神昏、肢逆、脉伏、面色晦滞，变生仓猝。

——温邪一病，口臭喷人、舌黑、脉代者死。

——温邪初病，腰痛、身疼、脉伏、神昏、咽燥、不语者，乃邪闭之候，死期最速。

——温邪失治，久延潮热羸瘦，有似怯证者不治。

——温邪失治，热久伤阴，得能发疮发疥者生。

妇人（经期、妊娠、产期）

妇人温证，治法与男子异者，经期、妊娠、产后之别。经候适夹，温邪恰受，血为邪遏，多致腹痛胀满，治温法中加桃仁、红花、元胡、丹皮、龟甲之类。经候适去，血室空虚，邪因乘入，多致谵妄、舌黑、神昏、潮热，又当以增损小柴胡加养阴之品。如患温时经自行，热随血泄，只治其温，经行自已。至妊娠之妇，一受温邪，胎为热伤，势在必下，胎下母亦难全，处此危急之际，不妨向病家说明原委，急当速彻其热以希侥幸，往往如此施治，不但胎不下坠而反安然无事。岐伯曰：有故无陨，亦无陨也。诚哉此言。而吴又可又有悬钟之喻，于理更切要之，此时下胎亦坠，不下胎亦坠，然下胎之坠，母犹可救，十中二三。不下则母无生理，胎亦焉能独存？同一胎坠，较之此善于彼，自当尽力援之，双解散及增损大柴胡皆可选用。更有妊妇一病，舌即干红或黑或燥，此属温邪太重，非大剂重剂不能破格救人，惟减芒硝一味，亦有胎死腹中，又非硝不能下也，尤宜向病家申明再用，勿致贻谤为要。至于幸与不幸，天也命也，人事不可不尽也。若产后受邪，较胎前更难施治，缘气血早亏，温邪直入难化，此时攻不可，补亦不可，惟审明证候，以固本为主，去邪佐之。邪轻，大小复苏、神解合四物；邪重，复苏为主，攻邪如升降、太极；至于放手攻利则不可，若果邪热深重，一病神昏、舌干，势有燎原之危，又非大剂凉下不能有济，或兼扶元，或佐育阴，总俟临证采酌，攻补得宜，庶为美善兼尽。

小 儿

小儿温证，与大人异者，肌肤柔脆，脏腑娇嫩，阴常不足，阳常有余，一受温邪，两阳合并，多致抽搐，似惊实非惊也。缘温乃热邪，最易伤阴，阴伤血燥，风自内生，是以眨眼摇头，吐舌撩唇，苔黑鼻煤，渴饮气促，人事昏沉。以上种种现证，温病常有而惊证实无也。若作惊治，万无一生，照温热例治，十全八九。予一见此证，常以加味太极丸、紫雪合神解散加犀、羚、膏、连，获效如响。此等证尤易惊骇惑人，病家仓惶之际，每招无师之妪，一见如此光景，即以衣针挑放，偶有见效，以为应手居奇，殊不知《内经》原有刺穴泻热之旨。然而仓惶之时，得此稍安人心，尚属可嘉。间有不然之人，身带无名之药，重价售服，反滂正治之非，而世之病家相沿受惑者比比，纵有明哲之辈，多易坠其术中，良可悲夫。不思惊证从无鼻煤苔黑等证，以此为辨，万不失一。

《温证指归·卷二》终

温证指归·卷三

江宁杓元周魁澹然子著

绍兴裘吉生刊行

神解散

温病初觉憎寒，体重，壮热，头痛，四肢无力，遍身酸痛，口苦，咽干，胸腹满闷者，此方主之。

白僵蚕酒炒，一钱　蝉蜕五个　神曲三钱　金银花二钱　生地二钱　木通　车前子炒研　黄芩酒炒　黄柏盐水炒　黄连　桔梗各一钱

水煎去渣，入冷炒黄酒半小杯，蜜三匙和匀冷服。

此方之妙不可殚述，温病初觉，但服此药，俱有奇验。外无表药而汗液流通，里无攻药而热毒自解。有斑疹者即现，而内邪悉除，此其所以为神解也。

清化汤

温病壮热，憎寒，体重，舌燥，口干，上气喘吸，咽喉不

利，头面猝肿，目不能开者，此方主之。

白僵蚕酒炒，三钱　蝉蜕十个　金银花二钱　泽兰叶二钱　广皮八分　黄芩二钱　黄连　炒栀　连翘去心　龙胆草酒炒　元参桔梗各一钱　白附子泡　甘草各五分

大便实加酒大黄四钱，咽痛加牛蒡子（炒研）一钱，头面不肿去白附子。水煎去渣，入蜜酒冷服。

其方名清化者，以清邪中于上焦而能化之，以散其毒也。芩连栀翘清心肺之火，元参橘甘清气分之火，胆草清肝胆之火，而且沉阴下行以泻下焦之湿热，僵蚕、蝉蜕散肿消毒，定喘出音，能使清阳上升。银花清热解毒，泽兰行气消毒，白附散头面风毒。桔梗清咽利膈，为药之舟楫，蜜润脏腑。酒性大热而散，能引诸凉药至热处，以行内外上下，亦火就燥之意也。其中君明臣良，佐使同心，引导协力，自使诸证悉平矣。

芳香饮

温病多头痛、身痛、心痛、胁痛、呕吐黄痰、口流浊水、涎如红汁、腹如圆箕、手足搐搦、身发斑疹、头痛、舌烂、咽喉痹塞等证，怪怪奇奇不可名状。皆因肺胃火毒不宣，抑郁而成，治法急宜大清大泻。但有气血损伤之人，遽用大寒大苦之剂，恐及转闭塞而不达，是害之也，此方主之。其名芳香者，以古人元旦汲清泉以饮芳香之药，重涤秽也。

元参一两　白茯苓五钱　石膏五钱　蝉蜕全，十二个　白僵蚕

炒，三钱　荆芥三钱　天花粉三钱　神曲炒，三钱　苦参三钱　黄芩二钱　陈皮一钱　甘草一钱

水煎去渣，入蜜酒冷服。

达原饮

槟榔二钱　厚朴一钱　草果仁五分　知母一钱　黄芩一钱　芍药一钱　甘草五分

本方加羌活一钱，柴胡一钱，葛根二钱，即三消饮。

九味羌活汤

羌活　防风　苍术各一钱五分　白芷　川芎　黄芩　生地甘草各一钱　细辛五分

加生姜、葱白煎。

藿香正气散

藿香一钱　大腹皮五分　紫苏一钱　甘草五分　桔梗一钱　陈皮八分　茯苓二钱　白术　厚朴　半夏曲各一钱　白芷五分

加姜、枣煎。

栀豉汤

豆豉　栀子等分

本方加葱一握，名葱白香豉汤。

荆防败毒散

荆芥　防风　枳壳　桔梗　柴胡　前胡　茯苓　甘草　羌活　独活　川芎　薄荷各等分

加生姜煎。

本方去荆、防加人参，名人参败毒散。

本方加厚朴、陈皮、僵蚕、蝉蜕、藿香，名消风败毒散。

普济消毒饮

黄芩_{酒炒}　黄连_{酒炒,各五钱}　玄参　甘草　桔梗　柴胡　陈皮　牛蒡　板蓝根　马勃　连翘　薄荷_{各一钱}　僵蚕　升麻_{各七分}

本方加蝉蜕、栀子、酒大黄、蜜酒，即增损普济消毒饮。

归葛饮

当归　葛根_{等分}

防风通圣散

大黄_{酒蒸}　芒硝　防风　荆芥　麻黄　炒栀　白芍_炒　连翘　川芎　当归　薄荷　白术_{各五钱}　桔梗　黄芩　石膏_{各一两}　甘草_{二两}　滑石_{三两}

加姜、葱煎。

增损双解散

温病主方。温毒流注，无所不至，上干则头痛、面肿，注于皮肤则斑疹、疮疡，壅于肠胃则毒利、脓血，伤于阳明则腮脸肿痛，结于太阴则腹满、呕吐，结于少阴则喉痹、咽痛，结于厥阴则舌卷、囊缩。此方解散阴阳内外之毒，无所不至矣。

白僵蚕_{酒炒,三钱}　金蝉蜕_{十二枚}　广姜黄_{七分}　防风_{一钱}

薄荷叶一钱　荆芥穗一钱　当归一钱　白芍一钱　黄连一钱　连翘去心，一钱　栀子一钱　黄芩二钱　桔梗二钱　石膏六钱　滑石三钱　甘草一钱　大黄酒浸，二钱　芒硝二钱

水煎去渣，冲芒硝，入蜜三匙，黄酒半酒杯，和匀冷服。

栗山曰：温病本末，身凉不渴，小便不赤，脉不洪数者，未之有也。河间以伤寒为杂病，温病为大病，特立双解散以两解温病表里之热毒，以发明温病与伤寒异治之秘奥，其见高出千古，深得长沙不传之秘。且长沙以两感为不治之证，伤寒病两感者亦少，一部《伤寒论》仅见麻黄附子细辛汤一证。惟温病居多，以温病咸从三阴发出三阳，乃邪热亢极之证，即是两感。惜长沙温病方论散佚不传，幸存刺五十九穴一法，惟河间双解散郁散结、清热导滞，可以救之，必要以双解为第一方，信然。予加减数味以治温病，较原方尤觉大验。惟麻黄春夏不可轻用，古方今病，不可过执也。所以许学士有云：读仲景之书，学仲景之法，不可执仲景之方。乃为得仲景之心也。旨哉斯言。河间双解、三黄，俱用麻黄，仍是牵引叔和旧说。盖温病热郁自里达表，亦宜解散，但以辛凉为妙。

凉膈散

连翘二钱　大黄　芒硝　甘草各四钱　黄芩　炒栀　薄荷各二钱　竹叶三十片

蜜煎，去渣服。

加味凉膈散

温病主方。栗山曰：余治温病，双解、凉膈愈者不计其数。若病大头、瓜瓤等温，危在旦夕，数年来以二方救活者，屈指以算百十余人，真神方也，其共珍之。

白僵蚕酒炒，三钱　蝉蜕全，十二枚　广姜黄七分　黄连二钱　黄芩二钱　栀子二钱　连翘去心　薄荷　大黄　芒硝各二钱　甘草一钱　竹叶三十片

水煎去渣，冲芒硝，入蜜酒冷服。胸中热加麦冬；心下痞加枳实；呕渴加石膏；小便赤数加滑石；满加枳实、厚朴。

连翘荷竹，味薄而升浮，泻火于上；芩连栀姜，味苦而无气，泻火于中；大黄芒硝，味厚而咸寒，泻火于下；僵蚕蝉蜕以清化之品，涤疵疠之气以解温毒；用甘草者，取其性缓而和中也；加蜜酒者，取其引上而导下也。

升降散

温病亦杂气中之一也，表里三焦大热，其证不可名状者，此方主之。如头痛，眩晕，胸膈胀闷，心腹疼痛，呕哕吐食者；如内烧作渴，上吐下泻，身不发热者；如憎寒壮热，一身骨节酸痛，饮水无度者；如四肢厥冷，身凉如冰而气喷如火，烦躁不宁者；如身热如火，烦渴引饮，头面猝肿，其大如斗者；如咽喉肿痛，痰涎壅盛，滴水不能下咽者；如遍身红肿，发块如瘤者；如斑疹杂出，有似丹毒、风疮者；如胸高胁起，

胀痛，呕如血汁者；如血从口鼻出，或目出，或牙缝出，毛孔出者；如血从大便出，甚如烂瓜肉，屋漏水者；如小便涩淋如血，点滴作疼，不可忍者；如小便不通，大便火泻无度，腹痛肠鸣者；如便清泻白，足重难移者；如肉瞤筋惕者；如舌卷、囊缩者；如舌出寸许，绞扰不住，音声不出者；如谵语狂乱，不省人事，如醉如痴者；如头疼如破，腰痛如折，满面红肿，目不能开者；如热盛神昏，形如罪人，哭笑无常，目不能闭者；如手舞足蹈，见神见鬼，似风癫狂者；如误服发汗之药，变为亡阳之证而发狂叫跳，或昏不识人者。外证不同，受邪则一。凡未曾服过他药者，无论十日、半月、一月，但服此散，无不辄效。

白僵蚕酒炒, 二钱　全蝉蜕去土, 一钱　广姜黄去皮, 三分　川大黄生, 四钱

秤准，上为细末，各研匀。病轻者，分四次服，每服重一钱八分二厘五毫，用黄酒二匙，蜂蜜五钱，调匀冷服，中病即止。病重者分三次服，每服重二钱四分三厘三毫，黄酒三匙，蜜七钱五分，调匀冷服。最重者，分二次服，每服重三钱六分五厘，黄酒二匙，蜜一两调匀冷服。一时无黄酒，稀熬酒亦可，断不可用蒸酒。胎产亦不忌，用蜜丸名太极丸，服法同前，轻重分服，用蜜酒调匀送下。

栗山曰：温病总计十五方。轻则清之，神解散、清化汤、

芳香饮、大小清凉散、大小复苏饮、增损三黄石膏汤八方；重则泻之，增损大柴胡汤、增损双解散、加味凉膈散、加味六一顺气汤、增损普济消毒饮、解毒承气汤六方。而升降散其总方也，轻重皆可酌用，察证切脉，斟酌得宜，病之变化，治病之随机应变，又不可执方耳。按：处方必有君臣佐使，而又兼引导，此良工之大法也。是方以僵蚕为君，蝉蜕为臣，姜黄为佐，大黄为使，米酒为引，蜂蜜为导，六法备俱，而方乃成。窃尝考诸本草，而知僵蚕味辛苦气薄，喜燥恶湿，得天地清化之气，轻浮而升阳中之阳，故能胜风除湿，清热解郁，从治膀胱相火，引清气上朝于口，散逆浊结滞之痰也。其性属火，兼土与木，老得金水之化，僵而不腐。温病火炎土燥，焚木烁金，得秋分之金气而自衰，故能辟一切怫郁之邪气。夫蚕必三眠三起，眠者，病也，合薄皆病而皆不食也；起者，愈也，合薄皆愈而皆能食也。用此而治合家之温病，所谓因其气相感而以意使之者也，故为君。夫蝉气寒无毒，味咸且甘，为清虚之品，出粪土之中，处极高之上，自甘风露而已，吸风得清阳之真气，所以能祛风而胜湿。饮露得太阴之精华，所以能涤热而解毒也。蜕者，退也，盖欲使人退去其病，亦如蝉之脱然无恙也，亦所谓因其气相感而以意使之者也，故为臣。姜黄气味辛苦，大寒，无毒，蛮人生啖，喜其祛邪伐恶，行气散郁，能入心脾二经，建功辟疫，故为佐。大黄味苦大寒，无毒，上下通行，盖亢甚之阳，非此莫抑，苦能泻火，苦能补虚，一举而两得之，人但知建良将之大动而不知有良相之硕德也，故为使。米酒性大热，味辛苦而甘，令饮冷酒，欲其行迟传化，以渐上行头面，下达足膝，外周毛孔，内通脏腑经络，驱逐邪气，无处不到，如物在高巅，必夺飞冲，举以取之，物在远方及深奥之处，更必迅奔探索以取之，且喜其和血养气，伐邪辟恶，仍是华佗旧法，亦屠苏之义也，故为引。蜂蜜甘平无毒，其性大凉，主治丹毒斑疹，腹内留热，呕吐便秘，欲其清热润燥而自散温毒也，故为导。盖蚕食而不饮，有大便无小便，以清化而升阳，蝉饮而不食，有小便无大便，以清虚而散火，君明臣良，治化出焉。姜黄辟邪而靖疫，大黄定乱以致治，佐使同心，功绩建焉。酒引之使上行，蜜润之使下导，引导协力，远近通焉，补泻兼行，无偏胜之弊，寒热并用，得时中之宜，所谓天有覆物之功，人有代覆之能，其洵然哉。是方不知始自何氏，兹改分两变服法，名为赔赈散，用治温病，服者皆愈，以为当随赈济而赔之也。予更其名曰升降散，盖取僵蚕、蝉蜕升阳中之清阳，姜黄、大黄降阴中之浊阴，一升一降，内外通和，而杂气之流毒顿消矣。又名太极丸，以太极本无极，用治杂气，无声无臭之病也。予用此散救大证、怪证、坏证、危证，得愈者不可数计，更将此方传施亲友，全活甚众，可与河间双解散并驾齐驱耳。名曰升降，亦双解之别名也。

加味太极丸

小儿温病主方。凡治温病，皆可随证酌用。

白僵蚕_{酒炒，二钱} 全蝉蜕_{去土，一钱} 广姜黄_{三分} 川大黄_{四钱} 天竺黄_{一钱} 胆星_{一钱} 冰片_{一分}

加西牛黄二分更妙。

上七味秤准，为细末，糯米浓汤和丸，如芡实大，冷黄酒和蜜泡化一丸凉服。薄希熬酒亦可。

大柴胡汤

柴胡_{一钱} 半夏_{姜汁炒，一钱半} 黄芩_{二钱} 白芍_{一钱} 枳实_{麸炒，一钱} 大黄_{酒浸，二钱} 生姜_{二钱} 大枣_{一枚}

水煎服。

增损大柴胡汤

温病热郁腠理，以辛凉解散，不至还里而成可攻之证，此方主之，乃内外双解之剂也。

柴胡_{一钱} 薄荷_{二钱} 陈皮_{一钱} 黄芩_{二钱} 黄连_{一钱} 黄柏_{一钱} 栀子_{一钱} 白芍_{一钱} 枳实_{一钱} 大黄_{二钱} 广姜黄_{七分} 白僵蚕_{酒炒，三钱} 全蝉蜕_{十个} 呕加生姜_{二钱}

水煎去渣，入冷黄酒一两，蜜五钱，和匀冷服。

小柴胡汤

柴胡_{一钱} 黄芩_{二钱} 半夏_{二钱} 人参_{一钱} 炙甘草_{一钱} 生姜_{二钱} 大枣_{二枚}

水煎温服。

本方加僵蚕、蝉蜕，即增损小柴胡汤。

加味六一顺气汤

僵蚕二钱　蝉蜕一钱　大黄二钱　芒硝　柴胡　黄连　白芍各一钱　甘草五分　厚朴　枳实　黄芩各一钱

蜜导法

用蜜熬如饴，捻作挺子，掺皂角末，乘热纳谷道中，或用猪胆汁醋和，以竹管插肛门中，将汁灌入，顷当大便，名猪胆汁导法。

调胃承气汤

大黄酒浸，三钱　芒硝三钱　炙甘草二钱

水煎服。

养荣承气汤

知母　当归　芍药　生地黄　大黄　枳实　厚朴各一钱

加姜煎。

解毒承气汤

僵蚕二钱　蝉蜕一钱　黄芩　黄连　黄柏　栀子　枳实　厚朴各一钱　大黄二钱　芒硝一钱

五味消毒饮

金银花三钱　野菊花　蒲公英　紫花地丁　紫贝天葵子各一钱二分

火齐汤（即三黄汤）

黄柏　黄芩　黄连_{等分}

三黄石膏汤

石膏_{两半}　黄芩　黄柏　黄连_{各七钱}　栀子_{三十个}　麻黄

淡豉_{各二合}

本方去麻黄，加僵蚕、蝉蜕、薄荷、栀子等分，入蜜酒服，即增损三黄石膏汤。

三黄泻心汤

《汤液论》有黄芩，《保命集》有甘草、大黄、川黄连。

以麻沸汤渍之，须臾绞去滓，温服。

竹叶石膏汤

竹叶_{二钱}　石膏_{四钱}　麦冬_{去心，二钱}　半夏_{二钱}　人参_{一钱}

炙甘草_{一钱}　生姜_{二钱}　粳米_{二钱}

水煎温服。

白虎汤

生石膏_{八钱}　知母_{三钱}　生甘草_{一钱半}　粳米_{二钱}　竹叶_{三十片}

水煎冷服。加人参一钱五分，名人参白虎汤。加苍术一钱，名苍术白虎汤。

黄连解毒汤

黄连　黄芩　黄柏　栀子_{各一钱}

水煎冷服。

玉女煎

熟地五钱　牛膝钱半　石膏五钱　知母钱半　麦冬去心，二钱

水煎服。

犀角地黄汤

怀生地六钱　白芍四钱　牡丹皮三钱　犀角二钱，磨汁或末入

水煎入犀汁服。

犀角大青汤

犀角二钱，为末或磨汁对汤服　大青或以青黛代之　元参各三钱

升麻　黄连　黄芩　黄柏　栀子各一钱　甘草五分

水煎去渣，入犀角汁、童便冷服。一方加白僵蚕（酒炒）三钱，蝉蜕（全）十个更妙。大便秘，加大黄。

二陈汤

半夏姜汁制，二钱　陈皮一钱　白茯苓一钱半　甘草一钱　生姜一钱

水煎温服。

本方加竹茹、枳实，名温胆汤。

导赤散

生地黄　木通各三钱　淡竹叶　甘草梢各一钱

水煎温服。

导赤泻心汤

黄连酒洗　黄芩酒洗　栀子姜汁炒黑　知母盐酒拌炒　犀角磨汁另入　人参　麦冬　茯神去木　生甘草各二钱　滑石二钱　灯心三分　生姜二钱　大枣二枚

水煎温服。

大清凉散

温病，表里三焦大热，胸满胁痛，耳聋目赤，口鼻出血，唇干舌燥，口苦自汗，咽喉肿痛，谵语狂乱者，此方主之。

白僵蚕酒炒，三钱　蝉蜕全，十二个　全蝎去毒，三个　当归　生地酒洗　金银花　泽兰各二钱　泽泻　木通　车前子炒研　黄连姜汁炒　黄芩　栀子炒黑　五味子　麦冬去心　龙胆草酒炒　丹皮　知母各一钱　生甘草五钱

水煎去渣，入蜂蜜三匙，冷米酒半小杯，童便半小杯，和匀冷服。

此方通泻三焦之热。其用童便者，不及自己小便之佳，《素问》曰轮回酒，《纲目》曰还元汤，非自己小便何以谓之轮回？何以谓之还元乎？夫以己之热病用己之小便，入口下咽，直达病所，引火从小水而降，甚速也。此古人从治之法，惜愚夫愚妇未曾晓也，甚且嘲而笑之。眼见呕血人接自己小便饮一二碗立止，非其明验乎？

小清凉散

温病，壮热烦躁，头重面赤，咽喉不利，或唇口颊腮肿者，此方主之。

白僵蚕炒，三钱　蝉蜕十个　银花　泽兰　当归　生地各二钱　石膏五钱　黄连　黄芩　栀子酒炒　牡丹皮　紫草各一钱

水煎去渣，入蜜酒童便冷服。

黄连清心火，亦清脾火，黄芩清肺火，亦清肝火，石膏清胃火，亦清肺火，栀子清三焦之火，紫草通窍和血、解毒消胀，银花清热解毒，泽兰行气消毒，当归和血，生地、丹皮凉血以养阴而退阳也，僵蚕、蝉蜕为清化之品，散肿消郁、清音定喘，使清升浊降则热解而证自平矣。

大复苏饮

温病，表里大热，或误服温补和解药以致神昏不语，形如呆人，或哭笑无常，或手舞足蹈，或谵语骂人，不省人事，目不能闭者，名越经证。及误服表药而大汗不止者，名亡阳证，并此方主之。

白僵蚕三钱　蝉蜕十个　当归三钱　生地二钱　人参　茯神　麦冬　天麻　犀角磨汁入汤和服　丹皮　栀子炒黑　黄连酒炒　黄芩酒炒　知母　生甘草各一钱　滑石二钱

水煎去渣，入冷黄酒、蜜、犀角汁，和匀服。

小复苏饮

温病，大热或误服发汗解肌药以致谵语发狂，昏迷不省，躁热便秘，或饱食而复者，并此方主之。

白僵蚕三钱　蝉蜕十个　神曲三钱　生地三钱　木通　车前子炒，各二钱　黄芩　黄柏　栀子炒黑　黄连　知母　桔梗　牡丹皮各一钱

水煎去渣，入蜜三匙，黄酒半小杯，小便半小杯，和匀冷服。

大分清饮

茯苓　泽泻　木通各二钱　猪苓　栀子或倍之　枳壳　车前子各一钱

水一碗，煎八分温服。

小分清饮

茯苓二三钱　泽泻二三钱　苡仁二钱　猪苓一钱　枳壳一钱　厚朴一钱

水一盅半，煎七分服。

抽薪饮

黄芩　石斛　木通　栀子　黄柏各一钱二分　枳壳一钱　泽泻钱半　细甘草三分

水一盅半，煎七分温服。

玉屏风散

黄芪蜜炙　防风各一钱　白术炒，二钱

水一盅，姜三片，煎服。

神术散

苍术　防风各二钱　炙草一钱

本方去防风、炙草，加黄柏一钱，即二妙散。

大青龙汤

麻黄四钱　桂枝二钱　炙甘草二钱　杏仁泡去皮尖，十枚　石膏八钱　生姜三钱　大枣一枚

小青龙汤

麻黄二钱　桂枝二钱　白芍二钱　半夏二钱四分　五味子一钱细辛一钱　干姜一钱　炙甘草一钱

越婢汤

麻黄六钱　石膏八钱　炙草一钱　姜三片　大枣五枚

香薷饮

香薷一钱　生扁豆一钱　厚朴炒，一钱

黄龙汤

治胃实失下，虚极热极，循衣撮空，不下必死者。

人参钱半　熟地三钱　当归二钱　大黄酒浸，二钱　芒硝二钱枳实一钱　厚朴一钱五分

小陷胸汤

黄连一钱五分　半夏三钱　瓜蒌一个

保和丸

山楂三两　神曲　半夏　茯苓各一两　会皮　莱菔子　连翘各五钱

面糊为丸。

抵当汤

水蛭猪脂熬黑，三十　虻虫去头足翅，三十　桃仁去皮尖研，三十　大黄酒浸，四两

蜜丸。

代抵当丸

大黄酒洗，四两　芒硝　穿山甲蛤粉炒　夜明砂淘焙　莪术酒炒　肉桂去皮　当归尾酒蒸，各一两　红花酒炒，七钱　桃仁不去皮尖，用七十粒，另研

蜜丸。

桃仁承气汤

桃仁连皮尖，十五个　桂枝三钱　大黄酒浸，四钱　芒硝二钱　炙甘草一钱二分

茵陈蒿汤

茵陈蒿二钱　栀子三钱　大黄五钱

本方加桂枝、白术、茯苓、泽泻、猪苓，即茵陈五苓散。

六一散（即天水散）

滑石六钱　甘草一钱

本方加朱砂，即益元散。

四苓散

白术　泽泻　猪苓　茯苓等分

本方去白术，加阿胶、滑石，即猪苓汤。

橘皮竹茹汤

橘皮五钱　竹茹一钱　沙参一钱　炙草五分　半夏一钱　陈皮一钱　麦冬一钱　赤苓二钱

加姜枣煎。

橘皮半夏汤

橘皮　半夏等分

加生姜煎。

大半夏汤

半夏　人参等分　白蜜

小半夏汤

半夏　生姜等分

瓜蒂散

甜瓜蒂炒黄　赤小豆等分

为末，热水二盅，入淡豆豉三钱，煎一盅去渣，和药末一钱温服。或用参芦煎汤热服，以指探吐。

参胡三白散

人参一钱半　白术一钱半　柴胡二钱　白芍一钱半　白茯苓一
钱半

清燥养荣汤

知母　天花粉　当归身　白芍　甘草　生地汁　陈皮等分

加灯心煎。

柴胡清燥汤

柴胡一钱　黄芩一钱　陈皮一钱　甘草五分　花粉一钱　当归
一钱　白芍一钱五分　生地二钱　知母一钱五分

加生姜、大枣煎。

清燥救肺汤

桑叶三钱　人参一钱　麻仁一钱　炙草一钱　枇杷叶二片　阿
胶一钱　麦冬二钱　杏仁一钱　煅石膏一钱

当归六黄汤

当归　炙芪　黄柏　黄芩　黄连　生地　熟地等分

定中汤

雄黄　黄土等分

逍遥散

当归一钱　白芍一钱　柴胡三分　茯苓一钱　白术一钱　甘草
五分　薄荷三分　姜一片

越鞠丸

川芎_{五分} 苍术_{三分} 香附_{五分} 山栀_{八分} 神曲_{一钱}

归气饮

熟地_{三钱} 茯苓_{二钱} 扁豆_{一钱} 炮姜_{五分} 丁香_{三分} 藿香_{一钱} 炙草_{五分} 会皮_{一钱}

代赭旋覆汤

代赭石_{一钱} 旋覆花_{五分} 人参_{五分} 半夏_{一钱} 干姜_{一钱} 大枣_{五个}

四七汤

半夏_{一钱} 厚朴_{一钱} 茯苓_{一钱} 苏子_{一钱}

姜、枣煎。

仓廪汤

人参_{五分} 茯苓_{一钱} 甘草_{五分} 枳壳_{一钱} 桔梗_{一钱} 柴胡_{五分} 前胡_{一钱} 羌活_{三分} 独活_{一钱} 川芎_{五分} 薄荷_{五分} 姜_{一片} 陈仓米_{一钱}

酸枣仁汤

酸枣仁_{一钱} 甘草_{五分} 知母_{一钱} 茯苓_{一钱} 川芎_{五分}

四逆散

柴胡_{五分} 炙甘草_{五分} 芍药_{一钱} 枳实_{八分}

柴胡桂姜汤

柴胡_{一钱} 桂枝_{五分} 干姜_{五分} 黄芩_{五分} 牡蛎_{一钱} 瓜蒌

一钱　甘草五分

甘桔汤

桔梗一钱　甘草一钱

独参汤（附参茸膏）

人参、附子（轻重酌用）。加鹿茸等份熬膏，即参茸膏。

参附汤

人参、附子（轻重酌用）。

术附汤

白术、附子（轻重酌用）。

真武汤

茯苓一钱　白术一钱　芍药一钱　附子一钱　生姜一片

四君子汤

人参二钱　茯苓一钱　白术一钱　甘草五分

六君子汤

人参二钱　茯苓一钱　白术一钱　甘草五分　半夏　陈皮各一钱二分

香蔻六君子汤

木香五分　蔻仁五分　人参二钱　茯苓一钱　甘草五分　陈皮一钱　半夏一钱　白术一钱

柴芍六君子汤

柴胡二钱　白芍一钱　人参二钱　茯苓一钱　甘草五分　白术一钱　半夏一钱　陈皮一钱

金水六君子煎

熟地三钱　当归　半夏　陈皮　茯苓各一钱　甘草五分

四物汤

川芎五分　当归一钱　地黄三钱　芍药一钱

八珍汤

川芎　当归各一钱　地黄三钱　芍药一钱　人参一钱　茯苓一钱　白术一钱　炙甘草五分

十全大补汤

地黄三钱　芍药一钱　当归一钱　川芎五分　人参一钱　白术一钱　茯苓一钱　甘草一钱　黄芪一钱　肉桂一钱

补中益气汤

黄芪一钱　陈皮一钱　升麻五分　柴胡五分　人参一钱　甘草五分　当归一钱　白术一钱

补阴益气煎

熟地三钱　山药一钱　白术一钱　陈皮一钱　升麻五分　柴胡五分　人参一钱　甘草五分　当归一钱

理中汤

人参一钱　甘草五分　白术一钱　黑姜五分

理阴煎

人参一钱　甘草五分　白术一钱　黑姜一钱　熟地二钱

小建中汤

芍药三钱　肉桂五分　炙甘草五分　大枣二个　饴糖一酒杯

煨姜五分

黄芪建中汤

黄芪二钱　芍药三钱　肉桂一钱　煨姜五分　甘草五分　大枣二个　饴糖一酒杯

归脾汤

人参一钱　白术一钱　黄芪一钱　当归一钱　炙甘草五分　茯神一钱　远志一钱　酸枣仁五分　木香五分　龙眼肉五分　姜一片枣一个

复脉汤

肉桂五分　炙草五分　麦冬二钱　生地三钱　麻仁二钱　阿胶一钱

加姜、枣煎。

泻白散

桑皮一钱　地骨皮一钱　甘草五分　粳米一钱

生脉散

麦冬二钱　五味一分　人参一钱

六味地黄汤

地黄八钱　山萸四钱　山药四钱　丹皮三钱　茯苓三钱　泽泻三钱

本方加麦冬、五味，即麦味地黄汤，加知母、黄柏，即知柏地黄汤。

资生丸

人参五钱　白术八钱　藿香三钱　蔻仁一钱　黄连一钱　楂肉五钱　陈皮四钱　桔梗二钱　山药五钱　苡仁五钱　建莲六钱　芡实五钱　神曲五钱　茯苓四钱　麦芽五钱　炙甘草五钱　扁豆四钱　泽泻四钱

参苓白术散

人参　白术　陈皮　茯苓　扁豆　山药各一钱　甘草五分　建莲一钱　砂仁五分　苡仁一钱　桔梗一钱　大枣二个

朱砂安神丸

川连五分　归身一钱　生地二钱　生草五分　琥珀一钱　犀角一钱　枣仁一钱　远志一钱　元参一钱　辰砂五分　白茯苓一钱

大无比散

辰砂　滑石　生草　雄黄等分

全龟膏

熟地二两　生地二两　天冬二两　麦冬二两　知母二两　贝母二两　丹皮二两　地骨皮二两　龟甲一斤

百合固金汤

熟地一钱　生地二钱　元参二钱　贝母一钱　桔梗一钱　甘草五分　麦冬一钱　芍药一钱　当归一钱

银甲散

银柴胡二钱　龟甲三钱

金汁

粪清绞汁，以陈为佳。

绿豆汁

绿豆熬汁，以清为佳。

雪梨浆

大梨汁，以成浆为度。

紫雪

黄金十两。用水三斗，先煮一斗，旋添煮至一斗为度。去金取汁，煮下项药。

石膏、寒水石如无真者元精石代之　磁石醋煅　白滑石各五两

上四味捣入前汁中，煮至五升，入下项药。

乌犀角镑　羚羊角镑　青木香切　沉香研，各五钱　黑参切
升麻各一两六钱　生甘草八钱　丁香捣碎，一钱

上八味入前汁中，煮取一升五合，去滓入下项药。

芒硝一两　焰硝三两

上二味入前药汁中，微火上煎，柳木捶搅不住手，候有七合半，投在水盆中，半日欲凝，入下项药。

朱砂研细水飞净，五钱　麝香当门子研，一钱二分

上二味入前药中搅匀，勿见火，寒之二日，候凝结成霜紫色，铅罐收贮，每服一分至二分，杵细，冷水或薄荷汤调下，

小儿以意量减。

珠黄散

珍珠二分　牛黄二分　川贝六分　辰砂二分

《温证指归·卷三》终

温证指归·卷四

江宁周杓元澹然子著

绍兴裘吉生刊行

丁巳春二月初旬，有何姓子患温病初起，舌即干红，身次不支，神情恍惚。余诊之曰：此证感温甚重，十难救一，非大剂双解不能挽回，迟则不治。因病家曾患此证，专信不疑，遂顺手治疗，得愈。计服大黄一两五钱，膏、黄、芩、连倍数，不但正气不亏，抑且病起旬日，俨如无病者。然于以见温病，早得下药之力，其效之神速如此。

有张姓妻，忽然寒战，战后大笑，笑甚即厥，自暮至晓如此者数次。邀余诊之，见其面赤壮热，头痛如破，心烦作麻，胸背作胀，舌苔白滑，六脉沉数，谵言神昏。余曰：此脉证乃羊毛温也，方以大剂双解治之。其时同事数医，论证用药咸同一辙，药后得利而呕未止，邪困上焦也，连投三剂，外行搓法，毛出五色，诸证渐平。时又邀一医，诊云：乃肝风内动，少阳受病，方主温胆白薇一法。病家见其立方平稳，停双解而投是药，夜间前证复作，次日仍以双解投之，渐平。至第五日，惟自笑不已，遂以加味太极丸加牛黄治之，一服而诸证俱平，竟获痊愈。

乾隆乙卯六月上浣，予诊盛姓之子，患羊毛温半月。诊时脉证俱乎，每交午刻即心烦作麻，不自知其所苦，口内喃喃不已，人即昏去，交子即醒，如是者三日。询及前诊之医，皆以治温之法治之，今病未解者，是温邪感受原轻，发之不暴，治法虽当，奈毛毒未化，故延多日，一挑擦即可愈也。病家旋邀一老妪挑之，得毛如缕，内服神解散，是夜即安，后以辛凉之药清理上焦，得愈。夫羊毛本热化耳，得挑则毛去，毛去则热不留。《内经》刺穴泻热之法，岐伯已先得我心，因《内经》之义，引伸触类，可为治温证之津梁，亦可为后人之楷式。

丙辰夏四月，有高姓之子患温，夹荤滞甚重，中宫堵塞，邪不易透，邀予诊之。初时病家颇不介意，予即嘱感邪极重，又夹荤滞，将来发作非轻。旋邀二医公同商酌，先开里气，使邪有出路。其时已服过温燥散药数剂矣。而现在之证，神烦舌赤，苔黄口渴，遂以大剂双解叠进，五六日去宿粪以斗计，壅滞虽开，伏邪大作，舌黑苔刺，谵妄烦躁之势叠现。要之此状，因邪重夹食，初病又投温散，未治萌芽，以致病势猖獗如此。再以增损大柴合犀、羚、梨汁、芦根等味，黑苔渐退，邪势向衰，予等医俱云幸有生机。讵料病家信任不专，另延他医，谮言叠进，有云凉药太过者，拟理中法，有云失表者，拟达原法，不知所服何剂，而病势更加沉困，谵妄更增，而医又欲以凉下法治之，苦病家谮言已入胸臆，坚不肯服大黄。群医仍属大剂清凉解毒，拖延多日始安，要之再得双解二三剂，则邪净病已，不致半途而废。又投温燥以致病势更重，在病家执谮言，只说前药之非，孰知后药之误！此予之得以生全者，天意也，非人力也。

又同时汤姓子患温毒，结于少阳、阳明，腮肿结硬，龈溃出脓。邀予诊时已数日矣。时寒热交作，人事不清，苔黄舌赤。予即云：此温毒极重之证，若不极早双解，迨至伤阴，舌黑神昏则无救矣。奈病家胆怯，坚不肯服，权与清化太极，二三日宿粪略去而病势未减，言之至，再始服双解一帖，尚未尽剂，去宿粪甚多，而身热人事顿爽。意欲再进此药，病家万不肯服。又延二日，诊时苔黑神昏，予即谆辞。旋邀一医，一见此证即行凉下，见病家坚执不服，只得以加味太极丸加牛黄，服后病势亦减，再进不允。又延他医，乘机进谮，而昏溃之病家在他医前不述病之原委，而只云予辞言之过激，致病者因惊致舌黑神昏，有是理耶？殊不知未进言前，予临床诊时早已神昏舌黑，连叫不醒，病家阖室环听，抑因惊致神昏耶？抑因失治之神昏耶？而后医不知所进何药，终致不起，悲夫！夫前此两证，有幸有不幸者，虽属天意，亦由人事。在高姓之病，得双解多剂，后药虽误，尚可挽回。汤子之毙，不毙于后药，而毙于前药之不彻也。

丙辰夏温证大行，现证多有口不能言，神情昏倦，其证有愈有不愈。如陈姓一子，甫生数岁，哭不出声，神情倦怠，其家以为必败，置之于地者久矣。病者与予有姻谊，邀予往视，予见势非全败，先投以加味太极，继与双解。而哭声出，人事安。同时有陆兄妇归宁母家，一病即苔黄壮热，予与一医合诊，见势甚重，即与双解，延至三日口不能言，舌干苔刺，病势加剧。予询及再四，缘何似此重剂不得去病，家人告以其母姑息，每剂药服不及半，以致如此。后延至七日，内陷厥阴，舌强脉微而毙。要之温邪者，热邪也。不语者，厥阴为热邪所闭也。夫伤寒传足，温证传手，手厥阴为心包络之经，热邪伤阴则厥阴心包内闭，不但口不能言，并且舌强拘挛，神昏囊缩，变态多端，故早下以去邪，则六腑通，三焦畅，不致陷入厥阴，如陈氏子可为明验也。因循失治则变证甚速，张氏妇亦良可慨。夫更有失治如李翁之孙、田翁之妇，皆系温邪内陷厥阴，不语而逝。又有陈姓妻，七月中旬，若发本证脚气，呕吐阻厥，邀一医投以解暑和肝息风之剂，次日神识昏愦，脉气散乱，舌硬不言，四日而逝。朱氏之子得挑、得下，数日而苏，是温邪之治宜用力于未曾不语之先，如待不语而急力挽回，犹堪几幸。迨至不语数日而欲其语也，不亦难哉甚矣。治病于未然者，其圣人之法欤。

有林姓患羊毛温疹半月，所服之药，初温散，继养阴，未曾攻下，亦未曾挑放。予诊时见其发狂自笑，歌骂不休，诊其脉则沉数，验其舌则苔黑芒刺。予曰：此证失下，奈阴分已伤，难任攻逐，所幸者得前药养阴，尚未枯竭。今据现证种种，悉属温邪困伏三焦，心包内闭，发狂自笑，最凶之候。治法当以逐邪为主，佐以养阴之味，古人原有黄龙一方，两得其妙，遂用之加牛黄、犀角等药，是日得解，自笑少止，外用挑法得羊毛缕缕，胸次少宽，次日换方，仍用是药，令以荞麦面作团，滚胸背间。后复诊一次，狂笑热势少轻，舌虽未净，脉亦少和，药用轻剂攻邪，佐以和法。病家见凶势已平，率皆大意，竟不延诊。孰知燎原之火虽去，而余焰犹未熄也。闻知数日不药，以致余邪猖獗而毙。可见余邪不尽一分，即为祸一分，俗云星星之火，能烧万顷之柴，吁可畏哉。

张公子丙辰年夏间，阖室患温者十余人，初病者伏邪甚重，予与一医合订清解攻下之方，服之而愈。越数日，伊仲媳亦患温邪，予与一医视其一病苔即满黄，均云邪重，直与神解加军，二日不愈，病势加剧。予曰：温邪之证得下药而不解，病反加重，其故何也？询及再四，诘旁人始知，以其祖母姑息，药未即服，交三日邪势猖獗，直犯厥阴，神昏舌硬，拘挛倔强。旋邀一医看视，同以大剂育阴化邪，毫无一效，迨至七日而殂。皆由温毒萌时未得药力以致于此。又一人一病即壮热苔黄，一医初用九味羌活，次用三消。予见势剧，投以双解，叠下数次，病势更剧，知受邪太深，病家自云似此酷毒，若不放手攻击，势难救援，是以医胆倍壮，硝黄膏连猛进，舌黑神昏症俱渐退，嗣后转疟日作，迨至月余而痊。此时又一患温者，一医以温散之剂，七日亦殂。可见温邪之证得能早下，使表里通畅，十全八九，迟下、失下，十难全半。呜呼！大命虽有天定，医药岂可混施。此所谓君子言理不言数也。

吴氏子患温邪之证，他医皆谓暑湿痰滞，药用发表温消之剂。迨至二旬外，诸证更剧，始延予诊视。予察其苔黑唇焦，舌紫鼻煤，身热未退，腹胀如鼓，种种病邪，悉属温邪困郁，未经宣泄。且从前所服之药，半属辛温，夫温邪本易灼阴，又加燥剂，阴分愈竭，邪伏更深，法在难治。不得已拟大复苏饮滋培阴气，加味太极丸涤荡热邪，服后诸证少减，更以双解散加养阴之药下之，连投数剂，热象渐平。改用养阴化热之剂，越数日肛门肿痛，大解欲便不能。予知其下焦热结，阴液亏结，不能滋润之故，遂易大剂润肠药，内加肉苁蓉四钱，峻补真阴，一剂下燥粪数十枚，腹胀渐消，竟获成功。此证设首用清解，何至此极！以见不明温热治法，误以风寒混治，其失有如此者。

　　杨姓年二十，乙卯年间，忽然右半不仁，舌强不语，神昏，诸医以中风受寒治之罔效，延予诊视。予诊其脉象沉数，舌黄面垢，外虽不热，内现口渴便秘，神昏不语，种种形证。予曰：此证全系温邪内伏，非中风也。夫中风脉应浮缓，无口渴便闭之证，况年力富强，中风之事亦少。据脉证相参，端是温疠之气由里达表，自阴分发出阳分，四肢为诸阳之本。不仁者，温热伤阴，阳气未宣之象也。偏于右者，右为阴，男子不足于阴也。舌强神呆者，少阴之脉循舌本。盖其人少阴素亏，故温邪易乱其神明。观冬不藏精，春必病温，是其明验也。治法当急下以存阴，若待津涸阴亡，几无济矣。于是以大剧硝黄下十余次。彼延二医合诊，亦主此法，后舌始转音，热象始作，继得养阴化热收功。使非辨别精细，以中风之法治之，不几误耶！

　　金姓六月间患温，初病时早起食面蛋，午食荤腻，午即舌白神昏，谵妄胸闷，头胀脉伏，面色垢暗，势极危笃。予知其温邪极重，非速进攻下不可，投以双解数剂，服后毫不应手，其势更甚。予急令挑放，挑出羊毛无数，仍投双解，一服即得大解彻行，人事渐清。连进攻逐之品约十余剂，热象方减，后转疟证，以小柴养阴调理而安。志此以见温邪极重者，若不先为挑放，虽有对证之药，亦难取效也。七月伊母患痢，兼口干咽燥胸闷，以神砂丸荞麦面搓之，得毛如许，照温邪治痢，随手而起。

朱叟年逾七旬，素无疾苦，乙卯四月中旬，午后方食糕点，忽然烦躁壮热，人事迷乱，热颇危殆，延余诊视。余验其舌色干黑、脉象洪大、烦渴谵语，知温邪骤发，兼夹痰滞，壅遏极重之候，拟双解救之。连投三剂，热象少减，但舌黑而润，人事昏沉如故，更加呃逆，六脉无力，此阴竭之象，双解不中与也。急以归气治之，一剂呃止神清，诸证悉退，后与和剂而愈。彼不守禁忌，甫愈三日即食糕肉无数，以致余邪复作，后以清解消滞之品始获成功。噫！前以凉下驱邪，后即以甘温扶正，转丸之技固不可与胶柱者同日语也。

金姓者，乡间人也。据云客岁秋间患温证，疟痢迭至，仲冬方愈，服过硝黄十有余两。今春间，午后忽腹大痛，恶寒，头疼，自利，脉沉，口渴，舌干，苔刺。旋邀里中医者治之，以脉沉、肢冷、痛泻为寒，用附子理中汤，病人因去岁病时悉领温热之象，梗概颇知若尽寒邪，岂有口渴苔刺等证，未敢服此药。又延二医，一系去岁之医，订清解散，一订温中散寒之法，皆未行。次日邀予诊视，面垢神烦，唇燥口渴，苔刺鼻煤，热利无度，寒热仍作，胸闷腹痛，幸得刮放，经络少松。余云：此系温邪极重之候，泻乃热邪自寻出路，脉伏腹痛乃邪困未宣，据此唇舌，确非寒象。病者疑旧病愈未久，焉得又招此邪。余曰：邪之中人，乘人之虚，如水之趋下，遇窦即留，何分远近，能保周身之元气，庶免贼邪之侵害，刻据证用药，仍当双解，稍迟阴竭则无救矣。旋投双解，泄泻反止，痛势大减，然唇舌如故，更加筋惕肉𥆧，余与前医知为病后真阴未复，大有阴竭之象，难于纯用攻下，酌以生鳖甲、生地、沙参各两许煎浓汁以煨前药，叠投三剂，病势大减。忽然呛咳不休，吐痰沫数盂，知肺为燥伤，遂用清金保肺化邪一法，不出十日痊愈。

己未冬，天气甚暖，宛如春日，盖阳气不主收藏而反发泄。是时彭姓阖室病温，轻者数人，重者亦数人，俱已向愈，最后一妇人甚笃。初起时不甚大热，微微咳嗽，脉象沉数，面色微赤，咽干口苦，舌净无苔，舌赤如绛。彼延许生诊视，许生以神解清化之药与之，越三日壮热大作而舌终无苔，神情躁乱，口渴心烦。余诊之曰：此温邪伏在营分，由里以达于外也。譬之隐伏之火，得搜扬而烈焰焚空，不可止遏。但此妇禀质素弱，阴分极亏，阴亏则不能化邪，以致邪势延漫三焦，若不下，邪无出路，若下，又恐阴液随竭，勉用复苏饮加军末八分，一剂而得解数次。二日添舌短神昏，鼻煤谵妄等象，余曰：此袅焰猖狂，阴液干枯不可救矣。其子再三谆请，余想《内经》曰：诸寒之而热者取之阴，所谓求其属也。王太仆云：寒之不寒，责其无水。仿费建中治痘用浊阴，意合张景岳玉泉散方，用金汁一碗，井水两杯，生石膏二两研和服下，而人事渐清，谵妄亦止，舌不绛而心不烦，热亦渐退，惟咳更甚。余曰：此温邪余热从营阴出于卫阳，由血分达于气分，热在上焦肺部，温邪渐达皮毛，后必发疴、发痒，清金保肺可愈矣。令许生以清燥救肺汤与服，继以梨汁熬膏，调治而愈。

乙卯夏，有耿姓客寓某行，患寒热身痛等证，一医用清散之药，越三日热象颇加，人事昏迷，身痛不能转侧。行东延医诊视，医云脉象数大，舌苔黄厚，作热邪伤阴，治以滋化之法，病势更重，时已六日矣。邀余诊之。余验舌色深黄，脉象数大，面垢神昏，壮热，至夜更盛，胸高气促，种种危证，皆温邪深伏三焦，未经溃达，时已六日，病势益剧，阴分先伤，虽连得养阴之药，奈温邪不溃，若不早下以存阴，必致舌黑苔刺，谵妄等变。但病者系异乡孤客，非一人可以担当，必得一二道中同为斟酌，方能用药。伊即延一医诊视，亦主此法，用增损双解散，硝黄四五钱，连服二剂，下败粪十余次，病势颇减，改用养阴，壮热如故。与双解数剂，苔色已退，脉和热轻。越二日呃逆甚剧，舌苔白，舌本淡，与同视之医合商，医曰：邪势未尽，下之可乎？余曰：邪固未尽，但正虚呃逆不可下也，宜归气饮消息之。服后呃止，又二日呃复作更盛于前，皆以为邪未尽之故，正虚不能再下，酌用和法，服二帖呃全不止。余诊时旁坐久听，呃声由肋而起，此必兼气郁，因订代赭旋覆汤合归气减丁香，一服即安。可见温邪盛时宜凉下，衰时有兼证自当从兼治，不可拘于一格也。

文学某翁素知医，四十二岁始得一子，甫一周。于嘉庆丁巳七月间患温，某自与前葛枳桔等药服之不效，次日又服清化之剂，至三更喘逆非常，就诊于余。余见苔黄带黑，喘如曳锯，因与麻杏石膏合加味太极法治之。药未煎就，舌黑如炭，芒刺如锉，喘逆尤甚，举家号哭，以为必毙矣。所幸者犹可灌药，至次日午刻，忽解一次，余大喜曰：生机在此。又与加味太极丸二粒，始终服增损、双解一法，至十六日始得喘平热退而愈。共约服硝黄二两有余，下粪一百余次，愈下愈多，颇可惊讶。其祖母年逾八十，向余泣拜曰：非翁见之真、守之定，小孙何能再生。余急扶而谢之。志此以见温邪始终当下，有如此者。

《温证指归·卷四》终

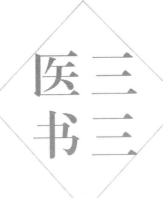

南病别鉴

清·宋兆祺　辑注

提要

　　《南病别鉴》三卷，附节录辨证一卷，清·吴门宋佑甫先生增注，叶香岩、薛生白、薛公望三先贤之著作也。宋氏为公望先生之外孙，学有渊源，以南方人多温热证疗治之法，自与北地伤寒有别。本书刊本少见，裘君吉生向高德僧君借录，以世之治温热证多泥于伤寒之法，不是妄汗，必是失下。此皆不读温热诸家之书之故，亦即少有温热专书流传之故。爰亟付刊，以救偏弊。

序一

《考工记》谓："材美工巧然而不良,则不时不得地气也。"于是以橘逾淮北为枳、鹳鹆不逾济、貉不逾汶,明迁地弗良之意,一再曰"地气然也"。乌乎!不得地气不能成良工,不察地气又曷为良医哉?九窍之变犹是也,九脏之动犹是也。然而,齐与楚言语不通,嗜欲同焉,燕与越言语不通,嗜欲不同焉;不同者地也,即气也。言语、嗜欲,其气之常,疾病则其气之变也。用治齐者治楚,吾知其必难已。用治燕者治越,吾知其必增剧。无他,常者不能同而变者反能同,未之有也。伤寒者北方之病也,而南人有病辄曰伤寒,何也?仲景之书遍天下,人习诵之,而忘其地气之不同也,不几用治齐者治楚、治燕者治越乎,已乎?剧乎?国朝康熙间,吴中名医辈出,香岩叶氏、一瓢薛氏为最著,叶有《温证论治》、薛有《湿热条辨》,皆发明南人之病,不宜概用伤寒法;厥后公望薛氏有《伤寒辨证歌》,名虽袭北,治实偏南,不外叶、薛宗旨。宋君佑甫为公望外孙,治病之暇,取叶书详注之,复合二薛所著,函三为一,题曰《南病别鉴》,将授诸梓,问序于余。余不知医惟寻厥,题名证以考工,佑甫其能察地气者乎!佑甫为医其良者乎!

光绪九年岁次癸未五月元和顾文彬撰

序二

　　康熙朝吾吴叶香岩先生，医名重当代，同时有一瓢徵君继起，有松心孝人号称鼎足。惟先生最为正宗，足资后学模楷，所传世著作几种，皆及门采辑医按，乃最著名者也。此《温证论治》一编较《舌鉴舌辨》更加明晰，今得佑甫世棣逐条诠疏，尤觉精详。佑甫为薛公望先生外孙，好学深思，治病往往出人意表而一轨乎正。岂非渊源有自耶! 兹将付，手民属书缘起。

　　　　　　　　　　　　时光绪巳卯四月南宫后生徐康

序三

　　医书自《灵》《素》《金匮》后，代有名贤著作，几于汗牛充栋，求其能上继岐黄真传而有益于后学者，渺不可得。推原其故，盖由食古不化，致古人著作之精心晦而难明，或更妄求异说，自作聪明，或各立门户，好为奇僻，于南北地气之分，性质强弱之异，概置勿论。无怪医道竟成绝学也。近有叶香岩先生《温证论治》、薛一瓢先生《湿热条辨》、薛公望先生《伤寒古风》，议论精醇，根柢深厚，五行尽其变，五土异其宜，实上继《灵》《素》《金匮》之一脉，而大有功于后世者也。惜香岩、一瓢两先生之书，虽会稽章虚谷注释，而未得其详，医家深以为憾。兹宋君佑甫于治病之暇，朝夕披览，详加注释，俾前人之著述陈如指掌，真后学之津梁也。犹忆余十年前得不寐疾，辗转床褥，午夜彷徨，遍访时医，尽皆束手，后得佑甫诊治，应手而愈。至今年逾六十，日高三丈，犹作酣眠。始知佑甫于此道中，不知几费揣摩，斯能臻此妙技，古人所谓三折肱者，真无愧焉。余故尔得而为之序。

　　　　　　　　光绪己卯春仲既望弇山毕长庆撰

序四

　　天下至难为者莫如医，天下至易为者亦莫如医。必欲穷经义、索病源、对症施药务求中肯，此固难为者也。苟其不读古人书，不问病人因，妄曰凭脉知病，任意书方，偶然中病，愚夫愚妇奉以为奇事，既暗被他伤，医家病家茫然不知，此又易为者也。然以难为者与易为者较，岂独不可同日而语，殆有为善造孽之分欤？《内经·徵四失论》曰：诊病不问其始，忧患饮食之失节，起居之过度，或伤于毒，不先言此，卒持寸口，何病能中？妄言作名，为粗所穷，此之谓也。此固不在医林，可置之勿论。夫司命者，望闻问切之外，尤须分别土地人情，如北方地寒人强，伤寒最多，故仲景立麻黄桂枝汤等，原有《伤寒论》可稽。而江以南，地卑湿多，人情柔弱，患伤寒者不过百中一二，患湿热者十之八九。若以治伤寒者治湿热，岂非大相径庭耶！余自幼喜读医书《素灵》《内经》、仲景《伤寒》《金匮玉函》等书而外，诵至叶香岩先生《温证论治》、薛一瓢先生《湿热条辨》及外祖薛公望公《伤寒古风》三十一首，每朝夕服诵而不忍去，知其于江南人病最为合法。惜香岩先生论口授门人随笔记录层次未楚，虽后人稍为分排，而不有注释。余因之或参经旨，或集陈言，或从素见，增在句读之下，非敢云注，以畅其说耳。稿既成，忽有人告予曰，会稽章君名虚谷者，会有注释，予即购而阅之，竟超出万万。于是复加删易，大半遵章君之注，不过使繁者简之，晦者显之，间或参以己见而标之。其《湿热条辨》章君亦详注矣，而外祖公望公《伤寒古风》已了如指掌，不敢谬加一词。因袭三家名言，付之剞劂，为案头课徒之余事，名之曰《南病别鉴》，谓与北方病迥异也。是为序。

光绪戊寅孟春上浣平江宋兆淇佑甫氏序

序五

　　扫叶庄，一瓢耕牧且读之所也。维时残月在窗，明星未稀，惊鸟出树，荒鸡与飞虫相乱，杂沓无聚。少焉，疏影渐分，则有小鸟闹春，间关啁啾，尽巧极靡，寂淡山林，喧若朝市。不知何处老鹤横空而来，长唳一声，群鸟寂然。四顾山光，直落檐际，清静耳根，始为我有。于是盥漱初毕，伸纸磨墨，将数月以来所历病机与诸子弟，或阐发前人，或据己意，随所有得，随笔数行。录竟读之，如啖齑羹，寸寸各具酸咸。要不与珍错同登樽俎？亦未敢方乎横空老鹤一声长唳。

薛雪书于扫叶山庄

序六

　　薛氏《湿热论》乃家藏秘书，先君素精医理，于是书尤深宝之。盖其辨析受病之原委，多由阳明太阴两经表里相传，其见之也确，其言之也详，其治之也各得其宜，可为后世法，莫能出其范围者。我吴处江以南，地气卑湿，患是病者最多，而治之者或称为湿温伤寒，未能辨析，岂知如论所云"湿热之病不独与伤寒不同，且与温病大异"哉！俊不敢独秘亟寿枣梨，以公同志，俾审病者不致歧误焉。

道光九年九月元和李清俊跋

目录

南病别鉴·卷上

叶香岩先生著

吴门宋兆淇佑甫增注

绍兴裘吉生庆元校刊

第一论　温病大概

温邪上受，首先犯肺（风从寒化属阴，故先受于足经；风从热化属阳，故先受于手经），逆传心包（心肺最近，邪盛伤营，即传心包）。肺主气属卫，心主血属营。辨营卫气血，虽与伤寒同，若论治法，则与伤寒大异（伤寒由太阳而传入他经，当先辛温发汗；温邪由肺入胃，当先辛平解表）。盖伤寒之邪留恋在表，然后化热入里。温邪则化热最速，未传心包邪尚在肺。肺合皮毛而主气，故在表。初用辛凉散解。夹风，加薄荷、牛蒡之属；夹湿，加芦根、滑石之流。或透风于热外，或渗湿于热下，不与热相搏，势必孤矣。不尔（初当辛平解散。若过凉遏邪，邪反内走；用温发汗，劫津化火），风夹温热而燥生，清窍必干，谓水主之气不能上荣，两阳（风与热也）相劫也（有阳虚，气不化液而燥，治宜甘温；有积饮，液不上升而燥，治宜甘辛；有阴液枯涸而干燥，治宜酸甘。此风热劫烁其津液，治宜甘寒）。湿与温合蒸，郁而蒙痹于上，清窍为之壅塞，浊邪害清也（渗湿透热，佐以芳香）。其病有类伤寒，验之法：伤寒多有变症；温病虽久，总在一经，为辨。

第二论　化热入营

前言辛凉散风，甘淡驱湿。若病仍不解，是渐欲入营也（由气入营）。营分受热，则血液受劫，心神不安，夜甚无寐，或斑点隐隐，即撤去气药（如从风热陷入者，用犀角、竹叶之属；如从湿热陷入者，用犀角、花露之品），参入凉血清热方中。若加烦躁、大便不通，金汁亦可加入，老年及平素有寒者，以人中黄代之，急速透斑为要。若斑出热不解者，胃津亡也。主以甘寒，重则玉女煎，轻则梨皮、蔗浆之类。或其人肾水素虚，病虽未及下焦，每多先自徬徨（惊疑恐惧之貌，盖肾水虚则生恐也）。此必验之于舌，如甘寒之中加入咸寒（舌光红或灰薄而燥，宜咸寒滋养，如生地、元参、龟板、阿胶之类，质绛而中心干厚焦燥者，生地、阿胶、龟板中加元明粉、大黄，以下之)。要在先安未受邪之地，恐其陷入耳。若其邪始终在气分流连者，可冀其转汗透邪，治宜益胃（此法极难详辨。盖汗由胃中水谷所化，气旺邪与汗相并而出。如仲景服桂枝汤后啜稀粥者是也。若胃虚发战，邪不能出，反从内入也，要在辨邪之浅深。若邪已内入，欲行此法，反见助邪，为害矣。如风寒温热之邪在表者可行，若暑疫等邪，初受即在膜原，而当胃口，断无益胃助邪，虽虚入必先开达，误用即为害不浅)。令邪与汗并热达腠开，邪从汗出，解后胃气空虚，当肤冷一昼夜，待气还自温暖如常矣。盖战汗而解，邪退正虚，阳从汗泄。故渐肤冷未必即成脱症，此时宜安舒静卧，以养阳气来复。旁人切勿惊惶，频频呼唤扰其元气。但诊其脉，若虚软和缓，虽倦卧不语，汗出肤冷，却非脱症。若脉急疾，躁扰不卧，肤冷汗出，便为气脱之症矣（此正不胜邪，《内经》言阴阳交，交者死也)。更有邪盛正虚不能一战而解，停一二日再战汗而解者，不可不知。

第三论　邪留三焦

气病有不传血分者，邪留三焦，犹之伤寒中少阳病也。彼则和解表里之半，此则分消上下之势，随症变法，如近时杏、朴、苓等类，或如温胆汤之走泄，因其仍在气分，犹有战汗之门户，转疟之机括也（不入营而传心包，即传于三焦。盖三焦主升降出入，表里之气全赖三焦以出入，法当转其气机，虽温邪不可用凉药遏之。故只宜辛平甘苦顺其升降，转其气机，开透汗化疟之门户）。大凡看法，卫之后方言气（卫行脉外），营之后方言血（营行脉中）。在卫（必恶寒）汗之可也（宜辛平表散），到气（不恶寒而恶热，小便色黄）才宜清气（方可辛凉，亦不可太凉，反使邪不外达而内闭）。乍入营分（脉数舌绛），犹可透热，仍转气分而解（开达即所以转气分），如犀角、元参、羚羊等物是也。至入于血（舌深绛，烦扰不寐，或夜有呓语），则恐耗血动血，直须凉血散血，如生地、丹皮、阿胶、赤芍等物是也。若不循缓急之法，虑其动手便错，反致慌张矣。且吾吴湿邪害人最多，如面色白者须要顾其阳气，湿胜则阳微也。如法应清凉，用到十分之六七，即不可过凉。盖恐湿热一去，阳亦衰微也（阳虚者本多痰湿，受寒湿非姜、附、术、苓不能去，受湿热亦必黏滞难解，须通阳明化湿，过凉则湿闭而阳更困矣）。面色苍者须要顾其津液，清凉到十分之六七，往往有热减身寒者，不可便云虚寒而投补剂（阴虚者内火易动，湿从火化，易伤阴液，阴伤则阳少依附，但当和胃不可偏阴偏阳），恐炉烟虽熄，炉火犹存。须细察精详，方可少少与之，慎不可漫然而进也。又有酒客里湿素盛，外邪入里，与之相搏。在阳旺之躯，胃湿恒多（如身黄如橘子色而鲜明者，此阳黄胃湿，用茵陈蒿汤）。在阴盛之体，脾湿亦不少（色如熏黄而沉晦者，此阴黄脾湿，用栀子柏皮汤或附子理中汤）。然其化热则一，热病救阴犹易，通阳最难。救阴不在补血，而在养津与化汗（津液虚则汗无由化，养津则汗自出）；通阳不在温，而在利小便（膀胱者州都之官，津液藏焉，气化则自能出矣），较之杂症有不同也。

第四论　里结阳明

三焦不从外解，必致里结。里结于何？在阳明胃与肠也（无形之邪，依有形之物而搏结，如痰滞湿是）。亦须用下法，不可以气血之分，谓其不可下也（不下，势必蒸烁伤阴）。惟伤寒热邪在里，劫烁津液，下之宜猛；此多湿邪内搏，下之宜轻（如小陷胸汤、黄连泻心汤）。伤寒大便溏，为邪已尽，不可再下；湿温病大便溏，为邪未尽，必大便硬，乃为无湿，始不可再攻也。再人之体脘在腹上，其位居中，按之痛，或自痛，或痞胀，当用苦泄，以其入腹近也，必验之于舌（全凭舌苔之色），或黄或浊（湿与温合蒸），可与小陷胸汤或泻心汤随症治之。若白不燥（全是寒有痰湿），或黄白相兼，或灰白不渴（皆阳不化邪，阴浊凝阻），慎不可乱投苦泄，其中（即胃中）有外邪未解，里先结者（宜先通气滞，杏、蔻、橘、桔之类），或邪郁未伸，素属中冷者（当加姜）。虽有脘中痞痛，宜从开泄，宣通气滞，以达归于肺。如近世之杏、蔻、橘、桔等轻苦微辛具流动之品可耳。又有舌上白苔黏腻，口吐浊厚涎沫者，其口必甜，此为脾瘅。乃湿热气聚与谷气相搏，土有余也。盈满则上泛，当用佩兰叶芳香辛散以逐之（更当看其舌本，红赤为热，当清凉泄浊，色淡不红，脾虚不能摄液而上泛，当健脾降浊）。若舌上苔如碱者，胃中宿滞夹浊秽郁伏，当急急开泄，否则闭结中焦，不能从膜原达泄矣。

第五论　白舌

舌苔白厚而干燥者，此胃燥气伤也（白厚本是浊邪，热烁津伤，浊结不化，当先养津化浊）。滋润药中加甘草，令甘守津还之意（其人必素属中虚，故可用甘草）。舌白而薄者，外感风寒也，当疏散之。若薄白而干者，肺液伤也，加麦冬、花露、芦根汁等轻清之品，为上者之上也（肺位最高，轻清乃得，若重浊与肺无益，而反伤及胃）。若苔白而质绛者，湿遏热伏，当先泄湿透热，防其即干也。此可勿忧，再从里而透于外，则变润矣（泄湿用辛开苦降，湿泄自然热透，热透自然舌干。再用苦辛甘凉从里透外，则胃气化而津液升，舌即润。汗作而邪热随解）。初病即舌干（津液素亏），神不昏者（幸而未入心包），急宜养正，微加透邪之药。若神已昏，此内匮不可救药矣。

第六论　黄舌

前云舌黄或浊，当用陷胸泻心，须要有地之黄（如草生地上，必有根脚，无根即为浮垢，刮之即去）。若光滑者乃无形湿热，已有中虚之象，大忌前法（若妄行攻泻，必致表邪入里，为结胸、痞气、腹胀等症）。其脐以上为大腹，或满痛，或胀（不因药误，病出自然）。此邪已入里，表症必无，或存十之一二，亦须验之于舌，或黄甚，或如沉香色，或如灰黄色，或老黄色，或中有断纹，皆当下之。如小承气汤加槟榔、青皮、枳实、元明粉、生首乌等皆可。若未现此等舌，不宜用此等药。恐其中有湿，聚太阴为满，或寒湿错杂为痛，或气壅为胀（皆有实、寒、热，总以利气和气为主），又当以别法治之矣。

第七论　薄黄舌

黄苔不甚厚而滑者，热未伤津，犹可清热透表（辛开透发，从汗而解）。若虽薄而干者，邪虽去而津受伤也（当以养津为主）。苦重之药当禁，宜甘寒轻剂以养之。

第八论　绛舌

热邪传营，舌色必绛（指舌本言）。绛，深红色也。初传，舌色中兼黄白色（指舌苔言），此气分之邪未尽也，泄卫透营两和可也（仍从表解）。纯绛鲜泽者（言无舌苔、胃无浊结，邪已离卫入营），胞络受邪也，宜犀角、鲜生地、连翘、郁金、石菖蒲等清泄之。延之数日，或其人平素心虚有痰（必有舌苔，但心血虚者，舌质多不鲜明，或淡晦无神，邪陷多危而难治，于此可卜吉凶），外热一陷，里络即闭，非菖蒲、郁金等所能开，须用牛黄丸、至宝丹之类，以开其闭（若邪火盛而舌质赤，宜牛黄丸。虚而色淡晦者，宜至宝丹，以牛黄丸太寒故也），恐其昏厥为痉也。

第九论　燥绛舌

舌绛而干燥者，火邪劫营，凉血清血为要（胃无浊邪则无厚苔。邪热入营，则舌质色绛，虽薄苔必黄又加干燥，则火邪劫营）。色绛而舌心干者（舌全绛心干），乃心胃火燔，劫夺津液，即黄连、石膏亦可加入。其有舌心独绛而干者（四边有苔或黄或白，独绛而干只在舌心），亦胃热而心营受灼也，当于清胃中加入清心之品，否则延及于尖，为津干火盛之候矣。舌尖独绛而干（热止在心），此心火炎，用导赤散，泻其腑。若烦渴烦热，舌心干，四边色红，中心或黄或白者（舌四边红而不绛，中兼黄自而渴，故知其热不在血分），此非血分也，乃上焦气热烁津（热在气分者，必渴。热在血分者，但口干而不渴。多饮能消水为渴。不能多饮，但欲略润为干。如血分无热而口干者，阳气虚，不能生化津液，宜辛润，如姜、附之类)，急用凉膈散，散其无形之热，再看传变可也，慎勿用血药，反致滋腻留邪。至若舌绛，望之若干，手扪之原有津液，此津亏，湿热熏蒸将成浊痰蒙闭心包也（胃以通降为用，浊降则清升而化津液。热邪入营，郁蒸胃中浊气成痰，反以蒙闭心包，即成昏厥，当急疏其胃，降浊以清营热）。舌色绛而上有黏腻似苔非苔者，中夹秽浊之气，急加芳香以逐之。舌绛而抵齿难伸出者，痰阻舌根，有内风也（内风上炽，当开降中加辛凉咸润，以息内风。脾肾之脉皆连舌本，亦有脾肾气败，舌短不能伸出者，其形貌面色必形枯瘁，多为死证。不独风痰为患也）。舌绛光亮，胃阴亡也。急用甘凉濡润之品。舌绛有碎点黄白者，将生疳也；大红点者，热毒乘心也，用黄连金汁。有虽绛不鲜干枯而痿者，此肾阴涸也，急以阿胶、鸡子、地黄、天冬等救之，缓则恐涸而无救也。

第十论　紫舌

热传营血，其人素有瘀伤，宿血在胸膈中，舌色必紫而暗，扪之潮湿（不干，故为瘀血）。当加散血之品，如琥珀、丹参、桃仁、丹皮等。否则瘀血与热相搏，阻遏正气，遂变发狂。如狂之症，若紫而肿大者乃酒毒冲心（急加黄连）；紫而干晦者，肝肾色泛也，难治（肾色黑，肝色青，青黑相合，而成紫晦，故曰难治）。

第十一论　淡红舌

舌淡红无色（心脾气血素虚），或干而色不荣者，乃胃津伤而气无化液也。当用炙甘草汤（养血养气以通经脉，则邪自可去），不可用寒凉药。

第十二论　芒刺舌

凡舌不拘何色，生芒刺者（苔必焦黄，或黑，或无苔而绛，若苔白，或淡黄，胃无大热，必无芒刺。或两边有小赤瘰，是营热郁结当，开泄气分。上焦热极者，宜凉膈散散之），皆上焦热极也。当用青布拭冷薄荷水，揩之即去者轻，旋生者险。

第十三论　血迹肿大舌

舌苔不燥，自觉闷极者（脾阳弱，浊壅不行），脾湿盛也（虽有热邪，当先辛开泄湿，而后清热，切不可先用寒凉遏闭）；或有伤痕血迹者，当问曾经搔挖否，不可以有血而辨为枯症，仍从湿治可也。再有神情清爽，舌肿大不能出口者

（或兼唇肿），此脾湿胃热，郁极化风，而毒延于口也，用大黄磨入当用剂内，舌胀自消（神清邪在脾胃，神昏即在心脾两脏）。

第十四论　如烟煤舌

舌无苔，有如烟煤隐隐者，慎不可忽视。若口渴烦热而燥者，平时胃燥也，不可攻之，宜甘寒益胃（此阴虚而燥）。若不渴肢寒而舌润者，乃夹阴症，宜甘温扶中（此阳虚不可用苦寒，只宜甘温，不可用苦温）。此何以故？外露而里无也（外露热象，里无热也）。

第十五论　黑舌

舌黑而滑者，水来克火，阴症也，当温之（附、桂之类）。若见短缩，此肾气也，为难治。若加人参、五味子，或救万一。舌黑而干者（黑燥无苔，胃无浊邪），津枯火炽，急急泻南补北（黄连阿胶汤）。若黑燥而中心厚者（胃中有垢浊与邪热相结），土燥水竭，急以咸苦下之（元明粉、大黄）。

第十六论　粉白滑舌并斑疹

舌白如粉而滑（浊邪甚盛），四边色紫绛者（热邪亦重，热为湿遏），温疫病初入膜原（外通肌肉，内近胃府，即三焦之门户，而实一身之半表半里也），未归胃腑，急急透解（吴又可达原饮加减），莫待传入而为险恶之症。且见此舌者，病必见凶，须要小心。凡斑疹初见，须用纸捻照（热闭营中多成斑疹。斑从肌肉而出，属胃；疹从血络而出，属经。其或斑疹并见，此阳明经府皆热），看胸背两胁，点大而在皮肤之上者为斑。或云头隐隐，或琐碎小粒者，为疹。又宜见而不宜多见。按方书谓斑色红者为胃热，紫者热极，黑者胃烂。然当看外症所合，方可断之。春夏之间，湿病俱发斑疹为甚。如淡红色，四肢清，口不甚渴，脉不洪数（虚斑也），此非虚斑，即属阴斑。或胸前微见数点，面赤足冷，或下利清谷（阴斑也），此阴盛格阳于上（内真寒外假热，逼其无根之火上浮，必面赤戴阳），当温之（如白通汤之类，热药冷服，不然拒格不受而吐矣）。若斑色紫而点小者，心包热也（点小即是从血络而出之疹，热在心包）。点大而紫，胃中热也（从肌肉而出，为斑热在胃）。斑黑而光亮者（光亮，元气犹充，故可救），热毒极炽，虽属不治，然其人气血充者依法治之，或可救之。若黑而晦者，必死（黑晦，元气败）。黑而隐隐四旁赤色者（四旁赤色，气血尚活），乃火郁内伏，大用清凉发透，间有转红而可救者。又有夹斑带疹，皆是邪之不一，各随其部而泄（或经或府）。然斑属血者恒多，疹属气者不少（热在胃，本属气分，见斑则邪属血矣。疹从血络而出，本属血分，然邪由气而闭其血方或疹也，故治斑疹必当两清气血。况欲透发，必通其血中之气，如赤芍、郁金、归须之类，以佐犀角、元参等。如清气分则用知母、石膏，以芩连佐桂枝亦可，通营清热也）。斑疹皆是邪气外露之象，发之时，宜神情清爽，方为外解里和。如斑疹出而昏者，此正不胜邪而内陷（虽用扶正开泄，如人参、至宝丹之类，总归死者十之八九），或胃津内涸之候矣（昏而声音洪厉，力气尚强，舌干黑无苔，用大剂滋养，鸡子黄、生地黄、阿胶之类，或可救之。苔黑中心燥者，救阴中加咸苦下之，亦可救之）。

第十七论　白㾦

白㾦小粒如水晶色者，此湿热伤肺，邪虽出而气液枯也，必得甘药补之（此言病久宜然）。若未至久延，气液尚在未伤，乃为湿郁卫分，汗出不彻之，故当理气分之邪（辛温疏表，如苏梗、藿梗，使气伸汗出，邪达而愈）。枯白如骨者（枯白如暴露人兽死骨色）多凶，气液竭也。

第十八论　齿血

温病看舌亦须验齿。齿为肾之余（肾主骨，齿为骨之余，故齿浮龈不肿为肾火水亏也），龈为胃之络（胃脉络于上龈，大肠脉络于下龈，皆属阳明，故牙龈肿痛为阳明风火或湿遏火伏）。热邪不燥胃津，必耗肾液，且二经之血走于此处，病深动血（邪热入胃必连大肠，血循经络而行，遂动血上溢），结瓣于上。阳血色紫，紫如干漆（阳明之血）；阴血色黄，黄如酱瓣（少阴之血）。阳血若见，安胃为主（鲜地、霍斛、石膏、知母之类）；阴血若见，救肾为要（生地、阿胶之类）。然豆瓣色者多险。惟病尚不逆者，犹可治，否则难治矣。此何故？阴下竭、阳上厥也（水不胜火）。

第十九论　齿燥齿枯

齿若光燥如石者，胃热甚也。证见无汗，恶寒，卫偏胜也（卫阳内郁，表气不通，故无汗为卫偏胜）。辛凉泄卫，透汗为要（泄卫发汗，内热即从表散。凡恶寒而汗出者，为表阳虚，腠理不固，虽有内热亦非实火）。如枯骨色者，肾液枯也（齿燥有光，胃液虽干，肾气未竭。如枯骨色，肾液大败），为难治。如上半截润（当作燥，观"下水不上承"句可知），为水不上承，而心火上炎，急宜清心救水（黄连阿胶汤），俟枯处转润，乃妥。若咬牙切齿者，湿热化风，痉病也。但咬牙者，胃热气走其络也。咬牙而脉症皆衰者，胃虚，无谷以内荣也（胃中空，内风乘虚而入其络）。此何以故？虚则喜实耳，舌本不缩而硬、牙关咬定难开者，此非风痰阻络即欲作痉症，用酸物擦之即开。酸走肝，木来泄土也。

第二十论　齿垢

若齿垢如灰糕样者，胃气无权，津亡而湿浊用事，多死（齿垢由肾热蒸烁胃中浊气所结甚，色如灰糕则枯败，而气津俱亡，肾胃两竭。惟有湿浊用事，故知必死）。初病齿缝流清血，痛者为胃火冲激（出于牙龈属阳明，故痛），不痛者为龙火内燔（龙火谓肾火，宜壮水主）。齿焦无垢者，死（齿焦肾水告涸无垢，胃液亦竭，故死）；齿焦有垢者，肾热胃劫也（有垢者火盛，而气液未竭，用调胃承气，微下胃热），当微下之，或玉女煎清胃救肾可也（肾水亏者用之）。

第二十一论　妇人温病

妇病与男同，但多胎前、产后及经水适来适断。大凡胎前病，古人皆以四物加减用之，谓恐邪来害妊也（然邪犹在表分，当从开达外解，倘执用四物反引邪入里，轻病变重，故必审其邪之浅深而治，为至要也）。如热极者，有用井底泥及蓝布浸，冷覆盖腹上等（须见邪热逼胎，有胎动不已之象，急清内热，可用此治，否则致热内走，反伤其胎），皆是护胎之意。然亦须看其邪之可解而用之。如血腻之药不灵，又当审察（不灵当作不宜，断无试之不灵而后更之，清热解邪勿使伤胎，即为保护，若助气和气之药犹可酌用，若滋腻补血本元未伤而用之，恐反遏其邪），不可固执。仍宜步步保护胎元，恐正损邪陷也。至于产后，方书谓慎用苦寒，恐伤已亡之阴也。然亦要辨其邪能从上中解者，稍从证用之，亦无妨也（上者如宣肺之类，中者如疏中和中之类）。不过勿犯下焦（谓肝脾肾初治不善，邪陷入脏即死）。且属虚体，当如虚怯人病邪而治（此法最妥）。况产后当血气沸腾之际，最多空隙，邪必乘虚内陷，虚处受邪，为难治也（产后大伤下元，若禀质阳虚者，偶伤寒邪，饮食泻痢不止，脾肾气脱，往往二三日即死。其阴虚者，肝风易炽，热邪乘之，即成痉者有之，故最为难治。阳虚者扶阳为主，阴虚者养阴为先）。如经水适来适断，邪将陷于血室少阳（冲脉为血室，肝主之。少阳为肝之表，其脉起于气街。气街又阳明胃经之穴，故云隶属阳明也）。《伤寒》言之详悉，不必多赘。但数动，（当作变动，或竟作温邪亦可）与正伤寒不同，仲景立小柴胡汤提出所陷热邪（从少阳提出），参枣以扶胃气（必胃无邪及中虚之人方可用之，否则助邪为害），因冲脉隶属阳明也。此惟虚者为合治。若热邪陷入与血相结者，当宗陶氏（陶节庵有《伤寒全生集》）小柴胡汤去参枣，加生地、桃仁、楂肉、丹皮或犀角等（此因邪血结）。若本经血结自甚，必少腹满痛。轻者刺期门穴（在左胁）；重者小柴胡汤去甘草，加延胡、归尾、桃仁。

夹寒加肉桂，心气滞加香附、陈皮、枳壳等（此血结为主）。然热陷血室之症，多有谵语如狂之象，与阳明胃热相似。此等病机最须辨别，血结者身体必重，非若阳明之轻便者。何也？阴主重浊，络脉被阻，身之侧旁气痹，连及胸背皆为阻室，故去邪通络正合。其病往往延久，上逆心包胸中痹痛，即陶氏所谓血结胸也。王海藏出一桂枝红花汤，加海蛤、桃仁，原欲表里上下一时尽解之，此方大有巧妙也。

血室者，营血停止之所，经脉留会之处，即冲脉是也。冲脉者，奇经八脉之一脉也，起于肾下，出于气街，并阳明经夹脐上行至胸中而散，为十二经之海。王冰曰："冲为血海。"言诸经之血朝会于此。男子则运行生精；女子则上为乳汁，下为月事。伤寒之邪，妇人则随经而入，男子由阳明而传。以冲之脉与少阴之络起于肾。女子感邪，太阳随经便得而入冲之经并足阳明；男子阳明内热，方得而入也。冲脉得热，血必妄行。在男子则下血，谵语；在妇人则月水适来。盖言男子，不独谓妇人也。《针经》曰："妇人热入血室，有须治而愈，有不须治而愈。"假令妇人中风，发热恶寒，经水适来，得之七八日，热除而脉迟身凉和胸胁下满，如结胸状、谵语者，此为热入血室，当刺期门穴，随其实而泻之。假令妇人中风七八日，续得寒热，发作有时，经水适来适断者，此谓热入血室，其血必结，故如疟状，发作有时，小柴胡汤主之。二者须治而愈者也。若发热，昼则明了，夜则谵语，如见鬼状，此热入血室，无犯胃气及上二焦，必自愈，是不须治而愈者也。谵语为病邪之甚者，何不须治而愈耶。且胸胁满如结胸，谵语，是邪气留结胸胁而不去者，必刺期门，随其实而泻之。寒热如疟，发作有时者，是血结而不行也，须小胡汤散之，二者既有留邪，必须治之可也。若发热，经水适来，昼日明了，暮则谵语，此经水既来，以里无留邪，但不妄犯，热随血散必自愈。经曰："血自下，下者愈。"故无犯胃气及上二焦，必自愈。所谓妄犯者，谓恐以谵语为阳明内实，攻之犯其胃气也。此无胸胁之邪，恐刺期门犯其中焦也。此无血结，恐与小柴胡汤犯其上焦也。小柴胡汤解散则动卫气。卫出上焦，动卫气是犯上焦也。刺期门则动营气。营出中焦，动营气是犯中焦也。《脉经》曰"无犯胃气及上二焦"，岂但言药不言针耶？

邪入血室，仲景分浅深而立两法。其邪深者，如结胸状。若谵语，刺期门穴，随其实而泻之，是从肝而泻其邪，亦即陶氏所谓之血结胸也。其邪浅者，往来寒热，如疟状而无谵语，用小柴胡汤是从胆治也。盖往来寒热是少阳之证，故以小柴胡汤提少阳之邪，则血室之热亦可随之而出。以肝胆为表里，故深则从肝，浅则从胆，以导泄血室之邪也。其言小柴胡汤惟虚者合治，何也？盖伤寒之邪由经而入血室，其胃无邪，故可用参枣。若温热之邪先已犯胃，后入血室，故当去参枣。惟胃无邪及中虚之人方可用之。须知伤寒之用小柴胡汤者，正防少阳经邪乘虚入胃，故用参枣先助胃以御之（如上言，法宜益胃）。其与温热之邪来路不同，故治法有异也。

《南病别鉴·卷上》终

南病别鉴·卷中

南园薛生白著

元和李清俊春泉勘正

慈溪洪旭照四轩参阅

平江宋兆淇佑甫手辑

绍兴裘吉生庆元校刊

湿热论

湿热症，始恶寒，后但热不寒，汗出，胸痞，舌白或黄，口渴不引饮。

此条乃湿热症之提纲也。湿热病属阳明太阴经者居多，中气实则病在阳明，中气虚则病入太阴。病在二经之表者，多兼少阳三焦；病在二经之里者，每兼厥阴风木。以少阳、厥阴同司相火。阳明、太阴湿郁生热，热甚则少火皆成壮火，而表里上下充斥肆逆，故最易耳聋、干呕、发痉、发厥。而提纲中不言及者，因以上诸症皆湿热兼见之变局，而非湿热病必见之正局也。始恶寒者，阳为湿遏而恶寒，终非若寒伤于表之恶寒。后但热不寒，则郁而成热，反恶热矣。热甚阳明则汗出。湿蔽清阳则胸痞。湿邪内盛则舌白。湿热交蒸则苔黄。热则液不升而口渴，湿则饮，内留而不引饮。然所云表者，乃太阴阳明之表，而非太阳之表。太阴之表四肢也，阳明之表肌肉也，胸中也。故胸痞为湿热必有之证，四肢倦怠肌肉烦疼，亦必并见。其所以不干太阳者，以太阳为寒水之腑，主一身之表，风寒必自表入，故属太阳；湿热不尽从表入，故不必由太阳。况风寒伤营卫，营卫乃太阳所司；表湿伤肌肉，肌肉为阳明所主。寒湿之属太阳者，以太阳为寒水，同气相求也。湿热之属阳明者，阳明为中土，火化从阳也。湿热之邪从表伤者，十之一二由口，鼻入者十之八九。阳明为水谷之海，太阴乃湿土之脏，故多由阳明、太阴受病。膜原者外通肌肉近胃腑，即三焦之门户，而实一身半表半里也。邪由上受，直趋中道，故病亦多归膜原。要知湿热之病不独与伤寒不同，且与温病大异。温病，乃太阳少阴同病；湿热，乃阳明太阴同病。而提纲中反不言及脉者，以湿热之症脉无定体，或洪或缓，或伏或细，各随症见，不拘一格，故难以一定之脉拘定后人眼目也。

湿热之病阳明必兼太阴者，人徒知脏腑相连，湿土同气，而不特此也，当与温病之必兼少阴比例。少阴不藏，木火内燔，风邪外袭，表里相煽，故为温病；太阴内伤，湿饮停聚，客邪再至，内外相引，故病湿热。此皆先有内伤，再感客邪，非由腑及脏之谓。若湿热之症不夹内伤，中气实者其病必微。或先因于湿，再因饥饱劳役而病者，亦属内伤夹湿，标本同病。然劳倦伤脾为不足，湿饮停积为有余。所以内伤外感，孰多孰少，孰实孰虚，又在治病者之临症时权衡矣。

湿热症，恶寒无汗，身重头痛，湿在表分，宜藿香、香薷、羌活、苍术、薄荷、牛蒡子等味。头不痛者，去羌活。

身重恶寒，湿遏卫阳之表症，头痛必夹风邪，故加羌活，不独胜湿，用以祛风。此条乃阴湿伤表之候。

湿热症，汗出，恶寒发热，身重，关节疼痛，湿在肌肉，不为汗解。宜滑石、豆黄卷、苓皮、苍术皮、藿香叶、鲜荷叶、通草、桔梗等味。不恶寒者，去苍术皮。

此条外候与上条颇同，惟出汗独异，更加关节疼痛，乃湿邪初犯阳明之表，故略见恶寒。及至发热，恶寒当自罢矣。用药通阳明之表，而即清胃脘之热者，不欲湿邪之郁热上蒸，而欲湿邪之淡渗下走耳。此条乃阳湿伤表之候。

湿热症三四日，即口噤，四肢牵引拘急，甚则角弓反张，湿热侵入经络脉隧中。宜鲜地龙、秦艽、威灵仙、滑石、苍耳子、丝瓜藤、海风藤、酒炒川连等味。

此条乃湿邪夹风邪者，风为木气，风动则木张，乘入阳明之络，则口噤走窜，太阴之经则拘挛。故用药不独胜湿，重用息风，一则风药能胜湿，一则风药能疏肝也。选用地龙诸藤者，欲其宣通络脉耳。或问仲景治痉，原有桂枝汤加瓜蒌根及葛根汤，二方后人屏而不用，岂宜于古者不宜于今？即今之痉者，与厥相连，仲景不言及厥，岂《金匮》有遗文耶？余曰：非也。药因病用，病源既异，治法自殊。故同一发痉，而伤寒与湿热之病因不同，伤寒之痉自外来，症属太阳，治以散外邪为主；湿热之痉自内出，波及太阳，治以息内风为主。盖三焦与肝胆同司相火，中焦湿热不解，则热甚于里，而少火悉成壮火，火动则风生，而筋挛脉急；风煽则火炽，而识乱神迷；身中之气随风火上炎，而有升无降，常度尽失，由是而形若尸厥，正《内经》所谓"血之与气并走于上，则为暴厥"者是也。外窜经脉则成痉；内并胆中则为厥；内外充斥痉厥并见；正气犹存一线则气复返而生，胃津不克支持则厥不回而死矣。所以痉之与厥往往相连，伤寒之痉自外来者安有是哉！

暑月痉症与霍乱同出一源。风自火生，火随风转，乘入阳明则呕，贼及太阴则泻，是名霍乱。窜入筋中则挛急，流入脉络则反张，是名痉。但痉者多厥，霍乱无厥者。痉则风火闭郁，郁则邪势愈甚，不免逼乱神明，故多厥。霍乱则风火外泄，泄则邪势外解，不致循经内走，故少厥。此痉与霍乱之分别也。然痉症邪滞三焦，三焦乃火化，风得火而愈煽，则逼入胆中而暴厥。霍乱邪走脾胃，脾胃乃湿化，邪因湿而停留，则淫及诸筋而拘挛，火郁则厥，火窜则挛，又痉与霍乱之遗祸也。

痉之挛急乃湿热生风，霍乱之转筋乃风来胜湿。痉则由经及脏而厥，霍乱则由脏及经而挛。总由湿热与风淆乱，清浊升降失常之故。夫湿多热少则风入土中而霍乱，热多湿少则风乘三焦而痉厥。厥而不反者死，胃液干枯，火邪盘踞也；转筋入腹者死，津液内涸，风邪独劲也。然则胃中之津液关系顾不钜哉？厥症用辛开，泄胸中无形之邪也。干霍乱用探吐，泄胃中有形之邪也。然泄邪而胃液不上升者，热邪益炽；探吐胃液不四布者，风邪益张，终成死候，不可不知。

湿热症，壮热口渴，舌黄或焦红，发痉，神昏，谵语或笑，邪灼心包，营血已耗。宜犀角、连翘、羚羊、生地、元参、银花露、钩藤、鲜菖蒲、至宝丹等味。

上条言痉，此条言厥。湿邪暑邪本伤阳气，及至热极逼入营阴，则津液耗而阴亦病，心包受灼，神识昏乱。用药以清热救阴、泄邪平肝为务。

湿热症发痉，神昏笑妄，脉洪数有力，开泄不效者。湿热蕴结胸膈，宜凉膈散。若大便数日不通者，热邪闭结肠胃，宜仿承气微下之例。

此条系阳明实热，或上结或下结，清热泄邪，只能散络中流走之热，而不能除膈中蕴结之邪。故阳明之邪，仍假阳明为出路也。

湿热症壮热烦渴，舌焦红或缩，斑疹，胸痞，自利，神昏痉厥，热邪充斥表里三焦，宜大剂犀角、羚羊角、生地、元参、银花露、紫草方，诸水金汁、鲜菖蒲等味。

此条乃痉厥症之最重者。上为胸痞，下夹热痢，斑疹痉厥，阴阳告困，独以清阳明之热救阳明之液为急务者，恐胃液不存，其人必自焚而死也。

湿热症寒热如疟，湿热阴遏膜原，宜柴胡、厚朴、槟榔、草果、藿香、六一散、苍术、半夏、石菖蒲等味。

疟由暑热内伏、秋凉外束而成。若夏月腠理大开，毛窍疏通，安得成疟？而寒热有定期如疟之发作者，以膜原为阳明之半表半里，湿热阻遏则营卫气争，症虽如疟，不得与疟同治，故仿吴又可达原饮之例。盖一由外凉束表，一由内湿阻遏也。

湿热症数日后，脘中微闷，知饥不食，湿邪蒙绕上焦，宜藿香叶、薄荷叶、鲜稻叶、鲜荷叶、枇杷叶、佩兰叶、芦尖、冬瓜仁等味。

此湿热已解，余邪蒙闭，清阳胃气不输，宜用极轻清之品，以宣上焦阳气。若投味重之剂，是与病情不相值矣。

湿热初起，亦有脘闷懊侬、汗出口渴、眼欲闭、时谵语，浊邪蒙蔽清阳，属在上焦者。宜用枳壳、桔梗、淡豆豉、生山栀涌泄法。若投轻清剂，又与病情不相当矣。此说须与第九第十两条参看。同一邪在上焦，而第九条属虚，此说属实，且同一实症，而第十条邪在中焦，此说邪在上焦，临症者当慎之。

湿热症初起，发热汗出，胸痞口渴，舌白，湿伏中焦，宜藿香、蔻仁、杏仁、枳壳、桔梗、郁金、苍术、厚朴、草果、半夏、石菖蒲、六一散、佩兰叶等味。

浊邪上干则胸痞，胃液不升则口渴，病在中焦气分，故多开中焦气分之药。

此条多有夹食者，宜加瓜蒌、楂肉、莱菔子。舌根现黄色，即是夹食症。

湿热症数日后自利，溺赤口渴，湿流下焦。宜滑石、猪苓、泽泻、萆薢、通草等味。

下焦属阴，太阴所司阴道虚，故自利。化源滞则溺赤，脾不转津则口渴。然必不引饮，太阴湿故也。湿滞下焦，故独以分利为治。

此条药味独用分利，然症兼口渴、胸痞，须佐入桔梗、杏仁、豆卷开泄，中上源清则流自洁矣，不可不知。以上三条，皆湿重热轻之候。

湿热之邪不自表而入，故无表里可分。而未尝无三焦可辨，犹之河间治消渴以三焦分者是也。夫热为天之气，湿为地之气，热得湿而热愈炽，湿得热而湿愈横。湿热两分，其病轻而缓；湿热交合，其病重而速。湿多热少，则蒙上流下，当三焦分治。若湿热俱多，则下闭上壅而三焦俱病矣，犹之伤寒门二阳合病、三阳合病是也。太阴湿化，三焦火化。有湿无热，止能蒙闭清阳，或阻于上，或阻于中，或阻于下。湿热一合，则身中少火悉化壮火，而三焦相火有不皆起而为暴者哉？所以上下充斥，内外煎熬，最为酷烈。兼之木火同气，表里分司，再引肝风，痉厥立至。胃中津液几何？其能供此交征乎？至其所以必属阳明者，以阳明为水谷之海，鼻食气，口食味，悉归阳明。邪从口鼻而入，则阳明为必由之道路也。其始也，邪入阳明，早已先伤其胃液。其继也，邪盛三焦，更欲取资于胃液，司命者可不为阳明顾虑哉！

或问：木火同气，热甚生风，以致痉厥，理固然矣；然有湿热之症，表里极热，不痉不厥者何也？余曰：风木为火热引动，原因木气素旺，肝阴先亏，内外相引，两阳相煽，因而劲张。若肝肾素优，并无里热者，火热安能招引肝风哉？试观小儿，一经壮热便成瘛疭，以纯阳之体，阴气未足，故肝风易动也。

湿热症舌遍体白，口渴，湿滞阳明。宜用辛开，如厚朴、半夏、草果、干菖蒲等味。

此湿邪极盛之候。口渴乃液不上升，非有热也，辛泄太过即可变而为热，而此时湿邪尚未蕴结，故重用辛以开之，使上焦得通，津液得下也。

湿热症舌根白，舌尖红，湿渐化热，余湿犹滞。宜用辛泄，佐以清热。宜蔻仁、半夏、干菖蒲、豆卷、六一散、连翘、绿豆壳等味。

此湿热参半之证，而燥湿之中即佐清热者，亦所以存阳明之液也。

上二条凭验舌以投剂，极为临症时要诀。盖舌为心之外候，浊邪上熏心肺，舌苔因而转移。

湿热症初起即胸闷不知人，瞀乱大叫痛，湿热阻闭中上二焦。宜草果、槟榔、鲜菖蒲、六一散、芫荽，各重用。或加皂角末、地浆，水煎服。

此条湿热俱重之候。而去湿药多，清热药少者，以病邪初起即闭，正未有伤。故以辛通散邪为急务，不欲以寒凉凝滞病机也。

湿热症四五日，口大渴，胸闷欲绝，干呕不止，脉细数，舌光如镜，胃液受劫，胆火上冲。宜西瓜、白汁、金汁、鲜生地汁、甘蔗汁。痞闷再磨郁金、木香、乌药、香附等味。

此营阴素亏，木火素旺者。今木乘阳明而耗其津液，然幸无饮邪，故一清阳明之热，一散少阳之邪。不用煎者，取其气之全耳。

湿热症呕吐清水，或痰多黏腻，湿热内留，木火上逆。宜温胆汤加瓜蒌、碧玉散等味。

此素有痰饮，而阳明少阳同病。故一以涤饮，一以降逆，与上条呕同而治异，正当合参。

湿热症呕恶不止，昼夜不瘥欲死者，肺胃不和，胃热移肺，肺不受邪也。宜用川连三四分，苏叶二三分，两味煎汤，呷下即止。

肺胃不和，最易致呕。盖胃热移肺，肺不受邪，还归于胃，呕恶不止。若以治肝胆之呕治之，误矣。故必用川连以清湿热，苏叶以通肺胃，则投之立愈。以肺胃之气非苏叶不能通也，分数轻者，以轻剂能治上焦之疾故耳。

湿热症咳嗽，昼夜不宁，甚至喘而不得眠者，暑邪入于肺络。宜葶苈子、六一散、枇杷叶等味。

人知暑伤肺气则气虚，不知暑滞肺络者则肺实。葶苈引滑石直泻肺邪，则病自除矣。

湿热症十余日后，大势已退。惟口渴汗出，骨节疼，隐痛不已，余邪留滞经络。宜元米汤泡于术，隔一宿，去术煎饮之。

病后湿邪未尽，阴液已伤，故口渴身疼。此时救液则助湿，治湿则劫阴，宗仲景麻沸汤之法，取气不取味，走阳不走阴，佐以元米汤养阴逐湿，两擅其长也。

湿热症数日后，汗出热不除，或痉，忽头痛不止者，营液大耗，厥阳风火上升。宜羚羊角、蔓荆子、钩藤、元参、生地、女贞等味。

湿热伤营，肝火化风上逆，血不营筋而痉作，上升颠顶则头痛；热气已退，木气独张，故痉而不厥。投剂以息风为标，养阴为本。

湿热症胸痞发热，肌肉微痛，始终无汗者，暑邪伏于膜理内闭。宜六一散一两，薄荷叶四五分，泡汤调下即汗解。

湿热发汗，昔贤有禁，此不微汗之，病必不愈。盖既有不可汗之大戒，复有得汗始解之治法，临症者当知所变矣。

湿热症按法治数日后，忽吐下一时并至者，中气亏损，升降悖逆。宜生谷芽、莲心、扁豆、米仁、半夏、甘草、茯苓等味，甚极者用理中汤之意。

升降悖逆，法当和中，犹之霍乱用六和汤也。若太阴惫甚，中气不支，非理中不可。

湿热症十余日后，左关弦数，腹时痛，时圊血，肛门热痛，血液内燥，热邪传入厥阴之阴。宜仿白头翁汤法。

热入厥阴而下痢，即不圊血，亦当宗仲景治热痢法。若更逼入营阴，安得不用白头翁凉血而散邪乎？设热入阳明而下痢即不圊血，又宜师仲景治下痢、谵语，用小承气之法矣。

湿热症十余日后，尺脉数，下痢或咽痛，口渴心烦，下元不足，热邪直犯少阴之阴。宜仿猪肤汤凉润法。

同一下痢，症有厥少之分，则药有寒凉之异。然少阴有便脓血之候，不可不细审也。

湿热症身冷脉细，汗泄胸痞，口渴舌白，湿中少阴之阳。宜人参、白术、附子、茯苓、益智等味。肥胖气虚之人，夏月多有是病。

湿邪伤阳，理合扶阳逐湿。口渴为少阴症，焉得妄用寒凉耶？

暑月病初起，但恶寒，面黄，口不渴，神倦，四肢懒，脉沉弱，腹痛，下痢，湿困太阴之阳。宜仿缩脾饮、冷香饮子，甚则大顺散、来复丹等法。

暑月为阳气外泄，阴液内耗之时。故热邪伤阴，阳明灼烁，宜清宜滋。太阴告困，湿浊迷漫，宜温宜散。古法最详，医者鉴诸。

湿热症按法治之，诸症皆退。惟目瞑则惊悸梦惕，余邪内留，胆气不舒，宜酒浸郁李仁、姜汁炒枣仁、猪胆皮等味。

滑可去著，郁李仁性最滑脱，古人治惊后肝系滞而不下、始终目不瞑者用之，以下肝系而去滞。此湿热之邪留于胆中，胆为清静之腑脏而不泻，是以病去而内留之邪不去，寐则阳气行阴，胆热内扰，肝魂不宁，故用郁李仁以泄邪；必用酒浸者，酒入于胃先走于胆也。枣仁之酸入肝安神，而制以姜汁者安神而又兼散邪也。用药至此，乃谓善于驱遣者也。

湿热症，曾开泄下夺者，恶候皆平，独神思不清，倦语，不思食，溺数，唇齿干，胃气不输，肺气不布，元神大亏。宜人参、麦冬、生谷芽、川石斛、木瓜、生甘草、鲜莲子等味。

开泄下夺，恶候皆平，正亦大伤，故见症多气虚之象，理合清补元气。若用泥滞阴药，去生便远。

湿热症四五日，忽大汗出，手足冷，脉细如丝，或绝，口渴茎痛，而起坐自如，神清语亮，乃汗出过多，卫外之阳暂亡，湿热之邪仍结，一时表里不通，脉故伏，非真阳外脱也，宜五苓散去术，加滑石、酒淬川连、生地、芪皮等味。

此条脉症全似亡阳之候，独于举动、神气中得其真情。噫！此医之所以贵识见也。

湿热症发痉神昏，独足冷阴缩，下体外受客寒，仍宜从湿热治，只用辛温之品煎汤熏洗。

阴缩为厥阴之外候，合之足冷，全似虚寒矣。乃谛观本症，无一属虚。姑知寒客下体，一时营气不达，不但症非虚寒，并非上热下寒之可拟也，仍从湿热治之，又何疑耶？

湿热症初起壮热口渴，脘闷懊憹，眼欲迷闭，时时谵语，浊邪蒙闭上焦，宜涌泄，用枳壳、桔梗、淡豆豉、生山栀，无汗加葛根。

若病退后脘中微闷，知饥不食，是余邪蒙绕上焦，法宜轻散。此则浊邪蒙闭上焦，故懊侬脘闷；眼欲闭者，肺气不舒也；时谵语者，邪逼心包也。若投轻剂，病必不除。经云："高者越之。"用栀豉汤涌泄之剂引胃脘之阳而开心胸之表邪从吐散。一了百当，何快如之！

湿热症经水适来，壮热口渴，谵语神昏，胸腹痛，或舌无苔，脉滑数，邪陷营分。宜大剂犀角、紫草、茜根、贯仲、连翘、银花露、鲜石菖蒲等味。

热入血室，不独妇女，男子亦有之。不但凉血，并须解毒，然必重剂乃可奏功。

湿热症上下失血或汗血，毒邪深入营分，走窜欲泄。宜大剂犀角、生地、丹皮、赤芍、连翘、紫草、茜根、银花等味。

热逼而至上下失血、汗血，势极危而犹不即坏者，以毒从血出生机在，宜大进凉血解毒之剂，以救阴而泄邪，邪解而血自止矣。血止后，须进参芪善后乃得。

湿热症七八日，口不渴，声不出，与饮食亦不却，默默不语，神识昏迷，进辛香凉泄、芳香逐秽俱不效者，邪入厥阴，主客浑交。宜仿吴又可三甲散、醉地鳖虫、醋炒鳖甲、土炒穿山甲、生天虫、柴胡、桃仁泥等味。

暑湿虽伤阳气，然病久不解，必及于阴，阴阳两困，气钝血滞，而暑湿不得外泄，遂深入厥阴，络脉凝瘀，使一阳不能萌动，生气有降无升，心主阻遏，灵气不通，所以神识不清而昏迷，默默也。用直入厥阴之药，破滞通瘀，斯各脉通而邪得解矣。

湿热症口渴，苔黄起刺，脉弦缓囊缩，舌硬谵语，昏不知人，两手撝搦，津枯邪滞。宜鲜生地、芦根、生首乌、鲜稻根等味。若脉有力、大便不解者，大黄加入亦可。

胃津劫夺，热邪内扰，宜润下以泄邪，徒用清滋无当病情。故仿承气之例，以甘凉易苦寒，正恐胃气受伤，胃津不复故也。

《南病别鉴·卷中》终

南病别鉴·卷下

薛望公著

外孙宋兆淇谨校字

绍兴裘吉升庆元刊

辨表分寒热第一

昼夜头疼浑不了（先提清表分），身热脉浮邪在表。病症看来似一般，表寒表热须分晓（点出眉目）。或有汗，或无汗，汗多汗少且莫管，只就脉浮中分出两条线（是最着眼处）。表寒浮紧或兼弦，表热浮数分，或兼滑、长与弦缓。寒者身疼惯怕寒（以下旁证之），频求衣被遮温暖。热者虽然也畏风，无风便欲开帏幔。寒不渴兮热或渴，寒舌白苔热黄泽，寒者口和热口苦，寒减食兮热能食。表寒散以辛温味，表热辛凉非一例。表寒切勿先消食，惟恐引邪入里去。表热切忌用辛温，变成燥热为难治（以治法为收束）。

辨表分虚寒虚热第二

头痛（表也）脉浮（或兼大兼弦，或兼数兼弦）按无力（虚也），表分虚同寒热别；表若虚寒必恶寒，若进辛温汗难出（若用辛凉必致汗多而近于亡阳矣。此下言服辛温之后变象）；气扰翻教身体麻，或大热兮或微热；胸前微满且欲呕，口淡或渴或不渴。表如虚热口亦淡，必兼微渴思润泽；服过辛凉身反痛（此下是服辛凉后变象），舌形定现微苔色。不论大汗与无汗，但查热势加猖獗。两症皆须补益来，寒加姜桂（宜用桂枝汤加芪、术，甚则加人参、干炮姜之类，如血虚无汗，可加当归、红花，和其阴血）热芩柴（宜柴、芩、归、芍、芪、术之类，甚则加人参）。

辨里寒第三

里寒脉沉紧，或兼缓与迟。恶寒骨节痛（五字是表证），表症似而非。胸腹满痛且欲呕，或吐或利俱有证；或热或不热，手足指冷厥；喉有冷涎苔白滑，或如猪腰或茶褐。此宜桂枝汤，去芍加干姜，里寒温补是良方，甚则加桂附，可以复其阳。

辨里热第四

里热脉沉（主脑）数，或缓滑以长；无论其神昏与清，无论其身热与凉。唇焦齿黑谵语现，舌短苔黑或起芒；裂破出血反不渴，或渴饮冷小溲长，或利清水或便硬，声音洪厉力气强；狂发登高弃衣走，否且循衣而摸床；面目或赤或不赤，其色垢（即不赤，亦面垢）浊如熏黄。此宜芩连石膏类，甚则芒硝与大黄。

辨里虚寒第五

里若虚寒者，脉必沉而缓（主脑），微细按无神，救之惟愁晚。手足常四逆，面色青黑黯；渴而不欲饮，但觉口中淡；惟喜极热汤稍解，胸中满或呕；或吐或下利，或不大便心下悸；心烦喜躁不思食，踡卧恍惚每独语；舌带淡墨色，或如猪腰或糙米，或白苔而润，或无苔而燥，短缩不能伸，望之萎且槁。理中四逆急温之，否则神昏汗脱了。

辨里虚热第六

欲知里虚热，脉沉而数按无力（主脑）。身热退不净，口渴神恍惚；与汤则饮之，不与亦不讨；有时思食来，食到便先饱。舌上略觉燥，得汤燥即好；或有微苔或无苔，或淡红色，（淡红色，香岩先生用炙甘草汤，谓津伤而气无化液也，不可用寒凉药）如桃腮。此为里分少津液，泻心导赤佐生脉。

辨假虚寒第七（实热内伏也）

脉沉细兮或缓长，出则迟兮入则疾（主脑），或伏筋骨按有力（沉实也，本宜下）。口中不渴舌燥短（邪入营分，往往不渴，四逆谓热深，厥亦深），不但身凉且四逆，神昏谵语口目动，状若惊风作痉厥；或利清水（热泻）或不便，解下或如烂桃色；人事不知歌且哭，身轻偏自能起立（大证据）；或吐蛔虫口苦辣，小便行时长且赤。此是虚寒假证现，应须解毒和凉膈。

辨假实热第八（虚阳上浮也）

脉浮而大或洪数，无奈按之全不见（主脑）；任他热势如燎原（浮大洪数却是热象，按之不见全是虚证，然邪盛之脉亦有按之不见者，不可不慎也），真底实板已先现。苔白或黑短不燥，或如猪腰或米糙；面目俱赤为戴阳，谵语发狂手足躁；或有汗兮或无汗，坐卧只求井中蹈；舌肿唇焦齿出血，渴饮汤水常不绝。内是真寒外假热，理中八味合生脉。煎成冷饮代茶汤，庶几虚火归源得。误服芩连增躁渴（变成死证），庸医到此休饶舌。

辨渴第九

渴症须分寒与热，热者脉数而口苦（主脑），身热汗出喜冷饮，或兼汤水百杯可（大证据）。此宜花粉与川连，加味参同伴白虎。虚寒而渴者，脉必细兼迟，即教洪且大，终是数而虚（主脑）。渴喜极热汤，稍温便嫌冷，有时思得水（大证据），仍复不能饮。此宜生脉中，姜附辛以润；又有汗下之后亡津液，生津之品始为得。不宜凉药不宜温（生津为主），何况诸多辛与热（此非口渴乃口干，浊属实热，干为津亏，当生津，如酸甘化阴之类）。

辨舌第十

胃气现于舌，上有淡白苔。俗医漫消食，必致光无苔。调理到思食，苔白渐生来。君不见病有（厚苔），厚苔满舌者；忽然退去光而燥，乃为胃气绝之徵。从此参详便分晓，又有大红舌色无苔者，君火之色浮于外，盛极将衰欲化灰（无病之人亦常有之，宜用附子），引火归源才得退（舌色纯红，必肾气素虚之人，无他症而忽现此舌者，用附子引火归源固合，又若敖氏《伤寒金镜录》载纯红为将瘟舌，乃热蓄于内而病将发也，不问何经宜用透顶清神散，搐鼻法亦不可不知），又有舌黑如淡墨，更不须问燥与湿，总归肾水克心火。阴盛阳衰须早识，除非黑起芒刺燥而裂，阳邪热结何消说。

辨虚寒舌燥第十一

舌燥有多般，或淡黄或淡白，或起微刺或灰色，更有望之如燥扪之泽（望之燥，扪之泽，《温证论》言舌绛望之似燥，手扪之原有津液，此津亏湿热熏蒸，将成浊痰蒙闭心包也），其色或紫而或黑，必兼吐利而厥逆，神昏谵语词謇涩（舌燥而语言不清，因燥而不清可治，舌黑而语言不清，所谓口虽欲言舌不得前，死证也）脉形微细定如丝，或虽洪大终无力（虚寒定案）。急用生脉以养津，附姜苓草和芪术（俗医为五味味厚，多则用十余粒，少则七八粒，此不通之论，必须钱余方效）。

辨实热舌燥第十二

实热舌燥先有地，或黄或黑起芒刺（《温证论》凡舌不拘何色生芒刺者，皆是上焦热极也，当用青布拭冷薄荷水，揩之即去者轻旋，生者险）。即使苔轻偏破裂，必兼身热焦唇齿。渴喜饮冷面目赤，并无吐利与厥逆。谵语便闭诸症现，洪数滑长脉可验，白虎承气随变换（随证变换也）。

辨寒头痛第十三

寒头痛脉浮而紧（主脑），或弦或沉更兼迟。恶风与寒四肢冷（大证据），头喜热物包裹之（更有刘河间论头痛属热者，亦恶寒喜热，缘热为寒闭则其痛甚，热气流通则痛止也，然止后必复作而，益甚为验脉，亦必有异）。理中参入桂天麻，附子细辛重者加，少佐羌防法亦佳。

辨热头痛第十四

热头痛脉浮而数，或滑而长亦有诸，口苦舌干渴欲饮，痛连风府与风池，恶热其常恶风暂，此为风热症已显。羌防柴葛连翘芩，甚则石膏用之验。

辨虚头痛第十五

虚头痛脉弦而大，弦则为寒大则虚（主脑）。痛极不堪喜得按，日夜呼叫语声嘶（大证据）。其痛或专在额上，偏头皆痛亦有之。急宜参苓芪术加附子，此症失治危即死。

辨风寒骨痛第十六

风寒骨痛脉弦紧（主脑），或迟而缓亦有准。身热恶寒手足冷（大证据），舌上白苔口不渴。拘挛偏体酸难忍，甚则上呕下利并。桂枝汤内用天麻，有湿去芍加附稳。

辨虚骨痛第十七

脉弦而大数无力（主脑），或发热兮，或不热恶风兮，拘急口淡兮，神思恍惚（大证据）。痛在骨节兮，服发散药而痛愈剧，此神气伤也，合用桂枝与芪术。大凡人身诸骨节，其数三百有六十，是神气之所游行而出入。君不见仲景新加汤，重用参姜以复阳（桂枝汤加参姜）。

辨虚寒腹满第十八

脏寒生满（出《内经》）病，脉迟缓兮或沉紧，或虚大兮按无力。腹满时减减又甚，不欲食兮食即呕，或泄泻恶寒兮，而渴喜热饮。姜桂香砂温散之，不应再加参术芪。

辨实热腹满第十九

脉沉而实（主脑）兮，或滑与长兼，腹满（证据）不减兮，减亦不足言（二句出《金匮》）。大便虽解而不畅兮，或得解而少宽。满腹硬痛不可按兮，无吐晕等虚症之相参。此宜枳朴以消之，甚则加大黄参其间。

辨虚寒不大便第二十

大便不通群呼热，不知寒凝亦敛结。腹不满兮口不渴（疑案），白滑苔兮弦紧脉（定案）。此属虚寒无浪攻，照常饮食（切不可饥）且从容。迟之一二十日后，温补足时气自通。

辨实热不大便第二十一

脉数有力长滑甚，烦渴腹满按之硬，或潮热兮食即胀，时有浊气从后进，此为胃热宜下之。（凡服下药燥粪已来，又得溏泄，此已解也。如服下药但利清水一二次，又无燥屎痞满如故，此未解也，再当下之。如服下药二三次仍不通者，此肠胃枯涩也，当下取之，取之而不通者死），一有虚症须细审（大约实症一下即愈。一有虚症便须细审，即必当下者，亦只用凉隔以微利之，解毒以和之；陶氏黄龙汤，以补而下之）（陶节庵黄龙汤即大承气汤加参、归、草、桔、姜、枣）。

辨小便不通第二十二

小便不通分虚实。虚则三焦失其职，屡经利水不相合，此宜金匮肾气丸，治其三焦决渎官，象牙生煎服亦安。实者人素强，或好食热物，肺热不能通水道，以致膀胱成热结，宜用猪苓、泽泻、栀、滑石，用后仍不效，须向膀胱寻外窍，经说毫毛是其应（经曰：三焦膀胱者，腠理毫毛，其应是三焦主腠理，膀胱主毫毛。膀胱有出窍而无入窍，济泌别汁而渗入膀胱者也，毫毛是其外窍。譬如水注塞其上窍，则水不能出矣。如人不虚，利小水而仍不通者，宜发其汗，外窍通而内窍亦通，此所谓开鬼门也），改从发汗最为妙。又有动其胞中血，虚寒实热随症别，虚寒便温补，热则清热而养血，因症施方不可执。

辨呕第二十三

其人受暴寒（审问），或食生冷物，吐酸（证据）并干呕，平胃正气合脉滑（主脑）。胃有余饮，冷不喜热（证据），服温热药呕愈甚，黄连竹茹佐姜汁（温热症肺胃不和，每有呕吐用黄连四分，苏叶五分，泡汤吃，即止），兼虚参以参加入。脉或虚大数（主脑）无力，呕吐清涎（虚寒呕证据）及冷沫，胃虚不能容谷食，闻食即呕（胃阳竭矣）食反出，人参理中最为良，丁香附子加亦得。脉滑有力（主脑）症不虚，胸满按之痛（证据）愈剧，合用朴实与二陈，此谓中焦之呕（东垣语）从乎积。

辨吐蛔第二十四

热厥吐蛔蛔必多（凡属吐蛔无论热与寒，切忌凉药），人情清楚脉形和，随生随吐无烦躁，泻其湿热勿蹉跎。厥阴伤寒属风木，吐虫兼吐水清绿，手足厥冷（主脑）烦躁甚，乌梅丸义君须读。

辨汗第二十五

虚汗须分阴与阳，阳虚（凡服发汗药不可太过，过则反致阳虚。如服一剂无汗，再作汤与之复无汗，此营卫乏绝，法当养阴辅正而再汗之。三治无汗者死）自汗补其卫（其人素虚或劳伤，或大病后腠理虚，阳不能卫外而为固，则自汗。宜用参芪五味苓术，甚则加桂附，如干姜、半夏、陈皮开达之药皆不可用），盗汗归之阴气虚，参甘归地从其类（人卧则血归于肝，阴虚而不可为守则盗汗，宜参、苓、芪、术、五味、归、芍、生熟地之类）。惟有阳明邪并来，热气熏蒸毛窍开，汗出溱溱常不止，但宜凉解得和谐（汗有心家血液之汗，太阳津液之汗俱不可出，惟阳明水谷之汗虽出无害，故阳症伤寒，热气熏蒸，毛窍开发溱溱而自出，亦犹滚汤盛于器中，热气上蒸而外湿也。若汗不出热气不得泄，必郁而发黄，即宜用清凉以解其热，而汗自止，不必用止汗之药）。更有伤寒病久无汗出，大剂参芪柴桂合，顿然出汗退其热，景岳书中亦曾说。

辨谵语第二十六

谵语是多言，皆因胃液干。就中谵语有实象，谵字从严侃侃然。旋转风轮难自主，才呼李四便张三。郑声气短神萧索（郑声者，声如郑卫之音，不能正也。孔子曰：恶郑声之乱雅。《乐经》曰：虚则郑声。盖因汗下过多，表里虚竭，以致阳脱阴胜，其人正气衰而本音失，精神夺而语句重，手足并冷，神昏舌短，音响模糊，与谵语迥不相同，此症十无一治。不得已，姑与独参汤或白通汤）郑重频烦不厌复，一样逢人讲话多，不曾说南又道北。设使谵语郑，大半属无稽，是则名为妄，虚实皆有之。若夫似睡非睡间，隐隐约约如交谈，此为独语未全乱，各从脉症细详参。

辨面目赤第二十七

面目赤有三，须从脉症参。阳气郁于表，辛凉可散焉，里热熏于上，白虎及黄连。无根火外浮，此是内真寒。八味生脉煎冷饮，假对假兮古所传。

辨下利第二十八

下清谷者为虚寒，下清水者为实热。惟有脓血稀溏和汁沫，此三件中细详别。假如作呕不食兮，腹痛喜按；心恍惚而烦兮，或动悸与头眩；燥而不欲饮兮，头眩耳鸣而口淡；后重逼迫兮，既解而仍不减。脉弦数而虚大兮，皆虚寒之外现。苟脉症之反是兮，即实热之证验。

辨厥第二十九

手足冷时为四逆，厥者其冷过肘膝。仲景伤寒俱禁汗，无论阳厥与阴厥。阳厥是传经病，自三阳进，入阴热极，必兼胜化行，还有始热终寒因药误，也能转入阴寒路，执定传经亦是错。阴厥是直中，喻氏《中寒论》当诵。寒邪斩关直入来，急救真阳休梦梦；还怕热邪深入血，顿然厥冷身无热。君不见吞痧样子忌热汤，不比中寒一例说。总之脉症要详参，茎草拈来生杀间。阳厥谵渴阴吐涎，阳者身轻阴者踡。复看其人唇爪甲，青紫为热青黑寒；又有痰厥食厥和尸厥，病久阴阳二气虚亦厥。各等各样在准绳，步步须求脉症合。

辨腹痛第三十

腹痛是虚喜揉按，虚者必寒病涉阴。脉迟缓兮或虚大，诸多虚象察其因。理中桂附可施行。热者面黄泽，加以长滑脉，宜用黄连苦清热，少佐姜萸亦相得（治脾寒泄泻腹痛，仿仲景温下之法，先去其滞而后调补，勿畏虚以养病）。更有欲呕不呕腹痛多，寒热其如错杂何。黄连汤内干姜桂，好共参甘两下和。食痛应消食（凡治伤寒，须按其腹痛与不痛。硬与不硬。若腹中痛与硬者，此燥屎也。脐下硬而痛者，此燥屎与蓄血也。脐下筑筑然痛上冲于心者，此奔豚气也。腹中气响下趋者，欲作泻也。燥屎者，小便不利而脐下如疙瘩状。蓄血者，小便利而脐下如怀孕状），难在虚寒兼食积。学士温脾法可宗（许学士有温脾汤，见《本事方》。许叔微温脾汤：干姜、肉桂心、热附子、炙甘草、枳实、厚朴、大黄），化为煎法尤熨贴（有虚寒之人患腹痛，服温补药而相安。时止时作痛仍不解，甚则利清水或白沫，此虚中有实，或先有宿食在肠不曾去，或病中肠胃虚不能运化，所食之物停于肠中，即一二块宿粪亦能作楚。宜用温补药煎好，去渣入大黄一钱，不甚虚者可加一钱五分，滚四五沸服之，宿食自下，正气不伤而病随愈。此屡试屡验之妙法也）。虫痛面黄吐涎沫，食酸即安甜即剧。虚实寒热要分晓，杀虫方中求配合。气痛因郁恼，必连胃脘与两胁，病久人必虚，滋补兼疏郁。痛不可近者，按之濡软为蓄血，不比硬满为热结。重则桃仁承气汤，轻者宣通微下夺。别有吞痧一症现，湿热熏蒸邪变幻。急刺委中出血良，磨服玉枢丹亦善。最怕是三阴寒症，认为痧不饮温汤，饮冷茶，乱进丹丸并放刮，临危空自悔前差。

辨脉脱第三十一

六脉俱脱者，大命垂危矣（神昏脉脱者死，神清脉脱者亦死）。通脉四逆急服之（仲景四逆汤中姜附草，三阴厥逆太阳沉，或益葱姜参芍桔，通阳复脉力能任），还怕脉因暴出死。但得脉来微续生，更需附子四五枚，人参小半斤，周时服尽休间断，随进米粥始回春。参力偶不继，前功必尽弃，平时无学力，到此滋疑惧。每见虚寒之极服温补，躁乱不宁（换阳也）呕且吐，此为药力尚未全，切莫心疑换别路。大约三阴病症露危剧，急则六日或三日，缓则行期十二日。幸而君火未全衰，反见舌干等症出，更须姜附助其阳，渐得阳回舌生液（景岳六味回阳饮，又增地、归、姜、附、草、人参）。诸虚剧甚阴阳脱，此剂扶危力可任，四味回阳用理中，以术易附力加雄。元虚虚脱垂危顷，温服徐徐定有功。若见舌干投凉剂，坏（切戒！切戒！）乃百年人寿事。起手果然认得真，断不朝三与暮四。君不见景岳全书用法精，十补一清巧相济。又不见嘉言寓意重叮宁，阴症转阳必自愈。济困扶颠道在斯，一有游移便错去。更有虚寒服药来，温补不安凉适意。两寒相得从其类，正气败坏决不治。至于实热失汗下，脉伏似脱君休怕。大承十枣用即安，神气分明现真假。须知实热治可缓，凉泻一投拨便转。不比虚寒救济难，仁术全凭思与辨。

司天在泉歌

子午少阴君火天，阳明燥金应在泉。丑未太阴太阳治，寅申少阳厥阴联。卯酉却与子午倒，辰戌巳亥亦皆然。每岁天泉四间气，上下分统各半年。

卯酉与子午倒，辰戌与丑未倒，巳亥与寅申倒。

子午年（少阴君火司天，阳明燥金在泉）。

丑未年（太阴湿土司天，太阳寒水在泉）。

寅申年（少阳相火司天，厥阴风木在泉）。

卯酉年（阳明燥金司天，少阴君火在泉）。

辰戌年（太阳寒水司天，太阴湿土在泉）。

巳亥年（厥阴风木司天，少阳相火在泉）。

《南病别鉴·卷下》终

南病别鉴·续集

吴门宋兆淇佑甫著述

绍兴裘吉生庆元校刊

看病须必先识病

凡看伤寒，至要看各经中死证，死脉亲切，须一一理会过，免致临病疑惑。但见死证，便以脉参之，如果有疑，切莫下药，虽至亲央浼，亦莫乱治。倘有挫失，咎将归己。

凡看伤寒，初学后生须要治其病之可晓者，缺其不可晓者，胸中证不明白，有一毫疑惑，不可强治。故君子不强其所不能，若不量力私于亲故，或见利而动，轻易玩弄，视人命如草芥，非君子之用心也。谨而敬慎！毋怠毋忽！

初得伤寒一二日，头痛恶寒皆除，便觉胸中连脐腹注闷疼痛，脉沉有力，坐卧不安，上气喘促，不候他证便可下药。若头项强痛，恶寒发热，每日如此，不以日数多少，尚在太阳经，止宜发汗，要随在其所见之表里而治之，不拘于日数也。若烦渴欲饮水，由内水消竭，欲得外水自救耳。大渴欲饮一升，止与一半，常令不足，不可过饮。若恣饮过量，则为水结之证。射于肺为喘为咳，留于胃为噎为哕，溢于脾为肿，蓄于下焦为癃，皆饮水之过也。

病若经十余日以上有下证者，止宜大柴胡汤，恐承气太峻。盖伤寒过经，则正气多伤故也。

病七八日，未得汗，大便闭，发黄生斑，谵语而渴，越脾桃仁汤主之。

病八九日，已汗下，脉尚洪数，两目如火，五心烦热，狂叫欲走，三黄石膏汤主之。病五六日，但头汗出身无汗，际颈而还，小便自利，渴饮水浆，此瘀血证也。看上中下，分虚实而治之。犀角地黄汤治上，桃仁承气汤治中，抵当汤、抵当丸治下。病六七日，别无刑克证候，忽然冒昧不知人事，六脉俱静，或至无脉。此欲汗，勿攻之。如久旱将雨，六合阴晦，雨后庶物皆苏，换阳之吉候也。

夫今人治伤寒，一二日间，不问属虚属实，便用桂枝之类以汗之。三五日后，不问在表在里，便用承气汤之类下之，多致内外俱虚，诸变蜂起。大抵病人虚实表里不同，所以邪之传变有异，岂可以日数为准？盖有即传者，有传一二经而止者，有始终只在一经者，不必拘"始太阳终厥阴"也。

阴　证

初病无热，便四肢厥冷，或胸腹中满，或呕吐，腹满痛，下利，脉细无力。此自阴证受寒，即真阴证，非从阳经传来，便宜温之，不宜少缓。经云：发热恶寒者发于阳也，无热恶寒者发于阴也，治宜四逆汤。凡腹满腹痛，悉是阴证，只有微甚不同，治难一概。腹痛不大便，桂枝芍药汤；腹痛甚，桂枝大黄汤。若自利腹痛，小便清白，便当温，理中四逆看微甚用，轻者五积散，重者四逆汤，无脉者通脉四逆汤，使阴退而阳复也。

阴毒病，手足指甲皆青。脉沉细而急者四逆汤，无脉者通脉四逆汤，阴毒甘草汤，脐中葱熨，气海、关元着艾可二三百壮，仍用温和补气之药，通内外以复阳气。若俱不效，死证也。

凡看伤寒，惟阴证最难识。自然阴证，人皆可晓，及至反常则不能晓矣。如身不发热，手足厥冷，好静默，不渴，泻痢，腹痛，脉沉细，人共知为阴证矣。至于发热面赤，烦躁不安，揭去衣被，饮冷，脉大，人皆不识，认作阳证，误投寒药而死者多矣。必须凭脉下药，至为切当。不问浮沉大小，但指下无力，按至筋骨全然无力，必有伏阴，不可与凉剂，急与五积散一服，通解表里之寒，随手而愈。若内有沉寒之甚，须用姜附以温之秘之，勿泄。脉虽洪大，按之无力者，重按全无，便是阴证。凡治伤寒，服药不效，斑烂皮肤，手足皮俱脱，身如涂朱，眼珠如火，燥渴欲死，脉洪大而有力，不知人，宜三黄石膏汤主之。

凡看伤寒，须问病人有何疼痛处，所苦所欲，饮食大便，并服过何药。问有吐蛔者，虽有大热，忌下凉药，犯之必死。盖胃中有寒，则蛔上入膈，大凶之兆，急用炮姜理中汤，加乌梅二个，煎服，蛔安，却以小柴胡汤退热。盖蛔性闻酸则静，见苦则安故也。

凡看伤寒，有口沃白沫，或唾多，或流冷涎，俱是有寒，吴茱萸汤、理中真武汤之类，看轻重用。切忌凉药，杂病亦然。或用甘草温补元气，四君子汤加附子片，血虚用仲景八味丸。

伤　暑

伤暑与伤寒俱有热，若作伤寒治，则大误。盖寒伤营，热伤气。伤寒则外恶寒，而脉浮紧；伤暑则不恶寒而脉虚，此为异耳。经云：脉盛身热，得之伤寒；脉虚身热，得之伤暑。治宜小柴胡汤，柴胡宜酌用；渴加知母、石膏，或人参白虎汤。天久淫雨，湿令大行，苍术白虎汤。若元气素弱而伤之，重者清暑益气汤治之。

急下急温

凡言急下急温，病势已迫，将有变也，非若他病尚可少缓。如少阴属肾水，主口燥咽干，而渴乃热邪内炽，肾水将绝，故当急下，以救将绝之水。如腹胀不大便，土胜水也，亦当急下。阳明属土，汗多热盛，急下以存津液，腹满痛为土实，急当下之。热病目不明，热不已者死。目睛不明，肾水已竭，不能照物则已危矣，急须下之。少阴急温有二证，内寒已甚，阳和之气欲绝，急宜温之，无疑也。

少阴病得之二三日，口燥咽干，急下之，大承气汤。

少阴病自利纯青色，心下必痛，口燥咽干，急下之，大承气汤。

少阴病六七日，腹胀，不大便，急下之，大承气汤。

阳明病发热汗多，胃汁干，急下之，大承气汤；汗出不解，腹满痛，急下之，大承气汤。

少阴病脉沉微，急温之，四逆汤。

少阴病膈上有寒饮，干呕，不可吐，急温之，四逆汤。

生死脉候

阳证发热不退，见阴脉者，死。若得汗热退，见阴脉者，瘛。阴阳诸证，脉平，吉。伤寒下利，厥逆，烦躁不得卧者，死。

伤寒咳逆上气，脉散者死，形损故也。

唇吻反青，四肢热，习习汗出，肝先绝也。

阳反独留，体如烟熏，摇头直视，心先绝也。

环口黧黑，虚汗发黄，脾先绝也。

脉浮而滑，身汗如油，喘而不休，水浆不入，肌肤不仁，乍静乍喘，汗出发润，肺先绝也。

溲便遗失，肾先绝也。

脉三部紧盛，大汗出，不解者，死。

阴阳俱虚，热不止者，死。

身热气粗，见阳脉而躁者，死。

汗出，微热不解，未可言死；若脉如转索，即死。

谵语微热，脉浮大，手足温，欲汗出，但汗暴出者，死。

热病七八日，脉不软不散者，当音哑不言，三四日汗不出者，死。

温病三四日以下，不得汗，脉大疾者生；脉细小难得者，死。

温病下痢，腹中痛甚者，死，不治。

温病汗不至足者，死。

温病二三日，身体热，腹满头痛，饮食如故，脉直而疾者，死；四五日，头痛腹满而吐，脉来细僵者，死；八九日，头不痛，目不赤，色不变，而反下利，脉来碟碟，按之不弹手，或时大，心下坚者，死，不坚硬者生。

热病七八日，其脉微细，小溲不利加暴，口燥舌焦干黑者，死。

厥分寒热辨

或曰人之手足乃胃土之末，凡脾胃有热手足必热，脾胃有寒手足必冷，理之常也。惟伤寒有厥深热亦深，厥微热亦微之论，何耶？曰胃寒手足冷，胃热手足热固已。若夫极则变，不可以常道拘也。盖亢则害，承乃制。火气亢极，反见化水，如金银等烈火烁烊与水无异。阴阳反覆，病之逆从，未可以常理论也。凡经言厥逆、厥冷、手足寒冷等语，皆变文耳，不可以论轻重。若言四肢则有异也，亦未可纯为寒证。若厥冷直至臂胫以上，则为真寒无疑，急用姜附等药温之，少缓则难疗。谓其上过手肘，下过足膝，非内有真寒达于四肢而何？然更当凭脉并所见之证参之，庶乎其无误也。凡看伤寒不可以厥逆便断为寒，必须以兼证参之，方知端的。如手厥逆，兼以腹满，泻痢清白，小便亦清，口渴，恶寒战栗，面如刀刮，皆寒证也。若腹满后重，泻痢稠黏，小便亦涩，渴而好饮，皆热证也，宜详审之。

结胸解

结胸之证尝见，世俗不问曾下与否，但见心胸满闷，便呼结胸，而与桔梗汤治之，盖本朱奉议之说也。有频频与之，反成真结胸者，殊不知结胸乃下早而成，未经下者非结胸也。乃表邪传至胸中，未入于腑，证虽满闷，尚为在表，正属少阳部分，只宜小柴胡加枳壳以治，如未效，则本方对小陷胸汤一服豁然。其效如神，但秘之不与俗人言耳。若因下之而成者，方用陷胸汤丸分浅深而治之，不宜太峻。盖上焦乃清道至高之分，若过下则伤元气，陷胸汤丸宜从缓而治之。尝读仲景《伤寒论》结胸条之"病发于阳而反下之，热入因作结胸病，发于阴而反下之因作痞。所以成结胸者，以下早故也"。成氏注释曰："发热恶寒者发于阳也，无热恶寒者发于阴也。"再三熟玩，不能不致疑其间。盖无热恶寒者，寒邪直中阴经，真阴证也，非阳经传至阴经之病。若误下之不死即已危矣，岂可以泻心汤寒热相参之药治之而愈乎？岂反轻如结胸乎？详此，恐言营卫阴阳也。风属阳，阳邪伤卫，头痛发热微，盗汗出，反恶寒者，当服桂枝汤止汗散邪。医者不达而下之，卫气重伤，胸中结硬。经又云："结胸脉浮大者，不可下，下之即死。结胸证悉而烦躁者，亦死。"盖卫出上焦，清道受伤，不为不重也，故用陷汤峻利之药下之。寒者阴，阴邪伤营，当以麻黄发表，误下之而成痞满者，宜泻以理痞。盖营出中焦，黄连能泻心下之痞，邪陷于膈，不犯清道，则元气不伤，故轻于结胸耳。若阴经自中之寒，以泻心理之，而可愈，吾不信也。

伤寒合病并病论

赵嗣真曰：吾尝疑合病并病之难明也久矣。因始释之：合病者，二阳经或三阳经同受病，病之不传者也；并病者，一阳先病，又过一经，病之传者也。且如太阳阳明并病一证，若并而未尽，是传未过，尚有表证，仲景所谓"太阳未罢，面色赤，阳气怫郁，在表不得越，烦躁短气"是也，又当汗之，麻黄汤、桂枝各半汤。若并之已尽，是传过。仲景所谓"太阳证罢，潮热，手足汗出，大便硬而有谵语"者是也，法当下之，以承气汤。是知传则入腑，不传则不入腑。所以仲景论太阳阳明合病止出三证，如前论太阳阳明并病，则言其有传变如此也。三阳互相合病皆自下利。仲景太阳阳明合病，主以葛根汤；太阳少阳合病，主以黄芩汤；少阳阳明合病，主以承气汤。至于太阳少阳并病，其证头项强痛，眩冒如结胸，心下痞，便当刺大椎、肺俞、肝俞，不可汗下。太阳阳明并病，已见上论，但三阳合病，仲景无背强恶寒语句，虽别有口燥渴，心烦背微恶寒者，乃属太阳证而非三阳合病也。三阳若与三阴合病，即是两感，所以三阴无合病例也。

伤寒别名

语无伦者曰谵语，实则谵语也，外证大便秘，小便赤。

声重曰郑声，虚则郑声，外证大小便利而手足冷也。

下泄曰转矢气。

大便坚，小便利，曰脾约。

大便如常，曰清便自调（或云自可）。

水谷不化，曰下利清谷。

伤寒十三日，曰过经。

阴病发躁，曰阴躁，属少阴。

手足逆冷，曰厥（有阴厥阳厥二证）。

手足指头微冷，曰清（属二阴）。

肌肤冷或下利，而发躁无时，暂安，曰脏厥。

两手无脉曰双伏，一手无脉曰单伏。

男子病新瘥，而妇人与之交，阴肿、小腹绞痛者，曰阳易。女子病新瘥，而男子与之交，里急、腰胯连腹内痛者，曰阴易。

冬应寒而反温，人暴感之而病者，曰冬温。

非时暴寒伏于少阴之经，咽痛下利，曰肾伤寒。

伤寒病二月至夏方发，曰晚发。

发汗后，身犹灼，热自汗，曰风温。

中暑，曰中暍。

感不时之气而病，老幼皆相似者，谓之天行（即瘟疫也）。

妄发湿温，汗者，曰重暍（重暍者不治）。

汗后不为汗衰，谓之阴阳交，死证也。热烦身躁，太阴寸口脉两冲尚躁盛，是阴阳交死，得汗脉静者生。

病瘥后发热，曰遗热。

伤寒瘥后劳动，曰劳复。

伤寒瘥后食肉再病，曰食复。

自乱无神气，曰无精。

吐利并作，曰霍乱。

鼻出血，曰衄。

热病脉躁盛，不得汗者，曰阳极，死证。

阴独盛而阳暴绝，曰阴毒。

阳独盛而阴暴绝，曰阳毒。

咳逆曰哕。

干呕曰啘。

阳明与少阳合病，下利，脉长大而弦者，曰负，死证也。

大便坚硬，曰硬溏，曰鸭溏。

协热而利，曰肠垢。

渴欲饮水，水入即吐，曰水逆。

心振寒而动，曰悸（即怔忡之别名也）。

心中若有所失，曰懊憹。

强发少阴汗则动血，或出口鼻，或出耳目，谓之下厥上竭，不治。

身振摇而动，曰肉𩋂。

脐下有动气，曰奔豚。

病在上吐之，曰泅。

病在下泄之，曰利。

血，曰营。

气，曰卫。

汗孔，曰元府（即腠理也）。

手足搐搦，曰瘛疭。

二阳俱病，曰合病。

先二阳俱病，而后一阳自病，曰并病。

阴阳俱病，曰两感（又曰双传）。

四肢病，曰末疾。

厥而下利，当不能食反能食者，曰除中，不治。

目中不明了，曰目中不了了（一曰病痊）。

皮肤顽而不知有无者，曰不仁。

伤寒阳病下之早，即为结胸。按之即心下痛，为小结胸。不按自痛连脐，腹坚硬，曰大结胸。若饮水过多，停结在胸胁间，无大热而头微汗出者，曰水结胸。烦躁多，而有结胸证，曰热实结胸。无热而有结胸证，曰寒实结胸。伤寒阴病下之早，按之不痛，胸中气结，曰痞气。伤寒证似结胸，饮食如常，时时下利，而舌上白苔者，曰脏结，不治。伤寒后，上唇有疮，虫食其喉，或食其脏，曰惑。

伤寒后下唇有疮，虫食其肛，或食其阴，曰狐。

发热汗不止，曰漏风（亦亡阳之别名也）。大下之后，损阴伤血，亦谓之亡阳。太阳病桂枝症而投麻黄，汗出多，遂漏不止，曰亡阳。发狂证，有因火劫惊狂，谓之火邪其人，亦曰亡阳。大抵阴病不当有汗，若反有汗者，亦亡阳也。

伤寒发汗、吐下、温针后，及小柴胡汤证罢病不解，曰坏证。看犯何逆，以法治之。柴胡证仍在，则不为逆（凡逆有四种，或变为温疟，或变为风温，或为温毒，或为温疫也）。

热病不知痛所在，不能自收，口干，渴，热甚，阴头有寒者，热在骨髓，死不治。

热病在肾，令人渴，口干，舌焦黄赤，昼夜欲饮不止，腹大而胀，尚不歇，目无精光，死不治。

《南病别鉴·续集》终

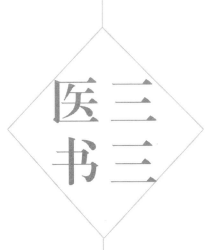

三三医书

伏邪新书

清·刘恒瑞 撰

提要

粤稽古今载录治六淫新感者，法赅理尽，治六淫伏邪者，略焉不详。是以临证之医，辨别未易清楚，夭枉者多矣。本书亦为刘吉人故社友之遗著，分伏燥、伏寒、伏风、伏湿、伏暑、伏热而列论，六气伏邪，条分缕析，事事皆从实验中得来，开后学无数法门。洵谓发古人未发之旨，立古人未立之法。不特嘉惠医林，抑亦泽及病黎先人，特别见解笔之于书，吾侪现成获读，何幸如之。

序

伏邪为病，前人未有特笔，畅明言之。凡近世医生，所谓调理本症是也。以其病持久而徐，变动不速，奏效不易故也。其实内有伏邪为病者，十居六七，其本脏自生之病，不兼内伏六淫者，十仅三四，前人未尝分别著书立说，以故伏邪与本脏生病，皆所混杂不分，而总以调理本症目之，以《金匮》与《和剂局方》等之古法治之，仅按其外面自现症候名目用方，按图索骥，有效有不效，总未得究其病根之法，分别用方。在本脏自生之病，或有对症之理，在伏邪为病之症，不知祛邪外出之法，故鲜能收功。予经历多年，觉本脏自生病不兼伏邪者，用古法治，可以奏效，若兼伏邪，即难应手。一遇全因伏邪为病，而累及本脏自病者，更无痊愈之日矣。俗人徒以试药戏药目之，以为病不可治，而予创立伏邪说治法，分别六淫治之，一面扶正，一面祛邪，不操切图功，务使内伏之邪气外解，脏腑之真元复旧而后已。念年以来，获效甚多，于心甚安，不敢自秘为独得之奇，愿以公诸后世。非予敢独创为异说也，以《内经》有春伤于风、夏为飧泄等论。吴氏、叶氏已先开伏暑法门，予因隅反，觉六气皆有内伏为病者，故条分缕析，六气伏邪分别诊治法，以告后学。盖邪机隐伏，病根深藏，非若新感易于辨识、易于祛除也。

著者识

目录

伏邪新书

镇江刘吉人遗著

绍兴裘吉生校刊

伏邪病名解

感六淫而即发病者，轻者谓之伤，重者谓之中。感六淫而不即病，过后方发者，总谓之曰伏邪。已发者而治不得法，病情隐伏，亦谓之曰伏邪。有初感治不得法，正气内伤，邪气内陷，暂时假愈，后仍复作者，亦谓之曰伏邪。有已发治愈，而未能除尽病根，遗邪内伏，后又复发，亦谓之曰伏邪。夫伏邪有伏燥、有伏寒、有伏风、有伏湿、有伏暑、有伏热。

伏　燥

其面色如常，但中正、印堂、年寿、两颧等处，间有白气隐于皮肤之里，白而不泽，舌苔白腐（白如银灰色，亦有黄白相间者，如表心纸色而厚），甚则仅如钱大一块在舌中心，而四面如驳去者，或四面有白腐而中心如挖去者，脉象沉取短涩，浮取反觉小滑（兼胜气者脉兼紧，左右弹。兼胜复气者脉兼大数），胃脘不舒（中气故觉痞闷也），此伏燥常见之形症也。

燥金邪气，伏于阳明，发为呕吐翻胃，当胸脘痛，肠结（内有燥屎如羊矢豆，内结而大便反溏泄，或细如金果条，或滞下），滞下（大便不爽，痛而不通之候），噎膈（俗传膈食病，皆由燥屎而成，《紫虚四言脉诀》有翻胃呕吐、结肠者亡之论，予以燥结下之，无不生者），无汗，或但头汗出（无汗，燥伤津液也。但头汗出者，头属阳明部也），加减调胃承气汤主之，去芒硝，加苏子、归身、淡苁蓉、火麻仁，润以下之之法也。

燥金邪气，伏于阳明，日久不解，传入冲任，发为当脐而痛（时作时止，时紧时松）。疝瘕癥结，脱营血枯，久则成干血痨症（干血痨，本世俗之俗名，然惟此一症，名实相符），治如上法，加桃仁、苏木、乌贼骨、杏仁、苏子、苏梗以通之，此寓补于通之法（桃仁、苏木、乌贼骨温通活血而不伤气，杏仁、苏子、苏梗少用之以为助，以调气降气，生甘草梢亦能通下）。日久虚甚者，参用通补丸、奇经丸。脉结而牢紧者，天台乌药散加巴霜法，亦可参用。

燥金邪气，伏于两厥阴血分（肝与胞络皆主血），兼及冲任，男子虚疝、血虚之人，日渐瘦弱，呛咳寒热似痨，少腹拘急似痛非痛，胁下疞痛（如带束腰际状者，带脉亦病），大肉削脱（津液消亡也），脉芤虚短涩者，当归羊肉汤主之（用归身一钱，连皮羊肉三斤，白煨另煎加入食羹，独用亦可），补血润燥之法也。女子月事正盛及男子血不虚者，燥气缚血，结成疟母，痞块癥瘕腹胀痛者，化癥回生丹主之，虚者（人虚症实），通补奇经丸参用（人虚症实，故用通补兼施法）。

燥金邪气，伏于手太阴肺络，发为肺痿，皮毛枯、津液槁，呛咳咯血，天府穴痛，胸痛如夹，未化热者，紫苏子汤主之（方用杏仁、玉竹、柏子仁、生甘草、苏子、火麻仁、阿胶），化热者（脉数大兼芤），润燥救肺汤主之（即喻氏清燥救肺汤，去桑白皮加蒌仁）。

燥金邪气，伏于阳明，传入足太阴脾络，少腹两旁，夹脐而痛，甚不能直身，如伸直则脾之大络拘急，而痛更甚，大便细若金果条，亦有羊屎矢豆粪在内者，五仁丸主之。脾约、麻仁丸亦可参用（此条当与前阳明法参用）。

燥金胜气，阳虚不旺者感之，颇似寒症（以其脉紧涩而小，舌白无汗，形类伤寒），用散寒药则化热（脉变小数，口渴睛红等证），用清凉药则又似寒（脉又变小紧而涩缓细结等阴象，口中生水，此甘寒药之弊也），用苦寒药（如芩、连、知、柏之属，蒌、贝、山栀等类），则益燥而血液干、元气减，用温补（如黄芪、潞党、苍术），则中宫壅塞不通，用消导化痰药（如陈皮、半夏、厚朴、山楂、神曲、鸡内金等），则劫伤胃阴（胃汁津液反壅塞于胃之上脘不降，口生涎沫，燥极反泽矣），燥结愈坚（胃汁燥干，肠中无津液滑润，则燥屎愈加坚结难下矣），兼胜气为次寒，为清邪，当温攻润下之者，误用寒下法，必变生厥冷肢逆，汗出如水。阳气旺者易化为火（即燥金复气也，脉数有力，舌黄），化热即从火热治之，故燥气化火之症易治（人人能识，人人能治，但在化而不化，脉象方数，舌色初黄之候，误用苦寒，则难治矣）。

按：燥金之症，与七情抑郁悲忧思症相似，以其同为秋气伤人，治法皆以春和生发之气解之（脉同一涩脉，而有长短浮沉之异，燥伤血，故脉沉而短。忧郁生于七情不适，善伤气，故脉浮涩而长细。金性沉着坚敛，易生燥屎，忧郁则无之，故忧郁用苏梗、制香附，温和行气，舒畅气机，伏燥用苏子、杏仁、归身，有油汁之品，温润血液）。而一由六淫燥气内伏，一由七情抑郁而生，学者当考其同中之异，分别用药以施治焉。又按：燥极反泽，口生涎沫，与热邪入营，口反不渴，津唾多，胃热则廉泉开，症相似（热症舌质多红紫，苔薄白如雪青杭绸色。燥症舌色不甚红紫，少有分别）。而热症可清，燥症不可清也。至于热症末传，阴液大伤，脉反小涩，燥症阴伤，脉亦小涩（热症小涩，然静中有动，多扎涩相兼者。燥症以涩为本脉，其人形症未久，未大伤阴津，即有涩脉，一为末传败象，一为初中传本脉，病之久暂深浅，其候不同，亦易变也），学者亦当细心分别焉。盖燥即干也，一则是西风吹干，一则是火气炕干，其耗伤津液则同，一干燥而治法则大有不同，一宜清润，甘寒而润（火燥治法也），一则宜温和，甘平而润（燥金治法也）。

伏　寒

其人面色淡黑而黄（如浮烟笼罩黄黑，皮里有青白气，隐隐现于年寿、山根、额上、两颧、卧蚕等处），爪甲色淡不甚红（微兼青白），舌苔薄白（如敷米饮，如染豆浆）而润，舌质淡（不甚红），脉沉迟弦细而弱，痛者兼紧，痛甚则如新张弓弦，或兼结食不甚消（有食入半日而吐出，仍未腐化者），行动言语皆迟缓，神气消索，小便清长，此伏寒常见之形证也。

寒邪伏于足阳明经，伤胃之阳气，胃汁冷发为胃寒，饮食不消，胸闷脘胀（胃汁冷、阳气困，故消化不速，而有是症），吐水（津液不消，阳气不足，脾不消水液也），甚则腰以下，如坐冷水中（胃阳不足，肾阳亦惫也），喜热恶寒（此寒从胸受，或从足背受者，故无伤寒表症），治以甘温。温中散寒汤主之（干姜、砂仁、附片、甘草、蔻仁、苓、术）。加灸足三里、胃俞、中脘，畏灸者以蒜泥代灸法，或散阴膏贴中脘穴。

寒邪伏于手阳明、手太阳经，发为肠癖、白痢、五更冷泻（泻色白臭腥淡），少腹痛有定处，绵绵不已，非得热熨不能解也。白芷干姜汤主之（白芷、桂枝、破故纸、干姜、苁蓉、甘草、莱菔子）。灸二肠俞，散阴膏贴脐、贴大小肠俞穴。

寒邪伏于足三阴经（肝脾肾三阴经，由足心脐腹而受），发为少腹痛，为奔豚气。气上冲痛（兼冲任脉病），为伏梁（任脉病也），为寒疝（厥少阴冲任病），为足筋拘挛（阴跷病也），膝冷胫酸（肾病也）。感寒即发者，温暖三阴汤主之（吴萸、木香、干姜、肉桂、附片、甘草），疝者加荔枝核、橘核、元胡索，足筋拘挛者加五加皮、虎骨胶、木瓜，灸三阴交、涌泉穴，散阴膏贴之亦可。畏灸者，以炒盐填脐中，上加姜片灸之，不伤皮肉，火气缓缓入腹，灸一火急按之，使火入腹，为补火法。

寒邪伏于手太阴肺，轻则咳喘，甚则哮咳，吐寒饮白沫（白沫如水不黏，不能引丝，有丝亦易断），感寒即发，轻者苏杏二陈汤主之，重者麻黄汤。兼足三阴症，仲圣小青龙汤、麻黄附子细辛汤、苓桂术甘汤选用（两太阴脉，虚缓而迟弦，按之滑者，兼湿痰水饮症也，故用苓桂术甘汤，实土以制水也）。灸肺俞穴，或散阴膏贴（天府、肺俞穴亦可）。

寒邪伏于冲任二脉，女子天癸后期，短缩而少，少腹胯纹际酸痛，子宫虚寒，血凝经闭，则为瘕结血蛊（女子天癸适至，冲任二脉虚，或食冷，或下部受寒，每多致此）。仲圣桃仁承气汤主之，生化汤亦可主之。子宫虚寒者宁坤丸，瘕结者化瘕回生丹。

寒本水气静顺之化，其气凝冽，故有冰凝之患。人之血液也，得寒则冰凝，水液反少，不比湿邪，水液反多也。其感寒而水饮停蓄，为吐水、喘哮、痰饮之症者，非其人阴液有余，即犯滋润之弊，故经文曰：寒淫于内，治以甘热，佐以甘辛。良以阴液少者，感寒则易化为燥也（甘属土，以土克水，用甘者亦胜制之义也。甘辛发散属阳，以舒阳气而化为汗也）。阳气旺者易化热（用甘润以保护津液，使阳气舒和，运津液而为汗，使寒从汗解，由皮毛而出，无化热之弊也）。《内经》：冬伤于寒，春必病温，此寒犹伏在皮毛腠理，其人阳气旺，阳郁久而化为温热也（世医读王氏《经纬》，故只知寒化热为伏邪，而不知有六淫本气伏于内，从内而发之伏邪矣。故此篇不得不作也）。化燥者，参用燥金治法，化热者，参用伏热治法。有其人阳气不足、阴液有余，则自始至终为寒气，不化燥热而水液不消，与湿气合而为寒痰水饮之症者，参用湿邪治法（脉沉迟而滑者，阴液有余，可用温燥。沉迟而涩者，阴液不足，不可燥，则以甘辛温法治之）。

按：伏寒脉症，颇与七情忧郁思虑相似（盖思则脉多沉迟，甚则结者，忧郁气滞，脉亦迟涩），但伏寒脉，左寸、人迎必应，七情脉，左寸、人迎不应。若两关、右寸、气口，脉见沉迟细结之象，而无上第三四条足三阴症与手太阴症者，从七情思虑治之。但用温和，舒散其阳气而已，不可用以上之法也（人迎主外感六淫伏邪，虽无表症，亦外感入内者也。内伤以气口诊之。见东垣《内伤外感辨》）。

伏 风

其人面色如常，但鼻上、山根、年寿微现青气隐隐，卧蚕、颧际亦微青白，爪甲青白，白睛带青，舌苔浮而易去（无定色，间有菜色，青黄相间），舌质如雪青纺绸之兼青者，色暗不鲜，其脉弦缓，往来滑利如波浪之涌，按之则芤，浮取则虚，神志荡荡然，胸中嘈饥善饿，或有微恶风之状（青，木色也。浮而易去无定色，风善行而数变也。舌质兼青暗，风伏于内，血色变也。弦，肝木本象也。缓，一息四至，风之正象也。滑利如波浪者，血被风气鼓荡而行也。滑利似津液有余，而按之芤者，风耗血液也。浮取则虚，风不在表而入里之候，卫阳返虚也），此伏风常见之形证也。

　　风伏足阳明太阴脾胃，土受木克，风气疏土，运化较速，时欲嘈饥，食已欲泻（此即《内经》春伤于风，夏为飧泄症也。风伏入夏，土旺不受邪，故能捍邪而病发也。胃能化食，全赖胆汁入胃以化之。风，甲木胆气也，故运化速于平时。脾，阴土也，主统运水液。风，阳邪，阳主动，故运消水液亦较速也。飧，食也，以嘈饥而时时欲食也。食已即欲泻者，运化太速，水分不及分别清浊，故干稀皆从大肠而出也。此似土虚之症，不知土旺之候，伏风发作而为病，法宜培土抑木，祛其伏风），桂枝汤主之（桂枝木、生甘草、杭白芍、木香。桂枝去皮用木，使入里也。甘草培土，白芍能于土中泻木，微加木香者，以配白芍也。日久欲化热者，去木香加木瓜少许）。久不愈者，橄榄茶饮之（橄榄与木瓜皆木中之金也，善制风木，此胜制法也。橄榄四五枚，打破泡汁，缓缓饮之。如无鲜者，蜜饯甜橄榄亦可用之）。

　　风入阳明之里者，腹痛喜按，白矾红糖丸（此亦胜制之下法也，以明矾末用红糖蒸化，和为丸，如桐子大，每服七丸或十四丸，使风气从大便而解之法也）。飧泄不已，小儿则成疳疾，牛肉全蝎粉（方载吴鞠通《解儿难》中）。大人则成消食，风消骨瘦，混元一气丹吞之（即生鸡蛋一枚，温水浸温吞之），甘草芍药汤，少加鸡金、全蝎。

　　风伏脾络，大人夹脐而痛（有松紧、有止息），戊己丸、全蝎汤下。小儿脐风撮口（未发之先，面色如土，既发则额上黄，黄至口角，不治。治法详《幼科铁镜》中夏氏灯火十三醮法），口不能张，唇若荷包，撮不能乳而哭，木香疏风饮主之（木香、全蝎、桂枝、蝉蜕、木瓜、芍药、甘草）。

风伏肺络，鼓荡痰饮，发为喘咳、吐白沫，兼寒者，麻黄汤；不兼寒者，白芥子汤独用；兼化热者，麻杏石甘汤；耗伤津液，发为呛咳，桑菊蒌杏汤（桑叶、菊花、蒌仁、杏仁）。兼化热者，加冰糖、川贝母润之。痰涎实者，酿为肺痈，咳吐臭痰，浓浊，异常之多，独用白芥子，或用芥子末拌（青黄牙白）菜蘸麻油当菜食之，数日则风痰可从大便下（古有陈芥菜卤治肺痈法，予因思陈卤难得，且咸能伤血，棘人喉咙，臭而难食，改用此菜食之，治效甚多）。化热者，雪羹汤（大荸荠、淡海蜇头），热甚加甘草（酒炒）、大黄微降之。

按：伏风、喘咳、呛咳之症，误用辛温，其变症颇有失血吐红似劳者，喘咳之症，误用滋补，亦多缠绵，饮食不进似痨者。误滋补者，三子养亲汤，误辛温者，桑菊蒌杏汤加冰、贝。

风伏肝络，发痫厥瘛疭，眩晕抽搐，目睛斜视（此即俗谓羊颠风等类也。经谓之痫，方书谓有五痫，有夜发、昼发，阴跷，阳跷，脉病也。肝络血液不甚虚者，有风痰流饮入经络隧道，故或发或愈），明矾、郁金、橄榄汁为丸，缓缓治之。

血虚者左瘫右痪，手足不能举，痿痹还原酒主之（方载后）。

风伏阳明肉腠理为痒，为虚肿（痒甚肿甚，自头面起，一二日遍身皆肿），桑菊饮加钩藤、蝉蜕主之。不治及治未尽者，变生癣癞（轻者为癣，重者为癞），还原酒主之。

风入膝眼犊鼻穴，发为鹤膝风。膝肿大，腿细，屈伸不利，还原酒主之。

风入环跳穴，发为附骨痛风，不治则成附骨疽，三退二香散主之（露蜂房、人发、制没药、蛇蜕、制乳香）。共研细末，酒调如干面式，服一团，陈酒下取汗，还原酒主之。

风入卫阳，头生白屑，面皮干燥，渐及遍身，发为白癣。阴液不足，好色之人，发为肾脏风，俗名阴癣（生于两胯阴间，渐及两股），还原酒加减主之。在上生白屑者，去油松节加干浮萍、葛花。在下部者，去油松节加黑大豆、阿胶、黑芝麻、龟板胶。血热者为紫癜风，加酒炒大黄。血气虚者为白癜风（即白斑驳杂），加潞党参、黄芪、防风（白斑多有兼湿者，宜加油松节用之）。

风入阳明颊车穴，酸痛，口不能张，为骨槽风，辛桂芷黄汤主之（细辛、白芷片、黑大豆、肉桂、炒大黄、芥穗）。

风入阳明肌肉、厥少阴筋骨，肌肉麻木、筋骨酸痛为风痹，化热则为白虎痛风，风痹者还原酒主之，痛风者白虎汤加钩藤。

风入筋骨，历节疼痛、痒肿，走窜不定，甚则癞筋坏骨，鼻塌，毛发脱落，手足拘挛，日久则皮破流水，溃烂浸淫，骨节脱离而死者，俗名曰大麻风、疠疾，又曰疠风（此风症，广东名曰麻风，各省皆由彼处传来，亦如杨梅疮毒，名曰广疮，亦由广东传来。二症末候形证，大抵相似，盖同一气候之症，源同而流异也。杨梅毒不服轻粉，不入筋骨，麻风人内之精气不虚，不入筋骨，盖同一厉气也）。未癞筋坏骨鼻肿者，还原酒主之。已癞筋坏骨者，五虎七液丹主之。方用全蝎、斑蝥、蜂房、蜈蚣、蛇蜕各一两，皆焙存性研末，明雄精、月石各五钱，研细末，酒炒大黄末四两，诸末合为一处，磁盘盛之，加侧柏叶、鲜荷叶、大青叶、佩兰叶、紫背浮萍、野菊花、五叶藤，各取自然汁一两（青果连核磨汁一两，石菖蒲磨汁七钱），倾入前末药内，干则研细再倾，以汁尽为度。阴干再研，猪油拌为丸，如梧桐子大，每日服三十丸，生甘草汤下，服至泄泻止，停数日，消息胃气再服，弱者减之，壮者增之。痿痹还原酒方（土炒钩藤一两，白归身五钱，炒小胡麻一两五钱，人乳拌油松节五钱，酒炒桑椹子二两，夜交藤一两五钱，蜜炙络石藤七钱，九节石菖蒲五钱，川牛膝八钱，五加皮盐水炒五钱，十大功劳子七钱，伸筋草七钱，薄橘红五钱，盐水炒沙苑子一两五钱，千年健八钱，大秦艽一两二钱，寻骨风六钱，藕节须一两，猪脊髓五条，杭白芍八钱，蚕茧四十九枚，白花酒六斤，酒浸一宿，隔水煮一炷香，存性五七日，每日随量饮之，治肾脏风、阴癣者，去油松节，加熟地二两）。

伏　湿

其人面色黄白，惟天庭两太阳微暗，鼻有油垢，皮肤润泽，舌质淡，边如锯齿，苔无正色，黄白灰杂相混，其脉缓弱，沉取则滑利，喜食香脆，恶饮（兼热脉则缓大，化热则脉数，兼寒脉则弦迟沉，寒则迟细如屋漏），体重神困，此伏湿常见之象也。

湿邪伏于两太阴者，寒热往来如疟，又似虚劳，午后热甚，绵绵不已，或微咳，或不咳，口淡，舌白滑，苔薄，胸闷，饮入辄胀，食不消腹胀，或自利溏泻，小便不爽，脉右关寸缓，藿香正气丸主之，六君子丸亦主之，三仁汤亦可选用。

湿邪伏于足太阴厥阴者，脾不统血则血化为水，女子不月，男子少腹胀，大小便不爽利，沉沉泽泽，毫无所苦，呵欠，倦怠，嗜卧，四肢重，久则浮肿，香连丸、左金丸、戊己丸选用，脉见两关缓。

湿邪伏于两阳明足太阴者，胃阳困，泻痢后重，腹痛时作时止，面浮，见右关寸缓，痢痛甚者脉兼结，小儿发为疳疾，头毛槁，腹大，化热则嘈饥，时时欲食，食亦不多，不消，食已而泄，神术丸、异功散、香砂枳术丸。

湿邪兼热，伏于二少阳二太阳经者，寒热，小便赤，自汗，目胞浮，脉缓大兼数，见于左关寸，舌苔黄腻，黄芩滑石汤。

湿邪兼热，伏于二厥阴经者，善怒，胁下痛，有止息，女子经前腹痛，月事不爽，色淡黄，男子疝瘕，脉左关寸右尺缓大兼数，舌苔黄灰而腻，金铃子、元胡索散。

湿邪兼热，伏于手太阴足阳明者，发为阳黄。舌黄灰而腻，脉右关寸缓大而数，苡仁滑石汤。

湿邪伏于两太阴两厥阴足少阴者，两脉弦缓，痰饮停蓄，喘咳嗽稀痰，面微浮，甚则如哮，呕吐，状如胃寒，小青龙汤、《外台》茯苓饮。见水心怯，欲作寒战者，膏肓受湿，须灸膏肓俞二穴，砒豉丸少少与之，不知，再加二粒。

湿邪伏于足少阴肾经者，小便浊，腰胀，腰以下如坐水中，面色黄而暗，如油垢状，脉两尺缓大，如按绵包，鸡丝鱼翅汤（鱼翅如平常调和，亦可加鸡丝）。兼寒湿者发为阴黄，茵陈术附汤、金毛狗脊五加皮汤。兼热者发为阳黄，黄汗，滑精，茵陈大黄汤、麻杏石甘汤加细辛。滑精者二妙丸、黄芩白术散。

阳气虚阴液足者，易化为寒湿，阴液虚阳气旺者，易化为湿热，阴阳平等者，湿邪本气始终不变，有因药而变者，不可不知（如久利则阴伤阳馁，如久燥则阴伤阳亢之类，润之则病深不解，补之则惊闷烦躁，下之则润泄不止）。**鸡丝鱼翅汤**（母鸡、沙鱼翅，治法如酒席烹煮法，不拘多少，量力酌用，大约每日极少一小碗，多则二小碗，连汤连翅饮食之。贫者以乌鱼羹代之，即黑鱼有七星者，白汤煮食，不可加酒、盐）、金毛狗脊五加皮汤（金毛狗脊一两，五加皮五钱，附片一钱，苡米五钱，木通一钱，酒炒鹿角霜一钱，何首乌三钱、炒）。

伏　暑

暑属少阳相火，同气相求，多手少阳三焦、手厥阴心包络症。相火亦寄于肝胆，亦有足少阳、足厥阴症。兼湿气者，多太阴脾肺之症。

暑字从日，夏日炎烈，天上太阳火气也。在六气则为少阳相火，其邪气伤人，皆由人头背口鼻皮毛而入。夏日受暑而不即病者，以从人之汗孔化汗而出也。若汗孔闭，津液虚，阴气不足送邪出表，则病作矣。有送而未尽出表，日复一日，积累暑邪内伏，至秋方病作，或至秋末冬时而作者，皆为伏暑。秋初即发者轻，易治，冬月方发者重，难治。不兼湿邪与秽浊之气者，治法可与伏热同参。

其症恶寒，身热，气虚，入暮热甚，口或渴或不渴（不渴者已入血分矣），面色额上黑暗，紫气隐于皮肤之内，头眩，体酸，自汗，有汗亦不退热，其脉两关寸虚大而芤，两尺长大洪数，尺肤热甚，舌苔白沙，舌质红紫（甚有薄白苔如雪青杭绸色、反觉滑润者）。此伏暑常见之形症也。治宜荷梅汤、六一散、生脉散、白虎汤四法选用（恶寒甚者，用白虎汤加薄荷，脉芤虚甚者，生脉散加六一散）。入暮热甚，似疟非疟，舌红润，口不渴，天明得汗始退热，入暮又热，是暑邪已深入，伏于少阳厥阴血分也。青蒿鳖甲煎主之。

暑邪伏于手太阴肺经者，日晡咳甚，肌热，右寸芤虚，喉中干，甚则气喘，生脉散主之。欲作肺痿者（暑热伏肺阴，津液干则痿），天府穴痛（天府穴，肺之募也，在乳上三胁间），咳引胸腹痛（阴气伤也），毛槁发焦（则痿已成矣。肺之华在皮毛，毛槁发亦干槁矣，至此候则危）。大剂生脉散加濂珠粉主之。贫者以鸡子清代珠，温水浸热，生吞之，连黄亦可食。

暑伏于手足太阳、手足少阳经者，口苦而渴，小便不利，头眩心烦，手足心热甚，尺肤热甚者，六一散主之。

暑伏于足厥阴肝经者，或渴或不渴，呕酸水，胁痛，脉左关弦数，椒梅汤主之。

暑伏于手厥阴胞络血海者，梦多怪异，少腹胀痛，时作时止，呕，胸闷不思食，烦躁，女子月事不调，男子疝瘕癥结，甚或谵语，吴氏加减桃仁承气汤主之。

暑伏于两太阴者，舌白口渴，腹胀气怯，寒热似疟，有汗不解，小便已，洒然毛耸，右寸虚大，右关弦缓，左关细涩，此兼足太阴湿气为病也。东垣清暑益气汤主之。

暑兼湿气，伏于两太阴者，舌苔薄白而滑，脉缓身重，藿香正气散主之。热甚者，加滑石汤送下。

暑兼湿气，伏于足阳明太阴者，舌白，脉弦缓而大，无汗，或但头汗出，香薷饮主之。

暑兼湿气，伏于足厥阴阳明者，吞酸，心悸，胁痛，消暑丸主之。化热脉数大者，椒梅薄荷汤。脉缓弦细而滑，不鼓指者，虽渴甚，左金丸、香连丸选用。

暑兼湿气，伏于足厥阴太阴大络者，胁痛，吞酸，日久变生停饮，胁下辘辘有声，脉弦，舌滑，香附旋覆花汤。

暑兼湿气，伏于两阳明及手太阳小肠者，脉右关寸左寸皆缓滑而大，滞下红白，后重里急，腹中时痛，木香槟榔丸主之。化热脉数大有力鼓指者，调胃承气汤加薄荷主之。脉振指有力，按之芤者，可参用热症治法，增液承气汤主之。

暑邪伏久，深入足厥少二阴与足阳明经者，失治（谓不得治法）日久，阴液伤耗，大肉削脱，皮毛枯槁，脉弦涩而紧劲，或细若虾游，发为战栗，抽搐，角弓反张，或形似虚痨，而有外症病移者危（有外症病移者尚可救治，以其正气尚能捍邪外出也，溃久则难矣），勉救之，用大定风珠法，加珍珠，合增液承气。

伏 热

相火为暑，君火为热。热即二火之总名也。凡暑热不兼湿症者，皆可以热名之，皆可以热症法治之。

其症恶寒，头眩，身热，形类伤寒，但身里之热甚于表（胸、腹、手足心、腋下、胯内较背项诸阳部更热，不似伤寒表热甚也），日晡热甚，日轻夜重（入暮热甚，不若伤寒日夜绵绵，热无退时，无轻重之别也），有汗亦不退热，或汗出退，至时复热（不若伤寒表热可以一汗而解也，此是分别处），口或渴或不渴（渴者轻、易治，不渴者重、难治。不渴者热邪深入血分，用清润药服之，使达至气分则渴，能渴而甘饮则热邪已浅一层矣），唇燥（口虽不渴，其唇必燥，以口中津液被火灼，以舌舐唇，唇上津液易干燥，如豆腐皮米汤锅焦状），面虽黄暗，睛明二穴、鼻孔及额上必有紫赤之色隐于皮肤之里（冒看黄黑浮于外，如烟煤笼罩，如久禁风尘日晒，细看或背光看，则紫红隐于内矣），周身骨骺酸（骨骺酸者髀热，骨筋皆被热灼也，肝肾热之明症也），腰痛（肾水为热所灼也），胸闷（肺管中津液与胃脘中胃汁为热所灼，津汁少则肺胃之气不滑利，故闷），自汗（津液热逼，走于皮毛之外也，虽有汗，手足心必无，足心更难得汗），头眩（如酒醉状），其脉沉数，两尺长大（浮取细软，沉取则数而有力，或静中有动或促），**舌色白沙**（如米粉铺红纸上，或如雪青杭绸色），**舌质绛紫**（深入血分则反滑润），**此乃手足少阳厥阴、足少阴伏热常见之形症也**（凡六淫伏邪，首列常见之形症，其下虽不言及，皆当与常见之形症参合而断病，伏热之症尤当加意问其初病形症与首列者合否，以下诸条，不详述者，省笔墨耳）。**治宜青蒿鳖甲汤，或青蒿二甲汤**（不言手太阴症，以肺经伏热伏尚未深，其症与初感无甚大异，且鞠通、天士有太阴伏暑在前，人易知识，不必再述）。

伏久传入阳明（即以上之症日久不愈，或误服二陈、三仁等辛温宣中之药，或未服药，热邪循经伤耗胃汁，传入胃中而生热结），**但头汗出，或身半以下无汗，或呕，或不甚呕，便秘，身半以上自汗，便溏泻酱色，误药甚者**（多服曲、谷、枳、朴、砂仁辛温化痰之品），则津液上逼，壅于胃脘上口，则口生涎沫（状若水饮），辰巳时热甚烦闷，**其脉或芤或洪**（芤者胃汁已伤，所存者少。洪者较轻，有洪芤并见者），**或细数，按之涩而有力**（阴液阴气皆伤于热也。涩见于沉部，精血亦耗也。有力鼓指，邪热之力也），**舌质紫，苔或黄**（黄宣者正象，易治。有红孔腻滑者，难治，必有他故），**或燥**（燥者正气，黄燥易治，黑燥难治。防其由润而变燥，变为神糊脱津热症未传之候则危），**或润**（润者热入血分，热逼津液上泛也），**或白腐而厚**（热症有白苔、厚腐之苔，无寒症苔，乃胃中浊气热逼，浊气上蒸，故厚如腐渣堆铺状。湿痰寒痰油腻之症，苔虽厚而腻黏舌上，不服苦温宣化药宣透终不腐），**或中心裂**（有直裂一条者，是气分不足也。有横裂二三条者，有直横俱有裂纹者，皆阴津伤也。有裂如冰片纹者，肾水血皆伤耗也。直块如挖去者，胃中阴汁大亏也。有无苔赤舌而中心如挖去一片皮者，胃汁大亏，损及胃里膜也。有舌尖如挖去一片皮者，有舌边破裂者轻），**胸闷，或拒按**（拒按者，按之痛，正象也，人易知为阳明胃中结热，其病轻，以其正气尚能捍邪，尚自知邪实也），**或不拒按**（不拒按者重，必其人下症初见之时尚知拒按，延误多日不下，正阴已伤，正不能捍邪，邪热安结于内，贼已久踞城池，城中人反觉无贼，兵来克复，贼难安居，又乱作矣。正阴稍复，正能捍邪，则反知闷而拒按矣。必待下尽，邪结方解）。治宜调胃承气汤。阴液干耗者合增液法润之。如当下不下，邪结在胃之上中脘者，易变谵语，烦躁狂迷，土实克水，耗尽肾阴，水不濡木，肝木生风，直视摇头。督脉实强，角弓反张则危。昏迷静卧，或自言自语，唧唧哝哝，声音不高，呃逆声如击木，是内传手少阴厥阴，心与胞络胃阴欲脱之候，则危在旦夕。甲日甚（土被木克，正五行气受克，甲为土运有余，今土实而土助旺克水，是五行化气克水也。病更甚，药难见功），**戊日险**（正五行土克水化气，五行戊属火运有余，火土炎烈，金水气虚者，不堪命矣，故多难延残喘者）。每见于辰巳二时（辰巳时气血注于脾胃）。肺脉弱，气逆，多绝于寅卯二时（寅卯时血注肺与大肠，且金绝于寅，肺病怕寅时）。辰、戌、丑、未四时，土旺克水，肾阴败者，多绝于四时之内。

阳明伏热，肠胃中有燥屎，热结旁流，自利稀水者，增液承气合调胃法主之（凡系阳明热结，皆有首条与上条传入阳明之形症，热伤胃汁，肠胃中之脂膏不甚滑利，故宿粪难下，热邪逼迫，津液稀汁，上下消亡，上则呕吐明汁清水，下则热泻暴注清水，甚有清水中如蛋白而下者，其仅泄溏粪酱色、金黄、金红色者犹为轻症，故下阳明热结用增水行舟法，使水涨舟浮，方能行动，如初下用增液调胃法，虽下出稀水稀粪，或黑水，或清水有腐渣，脚如石屑状者，皆可下之症、难下之症也，不必惊惧，仍守法，更加重用之。下至有粪色稍见小效，下至宿粪如硬如马栗如羊矢豆，甚有小如豌豆、黑坚如铁子者。下去之后，复待大便新黄如鸡爪葵花黄白相兼，色软如折带，盘若小蛇之粪，其热乃真尽之候，始停下法，用养正法调理，如加减复脉汤、芍药甘草汤等类，不比伤寒化燥下法。伤寒化燥有燥屎无热邪伤阴，故伤寒未化燥屎，误用大小承气下稀水者，十有九脱，不救。热症用增液、调胃二承气，下无形之热为重，下有形之宿粪为次，不过借有形之粪水验无形之热邪，解未解，尽未尽耳。热邪有重轻，下有难易之别。热结轻者，一下便得燥粪而症解者，稍重者，初下便得溏酱色，再下得燥屎解。有初下得稀黄粪，再下得黑垢，再下转酱溏，再下燥屎，再下得新黄折带恭始解者。有初下得青黄粪水，再下得黑水，如洗黑灰垢水，三四下始能得黑垢，如藕黏黑血条，五六下后始转换酱溏燥屎者。有初下得清水，再下得蛋白漂水中，二三次下之始得清水蛋花粪少许，然后渐转黑水、黑垢、酱溏等样者。有初下得清水，中夹黑屑如锅焦、黑屑如茶末，再下得清水，中有白屑脚沉底，如炒黄腐渣屑，或如石屑粗粉，然后始转蛋花粪等样。有初下已得燥粪，症脉不减，再下得前样等物者。有中间已得燥屎，其症不减，再下得羊矢豆后，始转新黄折带方解者。有下得燥屎后，症脉不减，或症减脉不减，或脉减症不减，再加生脉法合前法下之，又得黑烂水粪，或得小铁丸硬子之后，始渐转黑垢酱等样者。其症则始轻后重，先不渴，后反渴；先不大烧热，后反大烧热；先舌不黑，后反舌黑；先唇不焦破，后反焦破。总之，下症先不全现，后反下症全现，皆药攻病外达之象也。攻阳明伏热，推大黄为第一良将，元明粉次之，生甘草则宰相安民，运饷驾驭将士，扶助国脉之大功臣也。前所述各样之粪水皆一层重一层，层次甚多，险象叠现，清水以下皆奇险难治之症，现症多可怕煞人，病家、医士多心惊胆战，而予敢守定润下增水行舟之法，而收人难能之功者，其要诀秘法惟在于脉任寻按，愈下之愈觉脉象起有神有力鼓指，按之愈觉有力，虽细弱如无脉，按之至筋骨间，觉细数有力之一二动，下之一二剂反觉有脉者，皆可救之症也。经历多年不爽，故敢述之，以告后学。案验列后，此皆阳明热结，当下失下，日久遏伏而成之症。治之之法，总不外乎增液、调胃二承气，故细述所下之物，以坚后学之心，特用药有重轻，加减要贵随症变化耳）。

阳明伏热，传入血分，周身血脉皆热，气旺者发红疹，气弱者邪深发紫斑（俗名葡萄温症），犀角大青汤合调胃承气主之。气虚者加北沙参，气旺者发疹，加薄荷油三四滴（疹高起而亘手者，肺气旺也。斑不高起、气虚者，邪陷不能外达，反有中凹者，有欲烂破者，皆危候也。如颜色鲜红不紫，黑斑虽大无妨）。

阳明伏热，发为牙痛牙疳、喉疳口臭者，胃已腐也，增液承气汤主之（牙痛者轻。牙疳者，疳蚀也，牙龈紫暗，黄白横延，如蚕蚀叶之状。喉疳者，喉外不肿，尚轻，重者内外皆肿，极危。肿者，外面宜用针刺出血，内需大下大泻方能挽回。如不泻及不大泻者，有腐胃、烂肠、烂喉、烂舌、鼻流臭涕者，涕有红白黄水而臭，由阳明热传入脑髓者，皆十难救一二之症也。仅流黄水，汤内加薄荷油五七滴，如不嫌麻刺，或不觉薄荷辛而反觉甜者，倍加与之）。

阳明伏热，发为疮疡，或发为疫痘，腰痛甚者，增液承气汤合青蒿龟板煎主之。发而未尽，疮痂愈复变为疮蛊，或变为浮肿，以上法加薄荷油三四滴主之。有疹后发肿、有斑后发肿、有疮后发肿者，有疟痢后发肿者，其肿与湿肿无异，但皮色不黄而红，皮上抚摸之觉毛孔如有刺，病人觉刺痛，稍重则不觉痛，有衣角衣边轻扫之而觉痛者，误作湿肿治之，必坏（世医见肿多作湿肿治之，不知浮肿有几种病因，故《经历杂论》有浮肿辨法，此阳明伏热变生浮肿者，由于热邪窜入肌肉故也，虽肿，皮不甚光亮，不甚黄白，皮内有血色隐于内，必稍兼色，必有以上伏热形症，即现在不见以上伏热形症，其初病之时，必已现过，医者切脉问症，必问其初症情形，与现在形色参合断之，自无疑惑矣。有阳明伏热之症，下之已通，燥粪已下，而忽然红肿，乃内里余热外达也，再下之，见折带新黄粪则消）。

阳明手太阴、足少阴伏热，发为下瘰，皮槁，或内作肺瘘，干咳引痛，或内作肾瘘，腰痛，足瘘，足皮发宣，增液承气加龟板雪羹汤主之。实者发为热痹，见于手足腿腕肩臂而痛，其痛处色微红，前方加忍冬藤、桑枝，下部加木瓜少许以引经（经曰：肺叶焦，令人瘘，肺主皮毛，肺热耗伤津液，则毛发枯槁而不生。咳则牵引胸胁痛，耗及肾水，少腹亦觉牵引抽痛，咳则筋骨震，有欲咳而不敢咳之势。腰为肾府，足为肾司，虚则足不能立，其足皮发宣者，阳明主肌肉，故皮肉宣厚，如隔布袋，瘙痒甚则麻木不仁。气体实者，正能捍邪热，故仅见四肢痒痛，恐人误作风寒湿痹痛治，故标明痛处，皮色微红，有血热之象，或不见红色，以手按之，指缝际皮色，即现红紫血印，指按处白印，是热伤肌肉，脉络之血，的实证据也）。

阳明、少阴、督脉、阴跷伏热，发为筋急拘挛，脊强反张，腿并不能开，膝弯曲而不直，增液承气加龟板、犀角、猪脊髓主之（此条人每以风症目之，而不知热症亦有是症也。热入督脉则脊强反张，以督脉之阴液被热所耗也。入督脉之药多系温品，寒品少有，而予于古人无法处思出一法，用大黄以泻阳明，阳明会督脉于头，泻阳明即所以泻督脉也。猪脊髓咸寒滋润，以猪为水畜，能治火热，即用其督脉以补人督脉之阴液，清人督脉之火也。《脉经》曰：尺左右弹者，阴跷脉为病，动苦少腹拘急而疗痛，足内挛。又曰：阴跷脉为病，当下之，此腿并不能分开，膝曲而不直。足阴跷脉内挛急之证据也。其未筋挛以前，必有少腹拘急之症，既挛之后，或反不自觉矣。此症虽筋骨拘挛而不知痛，下之至知筋痛，再下之，由小痛至于大痛，复下之，由大痛日渐轻减，至于不痛而后伸开，再清其余热，养其肾阴，方渐复。若误作风湿痹症治之，易至不救）。

阳明伏热，当下失下，日久变生外症，名曰病移发（其症界乎痈疽之间，有初起红者，晕大，白粒小，红晕易散大，溃亦易于平烂。敷以阳痈药则变腐黑紫暗，用提脓药则流水而不得脓，更易漫延散大。有初起颜色不变、漫肿无头而皮热，愈摸愈热，肉中脉管青紫色，生于手臂腿下者轻，生于腰背股腋胸腹者重，难治。有内生胃痈，外发于胃俞穴部，有内生肠痈，而外发于少腹脐腰下者，有发于肾俞穴者，有发于肺俞穴者，皆难救治。必须先治内症，待内症减而后可顾外症。若先闭遏外症邪出之路，内必加重不救矣。故外用从治法使引热外出，内用胜治法)。外贴散阴膏、和阳膏（能散能敛），增液、调胃承气汤主之（阴液不虚者，调胃承气主之，阴液虚亏者，增液承气主之，气虚者另加北沙参)。

　　阳明、足少阴、手太阴伏热，状似虚痨，干咳，或吐白沫（甚则粉红白沫），夜热骨蒸，饮食不纳，肌肉消索，大肉削脱，大骨枯槁，皮黑毛槁，色如面垢，猪肤汤、猪肾汤合调胃、增液法加龟板主之（富者加珍珠、燕窝，贫者以生鸡子代之)。阳明与肺肾热久，阴伤津液枯槁，则干咳无痰，反咳吐白沫者，此沫非湿气饮水也，乃肺肾胃津液被热邪逼迫而上也，甚则红白相间，热伤血络，肺络伤破也。粉红色者，肺本色也，其病必危。夜热骨蒸，阴虚内热本象也，病甚则热邪内陷，反自不觉蒸热矣。胃阴伤者，先食不香，难纳米饭，若用药再燥劫其阴，遂致亦不能容饮水矣。肉消骨立，皮黑枯槁如面垢，肺主皮毛，毛槁皮垢，干而棘手，邪伤肺汁之症也。胃主肌肉，大肉即合谷两臂两腿之鼠肉也，病者无鼠肉，胃汁已将竭也。大骨枯槁，谓骨瘦如柴，骨韧锋露，骨孔空陷也。肾主骨主髓，肾热已久，骨髓枯槁，骨衣之油皆耗，故大小骨空深陷，毕现于外也，用猪肤汤去白（粉蜜），单用猪肤，即猪之厚皮也，取其咸寒微甘而多脂膏，能除大热，能填补胃汁、肺汁、骨髓，功力最大。猪肾汤取猪为水畜，位镇亥方，上应室宿，得乾六之精，能生坎水，有一六共宗之妙，为水畜中之水脏，以补人之肾水，大有殊功。《本草》不载其能，前人谓无补益之性，但可用以引经，而予则以卦理断之，每独用以为大将，而成功收效，神妙无比。调胃、增液承气合龟板，治病之本也，加珍珠者，取珠为蚌胎，蚌受月华而孕胎成珠。月者先天金水之母，太阴之精，取先天金水之气，以补人先天金水之气，有再造肺肾之功。极富者用数钱，文武火日夜煎服，但煎至水泛白即服。珠有光，放水再煎，煎至无光，再换再增，但宜吊空煎，不可沉底。力薄者用二三分，乳极细以药汤送下。燕窝取其滋润肺液耳。生鸡子亦有重造肺肾、填补胃汁之功，温水浸热生吞之，象形补形，能补人稀汁，尤能补肺脏中之蛋白汁，不特贫者可用，富人亦可兼用之，收功更易矣。

　　阳明、少阴伏热，戊癸合化为火，发为瘅疟（俗名子母疟）。每日辰巳时大热，午后方退，日晡复大热，天明方退者，青蒿二甲煎合增液承气汤主之（辰巳时，血气注于脾胃时也，日晡酉时，气血注于肾经时也。世人见病有去来，发于二时，皆目为子母疟，而不知其时是何经主事。其疟来寒轻热重，或但热不寒，故名曰瘅疟。宗《内经》凡病至其年月日时复发者，当下之之旨，故主以增液承气。得燥粪下后，见新黄折带粪，辰巳时热方解，青蒿二甲煎治少阴伏热之正剂，得热汗至足心，日晡夜热方解）。

阳明、少阴伏热，夜间热甚，逼迫津液，血滞滞下，俗名痢疾，调胃承气汤主之。日久上呕，下则完谷不化者，加白芍、龟板、阿胶主之（热痢滞下之症，多由于阳明伏热而成。热邪逼迫肠中脂膏血垢而下，腹痛时作时止，痛甚则便，便后痛减。不入少阴，夜间不热，一入少阴，则夜间热痛，则少腹拘急，身不能直，故以调胃承气主之。若误治伤阴，燥伤胃汁，则舌光无苔而呕恶，下则完谷不化，此乃邪热不杀谷，非脾土虚无火者比，良以肠胃中脂膏刷尽，米谷不能兜留故也。故加白芍之酸寒以和阴气，合甘草有奠安肠胃之功。龟板咸寒以胜大热，阿胶填补脂膏令能留存米谷也。仍以调胃承气加味者，取寓通于补，得燥粪则痢自止矣）。

阳明伏热与足厥阴合病，发为胸闷脘痛胁痛（俗名肝胃气痛），翻胃呕吐噎膈（俗名痛膈），便溏者，调胃承气加白芍、乌梅、花椒主之（结热在阳明胃脘，故胸闷而脘间食入辄胀痛甚，得大便则减痛，或泄气则减痛。胁痛者，厥阴肝络之血亦受热邪也。肝木上犯胃土，故呕吐。世人皆以胃寒胃气目之，以辛温降气治之，每多反增呕吐，不能纳谷，势成膈食之症。不知实属肝胃热邪上犯所致。便结者，无正相好屎，非便秘即便溏，而细如猫屎，甚或如金果条。虽便亦不甚多，皆腑气通而不通之证也。故主以调胃承气之缓下，而加椒、梅、芍以和肝，取甘酸咸苦以和胃而降胃之热结也）。

阳明伏热与两厥阴、冲任带三脉合病，男子疝气，结核便毒（肾囊阴茎两旁肿大如痈），女子天癸不调，或崩，或漏，或带下，或经不行，或妄言妄见，如有鬼神依附状，或烧热体蒸，咳呛消瘦，而少腹胀（俗名干血痨症），加减桃仁承气汤主之。阴液干涸，形消骨立者，加增液润之（此条即《内经》云：二阳之病发心脾，有不得隐曲，女子不月，其传为息贲，风消者，死，不治之症。二阳即两阳合明，阳明病发也。心脾有不得隐曲，谓女子善郁，不得遂其隐曲之私心，故胸脘不舒，饮食少进也。其传为息贲者，即胸中当脘处墳起一块，状如覆杯而热也。风消骨瘦也。冲脉丽于阳明，任脉与冲脉会合，同为血海，为月经之源。带脉横绕于身，当带紧之所，浑如一带，阳明胃阴虚则带脉拘急，如带束紧之状。带脉丽足少阳胆与厥阴肝，肝胆热、胃热则白带下，甚则黄色，或赤带下，胞络为血脏，生血发血之源，冲任之上游也。冲任不通，血海瘀热上犯心包络，故妄言妄见。血多而热甚妄行则血崩，天癸当去而不去，欲行而不行，行亦不畅，为漏。血海有瘀热停滞，庸医再用芎、归等温通之药，则血中稀汁明汁如水液者耗干，血轮血块干涸于内，反更不得流行，故烧热骨蒸，瘦损之症成矣。俗有干血痨之名，惟此因热瘀而成之症最合，名实相符，惜世有其名而无其法，予因名悟出治干血之法，必先令干血变为稀汁，方能流行，故主以吴氏加减桃仁承气汤，用大黄入冲任阳明，以逐热瘀。桃仁助之，干甚者加增液润之，添补血中稀汁，使复其流动之流质，而后可通行也。其病根不过阳明伏热耳，阳明热解则冲任诸脉络之血热自解矣。予屡验有功，谁谓《内经》死症无治法耶）。

　　阳明、厥阴伏热，发为息贲（胸中墳起一块，状如覆杯，按之皮愈热）。疟母硬块者，加减桃仁承气汤主之（此热结、热瘀、热疟、热痞之治法也。疟母结于胁下，热疟、热邪归结之所也）。

　　阳明伏热，吐血鼻衄，女子天癸逆行者，加减桃仁承气汤主之（此血逆热行治法也）。

　　阳明伏热当下，脉尚滑利，痰涎津液多者，不可与调胃、增液二承气，当以蒌贝承气汤下之。气实者加枳实，气虚者加北沙参。

《伏邪新书》终

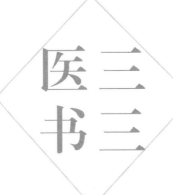

医三
书三

伤风证治约言

日·后藤省　撰

提要

　　《伤风约言》，东医后藤省仲介著，书分伤风名义，六经辨解，伤风大意，浅证治例，深证治例，闭证治例，脱证治例，脉论八章，门分类别，意正辞达，风证专著，当之无愧。特所谓风者，即寒是也。盖风寒本系一气，空气流动则生风，风生则空气转寒。后人严为分析，徒见其谬，至风之伤人，初袭于经，继逆于腑，讵有六经之别？后藤洞明斯义，毅然有《伤风约言》之作，持论虽辩，理想实正。

序

　　大凡医法在迩在易，而求诸远与难者皆《素》《灵》《八十一难》，有以羁縻之而终不能使其出头焉。其所由来者渐矣，岂唯一朝一夕之故也哉！是以近代四方，诸生未医之前，先学运气六经，而其已还乡为医之后，至于诊察病证、辨识药石，则向之运气六经遂为无用赘言。譬如市中处女未嫁之前，先习筝与三弦，而其已结悦为嫁之后，至于料理家务、计算谷金，则向之筝与三弦遂为无益间物。何者？张机亦不知其假名托言之为书，遵守之、珍藏之以唱阴阳六经之说，惜哉！功罪相等，淄渑相混，未免通此而碍彼之陋弊也。晋·王叔和撰次，宋·成无己始注其书，一出而后至于今日，天下伥伥然莫之能折衷，是故方有执、喻昌、程应旄、张思聪、张璐辈又互论注脚，欲务上于人，回护调停，多属剩语，况其他涉庞杂者乎？承平百年文化不阐，闽商吴舶竞输异典，虽然学之不明，术之不精，皆坐吾人入耳出口未尝徵诸其身故耳。呜呼！养老慈幼之家，欲为良手乎？欲为庸工乎？不可不自辨其志焉。方今虽有世务相妨，亦须破冗日相规，切，洗垢，摩钝，以来新知。然则临疾处方，才略机发，各适其可，固不待言。此可以推类而通其余矣。窃又谓苦口丁宁不止张机而诸子百家其劳亦钜焉，则似乎未可全摈斥之也。每就日用医事之实，稽之千古以取其则，敢加鄙见，著为一书，题曰《伤风证治约言》，虽使数十其卷，帙数万其纸叶，伤风变状岂能尽哉？斯书言简，不用文采，亦将怀夹随身以防不虞也耳，予也不肖，日侍亲闱口授面命，仅了大义，若二三同志不以予言为迂，则庶乎向之所求不远不难，或有造端进步处也，请其过约而不尽义者则指摘疵评，明者审焉。

　　　　　　　享保壬子正月八日椿庵后藤省仲介甫书

凡例

　　——是书属草，固非定说，今姑命诸刽剧氏者动以缮本失真故耳。若予后来有所发明，则又何惜毁版乎？所谓方法不在此限，稍覆一箦，切告同志，然病家须要择侍养看守者为第一义，而医疗则多落乎第二义也，何者？食衣灸药，进退有节，是以看病矜式，亦于大意治例中可概见矣。

　　——治例后谓一方者，即自制药方也。常用施人，每每奏效，然方本不足尚且恃焉，苟非有活法以处之，则方终无日于相中也。是故张机方中仅择其善者，而予亦举一二方，但顾类推，何如尔临事制宜皆存乎其人矣。

　　——篇中所举药下谓大圆匕、中圆匕、小圆匕者，古来量法多难遵用，故吾门始以银输造匕三等，其式古之方寸匕上，更加方寸四片围成方匕有嘴属柄。如孙思邈称药升者，后或圆围平底，阔上窄下，同其入实，命之曰大圆匕，其半者曰中圆匕，又其半者曰小圆匕。用是抄药持柄微动，令上平调如施斗格，乃知某匕容某药几钱，某药几分，而后得合剂，各药不差铢分也。此邦医家常用木叶样匕者，似便不便，容受难定，毕竟吾门造用圆匕者，人间事冗，不烦等子耳。然若其微者，非用等子则不尽善矣。

　　——大略四五钱药，用水二合煮取一合为率。陶匠所作药盏有大小、无定准，此方今幸有升合者从之，可也。且药一品单方之外，或四五品，或七八品，并力奏效，全系才能。然汤味亦不适口，则颇失和羹之意，惟要服药者不恶味气之偏耳。又诸药煎时不假布囊，先倾一剂之药，投之滚汤罐中煎了，如法纱漉去渣，直取清汁，令顿服之。日夜随证，尽三五剂，至其分温再服、三服，则但恐性味耗散，不堪为用，实与茶汤气味过时损脱而不美者一般。是以予犹不贵张机再煎之法，而况今之头煎、贰煎，沿习成俗者乎！殊不知头煎、贰煎之法，本肇于孙思邈为贫家而设焉，医人徇俗，吁亦愚矣！夫人偶有嗜丸散汤药者，或伤风、中暑、烦渴引饮及霉疮、疳疮、便毒、脓淋、结毒等病，当时肠胃充裕无恙，则大剂汤汁虽至浓稠，而分温久服多饮亦不忌焉。若夫有疝毒蛔虫者，动致胸满不食之患，虽使剂重水多亦至其分温数服者，则不如剂轻水少而顿服之，气味有力，且病人口腹之易消受也。然则药水多少宜从其病，医人不分轻重，妄以大剂为事，必有牛刀割鸡、长殳刈荠之弊，况乎务投小剂稀汤欲治剧险危笃之证者，则皆吾门所可戒慎也。

——方书言伤风寒则脉亦有阴阳运气分配等说也，故予尝著脉论，言其梗概，今复校勘以备搜览。

伤风证治约言

目录

伤风证治约言 / 349

　伤风名义 / 349

　六经辨解 / 353

　伤风大意 / 355

　浅证治例 / 360

　深证治例 / 363

　闭证治例 / 365

　脱证治例 / 367

　脉论 / 369

· 347 ·

伤风证治约言

后藤省仲介著

裘庆元吉生校刊

伤风名义

风本气也，静则气，动则风，亦犹静则水，动则波。此气分之则一阴一阳也，而风之为阴为阳亦彰彰然，皆可以不言而喻焉，岂非与天地日月相终始者哉？其使人为病也，上下内外，无所不至，故《素问》云：风为百病之始也。尔后医人崇信、奉承，以冠于方书辨证之首，而坊间婴儿不知其语之欠莹，亦能脍炙于口矣。毕竟风者，大气激发之假名，而四时外伤之前驱耳。今推其风之为风者，自是风中有寒，而寒即风之帅也。审辨深义，以征予言之非妄矣。原夫夏之流辉也，炎炎赫赫，沙煎草焦，矮屋湫隘，如坐甑笼，人皆将裸袒而解愠焉。当是之时，执扇持翣，左扬右挥，要有其风之透衣，而少去郁蒸之气耳。而况消暑涤烦、战叶鸣条、微微拂拂、自天上来者乎！唐殿可以联句，陶窗足以高卧，是虽此热之甚，而得风频冷频憩，则果非寒而何？若乃冬之猛威也，凛凛冽冽，雪深冰坚，熊席狐裘，如着铁石，人皆将密沉而拥炉焉。当是之时，塞牖下帷，重衾温食，惟惧其风之过隙，而多负昼光之暄耳。而况呼地号天、飞砾扬尘、黯黯剪剪、自云边发者乎！武卒可以堕指，壮士足以悲吟，是虽此寒之甚，而得风愈严愈肃，则果非寒而何？呜呼！风寒之戕人也，其害固有不可胜言者矣。善哉！张机犹似以轻重分风寒，故首条揭出中风、伤寒，而其于取裁阴阳、营卫、三焦等，尤为可惜焉。至晋·王叔和亦谓伤寒之病，从风寒得之。其后戴思恭、徐汝元皆总谓之伤风寒。然可指风为寒，而不可寒为风矣。以予观之，非时伤风，呼为伤寒，则与冬时名中寒者（医家所谓正伤寒也）相混，而呼中风，亦与痹证误为中风者相紊也。或谓热病（《素问》）、寒疫（张机《伤寒论》）、横病（孙思邈《千金方》）、汗病（陈无择《三因方》）、霜露之疾（屠隆《文苑》），此等命目犹未稳焉。而况于伤寒上加正字或类字，亦岂异于头上安头乎？吾门通以伤风称之，实未敢必其当否矣。盖尝思之，风者，四时常有之物，而不可独以春及肝木为之分配焉。春夏秋冬之间，动生凶邪沴气，而使其流行，捣虚者则唯风势也已。凡人感召之初，不必以疫呼之，由病致死，病气、死气满于一室，无隙可避，沿门阖境，互酿之气，上搅苍天清净之气，下败水土物产之气，人在其中，亲上亲下，长幼传染相似，谓之天行时疫（或云天行时气），即是伤风中之一证也。如《素问》所谓岁气之说，及虞抟固执少阳、阳明为因者，琐屑支离，终无认真，此邦医家，以其轻者名时疫，重者名伤寒。病家亦从此言，不可不改正焉。夭疫之来，自古有之，故《周礼》方相氏傩以逐疫，而孔夫子朝服，亦不得已也。夫人受疫，素无定体，必有表里上下之差，其邪之流脉，自似有小大者，大邪中强人则重而易治，大邪中虚人则急而难治，小邪中强人则轻而易治，小邪中虚人则缓而难治。若豆疮者，虽一奇邪，亦当假风，况乎痢疾、疟腮、麻疹、水疱等病，皆属外邪，而其实在风中矣。盖疫名分类繁文无要，古今华人，滔滔皆是。约而言之，则不出于痃疫、肿疫之二也。又王叔和云：中而即病者，名曰伤寒；不即病者，其寒毒藏于肌肤，至春为温病，至夏为暑病（朱肱谓之晚发伤寒，非也），全是纸上空谈，决非实诣。其误肇于《素问》，而与王海藏谓新邪唤出旧邪者一般。若其寒毒延至秋冬，则变生何病何证乎？予未能预定其病机矣。既而有沽名网利者曰：某年某月，当患某病，某重而死，某轻而愈，汤药一得，偶中饰言要誉，昧者称奇，妄诞欺人，此良以道自任者之所忧也。又《八十一难》以温暑嵌在乎伤寒有五之中，而沿习至今，回护分疏，俗谚所谓，一盲引众盲。吁！遂无不与之俱陷溺者鲜矣！近世称瘟病者，本就温字或省水旁从广曰瘟，转为疫病之义。故有大头瘟、蛤蟆瘟、瓜瓤瘟、疙瘩瘟、绞肠瘟、软脚瘟等证（详见于喻昌《尚论篇》。又陈言云：狱温、伤温、基温、庙温、社温、山温、海温、家温、灶温、岁温、天温、地温等名，愈多愈乱，竟无要领，皆杜撰之谬言，而未切认其因也耳）。虽其立名异状，而要之本唯邪风耳。所谓温病，亦春月之伤风，而医籍别立瘟疫一门，非也。若孙允贤合而论之，先得我心之同。然又中暑者，烦闷卒倒及自汗、口热、神思倦怠等证，即中热也，史云暍是也。仍为中寒相对之名，而于风湿毫无与焉。若夏暑、冬寒犯之必中，不犯不中，譬犹火水犯之，必得焚溺，皆以非邪气而为本时之令也。张机所谓中暑，皆是夏月伤风湿之证，而浑与张洁古、李杲辈之见奚择哉？又富贵安逸之人，外苦炎燠，内啖生冷，多见怕热、腹痛、吐泻、霍乱等候，均是谓之中暑。然其因不一，尚有兼证，则非真中暑也。况有吴括苍所谓冬天伤暑者乎！凡自温至热，自凉至寒，自是春夏秋冬之序，于其温热凉寒之外，天常有阳热，地常有阴寒，人皆居地而不居天，则虽夏月，亦当有寒湿之患，何独于四季十八日始见中湿者耶？是以伤风中，或有带山岚瘴气者，或有被雨露水湿者，或有野狐精物亦乘虚以凭者，虽然病名概之举风之一字者，则以其从外入内，莫有专于此者也。由是考之，邪气所中，己亦不知暗袭潜侵，若有若无，而后随见表里诸证之类，今之风疫比比而有。然则初起无洒淅恶寒者，四时通称伤寒恐不允当，故吾门姑以拟名伤风，学者宜再思之。

六经辨解

一元气之在全躯也，表里上下，玑璇轮转，其保续之者，即水谷是也。水谷入胃，元气并力，腐熟之，熏蒸之，而其气之淳精华滋者无处不到，到于血分则赤变以生养其血，到于液分则白变以生养其液。皮肉筋骨，亦能一本，而阴阳之道行于其间，此乃生生自然之天则也。原夫背部为阳，腹部为阴，古今雷同之说，未尝有悛改者也。以予观之，则其所取象似相违矣。夫人南面而立，则东、西、南可见，而北独不可见；取之一身，则左、右、前可见，而后独不可见。是岂非腹部为阳，背部为阴之明验乎？且人之一身，总而言之，则左、右、前、后一气贯之。而血液相与活泼运行，其所动者为阳，故耳、目、口、鼻必开于前，胸腹肉薄，近于胃腑，而蒸腾之气输也强矣。譬诸春之相生也，虽一草一木抽荦甲、吐花蕊，多自南以及北，是《老子》所谓万物之抱阳也。其所静者为阴，故脊膂肩胛必峙于后，背腰肉厚，远于胃腑，而蒸腾之气输也弱矣。譬诸冬之相贼也，虽高山深林陨霜雪、改柯叶，多自北以及南，是《老子》所谓万物之负阴也。故语云：君子不以言举人，不以人废言。非但《老子》之言，虽出扬墨之口，若其言之善者，则犹可取焉耳。大凡背者，表气易虚，则初当触风寒也，而何为阳之部位耶？腹者，表气难虚，则初当逸风寒也，而何为阴之部位耶？若夫一切山精水怪，阴分为之扬氛起焰而至于其阳分，则尽莫不潜伏屏息矣。不可妄别阴阳、营卫以说风寒先入之事，而腹背、手足表气不充，则风寒乘虚袭入者，此其必然也。于是乎太阳、少阳、阳明、太阴、少阴、厥阴、手足十二经等说，附之好运气数学者，而旁途捷歧不可惑矣。何者？四象配四时则可言，而配五脏则不足，故言六气，水即太阴，而谓之太阳寒水，火即太阳，而谓之少阴君火。木未厥阴，金何阳明？加之任督二脉、奇经六脉等名，迂怪虚谈，愈出愈乱，全非实际得力之论，而无益乎医事者也。毕竟人身一经络耳，其中大经小络，条理秩然，而上下、内外、左右支别，殆不异乎老丝瓜之缠纽如织者也。固无阴阳易位、腑脏倒置之理，则不可每经有始终根结而止矣。故风寒一日受之，热气已成，吾身之一统，然则谓之传足不传手，伤足不伤手而可乎？抑又有刖足保命之人，则其身当无足六经，而患风寒乎？《灵》《素》作俑，惑世诬民，后来诸家局于见闻，而不过持循讲习于此耳。惜哉！戴思恭、赵继宗等一二人，仅有所疑，而终莫为之平反也。予亦以其所久惯呼难猝勇革务为风寒类证之暗号也，已有年矣。然张机犹似诡遇获会者焉，况后世承其口气从事于此，而绝无六经传变之可言，则其法不正，其治多误耳。故予今不敢为牛后，姑设浅、深、闭、脱四证，岂好辨哉？予不得已也。盖倡明此道，实乏其人。即吾党分处诸侯之国，亦不免调高寡和，反为俗人所嘲焉。若以好辨之嫌，而遂辍不言，则因循苟且，必不能自拔而日新也，弥以振起家言，君子其或不罪乎？

伤风大意

风寒之伤人也，背腹手足，必无定规，而华佗独立风寒渐入之说者，此为稍近理。是故病证未见有单经挨次相传者，而况于李东垣、王海藏所谓传本巡越得度首尾等例乎。刘草窗则谓传足不传手，陶节庵则谓伤足不伤手，均是五十步笑百步之类，而殊不知人身本是一经络也（又吴绶所谓阳邪传阴邪传，及虞抟引至人传云，传经专经即病郁病等各目，亦皆可谓凿，且悖理矣）。夫人行住坐卧之间，若正气、邪气卒然豆凑，直有正气之所才蹶，则邪气乘之，排冲散漫，以见缓急轻重之候矣。盖伤风者，须要明辨三证，精察疗体焉。一曰经证，此乃邪气初入之门，分而言之，则有浅、深二证也。其浅证，古谓之太阳病（又与通体太阳不同），非也。此邪气袭击表气而里气将愤激之时，必见恶寒无汗、头痛脊强等候，宜用峻发之剂，即桂枝汤、麻黄汤之类是也。其深证，古谓之少阳病，或半表半里，非也。此邪气滚动表气而里气已郁蒸之时，必见寒热、呕吐、耳聋、胁痛等候，宜用和解之剂，即青龙汤、柴胡汤之类是也。二曰闭证，古谓之阳明病，或胃家实（一曰脾约，或曰入腑），非也。此本元气有余之证，而热势燔乱表气，逆聚里气，则肠胃中之燥结者，必见怕热、烦渴、谵语、发狂、尿赤、屎硬等候，宜投汤药，早以疏窕，元气之将闭者，即白虎汤、承气汤之类是也。譬如亢旱之烧空也，时亦甘雨沛然一下，则渴水之民，解愠开颜，忽至嘉润再起枯苗矣。三曰脱证，古谓之太阴病、少阴病、厥阴病（一曰传经阴证，或曰直中阴证），非也。此本元气不足之证，而热势减陷表气，攻夺里气，则肠胃中之疲乏者，必见目昏、面煤、舌卷、囊缩、厥冷、自利等候，宜投汤药，早以充张，元气之将脱者，即理中汤、四逆汤之类是也。譬如劲兵之破垒也，时亦救将惴然一走，则罢散之卒崛起溃围，忽至凯旋再得粮道矣，然脱证多是不治，而其闭证间有可治者焉。意其人之为体也，一个壳子包著腑脏，若从壳子上论之，则头面、手足、腹背，以至耳、目、鼻、口、皮肉、筋骨，皆是属表，而从近壳子处论，则咽喉及膀胱肠中亦出表之路也，其直称里者，五脏精神所居，乃去壳子俱远，而不可令外邪深入耳。故经证轻者为表之表，必有憎风、喷嚏、面色光浮、声重鼻塞、时流清涕者，俗呼谓之冒风（又云感冒），即伤风中之至浅者也。经证重者兼里之表，多见咳痰、呕吐、饮食难进、自利、秘结、小水赤涩等一二证，此不可妄谓邪气入里也。又闭证者，里之表面，热之猛势，多是吐下通剂之可治者也。又脱证者，邪气在内，深窥奥室，肠胃亦虚，难吐难下，绝无邪气可驱之去路，则难治之证，自可知也。喻昌一人已论，此理颇近，予之所尝忆矣。然则风寒最宜临轻早治，若非但讳病失宜，反有赖药侵风以得再感者也。如夫近世之人，不问长幼男女，固有疝瘕为之加工，何也？腑脏之间各有脂膜络绎接递，而元气血液融活透彻者，此其人身内景之常资也。若脂膜中间，一生空气，聚散来去，如云如风，或宿上则为噫，嵌下则为屁，全非腹里固有之物，潜消默化，不复存迹，有时怒张走痛无常，就其形样称疝称痞，及痕疝别名，而实一物也。又脂膜之外，瘀汁垩浊，日凝月积，成瘕成癖，随其隙地，形样不一，城狐社鼠，不可妄攻，皆是腹内祸胎之著且大者也。当时腑脏无恙，反被元气过化，畏缩逋窜，无复出头，既而邪气中经，腹气多易震骇，疝瘕乘势左右上下，支撑压荡，敝障气隧，是以经证或有似闭证者，或有似脱证者，或脱证有似闭证者，或闭证有似脱证者，后人于此等处漫不加察。治方一差，暗伏危机，邪气纵使侥幸退舍，荏苒时月，遗热损体，渐成坏证。夫坏证者，多据医药误治，是王纶所谓伤药之类也（韩祗和以坏病别为一证，用羊肉汤，误矣。戴思恭谓坏伤寒，亦名义不稳）。或变痢、变肿，有死者，有生者，或日夜久咳漏气，精血失所凭持，肉削骨立，恶寒晡热，自汗盗汗，吐痰咯血，有酿成劳瘵者，岂可不慨叹哉？故有疝瘕、虫豸、瘀血、微毒之人，其势内外环攻夹击，此非伤风本来之病，则表里上下俱见异状，名谓之党证，亦可，又有兼痫证、哮证及滞食宿酒者（朱震亨云杂合邪，戴思恭云夹食伤寒，皆此之类也）。当由病家傍人详问有他所害来路也否乎，然后针灸药石权以裁之，则自无一定不变之弊也。若欲从张机求如式见证，虽历数十人之多，而恐首尾内外不相合焉。殊不知望、闻、问、切及腹背看法，一概施治以托外邪，实博者之孤注耳，斯亦危矣。今之患伤风者，多系七分内伤，三分外感，是即内势已成之后，微邪扇动，早以启行者也。故初病脉细数，或腹皮急陷，中央如弦，或腹皮虚松，脐下无力，或手颤神倦，畏寒喜暗，或面唇青白，闭目懒言，皆是耽酒好内元气虚怠之人，又在目语额瞬，旦夕名利之辈，而医家呼为夹虚伤寒，或劳力感寒者，亦此类也，于是乎食养（凡谷菜外，鸡卵、鳗鲡、海参、干鲣、鳟鱼等物，烹饪，盐梅不可，乖方尤忌生冷泥滞，即时难消者，故古有食医，今委度外。呜呼！世人何不悟耶）保城为一良策，不专以外邪为竞主。喻诸墨汁着染糊绢，虽使汤浣速除墨痕，而纰薄绢地揉摩擦破，遂为无用之弃物矣，又伤风寒病多有咽膈生痰者，必见咳喘干呕等证，犹疝瘕郁窒所致焉。其吐如墨、如脓、如破絮、如桃胶、如蚬肉。然《素问》仅有咳涎呕沫出青黄涕等语，张机《伤寒论》亦称涎沫，不用痰字，《金匮要略》已出痰饮二字，全为肠间畜水，而非近世所谓稀清为饮，稠浊为痰者也。晋时淡痰通用，不为炎上之义，至宋渐指口中所吐之物耳，此古今之一疑城，盖古少而今多耶。又孕妇伤风，甚则为热所动，拒食呕饮，终至并胎俱毙，必勿拘以重身，反害其母，有故无殒，何可惧乎，产后伤风多有兼证，或恶露未尽，少腹频痛（俗云儿枕痛），或蒸乳发热，或身见紫疹，或经筋拘攀如痉状者，不可轻视，以为常候也。又在小儿，则风寒易感易解，而晋以来有谓变蒸者，非斯乳食虫癖之所致，则伤风寒也，岂复有此先彼后，如一变生肾志，二变生膀胱，每变三十二日，及暗变等之理乎？后世谓八岁以下无伤寒者，亦医家妄言，不足深责焉。大凡风气新解之后，不欲饮食，稀吐痰沫，羸瘦蓐卧，他无所苦，研米粥时少吃，至于粳饭呕恶不纳，或死或复旧者，极在蛔虫积瘕之人，熊胆黑丸可择用之，强用汤药，反助逆动，不用而死，虽用亦死，须不治，以待其自宁而可也。又愈后，向之伤处，元气犹未健行，熟路逐旋因邪易入，而有其绵夹单衣脱换不慎者，则汗窍开泄，非但再感，或令邪风数次袭之，而损亏元气以陨躯命，诚不可稍有疏虞矣，否则口淡无味，需物消间，梳沐酒色，只管犯禁，有小才智，不能自克，食复（或云发哺，《素问》云：病热少愈，食肉则复，多食则遗，此其禁也）、劳复（又有女劳复者，此非张机所谓阳易阴易之类），比比皆然，故古人云：病加于小愈，岂虚语哉？《灵》《素》以来，论风寒者，或以营卫、三焦牵合焉，或以日数、药品决裂焉，且驾合病、并病、再经、过经、两感、传属等说，而其甚者，则落乎马宗素运气无稽之术矣。呜呼！诡计左道，莫此为甚，索治之人，未有不因之而毙者也。学者若能以意隅反类推，则杂病等法亦思过半矣。

浅证治例

凡经证浅者，宜峻发，不拘日数多少，不凭时令寒暑，恶寒、恶风、头疼、身痛、腰脊俱强，或发热、脉浮紧而无汗者，频进汤剂，衣被厚覆，早取津津微汗，以严大过之戒。一时间许，周身相润，而目眦微黄者，邪气无不消散矣。得汗之后，气爽脉静，必停后服，当防再感。《素问》所谓衰其大半而止是也。若汗多者，用扑粉方。汗后壮热，尤为凶候（《素问》云：阴阳交之类也）。其服汗剂，人汗不出，而风围自解者，亦间有之，若一时强汗之，致使如淋如洗，则胃气反驰之于表分，而津液随漏，饮食随减，筋惕肉瞤，卧起不安，且恐卒然亡气，以见寒栗沉昏、又手冒心等证，此非速用参姜汤，或参附汤，则元气外去，而不能内返也。盖桂麻二汤总驱外邪，其中有少不同者，如桂本为解肌，不问有汗无汗，必治恶风脉浮数者。而麻则为恶寒无汗、头疼项强、脉紧而喘者设焉。桂麻服法各啜热粥以助药力可也，何止桂乎？陶华云：春分后忌桂麻。而以张洁古九味羌活汤代之者，吁，亦过矣。其始出于韩庞辈，谓张机之法，宜于昔而不宜于今等语也。凡怔忡短气、舌干、咽痛、脉细数无力者，不可任意发汗，多是三分外感，七分内伤，宜与柴桂合剂及顺气加减方。又表证初兼吐泻者，多在其人平素易下。及滞食者，不可妄谓邪气入里也。又表证一衄，谓之红汗，衄乃解者，不过少解其烦瞑，未能解深入之邪，若其邪有沉滞未尽者，则早须用汗药，而免其再衄矣。又冒风轻证，宜生姜酒，不饮酒人，顺气剂外一味辣茄汤、一味生姜汤，连啜数瓯，汗流彻体亦良。若邪入稍深，则嚏止涕干、伸欠不作、头痛顿退，故有得是证者，则为邪未深入。若鸠尾之下，左右有动气者，邪气未解，宜施治方。病魔虽已消散，汗孔尚然疏豁，须在避风之处，静养三五日，俟腠理致密。特忌：上厕便利，室中宜用亵器，惟以衣衾遮护肩项及膝为要。病者汗后，性急事冗起坐衣服不顾调节，且侍养无人，不言其非，旋即冲风，能致复感。《灵枢》云：避风如避矢石者，此之谓也。凡瘥后十数日或一月许，终不惺惺者，皆由疝瘕瘀血，相碍相激，而里气未得遽宁也。又口唇发小疮，或身见风瘄痛者，余热解时间亦有之。又病人虽大汗透寝具，亦有一时而止者，则反易解散，不可必以溅溅微汗为度。如夫近世所谓搐脚接汗，火攻蒸法，中寒之证临机应焉。

桂枝汤

桂枝二大圆匕　芍药同上　生姜七分

上三品，以水二合，煎取一合，去滓顿服，中病即止。凡处剂之时，邪气易解者，小润其间；难解者，小促其间，令药势相及耳。

予尝有言此汤，今去甘枣二种者，本以桂皮中带甘味也，但偏嗜甘味者，加甘枣亦无妨。不问男女老幼，多有疝瘕、蛔虫，强用味甘者，则恐胃中泥滞，或间致呕吐不食之患焉。且如酒客病，胸中满逆，则甘物不可用也。

麻黄汤

麻黄二大匕　桂枝同上　杏仁七个

上三品，以水二合，煎取一合（去甘草加桂法）。

生姜酒（今时之人，感冒必以姜酒取汗，其法生姜擦烂，酒浸，温服，是即戴思恭为蛮法者，孙对微呼谓之神仙粥也。又此邦有呼为味噌酒者，此比之生姜酒，味和气香，尤为有验。其法，味噌、椒二品，以擂盆能擂了，放火烧锅炒。上二品，入清酒三五盏，以调和之者也）

一方（主治老幼男女伤风轻证）

茯苓　半夏　芍药　桂枝　厚朴　橘皮　甘草　生姜

上八品，水二合，煎取一合（藿香、葛根、升麻随证出入加减。热多加黄芩。烦渴或咳去桂、朴加果蠃。咽痛去桂、朴加桔梗。痰喘加紫苏子、萝卜子、杏仁、枳实、皂荚、竹沥类一二品，小儿只小剂耳）。

深证治例

凡经证深者，宜和解。若自浅入深，则里已近灾，未可宴然称无病也。今之伤风，多见此证。邪气正气，排笼相持，各无进退胜负，苟非和解，则难求成矣。故后世赵继宗论伤寒，不必传经者，此为稍近理焉。惜乎！取用和解，禁吐、汗、下三法，其遗祸至今，犹未息也。元气有余者，必变闭证。元气不足者，必变脱证。毕竟初起峻发不彻之为耳。或寒热、痰咳、耳聋、胁痛，或口苦、舌干、不欲饮食，或渴、不渴、呕、不呕，或胸中烦、心下悸，或舌苔白黄、语声嘶败，或每日如疟状、脉自弦者，即是和解之证，宜用小柴胡汤。其间随证以消息之，不可安投大柴胡汤，将闭之时，此汤主之。若寒热不解、喘咳、干呕，或心下有水气者，只宜和之，以小青龙汤类。若恶寒无汗加烦躁者，即酿成闭证之时，须用大青龙汤。汗中兼折逼内热势矣。盖舍汗、下、吐药之外，均属和解之剂，乃令袭人之邪潜消嘿夺。今时动辄有党证、虚证者，必顾中气，以托外邪为佳。如拒药恶食者，宜参姜汤送下黑丸。

凡浅、深二证，解后不了了者，灸为善着，膏肓、痞根及背九俞以下至十四俞，随宜取以灼之。又疝瘕气逆、手足易冷、腹中急痛、恶味苦者，先灸足三里等，兼用小建中汤，若有呕则非建中所宜也。

小柴胡汤（柴胡　半夏　黄芩　人参　甘草　生姜）

大柴胡汤（柴胡　黄芩　芍药　半夏　枳实　大黄　生姜　大枣）

小青龙汤（麻黄　桂枝　芍药　五味子　半夏　细辛　干姜　甘草）

大青龙汤（麻黄　杏仁　桂枝　石膏　甘草　生姜）

小建中汤（桂枝　甘草　生姜　芍药　胶饴　大枣）

一方

大麦二大匕　半夏　茯苓各一大匕　芍药　橘皮各中匕　生姜七分

上六品，以水二合，煎取一合。

凡伤风寒半解之后，疝瘕伺隙以进其身，故体疲脉小，他无所苦，恶食吐痰，屎多为闭，后世用补剂者，宜以此方治之，惟开胃散结，则余证自退耳。有热加芩，有泻去芍，若拒药汁者，亦多无不消受焉。

闭证治例

疏窍剂中，白虎主烦渴，承气主燥屎，此其大要也。古人皆因脉证多辨里热、里结，而不如予之以手按腹直决疏窍矣，何者？先以手指重按病人腹皮，其里有热者，如火烘炙透于指中，而表热者，举身有热，按处暂散也。若夫里结，必有里热、硬粪多少，阻住去路，脐下底如着饼，或如杏核、鸡卵状者是也。此证白虎、承气可用之，无畏焉。若热势漫无可御，必有躁扰不宁，则伤烂肠之里面皮理，而圊血自泻下也。虽使许水亦新汲井中者，频与之无妨，且欲饮一碗，只与半碗，常以不足为善，不宜一饮而极意也，遂令病人恣饮过度，则为咳为喘，为呕为泻，为肿为悸，为水畜疼，为水结胸，故后世所谓以水噀面浇身，或置病人于水中等法，皆是医中之操霸术者欤？又大渴谵语、骂詈、善恶不避亲疏者，宜以辰砂加入水中饮之，西瓜、梨浆、糖水亦良。其引饮者，嫌冷喜热，多属虚证，不可妄投白虎汤类也。或目赤眵凝，舌苔焦黑（甚则芒刺干裂如炭），或口疳气臭，鼻如烟煤，或紫斑赤疹，爪甲色红，或上气喘促，烦渴狂言，或弃衣揭被，扬手掷足，或逾墙上屋如见鬼状，或腋下掌心濈濈汗出，或周身无汗，剂颈而还，或小水赤涩如红苋汁，或脉细数无力者，死。或迟缓，或沉而有力，有其上兼证者，早议疏窍攻击之法，则十全之功可自得矣。苟或当下而不下，则热毒随剧，津液随枯，岂可一以下药宜迟为说乎。然屡屡欲后，而努挣伤气者，则勿用承气及大柴胡汤类，先用红夷所来导器，急射温蜜，则肠中自得润滑，而燥屎因是易下，诸证一时俱解。张机蜜煎导法，或近来香油导法亦可。此邦今有做红夷法，以鍮铜造之者，若无此器，则未用烟管，留其吸嘴，刺入患人肛门三四分，乃去大头处，稀蜜微温，加皂荚末，口含用力直吹送之，则津回肠润，久积之物必尽出矣，极良法也。若坚满曾无上厕之意，则于肠之下际为燥屎未逼者，是以蜜兑无益，下药为捷。服后转矢气者，仍以炒盐（烧砖并温石能暖之亦同）纳夹绢袋于其病人腹上，款款熨之，则药气通透，而屎自易便，故下后，神清气爽，身凉思食，皆愈之兆。如及腹满身热，谵语不食，睡卧不宁，并发紫黑斑点，此当汗不汗及已汗而热不散，当下不下及早下而热乘虚之患也。而粗工动辄不知病人稍涉虚证，认其数日不更衣者，妄投驶剂，以致初硬后溏之证。贻害非细，甚可畏也。一种闭中稀粪水自下者，此结粪外之傍流，而非胃虚肠虚之泻，即肠胃外之宿水，偏渗于肠胃中，而融化燥粪之外面者也。故下物色焦，放屁酸臭耳，宜投小承气加减。方脉证既决又何难焉？凡如此者，多由误治，且诸所欲下者，必曰先与小承气，则恐有大下伤人也。又屎尿如常、少腹硬痛、其人喜忘者，有畜血，桃仁承气汤类，须量性禀施之。又宿食、凝痰胸中作苦恼者，并宜吐之，熊胆汁、瓜蒂散、淡盐汤、参芦汤与之，以指或鸡翎探喉中，即吐出也。又伏饮之证，与五苓散。其人至于坏证烦渴，渐为水胀，须以吾门鲤鱼煮汁治之，若恶其臭味，且不能多饮者，竟非此物所能治也。元气强者宜十枣汤，或大黄、商陆、苶苣、通草、牵牛子、赤小豆等药，随证择用，亦得有效。又白睛黄者，热势弥漫，将发身黄，于五苓散方内加茵陈蒿或丹青树叶，则黄从尿去下也。若皮肤薄皱、茶褐色者，多难治矣。大凡腹中时满时减，或腹胀按之易软，或脐左右有动气，或小水清白数少，或连日不食，脐腹坦然无壅滞不通之状者，皆不可下也，只戒其诛伐无过之害耳。

白虎汤（石膏　知母　粳米　甘草）

小承气汤（大黄　厚朴　枳实）

大承气汤（大黄　厚朴　枳实　芒硝）

桃仁承气汤（大黄　芒硝　桃仁　桂枝　甘草）

五苓散（茯苓　猪苓　术　泽泻　桂枝）

十枣汤（芫花　甘遂　大戟　大枣）

脱证治例

充张剂中，四逆主厥冷，理中主自利，此其大要也。详言兼证，或畏寒喜暗，只懒见人，或语声轻微，颜色青白，或头重手颤，神倦气怯，或眼陷鼻笑，舌卷囊缩，凡兼如此数项，生机尚存一线，故舍灸及参附等，更无他法。当籍者但得手足渐温，自利随止，脉微出者，乃可生也。或反目上视，瞪目直视，或面煤唇紫，爪甲青黑，或屎尿失禁，粒饮不入，或拈衣摸床，两手撮空，或闭目蹉足，啐啐不省，或口唇颤摇，频呕频哕，或气喘痰潮，脉细欲绝，此即脱之死证。或精神昏愦，头面喜扇，或无热无渴，舌结黑苔，或肤冷，脉道独见热势，或短气泪出，面腹虚满，或在妇人，则产后日近乳缩股栗者，皆是危笃之证，不可治也。凡泻不但粥饮直出，药汁才吞入咽，汩汩从肠奔下如箭者，今用理中原不为过，其水泻之益剧者，则须投五苓散，及利水药，反利膀胱不化之气，譬犹通支河水道，以御急奔之势。若小水淋涩，两足浮肿，按之没指，甚可畏焉。又戴思恭所谓利肠者，夹热自利，粪色赤黄，及下肠间津汁垢腻，宜用顺剂，尤禁涩药。然至吴绶所谓漏底，则元气暴脱，蚤以固肠为要，否则转气趋下，少腹自利，漫无止期，即桃花汤及赤石脂禹余粮汤类可也。又蛔厥者，时烦时止，未为死候，乌梅黑丸，诸杀虫圆，宜以参姜汤送下之。若至胃中无谷气，则谓脏结，亦同而不可治也。又除中者，元气奔散，将假谷气急哺卒啜自取暂快耳。若脉细数，眼中无精彩，而暗浊惨淡者，则一团元气留连未断为之少延残喘，必当属纩以待敛矣。

四逆汤（干姜　附子　甘草）

理中汤（人参　术　干姜　甘草）

桃花汤（赤石脂　干姜　粳米）

赤石脂禹余粮汤（赤石脂　禹余粮）

脉　论

脉者，四诊中之末，而其言不竣赘也。汉唐以来，方书取其一舍其三，而一又未明，讹承掩藏，不肯勇革，是以本邦医人，亦皆移于浮辞，可深叹哉！凡四诊之于病机也，彼此参伍，不可欠一。吾门于四诊上，非惟加之按腹候背手足看法，且以鼻嗅知病人臭恶之气，此可谓详补古今未言及之缺典者矣。于是乎，邪之浅深久近，证之轻重缓急，断然无复可疑者也。夫脉元是血气活泼充灌之势，内非各开三口沸腾而出，则一脏一腑，一阴一阳之患，更无显于两手掌后之理，而况有运气支于分配，假托之可言者乎，何也？有一病人，于兹暗坐室中，穴壁出手，嘿然不谓形色性情，试使历几医人，切其脉道，而预以辨识何病何证者，则予未之或闻也，意其持脉，即验轻重、生死之一事，而绝无某病见某脉之定规也，略可知矣。先以中指探掌后高骨上为关，得其关位，然后齐下盐、禁二指，若人臂长则疏排其指，臂短则密排其指。轻手得之曰举，重手得之曰按，不重不轻、委曲求之曰寻。所谓三指停稳者，自然之行也。二指不足，四指有余，仍执其中焉耳。古不称关，总寓尺寸，故《素问》似以中附为关位。关之前，去鱼际为一寸，而盐指之所下，因名曰寸。关之后，去尺泽为一尺，而禁指之所下，因名曰尺。原其关名肇于《八十一难》，此以三指揣按之次，犹两州畐首之设一门也。又秦越人虽无明文，而不主喉傍跗上，独取两手掌后者，其见卓矣。盖病脉之来，多不单至，然全属大小、浮沉、迟数六脉，而不大不小，不浮不沉，不迟不数，调匀和缓，意思欣欣，难以名状者，谓之平脉。故紧、弦、细、伏、促、结等脉，今之病者，虽多有之，亦无不自六脉而推焉。其他华人，妄立脉名图形韵语，以便记诵，而卤莽灭裂，实不能自知者也，就其分呼，愈添蛇足，皆使后人以启好异之心矣。方书论脉，非但七表、八里、九道之谬名，而如《素问》之鼓搏喘横，张机之慄卑荣章纲损纵横逆顺，及奇经太素天和真藏关格妊娠，五运六绝七独等脉，皆是无用饳饤，不堪其烦也。毕竟脉者，惟察数与不数耳，脉数，俗呼谓之脉进，即病进也，殆可以一言蔽矣，不问男女老幼，不别外感内伤，若指下脉数，或兼见沉细，则轻者必重，重者必危，危者必死，甚可畏焉。又有脉傍行者，谓之反关，或有一手反关者，或有两手反关者，或有反关得病，则顺行复原位者，至于其六脉之见则一也，此得之于有生之初，而不可必为病脉矣。大概有证脉相符者，有脉证相左者，或元气顿虚之证，其初脉病也多，或元气渐虚之证，其初脉病也少，故后世舍三取一之人，如夫脉之不始病者，飘然自外，而遂致笃证矣，呜呼！学者朝研夕考，翻悟前迷，则可免乎连代沿习之歧蹊也。

《伤风治证约言》终

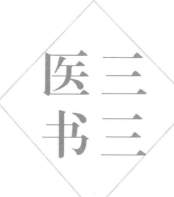

医三书三

暑症发源

清·李识候 参订

提要

夏日离阳用事，湿土司令，天之暑热下降，地之湿浊上腾，人如调护不谨，诸症丛生。或袭于表而为伤暑，或蕴于里而为伏暑，或湿伤太阴而成湿温，或暑伏荣分而成痎疟。仲师《伤寒论》虽赅括六气，然略于痎症，矧寒入暑，经足入手经，致病之途尤相径庭。本书系李识候参订，先论初夏之湿温，次述季夏之暑病，终及秋令之伏暑、疟痢，条分缕析，明白畅晓，诚暑症之科律也。

目录

暑症发源

李居士识候参

绍兴裘庆元吉生校刊

　　夏令离阳用事，大气主开，人如调护不谨，诸症丛生。或内伤外感，因热反寒，见症纷纭，分门疏叙。兹以暑气郁蒸，自鼻孔吸入，伤于手经者，宗《内经》主病，以参治例，特表于前。盖暑为上受，宜入清虚之脏。及其在腑，非口受秽气，胃有秽积，即经邪转入于腑也。故仲圣立伤寒方法，亦有关于手经者，则伤暑治疗，亦不遗于足经矣。若曰暑先入心，则寒先入肾。伤寒非全入肾，则伤暑非悉入心矣。须知暑气无形，惟注者受之，至伏暑为病，附于秋间，复感凉风而发者。《经》曰：夏伤于暑，秋为痎疟。暑积内着，宜为滞下。然则今之秋令病邪者，又不本于伏暑而何哉！壬寅秋。

治 例

——初夏过寒见足经症者，宜与伤寒参看。

——初夏应暖反寒，时行寒疫，宜与瘟疫参看。

——初夏风雨不时，人多感冒，宗时行感冒法。

——仲夏时行阴雨，阳气郁蒸，宗湿温症治。

——伏气至夏发者，脉洪有力，壮热，宗热病例治。

——盛暑大热大旱，汗多金伤，宗燥热症治。

——阴伤伏热，肺虚感暑，但热有时，宗瘅疟治。

——伏暑未感凉风而发者，俗名秋温，宗伏暑治。

——伏暑已感凉风而发者，先寒后热，疏风解暑。

——伏暑重，凉风轻，寒轻热重，热盛午后，俗名温疟。

——伏暑轻，凉风重，寒重热轻，解表宣阳，牝疟参看。

——伏邪至秋分后，传入半里，或入足经者，宜用攻解。

——夏秋中暍、露雾、秽、霍乱、泻痢，均补于后卷。

——伤寒之药宜气厚，伤暑之药宜味薄。

——热病兼中暍触发者，名阳毒。

论夏初阴雨湿温

夏初阳气未畅，则湿浊之气已升，未从阳化，适逢阴雨连绵，则湿盛亢阳于内，以致头重体倦，舌白憎寒，弱不胜衣，筋酸腰重，难于展侧，蒸热口渴，足胫逆冷，脉软而混，或濡弱者，名曰湿温。湿盛小便不利者，五苓散主之（阳升则湿腾，热蒸则湿化。若逢阴湿，内不化湿，外反受之，则表里合蒸）。

自汗，脉浮洪，口渴，湿化热兼表症者，桂枝白虎汤或桂苓甘露饮（桂苓甘露二冬芩，两地甘斛与茵陈，枳枇抑气能降火，本事方中犀角均）。

自汗，脉洪缓，口渴，舌红苔白，热盛者，苍术白虎汤。

愚按：己午之月，六阳之气齐浮，若人真水下竭。

阳升吸浊，皆浮于胃中，反见面垢脉混，而舌白，烦渴，最似温热，惟以神脉合参之。果如是者，六味地黄汤少加栀、豉，或栀、豉太越，则加豆卷、滑石，或猪苓汤亦稳。若虚寒者，原可摄阴温下沉阳（六味地黄君熟地，山萸山药与丹皮，猪苓汤用治热胜，茯苓泽泻通水道，肝肾不足最相宜，泽泻茯苓阿胶增）。

手太阴肺经

起中焦中府穴，下络大肠，循胃口，上膈，至肩，走臂内前廉，至寸口少商穴。是经多气少血，其藏魄，属金，统摄一身元气，主开，主哭，主皮毛。

本病（诸气膹郁，诸痿，喘呕气短，咳嗽上逆，嗽吐脓血，不得卧，小便数而欠，遗失不禁）。

标病（洒淅寒热，伤风自汗，肩背冷痛，臑臂前廉痛）。

气实泻之（泻子，泽泻、葶苈、桑皮、地骨皮；除湿，半夏、白矾、白茯、苡米、木瓜、橘皮；泻火，石膏、知母、诃子、寒水石、粳米；通滞，枳壳、桔梗、薄荷、干姜、木香、厚朴、杏仁、皂荚）。

气虚补之（补母，人参、黄芪、甘草、山药、升麻；润燥，麦冬、阿胶、蛤、贝母、百合、天冬、花粉；敛肺，乌梅、白芍、粟壳、五味、五倍子）。

本热清之（清金，黄芩、知母、麦冬、天冬、山栀、沙参、紫菀）。

本寒温之（丁香、藿香、檀香、白蔻、款冬、益智、砂仁、糯米、百部）。

标寒散之（解表，麻黄、紫苏、葱白）。

肺经报使（桔梗、升麻、葱白、白芷）。

寒伤营，暑伤气，言后天之表。寒伤火，热伤水，言先天之本。大江以南，伤暑倍于伤寒。遍考古书，详于伤寒而略于伤暑。仲圣治伤寒，至后则言邪分六经，证通其变也。古人治伤暑用香薷白虎汤、清暑益气等方，治其常也。今之暑邪，只有各经见症，而无各经主方，故特表而出之。

手太阴肺经症治

暑风袭肺，洒然汗出，恶风淅然，汗闭烦热，鼻塞善嚏，喘满痿躄，或口渴，舌黄少气，不得太息，或肤麻手瞀，咳引胸膺背臑、臂前廉痛，大小解不肃。肺为清虚之脏也，宜辛凉解肌。

辛夷、白薇、杏仁、桔梗、六一散、开茉莉、天泉
水煎。

无汗恶汗，加苏叶。汗多，加白芍，去桔梗。热甚，加黄芩。渴甚，加花粉。少气烦渴，加沙参、麦冬。

第二条　承上

气口脉濡弦而涩，太阴伤暑也，前汤主之。服汤已，汗出，时不恶风而热畅者，表欲解也，鼻塞当愈。适喘咳未除而气促者，肺逆也，此汤主之。

白前　杏仁　大贝　粳米　桑皮　六一散
照前煎服。

虚，加洋参、麦冬。痰腻，加橘白。肺火，加山栀。唇燥口渴，加甘梨浆。

第三条　里症

太阴暑症，脉反滑，大汗出，恶热，胸满，便闭，大次指

痛，气满，皮肤壳壳然坚而不痛，或下齿痛，喉痹，目黄，衄血，颈肿。此为腑脉腑症，肺与大肠为表里，腑以通为泰也，此汤主之。

瓜蒌仁　杏仁　枳实　桔梗　六一散　秦艽

急流水煎。

热盛，加条芩。津枯便秘，不胸满，不可与之。不满胸而下利，甘桔汤主之。齿痛衄血，热盛，加葛根、石膏。

第四条　夹寒

暑入太阴，自汗肤热，适其人脉反弦紧，恶寒无汗，鼻塞声重，舌苔白腻，腰足拘急，此为寒伏少阴，贪凉卧湿所致。仿《内经》实则泻子法也，此汤主之。

独活　辛夷　香薷　桔梗　六一散

韭白汤煎。

湿胜，加泽泻。饮冷遏肺者，加生姜。阳虚，色伤有汗，忌服。

第五条　夹热

伤暑，脉濡弦，今，脉洪数有力，烦热多汗，气促口渴，咳呛咽干，此壮火烁金也，可与此汤。

知母　大贝　花粉　麦冬　六一散　桑叶

粳米汤煎。

风淫自汗，加白薇、玉竹。虚，加人参。如大热、大渴、大汗、脉洪实者，腑脉也，与白虎互参。

第六条　坏症

伤暑，服前汤，表里症解，脉自和者，为不传也。若有变幻，参其脉症所犯何逆，所兼何症而治之。设暑热伤肺，金津不布，化浊痰结于肺下，痰复生热，热更生风，以致久咳，痰腥如痈脓者，恐成暑瘵，此汤主之。

牛蒡子　马兜铃　瓜蒌仁　六一散　大贝　桔梗　橘白麦冬　蛤粉

苡米汤煎。

热渴，加山栀。嗽血，加阿胶。如肺气虚而伏痰自汗者，以玉屏风散去术，加贝母麦冬汤主之。

第七条　传经

太阳伤暑，若解、若清、若利小便，反烦热不解，消渴神昏，善笑，此欲传手厥阴也。太阴未解还从肺治。太阴症罢，恐入少阴，当于本门求之。余经仿此。

第八条　调愈救逆

肺家暑解，津亏气弱者，调之则愈。

蜜拌洋参　茯苓　怀山药　大麦冬　炙草

扁豆汤煎。

太阴伤暑，误服足经表药升散，以致汗出不止，气促烦渴，脉促，无表症者，生脉散救之。若暑伤元气，误汗者，保元汤主之。若升散太过，元海无根，龙雷飞跃者，六味地黄汤加龙骨、牡蛎。若暑伤肺络者，咳血，补肺阿胶汤加麦冬、丝瓜络。

手厥阴心包络

是经起于乳中天池，下至脐下，上散两乳，循肩走臂内中臁，至中指中冲，多血少气，心包之火寄体于命门，命门为相火之源，天地之始，藏精生血，降则为漏，升则为铅，主三焦元气。

本病（前后癃闭，气逆里急，奔豚，消渴，膏淋精漏，精寒，赤白浊，尿血，崩中，带下。以上皆主古贤言）。

标病。

火强泻之（泻相火，黄柏、知母、丹皮、生地、地骨皮、茯苓、元参、寒水石）。

火弱补之（益阳，附子、肉桂、益智、补骨脂、胡桃、丁香、蛇床子、乌药、覆盆子、肉苁蓉、胡芦巴、巴戟、大茴、小茴、锁阳、川椒、蛤蚧、当归、阳起石）。

精脱固之（涩精，牡蛎、芡实、金樱、五味、山萸、远志、蛤粉）。

命门报使（柴胡、丹皮）。

手厥阴心包络经症治

暑邪之入心包也，腠理开则洒然汗出，闭则蒸蒸热闷，澹澹心动，笑不休，心大热，手心热，或目赤面黄，或胸胁支满。以是经界于营卫交济之中，先宜辛香宣营达卫。

紫背鲜浮萍　连翘壳　薄荷梗　益元散　桔梗　鲜佛手

热盛目赤，加川连。汗多，去薄荷、桔梗，加茯神。

第二条　承上

心包伤暑，脉本芤迟，设其人脉反洪大，躁烦神越，多汗谵狂，壮热舌绛，此暑热鼓动心阳，防为昏喘，前汤不中与也。无足少阴症者，可与此汤。

辰砂　麦冬　粉丹皮　赤芍　益元散　乌犀尖　鲜生地

佛手露

竹叶汤煎。

狂甚，加金器。

第三条　化风

暑入心包，烦躁发热，反见昏肿，面垢油赤，眼闭少溺，表无大热，此暑痰蒙昧心包，里热不随汗减者，将欲化风，发为痉厥，此汤主之。

麻黄尖　瓜蒌壳　大贝　远志肉　天竺黄　山栀皮　蝉壳益元散

冲入竹沥、梨汁。

无汗，加鲜菖蒲汁。

第四条　经病

肺主卫，心主营，包络出则卫，入则营，是经从胸走手，若肘臂挛急，胸胁支满，乃为经病。或热化风而循经者，此汤主之。

钩藤勾　蝉蜕　丹皮　赤芍　当归须　瓜蒌壳　丝瓜络西瓜翠

冲入甘梨浆。

热盛，加羚羊角。

第五条　腑症

暑入心包，服前法后，脉反洪长，壮热头汗，躁扰狂越，惊骇溢血，耳鸣喉肿，目锐眦疼，次指如废，此为腑症。包络与三焦为表里，宗河间先生三焦治法。

大豆卷　黄芩　黄连　益元散　黄柏

脉实便闭，无少阴症者，重加大黄（大黄原可救阴，但虚不宜耳）。又，热在上焦，栀豉汤越之。热在中焦，白虎汤清之。热在下焦，猪苓汤利之。三焦治法，均可选用。

第六条

伤暑，服前汤不解，转见消渴，浸淫善惊，谵妄，舌不能言，此欲传手少阴也。若热退脉和，舌红苔浊，神倦如迷，不语如呆，此暑解，痰凝包络，心液受戕之象。

囫囵川贝　麦冬　鲜菖蒲　远志　鲜生地　天竺黄　露水一杯

热郁，加薄荷露。阴阳相火熏心，加龟板、龙齿。

第七条

心包暑解，汗多神倦，烦渴不眠者，此汤主之。

生脉散　麦冬包川连

暑解，神倦脉弱者，此汤调之则愈。

鲜莲子　人参　麦冬　百合　元眼

暑解，服前汤，静养五日愈。

手少阴心经

起于极泉，下络小肠，从心中夹咽，自缺盆间，循手臂内后廉，至小指少衡穴，又循颊至目系，此经少血多气，主藏神，为君火包络，相火代君行令，主血，主言，主汗，主笑。

本病（诸热，黄芩；瘨瘀、惊惑、谵妄、烦乱、啼笑、骂詈、怔忡、健忘，人参、炙草；自汗，黄连；痛痒，黄柏；疮疡，黄连）。

标病（栀子汤。畏寒战栗、舌不能言、面赤目黄，麦冬；手心烦热，生地、栀子；胸胁满，痛引腰背、肩胛、肘臂）。

火实泻之（泻子，黄连、大黄；泻气分火，甘草、赤茯苓、木通、黄柏；泻血分火，丹参、丹皮、生地、元参；镇惊，牛黄、朱砂、紫石英）。

神虚补之（补母，细辛、乌梅、枣仁、生姜、陈皮；补气，桂心、泽泻、茯神、远志、菖蒲；补血，当归、熟地、乳香、没药）。

本热寒之（泻火，黄芩、竹叶、麦冬、芒硝、炒盐）。

标热发之（散火，甘草、独活、柴胡、麻黄、薄荷）。

心经报使（黄连、细辛）。

手少阴心经症治

暑入心经，烦热自汗，面赤目黄，掌心热，善笑，消渴，善惊善忘，或言多面垢，或咳吐气泄，或两肾内痛，乃火淫所胜，金水之症叠出，随其开泄之权以宣之，非表汗也，是祛暑也。

　　鲜菖蒲　益元散　连翘心　栀子仁　荷花露　佛手露

　　咳吐，加麦冬。肾痛，加黄柏。寒淫战栗无汗，少加细辛。本经胸胁引臑臂内后臁痛，风淫搐搦，加薄荷。烦躁神乱，加珠黄散。

第二条　承上

　　少阴暑热，脉若虚洪，洪而有力，即为壮火，舌色应绛，汗出则喘促烦冤，汗闭则躁烦狂乱。多汗舌润，淡渗清利；无汗烦热，芳香宣窍。烦热舌红者，此汤主之。

　　真川连　辰砂　麦冬　元参心　薄荷露　荷花露

　　调益元散。

　　喘，加竹叶。惊，加牛黄、紫石英。渴，加苹果。不渴，加丹参。

第三条　承上

　　暑热入心，两阳相灼，蒸逼阴津，本应多汗，反无汗者，一为营液表亏，一为刚阳熏烁，离宫阴劫。舌绛无苔，津液不能灌通络窍，内结为痰，舌反生苔，体若燔炭，汗出而散，神迷躁扰者，芳香以开之。

　　甘梨浆　薄荷露　银花露

化服至宝丹。

无汗，加浮萍汁。热渴，加西瓜水。渴不能饮，加淡天冬。面赤而紫，加丹皮、紫草汁。

第四条

暑热触心，阳壮热昏，冒汗出反剧，舌绛谵妄，面赤嗌干，欲饮冷水，目赤如金者，此离宫阴涸，阳热自燔，亟用清火救阴为主。

乌犀尖　淡天冬　麦冬　真川连　中生地

冲入荷花露。

无汗，加桔梗、薄荷露。停饮，加益元散。拂郁，加佛手露。

第五条

少阴伤暑，脉浮洪者，易兼腑症，如嗌痛颔肿，耳聋口糜，小便短闭者，皆为腑症，心与小肠为表里也。无汗者清扬，有汗者与此汤。

元参心　木通　甘草梢　薄荷露　竹叶心　中生地

热盛，加黑山栀。热盛不饮，热在血分，大便结，少加大黄微利之。

第六条

心营暑热，服前法已，热退神清，为已解也。若谵妄，舌不能言，即为入脏。或卒心痛，烦闷善呕，壬癸甚，丙丁大汗，气逆则壬癸死，刺手少阴太阳穴。余经生克，皆可类推（脏腑不可刺，不过刺经刺穴）。或心阳夹暑热蕴结而为疮疡者，此汤主之。

真川连　黄柏　生甘草　全当归　赤芍　粉丹皮

疮在表，加荆芥、金银花。疡在里，加穿山甲、广郁金。

第七条

暑热转心，营汗多，液涸，邪退热除，舌至光红有纹，语言强涩，或神倦如迷，或声哑烦躁，渴不欲饮者，此为无液承滋，用存精养液法。

清阿胶　元参心　大麦冬　鸡子黄　淡天冬　中生地

声哑，加桔梗。躁烦，加荷花露。咽齿俱干，加猪肤、白蜜。有痰，加天竺黄。神摇惕惕，加辰砂、金器、百合心。

第八条

心家暑解，心气虚者，此汤补之则愈。

人参　麦冬　丹参　桂圆　枣仁

393

心阴虚者，此汤养之。

西洋参　淡天冬　柏子仁　囫囵鸡子黄　鲜莲子　红枣肉

手阳明大肠经

起于次指商阳穴，循臂外前臁，上项环口，终迎香穴，下走两乳间，入少腹。是经气血俱盛，属金，主变化，为传送之官。

本病（大便闭结，泻痢下血，里结后重，疽痔脱肛，肠鸣而痛）。

标病（下齿痛上齿胃，下齿大肠，喉痹咽属胃，喉属大肠，颈肿口干，咽中如核，齄鼽目黄，手大指次指痛，宿食发热寒栗）。

肠实泻之（血分，大黄、芒硝、石膏、牵牛、郁李仁、桃仁、巴豆；气分，枳壳、木香、橘皮、槟榔）。

肠虚补之（气，皂角；燥，桃仁、麻仁、杏仁、地黄、当归、乳香、松子、肉苁蓉；湿，白术、茅术、半夏、硫黄；陷，升麻、葛根；脱，龙骨、白垩、诃子、粟壳、乌梅、白矾、石榴皮、石脂、余粮）。

本热寒之（清热，秦艽、槐角、地黄、黄芩）。

本寒温之（温里，干姜、附子、肉豆蔻）。

标热散之（解肌，石膏、白芷、升麻、葛根）。

大肠报使（白芷、升麻、石膏）。

手阳明大肠经症治

暑热入阳明之经，脉见浮滑，几几即壮热，口干目黄，汗出不彻，䪼䪼颈肿，或喘，或面赤耳聋，或咽中如核，肩肘臂外前臁引手大指次指热痛，此为经邪，宜越，是汤主之。

白葛根　秦艽　杏仁　六一散　石膏

无汗不渴，去石膏，加茅根。咽中如核，加桔梗。

第二条

暑热，服前汤若解，则捍卫热泄，可以通营，脉必浮和滑软。若喉痹䪼䪼，下齿作痛，本经之热已扬，再宜清解。

淡黄芩　茅根　石膏　六一散　桔梗

见疹，加牛蒡子。

第三条

手阳明病，汗收热彻，脉不软，尺浮，日晡潮热，大便秘结，里急后重，或泻痢下血，疽痔脱肛者，此为经邪入腑也，此汤宣之。

条黄芩　枳实　桔梗　全瓜蒌　秦艽

痢血痔下者，去瓜蒌、枳实，加葛根、槐花、甘草。大肠

血结者，去瓜蒌，加桃仁。大肠寒闭，肠鸣而痛，此汤不中
与也。

第四条

服前汤，秘结若通，暑滞亦从下解。若泻痢下血者，小肠
邪热亦从下趋，可兼理小肠。设利止反微热而咳者，此大肠余
邪传肺而解也，甘桔汤主之。

生草　桔梗

二味煎。

无汗，加香薷同煎服。

第五条

经邪归腑，本不复传，表热则退，余邪皆从浊道而趋。若
邪静有虚湿、虚燥之分。燥结，用麻仁、松子仁类润之；滑
泄，用白术、半夏之属燥之。

经邪表热不彻，反兼嗌痛、颔肿、口糜，欲传手太阳也。
如兼耳鸣、嗌肿、惊骇，为欲传手少阳也。

手太阳小肠经

起于小指外侧少泽穴，循臂外后廉，从肩入缺盆，络心，
复上耳前听宫穴止。是经少气多血，主分泌水谷，为受盛

之官。

本病（大便水谷利，小便短，小便闭，小便血，小便自利，大便后血，小肠气痛，宿食，夜热旦止）。

标病（身热，恶寒，嗌痛，颔肿，口糜，耳聋）。

实热泻之（气热，木通、猪苓、滑石、瞿麦、泽泻、灯心；血热，地黄、蒲黄、赤苓、丹皮、栀子）。

虚寒补之（气虚，白术、楝实、茴香、砂仁、神曲、扁豆；血虚，桂心、延胡）。

本热寒之（降火，黄柏、黄芩、连翘、栀子、黄连）。

标热散之（解肌，羌活、防风、藁本、蔓荆子）。

小肠报使（藁本、黄柏）。

手太阳小肠经症治

暑热入手太阳经，脉见浮洪，身热微恶寒，嗌痛颔肿，渴不善饮，或口糜耳聋，或掌热汗出，此为经邪，宜越，是汤主之。

蔓荆子　栀子　丹皮　鲜菖蒲　益元散

恶寒，肩臂外痛，加羌活。嗌痛口糜，加鲜生地。

第二条

服前汤已，营通热化，诸症必减，浮洪脉退，为经邪得

解。设腰似折，入暮热剧，不可转侧，此热结于血分也，此汤
主之。

　　卷边香茇　桃仁　丹皮　鲜生地　赤苓　茅根汁
　　见斑，加浮萍、红花。

第三条

　　小肠经病，若解表证悉罢，设其人小便短或闭，小便后
血，小肠气痛，此为经邪入腑也，是汤主之。

　　鲜生地　木通　甘草梢　粉丹皮　赤苓　瞿麦
　　里热，加山栀。气痛，加延胡。

第四条

　　太阳腑证，服前汤，溺血止而小便自利，大便水谷利，或
大便后血，此由小肠失受盛之权，或暑热侵伤腑气也，此汤养
而升之。

　　生白术　清阿胶　赤苓　水杨枝　荷叶蒂
　　足太阳，用五苓降逆。手太阳，用此升阳。

第五条

　　太阳经腑均解，本经气血若虚，不能分泌清浊，大便反溏
者，此汤补之则愈。

上党参　丹参　茯神　生白术　砂仁　柴胡三分，补胆母

手少阳三焦经

起于中指外关冲，循外中廉，散络心包，上耳后眉上，过眉心眼下，止听宫穴。是经少血多气，为相火之用，分布命门元气，主升降出入，游行天地之间，总领五脏六腑、营卫经络、外内上下左右之气，号中清之府，上主纳，中主化，下主出。

本病（诸热，瞀瘛、暴病、暴死、暴喑、躁扰、狂越、谵妄；诸血，溢血、泄血；惊骇；诸气逆冲上；诸痛疮疡、痘疹、痛核）。

标病（恶寒，战栗，如丧神守，耳鸣，耳聋，嗌肿，喉痹诸病，肘肿疼酸，惊骇，手小次指不用）。

上焦热（喘满，诸呕吐酸，胸痞胁痛，饮食不消，头汗）。

中焦热（善饥而瘦，解㑊中满，诸胀，腹大有声，诸病鼓之如鼓，上下关格不通，霍乱，吐痢）。

下焦热（暴注下迫，水液浑浊，下步肿胀，小便淋沥，或不便，大便闭结，下痢）。

上焦寒（吐饮食痰水，胸痹，前后引痛，食已还出）。

中焦寒（饮不化，寒胀反胃，吐水，湿泻不渴）。

下焦寒（二便不禁，脐腹冷，疝痛）。

慎斋云：上焦热，栀子；中焦热，黄连；下焦热，黄柏。又，上焦满闷，紫苏、杏仁、陈皮；中焦满闷，干姜、肉桂、吴萸；下焦，加小茴。上焦嘈杂，生地；中焦嘈杂，山药；下焦嘈杂，熟地。上焦血虚，则多用当归、肉桂，而白术宜少；中焦则多用白术，血燥亦必加当归；下焦，熟地三分、肉桂二分；涌泉穴火起，黄柏一分。

上虚，保元汤加减；中虚，益气汤加减；下虚，地黄汤加减。

下焦有病，六味丸可通用；若泄泻，只宜调理脾胃，不宜轻用。

实火泻之（汗，麻黄、葛根、柴胡、升麻、羌活、薄荷、荆芥、石膏；吐，瓜蒂、沧盐、齑汁；下，芒硝、大黄）。

虚火补之（上，人参、天雄、桂心；中，人参、黄芪、丁香、木香、草蔻；下，人参、附子、桂心、沉香、乌药、故纸、硫黄）。

本热寒之（上，黄芩、连翘、栀子、知母、元参、石膏、生地；中，黄连、生地、连翘、石膏；下，黄柏、知母、石膏、生地、丹皮、地骨皮）。

标热散之（解表，柴胡、细辛、荆芥、羌活、葛根、石膏）。

三焦报使（连翘、柴胡。上，地骨皮；中，青皮；下，附子）。

手少阳三焦症治

伤寒至厥阴为阴极，暑热入三焦为阳亢，三焦为相火之用，分布命门，元气游行三才之间，故伏气必究三焦也。夫三焦有经界而无脏腑，虚灵之权最重。上焦主纳，主宣布，则心肺之阳可灌溉以下济而光明；中焦主运化，分别阴阳，升降清浊；下焦主出，主传导，则肝肾之阴得蒸变，地道卑而上行。守真先生，升降分消，独得三焦之治法也。三焦已属乎阳，暑热亦阳，主客皆阳。阳动则化火风，变化莫捷，兼之彻上彻下，皆其所司能治，最宜精切。

暑热之在上焦者，清解；暑热之在中焦者，分消；暑热之在下焦者，清利。

第二条

暑热之入三焦也，微见恶寒战栗，即壮热自汗，脉洪而长，口渴溺赤，惊骇狂越，或喘满头汗，或霍乱吐利，或暴注下迫，谵忘血溢者，分消汤主之。

粉葛根　六一散　生石膏

脉不洪，无汗不渴，忌石膏；无汗恶寒，少加细辛；喘满头汗，加山栀；霍乱吐利，加川连；暴注下迫，加黄柏。

第三条

三焦暑病，喘满心烦，胸痞呕逆，头汗口渴，嗌痛喉痹，或耳鸣、耳聋、耳后痛，目锐眦疼，小次指不用，此热在上焦，宜越之。

淡豆豉　薄荷叶　元参　连翘　炒山栀　一元散　枳壳

耳聋、胁痛，加柴胡、黄芩；气逆冲上，加桑皮、地骨皮；胸痞呕逆，加半夏、瓜蒌；肩臂外疼，加钩藤。

第四条

三焦伤寒，善饥而瘦，口渴壮热，善饮多汗，狂越谵妄，或中满诸胀，或上下关格不通，或霍乱吐利者，此热在中焦也，宜清之。

大豆卷　石膏　知母　粳米　竹叶　六一散

腹胀，上下关格，去石膏，加川连、干姜、枳壳；霍乱吐利，去知母，加半夏、藿香、砂仁。

第五条

暑在三焦，壮热自汗，忽暴注下迫，小便浑浊不利，或大便闭结，或泄血下痢，胕肿酸者，此热在下焦也，宜利之。

益元散　猪苓　泽泻　清阿胶　黄柏　荷叶

大肠气闭，加枳壳；小肠血结，加丹皮；胕肿酸痛，加木瓜。

第六条

服前汤已，暑热似解，尚见壮热，瘖痓暴喑，溢血，躁扰谵狂，气逆冲上，此三焦本病也。汗出舌红者，清火存阴酌之。

黄芩　黄连　黄柏　生地　茯神

粳米汤煎蔗汤亦可。若热起小腹，加鲜生地、骨皮；有虚阳上越，宜温补者。

有舌红善笑，传包络者；有汗多亡阴，阳热独发而为暴厥则危。

第七条

三焦病解，中气虚寒，胸满吐涎，已食反出，寒胀不化，二便不禁，脐腹冷疼者，此汤养之则愈。

人参　白术　茯苓　补骨脂　木香

小便不禁，去茯苓；脐腹冷痛，加肉桂。

中秽中雾

鼻受秽气，芳香以宣之（阴虚，阳胃易于触秽）。

口食秽味，芳香兼下之。

雾乃湿从阳泛，浊气干于清道，阳虚肺薄者，上受之。其症头重，恶寒烦闷，此汤主之。

桂枝皮　槟榔皮　茯苓皮　飞滑石　茅术

雾蒙肌表，饮阻胸中，宗《金匮》一物瓜蒂汤。

手六经症治，古书所注甚罕，此乃新稿，未可为凭，以古明家方能著作，平人只可述也。故特书此，恐误于人。

论伏暑发于秋初者

夏时伏暑舍营内，秋感凉风并卫居。盖未月包络主令，离阴初降，届秋大肠主令，其应庚金。包络在营之标，大肠主卫之标。盖夏月汗出营虚，暑热易蕴；秋初金风拂腠，汗孔将收。如是则卫风入而与暑争营，暑出而为风拂，则寒热往来。暑鼓风阳出于手经气分者，则寒微热炽，发于辰巳之交，浅而易汗易愈。风束暑邪入于足经血分者，则寒甚热深，发于午未之后，深而迟汗迟愈。若至晚则寒日高则热，又为气血俱虚也。前人已有治例存焉。

治凉风束卫，暑热伏营无汗者。

苏叶　防风　丹皮　薄荷　杏仁　桔梗　益元散

治前症有汗者，则暑重凉轻。

牛蒡子　丹皮　山栀皮　益元散　赤芍

论暑热内伏未感凉风者（脉应软数化洪）

平人忽发热，鼻中气热，唇口干燥，烦扰不宁，小便赤，或咳，或哕。若热在营分者，渴不欲饮。若无汗者，热至烙手，汗出则热减，汗彻则复热，此暑热自里达表也。

凉膈散去硝、黄，加益元散。

或犀角地黄汤加香薷（黄连香薷饮）选用。

论暑湿内伏已感凉风者（脉应弦涩缓）

秋令暴凉，人每懒倦嗜卧，肢酸无力，惨惨不乐，食少烦闷，大小便不调，萧嗇恶风寒，或肌肤不仁。此暑湿伤中，凉风着肺，阳不升则阴不降，用升阳益胃汤助燥收可也（升阳益胃汤加减，去黄芪加桑皮）。

论伏暑在里外感暴寒者

伏暑在里，外感暴寒，其人忽寒战，腹急痛，或吐泻。至壮热大汗，则寒从暑化，为病解。若厥冷面青，为暑从寒陷，则病进。

寒从暑化：藿香正气散、黄连香薷饮（豆、朴、薷、连）。

暑从寒陷：加减五积散、加减大顺散选用。

论伏暑伤金成瘵

元虚津薄之人，暑热蕴入心营，营虚气耗，不能宣布暑热，暑热夹心阳反来熏肺，肺烁金痿则皮毛干，五心热，喘咳，烦冤，食少无味，面白无华，肌肉消烁，溺赤便难，或自汗，或痰中带血，酿成劳瘵。此在良工，消息治之。或开肺生津，或滋营凉解，使暑热外泄，方可存阴保肺，补土生金，庶无夭枉。

论　疟（如柴胡挑少阳之阳，阳升则邪化矣）

疟者，暑之表症，暑疟邪居浅，近治从营卫搜求。正疟邪入足经，挑出三阳化解，因凉风外并太阳。伏暑内着阳明，太阳阖则寒，阳明开则热，反开合之权，应是少阳枢机为病，故疟脉自弦。《内经》设脏腑各经均有疟，应取此为正也。夫风木为病，每多于申酉月，发于申酉时者，以木喜向荣，逢克则争，逢衰则病，且秋分亦为半表半里之候也。仲圣治少阳用小柴胡汤，入以人参、半夏，一为木能戕土，一为风动痰生，故疟病多痰。至于一日间日，行速行迟，在气在血，出阳入阴，良工可考。古人以大疟三阴犹可为训，云：数年伏邪，难于确据，何以春夏时温大发，邪清之后，秋冬又有复发大疟者乎？愚以为暑夜乘凉，风露袭入于阴者有之，即阴邪入于阴分是也。

论 痢

痢者，暑之里症，暑令离阳发泄，胃土空虚，冷食伤中，酿成积垢，前贤已宣。盖暑积而为滞下有二：一以暑邪阻肺，肺气不能肃降，则大肠不宣，此由上窍阻而下窍滞也；一由暑积在胃，秋凉外束，肺气内行，为胃肃除积垢，积不下则气不宣，此由积阻而致大肠滞也。乾金外覆，离伤卫暑，自肺而传于大肠者，则为后重痢白；营暑自心而传于小肠者，则为腹痛痢赤；大小肠俱受暑滞，则赤白相混矣。先自病腑，后则病脏，先自暑积内阻，后则正虚下陷，由此以发前贤之议，治法可推矣。若但言积滞，何痢必发于秋乎？

若因感冒外束，暑积下攻者，先用人参败毒散，从足经逆挽之。

论温疟（冬伤于寒，复感春风，先热后寒；夏伤于暑，复感秋风，先寒后热）

温疟出于秋，症名原未确。盖因秋温不离疟，像疟疾，又带秋温，如温如疟，故俗名之。如风露新凉，秋虫叠出，其名虽异，其禀同也。其感则一，其源有二，均因自夏徂秋，汗出腠疏，外风袭卫，伏暑伤营，营液已耗，不能传送暑热，卫阳受束，不能鼓舞凉风，以致伏暑侵卫，凉风逼营，风暑相抟，营卫纷争，寒轻热重，才退复萌，营无相近，即近疟也。其起甚微，人每不谨，嗜馔贪凉，邪积蕴结，阻住阳明，热势忽剧，此先似疟而后似温也。一以秋时入少阳，先见憎寒发热，热不退，或但热不寒，日晡所有寒热，此先似温而后似疟也。治法近疟，固搜营卫，先解凉风，以宣伏暑，次清暑热，以保营津。即秋时初起，未行汗解，亦宜先开手经，令毛窍先松，足经邪达，再审足经，邪蕴方透足经。若早用足经升散温药，恐致烦躁阳升，昏谵厥逆，如寇入前营，先招后寨，前路未开，后军簇拥，元帅惊慌，守营无主，昼出真阳一越，救逆莫及矣。

一为风暑争营卫，一是秋邪入少阳，自惜青年未造极，并非《灵》《素》有涵藏。

论疟、温疟、秋温症异源同

阳虚则病，冬易伤寒；阴虚则病，夏易伤暑。寒入足经下受，先宜温散取汗。暑入手经上受，先由清心利小便。冬寒至春，自少阳而达者，为春温夏暑。至秋自肺而达者，为秋病。郁蒸即是暑，新凉便是秋。可知夏亦有凉风，秋亦沾暑热。凉多暑少，则邪入足经为正疟；暑多凉少，则邪留手经为暑疟。凉风生寒，伏暑发热，风轻凉轻，暑重热重，风解寒解，暑解热解。暑风仵定，气血界限分清者，应为正疟。暑风混杂，气血界限模糊者，则为温疟。先寒后热，寒轻热重，或热退不清，或退后复作，或朝清暮剧，或日重日轻，血中伏暑留恋，最为淹滞，非比伤寒一日二三度发为欲愈也。此言温疟，与《内经》不同，《经》义以冬伤于寒，复感春风，先热后寒为温疟，出自圣名。今但以寒热模糊，热退不清，秋温间疟为温疟，出于俗号。凉风易解，伏暑难清，延至营虚，暑热溜入阳明，但热不寒，热蒸不退，俗名秋温矣。故疟症有转温疟，温疟复化秋温，为病进。秋温能入温疟，温疟更成正疟，为病衰。故曰：三症症异源同也。

春温以令名，秋温以伏暑化温，究属牵强，即秋燥、秋湿亦不着贴。发千古未阐之奥，辟世俗混指之原，洵是长沙功臣（润）。

论秋时

嘉言以不头疼而口渴为辨春温第一义，秋湿亦然。头疼者，新感也。口渴者，伏气也。秋令时邪与春温相似而相异者，春温乃伏寒化温，自少阳而达，发于收藏之后，津液全，易汗易达。秋温乃伏暑为邪，自营分而传，发于开泄之后，津液耗，易痢易陷。春温自足经达而播及手经，秋温自手经受而传于足经。其秋凉新感，亦有全在足经，竟无伏暑者；又有伏暑由感冒触发者。只要分明伏暑、新感，但以症候显见何经，即在何经参治之，亦不据定何经应感，刻定何经额传也。疟与秋时相类而相异者，疟邪循脊，或隐阳原，或伏阴膜，浑如传舍空隙，无处交锋，至营卫气血行遇方争。争则阴阳胜复，邪正皆混；退则各分界限，气血皆清。秋时则因夏月昼受炎蒸，晚乘风露，毛窍开时，潜滋渗入。暑热露凉，舍于肌肉，积日成月，层层蕴结，秋凉风起，汗孔一收，从降令而逼入阳明，则病作矣。先见恶寒未罢，而寒势方张，乃卫与太阳之凉风一搦，营与阳明之伏暑蒸腾，轻于辰巳之交，重于午未之后，退则隐于阳明之半，进则蔓延各经。口渴，小便涩，其常也。或有汗无汗，或才出复热，大便或闭或溏，甚者神昏谵语，舌黑唇焦，夜以继日，水不绝口。邪从阳化，为狂为斑，或入少阳血分，日晡寒热，口苦咽干，耳聋目定，烦闷神迷，渴不欲饮，津为热耗，血受邪凝。渴而能饮者，可从气分发泄；渴不欲饮者，宜从血分搜求，甚至邪血胶结，有非攻不解者。盖伤寒重六经，伏气究三焦；伤寒论阴阳，伏暑分气血。今之论阴阳则详，分气血则略，况伏暑至血分，症淹殢，志模糊，脉软数，最为传阴之象，须从血分提邪。若邪从阴陷，原有阳邪入阴治例。若真阳已衰，邪乘虚陷，无阳不化，原可从于温托（殢，音替，极困也）。

隐于阳明之半

凉膈散　加豆豉、六一散。无汗，加香薷；邪不蟠踞胃腑，去硝、黄。

邪入少阳血分

柴胡、升麻、主川芎、主当归、黄芩、山栀、主红花、主片姜，或加苍、芥。

阴虚，合四物汤用；血结，加桃仁、鳖甲；邪血胶结，合三甲饮；胃实热，血结者，量加酒制大黄。

甚有邪火炽极，遏于血分者，发为郁斑。郁斑者，红如马脑，质圆厚，色光润，照至肌肉，偶见一点，周身不过数点，或数十点，与痘疮闭症发斑一般。古人惟以青紫黑斑为险，而郁斑更足可虑。前法攻血透邪中，或加茅根、浮萍、香茝等透汗，或合犀角地黄汤清热，细细参治。

又有郁症发于秋者，木邪郁久，遇克而升，亦发时疟。又有阴虚之人，逢亢热炎蒸之后，阴液大伤，阳太发泄，届秋肺不收降以供生水之源。设有伏暑凉风，只宜轻扬手经，令营卫稍宣，上焦得通，津液得下，伏邪有透路，则肺气有权，开而能降。若下虚上窒，升而不降，肺气无权，强用足经升药，则阳自邪升，下不摄而上不降，喘逆至矣。及左尺虚数不耐者，柴胡慎之（《缪仲醇广笔记》亦言之）。

伏暑舍营，秋邪本在血分者，多即大疟，属阴，即血也。而小疟下午发者，已关血分，而况夜疟乎？疟不头疼者，均宜血分搜求，但不令动血耳。若吐血晡热，虽为虚症，亦宜参水清汤不沸意。

《经》曰：冬伤于寒，春必病温。症自外受为实症。冬不藏精，春必病温。症自内起为虚症。夏伤于暑，秋为痎疟。症自外受为实症。逆之则伤心，秋为痎疟。症自内起郁虚症。

夏令心志不舒，则离阳受亢，秋令龙雷下动，发为厥疟。厥疟者，冷气起于少腹，冲逆至胃则振寒，或厥痛，至上阳一胜，则发热厥平，或汗解（痎亥为阴，乃厥阴藏血之地矣）。

此症与《金匮》牝疟同意，故用蜀漆、灵母、龙骨为方，余以当归桂枝汤加泄肝，验。

秋月早寒，从足经症治者，总不出仲圣范围，故略采其纲以叙之。然伤寒自表传里，故起自太阳。如伏气自里达表，故先叙厥阴。

足厥阴肝经

起于足大指大敦穴，循中内廉，络阴器，抵少腹，从胁注肺中，上喉，循督脉至颠顶，从目系下颊里，环唇内，终于期门穴。是经藏血属木，胆火寄于中，主血，主目，主筋，主呼，主怒。

本病（诸风眩晕，僵仆强直，惊痫，两胁肿痛，胸胁满痛，呕血，小腹疝痛，疝瘕，女人经病）。

标病（寒热疟，头痛，吐涎，目赤，面青，多怒，耳闭颊肿，筋挛卵缩，丈夫癩疝，女人少腹肿痛，阴病）。

有余泻之（泻子，甘草；行气，香附、川芎、瞿麦、青皮、牵牛；行血，红花、鳖甲、山甲、桃仁、大黄、虻虫、水蛭、三棱、莪术、丹皮、苏木；镇惊，雄黄、金箔、银箔、铅丹、铁粉、胡粉、赭石、石决明、珍珠、夜明砂、龙骨；搜风，羌活、独活、防风、荆芥、薄荷、槐子、皂荚、蔓荆、乌头、僵蚕、白附子、蝉蜕、白花蛇）。

不足补之（补母，枸杞、杜仲、狗脊、熟地、苦参、萆薢、菟丝、阿胶；补血，当归、川芎、白芍、牛膝、川断、乳香、没药、血竭；补气，天麻、柏子仁、白术、菊花、细辛、蒙花、决明、生姜、谷精草）。

本热寒之（泻木，芍药、乌梅、泽泻；攻里，大黄；泻火，黄连、龙胆、黄芩、苦茶、猪胆）。

标热发之（和解，柴胡、半夏；解肌，桂枝、麻黄）。

本经报使（青皮、柴胡、吴萸、川芎）。

伤寒六日，厥阴受之，其症烦满囊缩，干呕吐沫，亦头痛身凉，手足冷，脉沉迟，宜附子四逆加吴茱萸汤主之。

足少阴肾经

起于涌泉，循足内后廉，络膀胱，贯肾，夹背内脊，络肺，循咽舌本，终于俞府穴。是经藏志，属水，为天一之源也，主听，主骨，主二阴。

本病（诸寒厥逆，骨痿腰痛，腰冷如冰，足胻肿寒，少腹满急，疝瘕，大便闭泄，吐利腥秽，水液澄澈，清冷不禁，消渴引饮）。

标病（发热不恶寒，头眩头痛，咽痛舌燥，脊股内后廉痛）。

水强泻之（泻子，大戟、牵牛；泻腑，泽泻、车前、猪苓、茯苓、防己）。

水弱补之（补母，人参、山药；补气，知母、元参、苦参、砂仁、故纸；补血，黄柏、山萸、枸杞、五味、覆盆、阿胶、女贞、熟地、锁阳、苁蓉)。

本热攻之（下，大黄、芒硝、枳实、厚朴）。

本寒温之（附子、官桂、白术、干姜、川椒温里）。

标热凉之（清热，元参、连翘、甘草、猪肤）。

标寒解之（解表，麻黄、细辛、独活、桂枝）。

肾经报使（桂枝、独活、知母、细辛）。

伤寒五日，少阴受之。其症口燥舌干而渴，一身尽痛，手足厥冷，食入即吐，逆而干呕，咽痛，恶寒，但欲寐，其脉沉而微细欲绝，四逆汤主之。

足太阴脾经

起于足大指隐白穴，从内廉入腹，布胃中，上膈，注心中，至唇，终于乳下大包穴。是经血少气旺，主藏智，属土，为万物之母，主营卫，主味，主肌肉，主四肢。

本病（诸湿肿胀，痞满噫气，大小便闭，黄疸，痰饮。本经五饮：一曰停饮，水停心下也；二曰癖饮，水在两胁下也；三曰痰饮，水在胃中也；四曰溢饮，水在五脏间也；五曰流饮，水在胸间也。俱以白术为君，桂心、炮姜为佐）。

标病（吐泻霍乱，心腹痛，饮食不化，身体胕肿，重困嗜卧，四肢不举，舌本强痛，九窍不通，足大趾不用，诸痉项强）。

土实泻之（泻子，诃子、防风、桑皮、葶苈；吐，豆豉、栀子、莱菔、常山、瓜蒂、郁金、赤小豆、藜芦、苦参、韭汁、盐汤、苦茶；下，大黄、芒硝、礞石、大戟、甘遂、芫花、千金子）。

土虚补之（补母，桂心、茯苓；补气，人参、黄芪、升麻、葛根、甘草、陈皮、藿香、玉竹、砂仁、木香、扁豆、白术、苍术；补血，苍术、白术、白芍、胶饴、大枣、干姜、木瓜、乌梅、蜂蜜）。

本湿除之（燥中，苍术、白术、吴萸、南星、半夏、橘皮、草蔻、芥子；洁净府，木通、猪苓、茯苓、藿香）。

标热渗之（开鬼门，葛根、苍术、麻黄、独活）。

本经报使（升麻、葛根、苍术、白芍）。

伤寒四日，太阴受之，其症腹满嗌干，腹痛便溏，自利不渴，厥冷拘急，结胸吐蛔，其脉沉而无力，理中汤主之，或附子理中汤。

足少阳胆经

起于瞳子髎，循头侧，络耳，走肩背，循胁下环跳，走足外中廉至足小指窍阴穴。是经多气少血，属木，为少阳相火，发生万物，为决断之官，十一脏之主。

本病（口苦，呕苦汁，善太息，澹澹如人将捕状，目昏不眠）。

标病（寒热往来，疟疾，胸胁痛，头额痛，耳痛鸣聋，瘰疬，结核，马刀，足小指次指不用）。

实火泻之（泻胆，龙胆草、黄连、苦茶、猪胆、生枣仁、牛膝、生蕤仁）。

虚火补之（温胆，人参、细辛、半夏、当归、地黄、炒枣仁、炒蕤仁）。

本热平之（降火，黄芩、黄连、芍药、甘草、连翘；黑铅镇惊）。

标热和之（和解，柴胡、黄芩、半夏、白芍、甘草）。

本经报使（柴胡、青皮）。

伤寒三日，少阳受之，其症胁痛，耳聋，口苦，不欲食，心烦喜呕，或渴或利，寒热，其脉弦数，头痛发热者，小柴胡汤主之。

少阳以胸胁之间为半表半里。寒多者表多，小柴胡汤；里多者热盛，黄芩汤。

足阳明胃经

络目，循额，从颧夹鼻，络口环唇，下人迎，斜缺盆，循胸腹，走腿正面，至次足指厉兑穴。此经多气多血，属土，主容受，为水谷之海。余同脾。

本病（噎膈，反胃，中满，肿胀。治中满，人参七分，制苍术八分，黄芪、木香、橘红各五分，升麻、柴胡各三分，姜两片，枣两枚。有痰，加半夏；腹痛，加砂仁、吴萸；小水不利，加牛膝；肿，加苡仁；腹痛甚，加和中散。此即调胃益气加减，中满莫过此方。呕吐泻痢，霍乱腹痛，消中善饥，不消食，伤饮食，支两胁胸胃脘当心痛）。

标病（发热蒸蒸，身前热，身前寒，发狂，谵语，咽痹，上齿痛，口眼㖞斜，鼻痛，鼽衄，赤皱）。

胃热泻之（湿热，大黄、芒硝；饮食，神曲、山楂、郁金、三棱、阿魏、巴豆、硇砂、轻粉）。

胃虚补之（湿热，苍术、白术、半夏、茯苓、陈皮、生姜；寒湿，干姜、附子、草果、官桂、丁香、肉果、人参、黄芪）。

本热寒之（降火，地黄、石膏、犀角、川连）。

标热解之（解肌，升麻、葛根、豆豉）。

本经报使（升麻、葛根、白芷、石膏）。

伤寒二日，阳明受之，其症身热，鼻干，目肿，不得卧，自汗，谵语郑声，胃实不大便，三焦大热，其脉沉实，承气汤主之（此治腑）。

阳明热在肌肉，目痛鼻干，不眠，在经为表，葛根汤、解肌汤。口渴，背寒，热渐入里，白虎加人参汤。至自汗谵狂，则热入胃腑，为全入里，调胃承气汤。

足太阳膀胱经

起于目内眦睛明穴，上交颠，入络脑，下项，循肩夹脊，抵腰中，贯臀，走外后廉，至足小指至阴穴。此经多血少气，下连血海，主津液气分，为脆之府，气化乃能出，号州都之官。诸病皆干之。

本病（小便淋沥或短数，或黄赤或白，或遗矢或气，膀胱为本，热入膀胱，其人必渴，小便不利。是太阳里，故水逆，用五苓散）。

标病（发热，恶寒头痛，腰脊强，鼻塞，足小指不用，太阳为栗，寒伤营，风伤卫，必发热恶寒，头痛鼻塞。无汗麻黄汤，有汗桂枝汤）。

实热泻之（泄火，滑石、猪苓、茯苓、泽泻）。

下虚补之（热，黄柏、知母；寒，桔梗、升麻、益智、乌药、山黄）。

本热利之（降火，地黄、茵陈、栀子、黄柏、丹皮、地骨皮）。

标寒发之（发表，麻黄、桂枝、羌活、苍术、防己、黄芪、木贼草）。

本经报使（羌活）。

伤寒一日，太阳受之，其症脉浮，头项强痛，汗出恶风，脉缓者，中风，桂枝汤。无汗恶寒，脉阴阳俱紧者，伤寒，麻黄汤。均有发热，热渴而烦，水入即吐者，名曰水逆，五苓散泻腑。

柴葛解肌　治太阳阳明合病（柴、葛、芷、羌、芍、甘、苓、桔、姜、枣）。

阳明已具七八，犹有太阳一二者，仍从太阳用药。

柴胡升麻汤　治少阳阳明合病（柴、麻、葛、芥、芍、桑、前、豉、苓、姜、膏）。

阳明已具七八，才见少阳一二者，即治少阳。

升麻葛根汤　治阳明症（升、葛、芍、甘、姜）。

九味羌活汤　治太阳无汗（羌、防、苍、细、芎、芷、苓、地、甘、姜、葱）。

伤寒一日，太阳受之，太阳经脉循腰脊，上头项，故头项痛，腰脊强。二日阳明受之，阳明主肉，其脉夹鼻络目，故身热，目痛，鼻干，不眠。三日少阳受之，少阳主胆，其脉循胁络耳，故胸胁痛，耳聋。四日太阴受之，太阴脉布胃络嗌，故腹痛嗌干。五日少阴受之，少阴脉贯肾络肺，系舌本，故口燥舌干而渴。六日厥阴受之，厥阴脉循阴器而络肝，故烦满囊缩。若两感者难治。

表急先救表，里急先救里，表里俱急者，大羌活汤。阳症，体重不下利为表急，先以麻黄葛根解表，后以调胃承气攻里。阴症，身痛下利不止为里急，先用逆四逆汤救里，后以桂枝救表。阴阳未分者，陶氏和中汤探之。

古法治两感

一曰太阳少阴，五苓散主之（头痛加羌、防；口渴加知、柏）。

二曰阳明太阴，大柴胡汤主之。

三曰少阳厥阴，危甚，大承气汤加芎、柴救之。

刘宗厚曰：伤有兼风兼湿不同、表里俱实俱虚之异。大抵俱虚为多，脉从阳可治，从阴者难治。

阳脉（浮、数、动、滑、大）。

阴脉（沉、涩、弱、弦、微、结、濡、迟、芤、散、结、代）。

愚按：两感属虚寒者，亦宜在温托搜求。

荆芥败毒散治时行感冒（二活、二胡、芷、桔、芎、甘、荆、防、茯）。

道光壬午首夏，后学邹澍校读一过，并加圈跋数处。

伤寒热病，澍每患节庵、中行择焉不精，嘉言语焉不详，及读此编，乃知此中有如许境界。他日更加用力，上绍长沙，下开来学，于有益民生，岂浅鲜哉！顷，检得《素问热论注》

一篇，附呈雅正，不腆敝帚，只合自享，然得鸿裁印可，焉知非一登龙门而其值十倍乎！幸有以教之，翼日复读一过又跋：

伤寒、伤暑，症为对峙，西北多风寒，故伤寒重于伤暑；江南多湿热，故伤暑倍于伤寒。不过因长沙先生著伤寒甚精，后贤依傍而解者，不止百家，是以详于伤寒而略于伤暑耳。伤寒有化热，坎中阳满也；伤暑有化寒，离中阳虚也。

青崖述

《内经》以冬伤于寒，至春而发者为温病，后人填以黄芩汤，至夏而发者为热病，填以白虎汤，是症从《内经》而方宗仲景，此其同也。又阅伤寒、伏气均有三阳合病，一从白虎，一从黄芩，此其异也。北方寒，民体实，故伏气多从寒化，即冬伤于寒，复感春风而发者，先热后寒为温疟，则夏伤于暑，复感秋风而发者，先寒后热为秋疟，亦为对峙矣。南方多热，民体虚，故伏气有从暑化者，即《内经》"夏伤于暑，秋为痎疟"之谓也。"温"字从阴出阳，"痎"字从阳入阴，二症天渊，故伏暑虽有《内经》明训，而无仲圣之方可宗，各家纷论不一，宜乎治春病易而秋病难也。

《暑症发源》终

三三医书

裘庆元 辑

温病秘本十四种 下册

中国中医药出版社
·北京·

图书在版编目（CIP）数据

温病秘本十四种：全 2 册/裘庆元辑. —北京：中国中医药出版社，2019.5
（三三医书）
ISBN 978－7－5132－4462－6

Ⅰ.①温… Ⅱ.①裘… Ⅲ.①温病学说 Ⅳ.①R254．2

中国版本图书馆 CIP 数据核字（2017）第 236988 号

中国中医药出版社出版
北京经济技术开发区科创十三街 31 号院二区 8 号楼
邮政编码 100176
传真 010－64405750
河北新华第二印刷有限责任公司印刷
各地新华书店经销

开本 880×1230 1/32 印张 26 字数 537 千字
2019 年 5 月第 1 版 2019 年 5 月第 1 次印刷
书号 ISBN 978－7－5132－4462－6

定价 129.00 元
网址 www.cptcm.com

社 长 热 线 010－64405720
购 书 热 线 010－89535836
维 权 打 假 010－64405753

微信服务号 zgzyycbs
微商城网址 https：//kdt.im/LIdUGr
官 方 微 博 http：//e.weibo.com/cptcm
天猫旗舰店网址 https：//zgzyycbs.tmall.com

如有印装质量问题请与本社出版部联系（010－64405510）

出版说明

　　近代著名医家裘庆元先生编辑的《三三医书》（又名《秘本医学丛书》），不仅保存了大量珍贵的中医孤本秘籍，而且所选书目多为家传秘本，疗效独特，简练实用，自 1924 年刊印以来，深受中医读者欢迎，对推动中医的发展起到了积极的作用。1998 年中国中医药出版社组织有关专家、学者对此书重新进行了整理出版，使此书得以更广泛的传播，影响日增。

　　然而，美中不足的是，原著三大卷，洋洋近五百万字，卷帙浩繁，所收的 99 种书籍又都随意编排，没有分类，给读者阅读、研究带来极大不便。有鉴于此，我们又对原著重新进行了整理编排：

　　1. 根据原著所收 99 本书每本书的基本内容，按中医学科重新进行分类编排，分为《医经秘本四种》《伤寒秘本三种》《诊法秘本五种》《本草秘本三种》《方书秘本八种》《临证综合秘本五种》《温病秘本十四种》《内科秘本六种》《外伤科、皮科秘本九种》《妇科秘本三种》《儿科秘本二种》《咽喉口齿科秘本四种》《针灸、养生秘本三种》《医案秘本十五种》《医话医论秘本十五种》，共 15 册，改为大 32 开简装本，分别刊印，以满足更广大读者的需求。

2. 全书改为现代简体横排。每本书的整理仍以上海书店影印本为底本，以现存最早刻本、影印本或近期出版的铅印本为参校本。除系底本明显由刊刻、抄写等导致的错误，经核实确认后径改（不出注），以及因版式改动，某些方位词如"左""右"相应改为"上""下"外，目录根据套书内容做相应调整，其余基本忠实原著。原书刊印时为填补版面而增加的"补白""告白"之类也予以保留。

限于水平，加之时间仓促，整理编排难免有错漏，欢迎读者批评指正。挖掘整理出版优秀的中医古籍是我们的重要任务之一，我们将一如既往，继续努力，为传播、弘扬中医药文化、知识做出更大贡献。

中国中医药出版社

2018 年 3 月

内容提要

　　《三三医书·温病秘本十四种》包括《温热逢源》《温证指归》《南病别鉴》《伏邪新书》《伤风证治约言》《暑症发源》《伏瘟证治实验谈》《羊毛瘟证论》《重订时行伏阴刍言》《重订痧疫指迷》《秋疟指南》《医中一得》《痢疾明辨》《治痢捷要新书》等十四种，主要论述各医家有关温病的证治。

　　《温热逢源》详注《内经》、《难经》、周禹载《温热暑疫》、蒋问斋《医略》、张石顽《伤寒绪论》、吴又可《温疫论》中有关温热、湿温、伏邪、温疫各条，以及讨论温病诸病证之辨证、诊断、证治等。《温证指归》引征诸名家有关温病的病因、证候及其变证、论治，汇选温证方药，且列选验案。《南病别鉴》参章虚谷及张仲景之说，对叶天士《温证论治》、薛生白《湿热条辨》、薛公望《伤寒直解辨证歌》进行增注，详加阐述南方人多温热、湿热，末尾辨伤寒、温病之不同。《伏邪新书》论伏燥、伏寒、伏风、伏湿、伏暑、伏热等六气伏邪之不同病候及治法。《伤风证治约言》强调伤风与伤寒之不同，辨析伤风一证之病因病机，对伤风的浅深闭脱四证，详论其治则及治法选方。《暑症发源》先论初夏之湿温，次述季夏之暑病，终及秋令之伏暑、疟痢。全书分经辨证，并按标本虚实寒热立方遣药，颇多经验之谈。

《伏瘟证治实验谈》列病原、症状、诊断、治疗四纲，分初、中、末三期治疗，治法皆系经验所得。《羊毛瘟证论》论述羊毛瘟乃伏气温病所致，故是书首列伏邪穷源论，次谈证治，论述详细。《重订时行伏阴刍言》为《医寄伏阴论》之重订缩编本。书中逐条阐发伏阴病与霍乱之区别，系统介绍伏阴病之原病、变证、死候、禁令、瘥后等，并附舌鉴图。《重订痧疫指迷》主要收集痧疫各方，对于霍乱各症尤为推究精详。《秋疟指南》为阐发秋疟专门之书。作者以《灵枢》《素问》为经，张仲景书为纬，兼研先祖医案，结合己验而成此书。《医中一得》为作者诊疗瘅疟、产后房劳与蓐劳之心得记录，亦载与友人商榷瘅疟证之信札。

《痢疾明辨》中辨痢疾的种种见证，又引证详论古今方法之得失，并附治验各案，为治痢专书。《治痢捷要新书》主论痢证之病原，列痢证之变化、治法、药方，主张治痢宜伸阳气，不宜过用清凉，附方百余首。

本册十四种著作均为论述温病之书，阐述独具卓见，颇有见地，内容包含温病诸证，更有羊毛瘟、秋疟、痢疾专书。

作者简介

裘庆元（1873—1948），浙江绍兴人，近代著名医家。16岁时进钱庄当学徒，因患肺病，遂发奋专攻中医学，并广收医籍秘本，造诣日深。后渐为人治病，每获良效，名声大振。

逢国内时局动荡，遇事远走东北，得识日本医界名士，获睹大量祖国珍本医籍，深慨祖国医籍散佚之多，乃有志于搜求。民国初年返绍，易名吉生，遂以医为业，以济世活人为己任。当时受外来文化影响，民族虚无主义思潮泛滥，中医药事业处于危急存亡之秋，先生毅然以复兴中医为己任，主持绍兴医药联合会，与何廉臣、曹炳章等创办《绍兴医药学报》，兼编《国医百家丛书》，并任绍郡医药研究社副社长。1929年废止中医事起，先生赴南京请愿，积极参加反对废止中医药的斗争。1923年迁居杭州，成立三三医社，出《三三医报》。先生深慨罕世之珍本秘籍，人多自秘，衡世之书，人难得见，叹曰："医书乃活人之书，何忍令其湮没，又何可令其秘而不传。"于是，或刊广告，或询社友，征救全国收藏之秘籍，得书千余种。乃精加选辑，于1924年刊《三三医书》，共3集，每集各33种，每书各撰提要，使读者一览而知全书概况。

后先生又精选珍贵孤本90种，于1935年复与世界书局商定，刊行《珍本医书集成》第一集。其第二、三集编目虽已确定，但因抗战爆发，被迫中止。

温病秘本十四种

医三
书三

医三
书三 **下册目录**

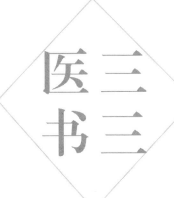

医书 三三

伏瘟证治实验谈

清·蒋树杞 撰

提要

本书为蒋璧山社友惠寄新著稿本，发明瘟证之由伏邪蕴蓄而成之理及其治之之法，皆从实地经验所得而成书，并非凭空立论为理想之文章，故名《伏瘟证治实验谈》。计分病原、症状、诊断、治疗四大纲；而于治疗中，又分初起期、中泛期、终后期三期。以科学的方法，编国医之载籍，沟通新旧，融冶中西，允称医界津梁，堪作后学圭臬！刊行于世，当必为中西学者并重视焉。

序

通天、地、人，谓之儒。凡百艺术，皆士君子所宜究心，况疾病为性命所寄，生死攸关，岂不学无术者所可从事！是故不知天之道，不辨地之宜，不究人之情，皆不可以为医。所谓医者，固非通儒莫属也。自后世争尚功利，目医为小道，鄙医为贱技，而学医半出于无聊之徒为谋衣觅食计，只记药品数味、方书数卷，自诩知医，竞相夸耀，幸中则功归于己，偶失则罪嫁于人。更有忘本逐末，舍近图远，醉心欧化，慕西医以解剖，为实验则惊为神奇，视中医以气化，作真诠则嗤为陈腐，问其运气之加临、水土之异宜、性情之偏畸，则茫然拊舌，救人者转以杀人。目击流弊，能无感喟！际此医术支离之日，而欲求其贯三才之儒，相与之讲明医道，恒不数数。观吾友蒋君璧山，积学士也，举泛堪舆、星卜之书，无不通晓，而尤精于医，盖其得力于家学者深矣。近复涉猎西书，互相印证，衷中参西，多所发明。临证处方，皆有法度可观。未申两岁冬春之交，伏瘟盛行，死亡枕藉。每见此病触发，医者贸然施治，诧为棘手，既不识其病因，更何论乎治法。蒋君慨然忧之以谓，世之人死于疾者少，而死于医者多，爰本当日得于实验者，笔之于书，名曰《伏瘟证治实验谈》，盖欲以救医者之失也。余观近世，市舶交通，种族复杂，感受异气，怪病丛生，病机日出不穷，即治疗亦杂糅不一。彼泥古者，墨守成规；趋时者，徒尚新法。削足就履，毁方为圆，吾未见其不立败也。盖伏气之病，已载于医经；而伏瘟之名，虽不概见，其精义散见于各书，非读书得间，不能钩玄而提要。今蒋君此编，论受病之原因，详治法之次第，亦犹叶氏论三时伏气，独阐不传之秘。援古证今，中西并贯，而伏瘟治法，毫无遗义。子舆氏曰：大匠诲人，必以规矩，不能使人巧。若蒋君者，殆得其巧矣。吾知是编一出，其裨益于世，曷有穷极。自维简陋，莫测高深，何敢妄赞一辞！见仁见智，惟格致之儒，自能神而明之。余每于萧斋岑寂，一灯荧然，展卷寻研，追维畴昔，深悔已往之多疏，用作将来之补救。世之人其亦同抱此疚心否乎？是为序。

　　民国九年岁次庚申重九后八日世愚弟翁汝梅雪耕氏拜撰

补白

学无止境，医学尤不能穷其究竟。且近世车轨四通，疾病新出者，今有而古无，理虽一致，法颇万殊。非多临证不能有发明，非多读书不能穷究竟。

例言

——己未之冬，庚申之春，伏瘟症状为自来医籍所未载。若不原始要终，发明治法，异日发生同样病态，何以率循治疗，此不可以不记也。

——《内经》医理无不具备，后世医籍虽汗牛充栋，然皆各就所见以立言，故所见之外，仍多缺略。今此疫症为自来医籍所未载，仍不出《内经》之范围，故此部治法悉遵《内经》，数典不忘祖也。

——此部治法，悉临诊经验所得，必有确实征信者，方敢留存底稿，汇集成册，所以存实验也。

——自欧风东渐，好异者崇尚西术，而鄙弃中医，并谓脏腑经络之有错，五行生克之无凭，不知西人只凭目见，以有形物质为征信，无形气化多忽略而不讲。是故西人所知者，俱属形下之器；若形上之道，精深高远，非所知也。鄙人此部，推阐病原、症状、诊断、治疗上之学理，悉本《灵》《素》圣经，原原有自，凿凿可征，并与治验上有交互之印证，无虚妄之歧谈。潜心研究，自知医学上之价值，中精密而西粗疏，中高深而西卑浅也。

——西医血清之制造，必待临时，而又难猝办。今春闻每人注射至愈，必需银数百两之多。价值太昂而难施于贫病，如一时无觅，惟有坐视其死而已。若中药则随地可办，价又不贵，且针灸一术，并不须药，尤便于贫人。以利便言之，亦中胜于西者多矣。

目录

伏瘟证治实验谈

临海蒋树杞璧山甫著

绍兴裘吉生刊行

病　原

伏瘟病原推本于时令说

己未秋冬之交，自寒露至冬至，三月不雨，两间燥烈之气达于极点。人身一小天地，天地既燥，人处其间，亦未有不燥者。《经》云：秋之为病在肺。燥气上受，首先犯肺，肺病不已，逆传心包。此燥气之邪感于前，伏于上焦心肺之间，为发生疫症之本因也。自小寒以后，至庚申春之春分，三月之间恒雨恒风，昕夕不休，寒冽之气，逼人太甚，间或雷霆大震，阳气暴泄，肌腠不密，感邪更易。际此时间，倘能慎起居，时饱暖，节劳作，戒色欲，可永保健康之福，自无罹瘟疫之灾。一或不慎，邪必乘之，此冬寒之邪感于后，中于表层太阳之经，为发生疫症之续因也。如其人先感秋燥之邪，伏藏体内，再伤于寒，其病即发，此己未冬月发生疫症之原因也；如其人未伤于燥而伤于寒，其寒邪亦伏留而不即发，至春重感于寒，其病亦即发，此庚申春月发生疫症之原因也。

己未冬月病原推本于运气说

《内经》：丑未之岁，太阴司天，太阳在泉。自秋分至立冬六十日，是为五之气，主气、客气并属阳明，燥金司令，阳明本燥而标阳，适值天时久旱，燥令太过。《经》曰：秋伤于燥，冬生咳嗽。此秋燥伏气伤于肺金本脏之为病也。又自小雪至大寒六十日，是为六之气，主气、客气并属太阳，寒水司令，适值下半年在泉之气又同为太阳，寒令太过，故是年冬月，天气寒冽异常。然太阳本寒而标阳，又有阳明燥气伏藏在内，燥金之下，火气承之，严寒之中伏藏火气，故是时冰雪之间，雷霆大震，非时不正之气，莫此为甚。凡凤有伏燥之人，兼感冬寒者，症见恶寒、背冷、头痛、项强，是太阳伤寒之本病也。初起呕吐，继则发热、口渴、谵语、便秘，是阳明伏燥之本病也。卫出上焦，荣出中焦；卫出于肺，荣通于心，阳明干涸，则荣卫之源绝。温邪犯肺，逆传心包，燥气亦然，此昏厥之原因也。"生气通天论"曰：秋伤于燥，上逆而咳，发为痿厥。"至真要大论"曰：燥淫所胜，木乃晚荣，筋骨内变，民病左胠。此气逆咳嗽、筋挛骨痹及半身不遂之原因也。

庚申春月病原推本于运气说

《内经》：寅申之岁，少阳司天，厥阴在泉。少阳本火而标阳，中见厥阴，标本同气。自大寒至惊蛰六十日，主气厥阴风木司令，客气少阴君火加临。岁运主客，木火同气，木从火化，火气太过。"至真要大论"曰：少阳之胜，热客于胃，烦心欲呕，谵妄消灼，草萎水涸。"六元正纪大论"曰：寅申之岁，初之气温，病乃起。此岁气、时气为本病之原因也。"阴阳应象大论"曰：重阴必阳，重阳必阴，冬伤于寒，春必病温。去冬天气严寒，中人肤腠，郁久化热，消灼真阴，至春重感于寒，乃激之而发现，此伏气为本病之原因也。

症 状

一种肺金本脏之现症：初起恶寒，旋即发热，咳嗽，胸闷，喘急不得卧，痰多、嗌燥，咯不得出，口渴不多饮，食思缺乏，头部有汗，大便或秘或泄。状甚危急，然死者不过十之二三。

一种太阳兼阳明之现症，分为二类：一类初起恶寒，呕吐，旋即发热，头痛，身痛，项筋强硬，舌干口渴，目赤，胸闷，神昏谵语，脊部强直、不能转侧，手足乱动，食思缺乏，大便秘结，小便短少，两手脉浮部弦硬、沉部涩数；一类口噤不语，躯体、手足不知运动，或身体发热，目闭昏睡、不省人事，或身无寒热，目开、稍知人事，但不言语，或初起一二日两手俱无脉者。此二类最为危险，死者十之七八。

一种太阳、阳明、少阳三经合病者：初起恶寒，呕吐，旋即发热，项筋痉挛最甚，头部疼痛尤剧，有半日或一日即昏厥而死者；有昏厥复苏，潦缠一二旬或一二月而仍死者；有左右各半身不遂者；有能食粥一二碗，而躯体、手足痿痹不能起立者；有一二月后，精神仍然呆钝，或耳聋，或目盲，或语言无序者。此一种吾临海流行最广、最盛，亦最延长，死者亦最多数。

诊　断

定名为伏气瘟症，亦名痉瘟，亦名热疫，此皆就其症状之危险名之也。若质直言之，实系时感伤寒引动内伏之症也，或混称为冬温、为春温，皆未切当。

《内经》病机曰：诸气膹郁，皆属于肺；诸痿喘呕，皆属于上。喻嘉言以此二条，明指燥病而言。"生气通天论"曰：秋伤于燥，上逆而咳，发为痿厥。燥属金气，肺属金脏，同气相求，必从其类。故燥气为患，首先犯肺，肺气上逆，则生喘咳；肺气不宣，则肢体萎废，此己未冬月之病原：于伏燥之气伤及肺脏，而发为咳逆、痿厥也。

"五常政大论"曰：少阳司天，火气下临，肺气上从，咳嚏鼻塞，厥逆膈不通。火气下临，金从所制，肺逆不降，故咳嚏诸症以起，此庚申春月之病原：于时感风温之邪，首先犯肺，而发为咳嗽也。

"六微旨大论"曰：阳明之上，燥气治之，中见太阴。去秋主、客与天空三气皆燥，燥气太过，故不从中见湿化，而从标本。阳明本燥而标阳，燥阳合气，其化为火。仲景《伤寒论》以脾阴消烁为脾约，属太阳阳明症；以胃家实，属正阳阳明症；以胃中燥烦实大便难，属少阳阳明症。此己未冬月之病，皆由此秋燥伏气之为祸也。

"六微旨大论"曰：少阳之上，火气治之，中见厥阴，标本同气，亦从火化。《伤寒论》曰：少阳之为病，口苦、咽干、目眩也。少阳经脉，始从两目锐眦，上抵颈角，下耳后，过颊车，循颈下腋，至季胁。故少阳经病有目赤、咽干、口噤、头痛、腰痛、不能食诸证。且春令主气为厥阴，风木岁气中见亦同为厥阴风木。火乘风势，厥气上逆，故气上冲心，则昏厥不省；气上冲脑，则头如裂；木萎不荣，则筋骨痉挛，半身不遂。此庚申春月之病，皆由此岁时、主、客三气加临之为患也。

仲景《伤寒论》有太阳阳明少阳三阳合病之症，为腹满身重、难以转侧，口不仁而面垢，谵语，遗尿。如此症状，自冬及春，最属普通，是有岁气与伏气合并为病之原因也。

《伤寒论》云：太阳之病，脉浮，头项强痛而恶寒。太阳经脉起于目内眦，上额交颠，络脑下项，夹脊抵腰中。自冬及春，症状初起，即恶寒，头痛如裂，项筋强硬，腰脊疼重不可转侧，此实太阳伤寒之症。但在己未冬月，为时令伤寒；在庚申春月，为伏气伤寒，病态虽同，而治法微有异也。

己未冬月，阳明为伏气之病，太阳为时感之病，少阳相火为燥金复气之病；庚申春月，太阳为时感与伏气之并病，少阳为主气之病，阳明为太阳传化及少阳制侮之病。自冬及春，三阳皆病，故所患亦大率皆同也。

与冬温春温风温三症异同辨

《经》云：秋伤于燥，冬生咳嗽。此伏燥化火，肺阴受伤，适遇冬失闭藏之令，天气大温，人处此阳扰之时，伏邪外泄，而发为温病，名曰冬温。又云：冬伤于寒，春必病温。此伏寒化热，少阴受伤，适值春阳上升之令，天气大泄，人处此气交之中，木火内燃，而发为温病，名曰春温。故仲景所云：发热而渴，不恶寒者，为温病是也。以其内已化热，故初病即渴；以邪非外感，故不恶寒。《素问》云：阴气先绝，阳气独发。此冬春二温发之原因也。至于风温之症，则又异是。风温，章虚谷谓四时皆有。当气候温暖之时，毛窍腠理开泄，偶感虚风贼邪，即时成病，是为风温。风为阳邪，故初起即发热而恶风；风为轻清之邪，故先伤表分，非热久内陷，必无昏厥之险也。今此症状初起，必恶寒，口不即渴，及鼻塞、头痛、项强者，实系当时感冒之症，亦即仲景伤寒之症也。但伤寒症必二日传阳明，始有发热、谵语、喘满而死之恶候；今此恶寒，三五点钟即发热，或身不甚热，遂致神昏、痉厥者，则明非纯系伤寒之症矣。盖此症所感之邪极为复杂，为从前医籍所不载，苟非明眼人当之，鲜有不目迷心乱、医药杂投而致死者。以故莫不众口一词，曰瘟疫也，天灾也，殊不知为医者实难辞其咎也。

治 疗

秋燥本气属凉，谓之次寒，故《素问》有"燥淫于内，治以苦温，佐以甘辛，以苦下之"之说，此秋燥胜气之治法也。又云：燥金之下，火气承之，燥之对化为火。故《素问》又言：燥化于火，热反胜之，治以辛寒，佐以苦甘之说，此秋燥复气之治法也。二法截然不同，不相假借。如此己未冬月之症，乃系复气之为病，况邪气内伏，久必化火；阴液虚耗，亦生内热，当遵《素问》辛寒、苦甘及喻氏、叶氏辛凉、甘润诸治法，庶合正规。昧者咸以羌活、防风、桂枝、独活、川朴、枳壳诸苦温辛热之药投之，故多致气逆喘急而死。此一节论己未冬月症正治之法也。

仲景以发热而渴、不恶寒者为伏寒化热之温病。既化热，定必伤阴，故初病即渴、即不恶寒，此庚申春月之病，亦当遵《内经》治燥之例以治之。故仲景治太阳病，发汗后大热不解、大渴饮水者，及三阳合病，腹满身重难以转侧，口不仁而面垢，谵语，遗尿者，并用白虎汤主之。石膏辛寒，辛能解肌，寒能降火；辛能升通，寒能沉降，并擅上下内外之能，故以为君；知母苦润，苦以泻火，润以滋燥，故以为佐；且用甘草、粳米稼穑，作甘之味，调和于中宫，寒剂得之缓其沉寒，苦剂得之化其苦劣，能收滋阴之益，不受伤阴之害，即《素问》治以辛寒、佐以苦甘之旨，此圣人立法所以为善也。此一节论庚申春月症正治之法也。

当初起时期，恶寒、鼻塞、呕吐、舌白、头痛、项强，纯系外感风寒之症。其内伏之邪尚未发动，宜速用辛平发汗散寒诸剂，透澈外邪，病可立愈。但为时无几，一转瞬而发热、口渴、舌红，既已引动其内伏之邪，表里化合，混和并发，当此时期，外寒而内热，外湿而内燥。徒攻其外，则真阴立涸；若滋其里，则邪去无期。宜以辛平解肌，甘凉安内，一举两得，庶可保全。自兹以往，外邪既随内伏而化热，燎原之势，无待踌躇，则救内应较攘外而弥急，宜治以辛凉甘寒，佐以微咸、微苦，用手经轻清之剂，大队并进，津液得复，邪气自除。至于足经咸苦重浊诸剂，咸在禁忌。咸性作泻，苦性降下，必伤其气；咸令人渴，苦从火化，必伤其液。燥病日久，元气、津液所存无几，若更以咸苦沉降之药下其气、竭其液，其人尚有生理乎？惟舌苔黄浊、里结实甚者可暂之，非正治也。

或曰：此症发现起因，既由伤寒为导线，传经见症，仍由太阳、阳明、少阳为转归，则仲景遗法俱在，若麻黄汤、承气汤、小柴胡汤，子皆弃之而不用，何也？答曰：仲景《伤寒论》乃伤寒即发、按日传经之治法也，故仲景另以伤寒不即发、伏留化热者，名曰温病，论中未出方剂。今此症由于伏气，与仲景所谓温病者同一类，故伤寒诸方无所用之也。或曰：伏邪发动之后，其治法不遵《伤寒》既得闻命矣，若初起恶寒、头项强痛，纯系太阳表症，子何不用麻黄汤乎？答曰：初起时期，内伏虽未发动，然必要预防，当使潜消，不令暗长，乃为上策。麻黄、杏仁气分药，犹可用之；若桂枝，其色紫赤，其性入心、入血，能引助君火之气以游行于周身荣卫之间，今内伏虽未发动，倘骤入桂枝为导火线，则伏邪未有不随引而暴发者。鄙人每易以紫金锭辈与服，无不应手取效，盖紫金锭一面以麝香开散表邪，一面以朱砂凉镇心火，故收效如神也。

一种肺脏现症之治法

初起恶寒咳嗽，头痛鼻塞，脉浮紧者，宜杏苏散加减主之。

杏仁三钱　苏叶一钱　牛蒡子三钱　桔梗钱半　前胡钱半　淡豆豉三钱　葱白三支　生甘草一钱

此初感风寒，尚未触动内伏，急宜治以辛平苦甘之剂，发汗利气，一鼓荡平，不使留遗后患，是为得之。

初起恶寒发热，鼻塞咽干，痰黏不出，咳嗽喘急，倚息不得卧，脉浮候弦沉候数者，宜仲景麻杏石甘汤主之。

麻黄钱半　杏仁三钱　石膏六钱　炙甘草钱半

水煎服。一二剂可愈。

此燥火内伏，寒邪外束，当遵仲景以辛泻肺之旨，用辛温散寒、辛寒清燥表里兼顾法。

数日后不恶寒，但身热或热不甚，头痛，口微渴，饮水后痰易咯出，喘急不得卧，脉弦数而涩者，宜吴鞠通辛凉轻剂桑菊饮主之。

桔梗钱半　杏仁钱半　苏薄荷钱半　冬桑叶三钱　杭菊花三钱　连翘壳三钱　淡芦根三钱　麦冬四钱　生甘草一钱

舌苔白滑，唇齿干枯，燥在气分者，加石膏；舌尖绛赤，燥在荣分者，加玄参、丹皮、鲜生地；谵语者加广郁金，便秘者加瓜蒌皮，喉痛者加绿豆壳、山栀皮，服二三剂即愈。

日久无恶寒发热，但诸气膹郁，诸痿喘呕，脉虚数者，宜喻氏清燥救肺汤去阿胶加菊花主之。

石膏_{八钱}　冬桑叶_{三钱}　杭菊花_{三钱}　枇杷叶_{三钱}　麦冬_{六钱}胡麻仁_{三钱}　京杏仁_{一钱}　北沙参_{钱半}　生甘草_{一钱}

痰多者加贝母三钱，便秘者加瓜蒌三钱。服三五剂即愈。

此表邪已去，内燥未清，去阿胶恐其滞也。

一种太阳阳明少阳三经现症之治法

初起期，恶寒鼻塞，呕吐，舌苔白，头项强痛或喘闷昏厥者，宜紫金锭及诸葛行军散并主之。

紫金锭方（原缺）

紫金锭　每服一钱（约十块），口中嚼细或研末，开水送下。未愈再服，一日内接服二三次，无不神效。十岁内小儿减半，五岁内小儿再减半。紫金锭一名玉枢丹，亦名万病解毒丹，初起恶寒未发热时服之，百发百中，无一失者，真神方也。

诸葛行军散方（原缺）

诸葛行军散　每服一分，开水送下，未愈再服或加至一分半。一日内接服二三次，无不神效。小儿酌减。

方论：此症纯为外感时期，寒邪外束，表气不通，宜用辛温诸剂，发汗透邪，和中利气。表邪得澈，里气得通，则伏邪亦可化为乌有，此初起期内第一要着也。若恶寒已罢、通体发热者，不可与也。

初起期，恶寒发热，呕恶，头痛，项筋拘急，舌白尖红者，宜泄卫护荣汤主之。

泄卫护荣汤方

桔梗三钱　葛根三钱　苏薄荷钱半　橘红钱半　茅术钱半　秦艽钱半　广郁金钱半　米仁六钱　元参三钱　鲜生地三钱　金银花三钱　连翘三钱

服一二剂即愈。

方论：风伤太阳，卫气不行于头，则必头痛；寒中经络，荣气不充于里，则必拘急；湿闭三焦，阳气不达于表，则必恶寒。呕恶者，胃有寒也；舌白者，表有寒也。阴邪外束，阳气不得外泄，必致内窜，表邪外激，内伏乘机发动，必致合化。身热、舌尖红者，此邪渐入荣，引动伏热，势将昏厥之兆。急用辛平之剂，泄卫以彻表邪；甘凉之剂，护荣而增阴液。养正攻邪，内外兼顾，卫锋急进，一鼓可以荡平。真神方也。

初起期，恶寒发热，项强筋急，头脑疼痛最为剧烈，口微渴，舌尖红者，宜疏风清脑饮主之。

疏风清脑饮方

杭菊花三钱　荷叶三钱　淡豆豉三钱　川藁本钱半　苏荷叶钱半　丹皮钱半　玄参二钱　晚蚕砂五钱　钩藤五钱　鲜银花藤七钱　葱白连须七支

水煎服。二三剂即愈。

方论：足太阳经及督脉同起于目内眦，上额交颠，络脑间，下项夹脊，抵腰中。太阳为病，头痛，脊痛，腰如折，项似拔；督脉为病，脊强反折。治宜藁本、葱白，以疏达其经气；足厥阴经从目系出额，会督脉于颠顶，肝风煽动，邪火上炎，直冲犯脑，则脑痛而筋挛，治宜菊花、薄荷、丹皮、玄参以疏火清火，豆豉、蚕砂以升清降浊，再加银花藤、钩藤通脉络、解疫毒，使外袭之邪一齐达表，断无续后内陷之危矣。

中泛期，发热口渴，唇舌焦燥，头脑剧痛，颈背痉挛，精神恍惚，谵语惊妄，或昏沉不省者，宜救阴清心汤加至宝丹主之。

救阴清心汤方

鲜生地八钱　鲜石斛三钱　麦冬八钱　金银花六钱　玄参四钱　天竺黄三钱　淡竹叶三钱　龙齿三钱　广郁金三钱　远志钱半

加至宝丹一颗磨冲服。

手指蠕动者加羚羊角一钱、钩藤三钱，脉弱甚者加西洋参一钱。轻则一剂，重则二剂即愈。百发百中，绝无一失，真神方也。

方论：伏邪化热，真阴亏耗，心神已处可危之地点；又复外邪内窜，逆犯心包，心君乏抵抗之能力，饱受惊惶，所以有恍惚谵惊之状态。此时邪气方张，元气将绝，存亡呼吸之间，最危险、最张皇之时期也。急宜治以大剂辛凉甘寒，佐以微苦微咸、芳香灵异诸品，清热降火，育阴和阳，通神明，化秽浊，大队并进，庶可回天。切忌芩、连、知、柏苦劣沉寒诸药，伤阴劫液以化燥；三甲、驴胶足经咸寒诸药，引邪深入下焦，如水益深，如火益热，遂致不起，无可挽救，惜哉！

中泛期，又有发热神昏，沉睡无语，不知痛苦，不能转侧者，宜前方加九节蒲、生黄芪主之。

前救阴清心汤加至宝丹方

再加九节蒲钱半、生黄芪钱半。

方论：此症阴伤而阳亦受困，用九节蒲、生黄芪以发动其心阳，服一剂即能言语。但未免有恍惚胡言之候，宜除去九节蒲、生黄芪，再服前方一剂，即可神清矣。

中泛期，又有舌润，身凉，脉弦迟或伏，眼或开或闭，口噤不能言，不知痛苦，不能转侧者，宜喻嘉言涤痰汤加减与之。

喻氏涤痰汤加减方

制南星三钱　明麻三钱　九节蒲三钱　广郁金三钱　茯神三钱

制半夏三钱　茅术钱半　橘红钱半　生黄芪钱半　枳实钱半　炙甘草一钱　京竹油一盅　姜汁半盅　苏合香丸一颗，磨冲服

虚者加高丽参钱半。水煎服。二三剂即愈。

方论：此症风痰寒湿凝滞脉络，良由素性寒凉，伏邪未能化热，重感于邪，阳气痹困太甚，宜用辛香诸品通阳利气，则风痰寒湿之邪自能流通而无滞矣。

中泛期，身微热，口噤筋挛，四肢抽搐，口眼㖞斜，神识昏迷，脉弦滑、舌苔黄浊者，宜息风安神汤主之。

息风安神汤方

明麻三钱　茯神三钱　竺黄三钱　钩藤三钱　龙齿三钱　姜竹茹三钱　全蝎七条　胆星钱半　川连八分　九节蒲钱半　橘络钱半琥珀一钱，研冲　辰砂八分，冲　加金器一具

水煎服。一二剂即愈。

方论：此风邪直中厥阴，引动伏风从火化，风火相煽，气升痰涌，阻滞窍络，故见症如是。宜急以息风清火、宣窍通络、降气化痰治之，邪气廓清，而心君自泰矣。

中泛期，身热口渴，心烦喘闷，头疼身重，舌苔焦黄、浊厚、垢腻，胃中痞实，不知饥，不大便者，宜调胃承气汤或凉膈散微下之。

调胃承气汤方

大黄三钱　芒硝五钱　炙甘草三钱

水煎服。大便下即止。

方论：此浊邪炽盛，盘踞中宫，以致上下脉络痞隔不通，不得不遵《内经》热淫、火淫之例，治以咸寒，佐以苦甘，通顺肠胃，则浊降清升，而诸症悉退矣。若舌虽焦黑而苔薄不腻者，此伏气化火无形燥热，此方不可与也，宜仿吴鞠通增液汤法，于应用方内重加麦冬、玄参，大便自下矣。

凉膈散方

桔梗钱半　苏薄荷一钱　淡竹叶三钱　连翘三钱　山栀一钱
黄芩一钱　大黄三钱　芒硝二钱　生甘草二钱　生蜜一匙

水煎服。

方论：同前条。

终后期，心神清醒后身热未清，口渴舌燥，头痛甚剧，项筋疼胀，身不转侧，身有汗，右关脉洪数者，白虎汤主之；身无汗，但头汗出，左关脉弦数者，宜养液通痹汤主之。

白虎汤方

生石膏八钱　知母二钱　白粳米一合　生甘草一钱

脉弱者加西参一钱。

方论：足阳明胃经脉上耳前，循发际，至额颅，凡头前额痛者，乃由阳明悍气上冲，宜石膏、知母辛通苦降之剂，镇坠其上冲之悍气，抑令下降。然恐其沉降太过，致伤中气，特佐以粳米、甘草甘缓滋清之品，养胃和中，以剂其平，所以为主治阳明温热病之最大有力者也。

养液通痹汤方

苏薄荷钱半　杭菊花三钱　冬桑叶三钱　荷叶三钱　鲜生地五钱　鲜石斛钱半　麦冬四钱　金银花四钱　京玄参三钱　原蚕砂三钱　米仁六钱　萆薢三钱　秦艽钱半

大便不通者，麦冬、玄参、银花可各加至五六钱。服一二剂即身凉、疼止，甚效。

方论：此症头痛、项疼，为前、中、后三期必有之特征，大概前期多属太阳，中、后二期多属阳明、厥阴。盖太阳主表，属外感伤寒症；阳明主中，属传里化热症；厥阴主里，属内风煽火症。太阳宜开，治以麻黄、羌活、藁本、薄荷之类；阳明主通降，治以白虎、增液、承气之类；厥阴宜阖，治以鲜生地、丹皮、骨皮、菊花、桑叶、蚕砂之类，选取加入，自有卓效。太阳、阳明症治，前条既详，兹不复赘。但厥阴治法，前人多用龟板、鳖甲、阿胶、牡蛎、地黄、白芍、五味、磁石酸收腻补、质重沉寒之物，今皆摒弃不用者，盖此症纯由五运六气在天轻清之邪伏化而成，继以肝风内起，煽动伏火，直犯上部清虚之体，震撼神经，重则必致昏厥，故治法亦宜仿此，而用微辛、微苦、微甘、微寒之剂，质轻味薄、气清性平之品，专入上部清虚之处，使之镇息于无形，乃为善法。若厚重、黏腻之药，不达病所，非所治也。

终后期，神清身凉，躯体强直、重着、疼痛，不能转侧，脉弦硬而涩者，宜宣络通痹汤主之。

宣络通痹汤方

生黄芪三钱　当归尾三钱　赤芍药三钱　桂枝钱半　秦艽钱半独活一钱　片姜钱半　炙甘草三钱

加韭汁半盅冲服。三五剂即愈。

方论：此痹症也，误服足经咸苦沉寒之药太过，以致风寒痰湿诸邪留滞经络，瘀不动而成，宜治以辛甘通阳、导气消痰、化瘀，而病自愈。

终后期，身微热，口微渴，头项微痛，四肢委废、不能起坐，脉数而微弱者，宜益冲养荣汤主之。

益冲养荣汤方

鲜生地四钱　麦冬六钱　天冬三钱　金石斛三钱　杭菊花三钱金银花三钱　米仁六钱　桑寄生三钱　冬桑叶三钱　玄参三钱

筋骨疼痛者加萆薢、秦艽、通草，手指蠕动者加钩藤，臂痛者加嫩桑枝一尺。

方论：此痿也。宜治以甘寒，佐以微辛，清肺气以益卫，滋胃液以养荣，饮食渐进，脉络自通，则病即霍然矣。

终后期，左半肢体痿痹者，燥伤肝血也。痹症属血瘀，宜络通痹汤亦治之（见前）；痿症属血虚，宜喻氏人参丸加减治之。

喻氏人参丸加减方

高丽参钱半　炙黄芪三钱　当归身二钱　小生地三钱　麦冬四钱　茯神三钱　龙齿三钱　石菖蒲钱半　远志钱半　桂圆肉三钱　炙甘草三钱

终后期，右半肢体痿痹者，燥伤肺胃之液也。痹症属湿痰凝滞，脾气不行，喻氏涤痰汤加减亦治之（见前）；痿症属肺胃阴伤，益冲养荣汤亦治之（见前）；终后期，身凉，进食，但觉四肢痿弱不能起立行走者，宜补荣通俞饮主之。

补荣通俞饮方

北沙参三钱　原怀药四钱　石莲肉五钱　生苡仁六钱　麦冬四钱　天冬三钱　霍山斛钱半　淡芦根三钱　生谷芽三钱　佩兰梗二钱　瓜蒌壳八分　佛手柑八分　生甘草八分

方论：此症治不得法，缠绵一二月，虽幸诸症俱退，必致肢体痿弱，不能起立行走，此脏阴亏耗，不荣筋脉，故缓纵不收也。治法必以养阴为先，养阴必以纳谷为要。《内经·痿论》云：治痿独取阳明。阳明者，五脏六腑之海，主润宗筋，宗筋主束骨而利机关，故阳明虚则宗筋缓纵，带脉不引，故足痿不用也。宜各补其荣，而通其俞，调其虚实，和其顺逆，则病已矣。补荣者，补养五脏之阴也；通俞者，通利五脏之热也。荣出中焦，水谷入胃，取汁化赤而为血，以奉生身，行于经隧，故养阴之道，宜注意纳谷之渐多，胃液之渐足，则庶几矣。方中诸味，皆所以长胃液，助胃用，预期纳谷之地也。

终后期，身凉，进食，或二三月后尚然，精神呆钝，语言謇涩，步履困难，脉弦细而涩者，宜天王补心丹主之。

天王补心丹方

高丽参钱半　当归身三钱　小生地六钱　酸枣仁三钱　白茯神三钱　麦冬三钱　天冬三钱　丹参三钱　柏子仁钱半　远志钱半桔梗钱半　玄参钱半　五味子一钱　加灯心一个

方论：心液、脑汁久为燥火煎熬，伤耗已甚，故神经衰弱，知觉、运动俱处困难。陈修园曰：以生地黄补水，使水上交于心；以玄参、丹参、二冬泻火，使火下交于肾；又佐参、苓以和心气，当归以生心血，二仁以安心神，远志以宣其滞，五味以收其散，更假桔梗之浮为向导，荣气通于心，心得所养，则灵机自转，经脉自和，尚何疾病之有哉。

食复救治法

此症自初起至终愈，只宜食稀粥，大忌食饭，即复原后，亦宜逐渐增加，犯者病必即时回复。治法宜于应用方内加雄鼠粪以利肠胃即愈。雄鼠消化力最优，食物下咽，不移时即变粪而下出，故用治食复，其效甚佳。《本草》云：貔鼠粪，甘，微寒，治伤寒劳复发热。按：当是食复之误犯酒食、油腻、烧炙之物者，加细茶叶可以解之。

劳复救治法

此症初愈，宜戒劳作，犯者其病即时回复。治法宜于应用方内加竹沥一匙，以清经络中之污热即愈。《本草》云：竹沥，气味甘，大寒，疗风痹，止烦闷、消渴、劳复是也。

《伏瘟证治实验谈》终

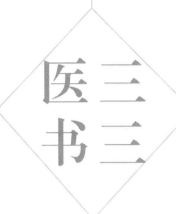

三三医书

羊毛瘟证论

清·随霖 撰

提要

 有不可思议之病，自有不可思议之方。病名之奇，如鼠瘟、獭疫，盖由鼠、獭传播其病原因而名之；如鸡胸、龟背，盖因形状酷肖其鸡、龟遂而名之。惟羊毛瘟证，擦之确有一种似羊毛之丝而出，且擦出其毛而病即解，然而细审其形，却又非的是羊毛，详考其原实在乃属于温疫，因之为羊毛瘟，是又奇之又奇也。本书为裘君所藏，与前集治蛊法同称治奇病之奇书，不可不刊。

方序

余家世业医而余不知医，且并不识药性。幼时羸而善病，每喜与医士游，盖医乃仁术，业斯艺者，类能以仁宅心。余需次金陵六载，所识医士，如王式昭、徐景伯、随万宁、周硕园，皆长于方脉；濮韫良长于外科；汪藕塘长于按摩，之数君子者，律身行己必信必果，又存心济人利物，乡里佥称为善人。凡道路桥梁之倾，圮不便于行人，及祠宇报赛废坠者，不惜积赀以成善举，殆纸不胜书。癸丑冬，余感风寒之疾，四肢痛不可忍，昼夜呼号，辗转床蓐，濒死者数矣，式昭、景伯以药起之。因式昭、景伯得识万宁。万宁伟躯干，亭亭如鸡群之鹤。时有尘埃外想，与之谈，穆如蔼如，不觉矜躁之俱释也。兹万宁以所著书问叙于余，余阅其自叙之辞，及循名疗治之法，殆发前人所未发，而又明白简要，一览无遗。余虽不知医，而万宁利济婆心，于斯方见。昔贤谓不为良相即为良医，万宁覃精殚思，祖轩岐，宗仓越，法刘、张、朱、李，亦既多历年所矣。而更参以己见，集成是书，可为烹鱼之釜鬵，济川之舟楫，异日隔垣早见，望色先知，深造正无穷期也。万宁勉乎哉。

嘉庆元年丙辰腊月吉旦整饬江南通省盐法分巡江宁兼管水利道前刑部郎中律例馆纂修官济南方昂书于江宁巡署之静远堂

王序

余交随君万宁有年矣。每与谈岐黄家说，知其渊源有本，不与寻常术士比，心窃敬之。夫医之为道，奥妙无穷，非深究《灵枢》《素问》之旨而加之以神悟，不能得其会通。世之业此者，率泛涉本草歌诀，便尔悬壶，暨乎心不应手，或至偾事，绝不自省而返求其理，故虽三折肱，九折臂，终未为良也。随君殊于是，宜其学益精而全活者众，是不以术视医，而以道视医，故能如是。近日撰《羊毛瘟证论》一编，出而问世，实阐前人所未尽发，而绎其旨，其有功于先哲，施及于后世者大矣，远矣。证治原委已详自叙，余何庸更赞一言，姑赘数语，以志钦佩云尔。随君兼善于诗，谈医之余，间出其吟咏以相订正，则余有互相裨益者。余将序而传之，以见其余事作诗人。昔范文正公比良医于良相，今我随君，不又于杏林中增一佳话也哉。

嘉庆元年中元日菊庄姻弟王金英琴手书

陈序

余素不知医，亦不习方药。尝读《周礼》一书，言医者至详，有掌其政令者，有分而治之者，盖职有专司，能有独擅也。聚药以供医事而浑名曰毒。宇宙太和，鲜大灾沴，其以危困而请于医府者，气有不和也，须以偏胜之物攻之，当则止疾，否则必伤，慎之曰毒，不亦宜乎？其有不愈之状，则各书所以入于医师，非独藉以制其食，诚以医不能无失，且为后鉴也。然则方药之有书也，殆周官法戒之遗意欤！吾乡随万宁先生，诚笃温厚，施与好善，乡里咸推重焉。秋七月，余以给假南旋，适从弟妇以危证得先生双解方药而愈，因出近所著《羊毛瘟证论》问叙于余。夫温疫者，古方也，羊毛疔者，御纂《金鉴》中所备载也，会通其意而名为羊毛瘟证者，随氏之心解独得也。善说诗者，不以文害辞，不以辞害意，以意逆志，是为得之。随氏之书，意以逆之耶？刊以问世，不敢自私，又以知其良工心苦而虚且公也。虽然，余窃为著书者有二难焉。才高者坚持门户之见，专以博辨攻诋为长，安知不有以二书不能合此证古所无为随氏咎乎？然随氏固已明言其以意会通矣，又何用哓哓者为质。下者笃信而不善学之，凡遇一证，辄云羊毛瘟证，针以挑之，面以擦之，妄引随氏法以自卫，此又随氏不及料，而实为此书之罪人也。惟证宜双解者，即以双解法行之。方证相对，胸无成见，药用当而通神，斯古法赖以不泯而随氏之苦心庶几与之俱传乎。此书中难发之隐，不独为著书者补之，且为读书者告之，兼以质之吾乡以医名世诸君子以为何如也？是为序。

嘉庆元年秋八月既庭陈廷硕拜撰

徐序

　　气失平而为疾，奇症原多；药用当而通神，良方最重。唯症非经见，愈征麋眼之清，斯方有必传，弥著婆心之苦。金陵随万宁先生学本六经，医已三世，久神脉息，肱折于三，尤谙时邪气分其五。近有温证，前未盛行，今遇良医，确昭神效。火蒸脏腑，感岁气于司天，肺主皮毛，郁膜间之毒缕。寻常未识，诊误即危，解散不先，救迟亦殆。惟先生善参古法，妙活灵机，以走獭之奇，通出蛇之变。如扁鹊之攻腠理，明且察于秋毫；类秦和之辨阴阳，治更分于歧路。柔毛尽剥，有目皆知，仙指才临，无人不活，未忍私为己有，辑症成书，还思善与人同，汇方寿世。盖先生仁心为质，名教夙敦。负郭本无，独重春秋之祀（先生原寒士，集会五百金，买槐田四十余亩，每年租利为春秋祭祀用）；趋疱久有，常循《诗》《礼》之箴。已天性之群推君，陈孝友尤路人之共戴司马阴功。范叔袍怜，给单寒而何既？周郎困借，拯贫馁以良多。而且弄月吟风，无非天趣，宜其调梅种杏，尽是春风。（昌）素不知医，尝钦抱道，睹得心而应手，实相双解之功，数起死而回生，岂止一毛之利？郭玉之医以意，效即丹方；巫彭之药有经，此尤龙秘。质之同方同术，莫疑抱朴之增，可知有经有言，足祢《灵枢》之阙。

乾隆六十年乙卯冬伯子徐世昌拜撰

自序

瘟疫一证自古有，然即《周礼》所谓四时疠疾也。其所感之气，变幻难以言状，而《灵枢》《素问》及各名家并未立瘟疫之名。迨吴又可始著方论，吾乡戴麟郊先生又著《广瘟疫论》，有辨色、辨气、辨脉、辨舌、辨神之说，足为后学津梁者，更加详备已。但瘟疫中有羊毛一种，则从未有言之者。岁辛卯，此证颇行，俗呼为羊毛疹子，临证颇难措手。（霖）恭读御纂《医宗金鉴》，外科疔疮内载有羊毛疔证治之法，除毛有方，用药有则，显立成规，遂会通其意，格以所感之气，所入之门，所出之处，及其病作之形，殚心推究，酌方疗治，多获生全。越今多载，欲以鄙见质诸同志，因作《羊毛瘟证论》，似可与吴、戴相发明。夫瘟疫之变，在外证既可化毛而成疔毒，在内证亦可化毛而伏皮肤，其相形而得名者，正可循名而立法。虽此证不多见，而近年往往有之，恐穷乡僻壤突遇此证，疗治失宜，贻误匪浅，谨将治而得效方药，一一志之，然医理渊微，不免挂漏，仍祈高明再加博采，补所未备，未必非医门之一助云。

乾隆六十年岁在乙卯冬十月上元随霖万宁甫识

目录

羊毛瘟证论

上元随霖万宁甫著

子钺中发校

裘吉生刊行

伏邪穷源论

夫天地之气，万物之源也。伏邪之气，疾病之源也。惟医以意，格以理而明之。气，阳也。神为之主，轻清象天，无形而能生物，资始之根也。血，阴也。气为之主，重浊象地，有形而能乘载，资生之根也。一动一静，互为之根，溯万物之初运至气至，并岁干气化而太过不及，则有偏胜之灾。夫病生之始，外因内因并不内外因，而邪乘口鼻，则有伏脏之害，气胜者和，气不胜者病，其伏脏之邪温毒也。盖非四时六气之温邪，乃山泽郁蒸之毒，名曰厉气，即《内经》所谓苛毒是也。

如"评热论"问：有温病者，汗出，辄复热而脉躁疾，狂言，不能食，病名为何？对曰：病名阴阳交，交者死也。此论四时六气之温也。又"刺热"篇肝热病者，小便先黄，腹痛多卧，身热；心热病者，先不乐，数日乃热；脾热病者，先头重颊痛，颜青，欲呕，身热；肺热病者，先淅然厥，起毫毛，恶风寒，舌上黄，身热；肾热病者，先腰𩩅酸，苦渴饮，身热，此论情欲内蒸之热也。欲知五脏之热，可望而知之。肝热左颊先赤，肺热右颊先赤，脾热鼻赤，肾热颐赤，心热颜赤。病虽未发，见赤色者治之，名曰治未病。但伏邪之毒，郁久而发，上升下降，从胃土关隘之所，毒蒸变化，化生羊毛。至于病及内以达外，必然先见于色。要知毒火枭张，早为攻伐，免致贻祸。再能未病而穷之，其医更备矣。此病非四时六气之邪，又非情欲之贼火，乃伏邪毒火之为害，每致人闷绝，可不慎欤！但索本穷源，难以透达，微撮其要，以备一参耳。

温病论

夫温热之为病，医知之矣，此非六气四时之温，乃厉气伏脏之温也。且述自岐黄，渊源正脉，纪岁数千，派分最广，治各不同，何也？岁气使然，地势使然。但能揣度病情，审察病极，灵活者得其巧，固滞者守其法，知不偏而偏者泥于体，似偏而不偏者合乎用。《经》云：法于阴阳，和于术数。夫法也者，无限之体；和也者，无限之用。所以天覆地载，人禀五行，人在气交之中，美恶之气无不感耳。然而本气贯乎天，运行不息，气之正也。气和者，长养万物；气偏者，损伤万物。在人则有强弱，气则有盈虚。其受气清者生神，受气浊者生病，是以老少强弱，偶有一息之虚，受其厉气，郁于中土，酿久而发，伏流荡伏邪毒火所由来也。夫胃为十二经之海，十二经都会于胃，胃气敷布于十二经，惟虚者注之，非一感而即发，伏久乃发也。其作仍归于胃，达于三焦，纵现各腑各脏之形，以胃气为主。设聚于胃，不能攻逐，毒火仍陷于本注之所，终难释矣。故毒火攻下之宜早。或问时邪形证，答曰：时邪发动，人身运行之气乃为之阻，阳气不伸，反为之寒；阴气闭塞，反为之热。其初病也，举动如常，忽寒忽热，既而面色青白，头眩难支，腰背胀痛，胸闷气阻，四肢麻木，声音低小，烦躁不宁，口渴舌赤，苔白，或黄，或灰黑，或砂白，皆有裂纹，红紫点布，或舌中无苔，或舌如胭脂，唇若涂朱，呕吐干哕，人皆昏沉，谵言狂乱，或出羊毛斑疹，或痈疔腮肿，或头面浮肿，或咽痛等证，难以尽举，脉象右大于左，六部不调，或沉伏，或弦数，或洪大，或坚实，无一定之形，皆人禀受之别也，亦由邪伏之轻重也。先见寒热者，少阳之初气也，少阳为微阳，本为枢，时邪初泄，病者原不知觉，既而聚胃，毒火枭张，故有此象，所谓时邪病形者是也。夫时邪者，伏邪之化也。伏邪化形，形似羊毛，盖非六气四时之温明矣。

羊毛论

羊毛之为病也，始觉微寒发热，或憎寒，或壮热，或发疹块，面色微青，唇红而胀，舌有薄苔、红点、裂纹，胸中滞塞，身胀酸麻，手足不利，前心后心，或有斑点，或无斑点，及病至面色青板，身重不仁，皮肤紫胀，脉不至，则无救矣。伏读御纂《医宗金鉴》，内载羊毛疗证一条：初起时身发寒热，状类伤寒，但前心后心有红点，又如疹形，视其斑点色紫黑者为老，色淡红者为嫩，宜服蟾酥丸汗之。毒势不尽，憎寒壮热仍作者，宜服五味消毒饮汗之。如发热口渴便闭，脉沉实者，邪在里也，宜黄连解毒汤加生大黄一钱五分、葱头五个清之。治法先将紫黑斑点用衣针挑出如羊毛状，前心后心共挑数处，用黑豆、荞麦研粉涂之，即时汗出而愈。一法用明雄黄末二钱，青布包扎，蘸热烧酒于前心擦之，自外圈入内，其毛即奔至后心，再于后心擦之，其羊毛俱拔出于布上。忌茶水一日。窃思疗有羊毛，与近日羊毛时证大略相同，即以治疗之理而会通其意治此证亦可也。且人身灾眚，自古迄今备载，病目有增无损，有书载而未见，有病见而无书者，诚可悼叹。所以一时之病证，一方之疾厄，古人笔之于书，以备后人参考，知某书有此等病也。夫业医者，智圆行方，心小胆大，临证即师，疗证即法。今时邪由毒气土藏，郁蒸金化，忽有羊毛，类似蚕丝，其毛倒生肤里膜外，针刺皮肤绝无点血，剔出羊毛长者七八寸，短者二三寸。剔未尽者，再以荞麦面用阴阳水和团，自胸前圈滚至腹，背心圈滚至腰，滚处约百余转。面团中毛多，遍身全滚皆有。投以加减双解散，至肺气舒畅，血脉流通，大汗如雨，或发疹块而愈。盖此证获效于双解之方，治法即仿羊毛疗证五味消毒饮、黄连解毒汤加大黄、葱头之意，要亦《内经》金郁泄之、土郁夺之之旨。清太阴，通阳明，达三焦，为无上法门，非重剂硝、黄，乌能胜其病哉！伏邪毒重者，连投大剂双解，膏、黄用一二十两亦不为过。但稍有疑畏之心，莫能解释其疾，或有误治者，以寒热作疟治，胸闷气胀作停食受寒治，或以温中燥湿治，或以达原破气治，病日加增，昏闷而死。至于不能医治者，病来急速，气阻神昏，面色青惨，站立不起，肢冷脉无，故不治也。所谓不治者，毒火与元气势不两立，并于上焦，阳气不行，肺胃不通，即《经》云"诸气膹郁，皆属于肺"，此为闷绝之由。其可治者，惟临证之时不可不细心耳。

辨惑论

或问卯酉之岁，阳明司天，燥气主之。又乙庚化金，金生辛，辛生肺，肺生皮毛。羊毛一证，以自然岁运气化，乃非卯西之岁亦见其证，非乙庚化象亦见其证。有一方见羊毛证，有一方不见羊毛证。再者，毛生皮内，名曰羊毛，拔出形似蚕丝，何以不名蚕丝而名羊毛？至药用峻重凉攻，何以不伤气血，病愈易于如常？识羊毛证候，何法别之？亦有服轻药而获效者，何不尽用轻药而治之？答曰：岁运气化，可知客气流行，有风气之变化否？且在地有高下，天有阴晴，皆统乎一气，万物皆备于土。如天时晴久，其气伏之转深，故各方病见之有异，然则天运之妙，其可知耶？其不可知耶？其运气之旨，譬如走盘之珠，无一定之时也，但气之变化，固不常在，而物由之，而人应之，难以执一论也。至毛生皮内，如合曲然，因气之所感，伏藏于土，金气蓄之，火气蒸之，故从金化。《素问》云：“金位之下，火气乘之。”考之《周礼·夏官》注云：“羊属南方火。”《说文》：“羊，祥也。”《易说》：“卦兑为羊，其质好刚卤。”《曲礼》：“羊曰柔毛。”《月令》注：“羊，火畜也。”其病伏藏毒火，谓之羊，非无因也。考之《说文》，“蚕，任丝也”。蚕吐有数丈之丝，羊生无数尺之毛，是羊毛耶？是蚕丝耶？果是羊毛乎？非也。伏藏毒火，取其名耳，且身中伏邪即毒火也，火可燎原，火可炎烧气血，其毒火浮于肺胃三焦，攻之速者，毒火即解，其气血未曾损伤，故病退即如常人。至于识证易于明显，毒火轻者，自然凉药轻攻，毒火重者，断不可以轻药。其毒火最速，毒重药轻，则腐肠烂胃，及至受害，则悔无及矣。故余另有规则、治法、备方。

老少男女贫富不同治

温邪之为病，因病以订方，因气以知病，实因人以治也。何以言之？人类不齐，有老少焉，有男女焉，有贫富焉。推而言之，有形乐志苦，有志乐形苦，有形志皆苦，有形志俱乐。又如是种种各别，其受毒气则一也。大抵老者气血就衰，形如枯树，不可摧残，治宜早解其毒，于攻之中量其毒注轻重也。幼者气血未定，肠胃脆薄，不任毒发，急宜早攻，当思一两岁时作七十岁观，一周以内作八九十岁观，自然百无一失。妇人之病，与男子无异，所异者胎前产后、经期月候耳。至于贫者，劳力饮食自倍，无酒色可思，无机关可用，故腠理常实，而有病拖延，当以急攻为主，免致毒伤内脏。至于富者，或终身逸乐，不免累于酒色，或过于劳心，食少事烦，其腠理恒虚，而有病即医，亦宜量其攻伐，除邪即安正也。至老少用药攻伐，十之四五，不可太过。至于妇人胎产病羊毛瘟证，并妇女行经等证，另有分治，此其大略也。若夫神而明之，变而通之，又在会心者自用焉耳。

临证规则

病患难知，有规则而能知。道为化象，法为至理，万法归一，在于得其要领。人非生而知之，必有资于规则，务须胆与识俱，心随理运，临证推寻，详明果决。若识见不真，先迷向往之路，胆力不壮，同归废弛之涂，终不能遇病而驱之也。盖温邪见证有发热恶寒，有微热恶寒，有无热恶寒，有发热不恶寒，其温邪出于阴阳脏腑而别之也。阴为脏，阳为腑，其脉亦有阴阳。脉之浮、洪、数、长、实，五阳也；脉之沉、迟、微、弦、涩，五阴也。至内伏之邪，以右手寸口为主。浮为在表，沉为在里，数为在腑，迟为在脏。阳病阴脉，阴病阳脉，死生判断，不尽然也。惟脉有神者准也。欲知病愈未愈，脉大为病进，脉缓为病退。

申明温邪出三阳病治

温邪自里达表，邪出少阳，则微作寒热，口苦作哕，舌微现白苔，苔中有纹，夹杂红点，头忽眩晕，胸胁胀闷，方用荆防败毒散合温证解毒散治之，继以加减双解散。

温邪出阳明，发热不恶寒，口渴唇燥，舌苔厚白，或现黄苔，皆有紫点，苔见裂纹，头重作痛，胸胀身酸，烦躁呕吐，面色红亮，恶人与火，方用加减双解散主之，次用白虎汤。

温邪出太阳，恶寒发热，头痛脊强，项痛拘束，或呕或泻，口淡不渴，舌有滑苔，或黄或白，皆有红点裂纹，面色灰滞，便数或遗精，方用荆防败毒散加滑石一二两，次用加减双解散。

以上温邪出三阳，依方调治，至于病有变异，宜照备方选用。

申明温热攻三阴病治

温热攻太阴，烦躁忽热，肢冷身倦，气急吐蛔，腹满泄泻，口渴不饮，舌如砂垒，神昏语错，脉沉数者生，浮软者不治。

温热攻少阴，渴躁狂妄，壮热忽寒，咽痛胸胀，忽阻忽喘，自利不食，面赤胀亮，脉数大不急者生；或急或散者不治。

温热攻厥阴，面色灰滞，舌强唇紫，苔黑而干，抽搐闷乱，呃逆连声，微热肢冷，腹胀囊缩，或囊肿而破，或胃口作痛，痛至少腹，胀硬如石，脉弦数不强者生；或如新张弓弦，或细而短者，俱不治。

以上温邪攻三阴，难救之病，宜早服加减双解散、黄连解毒汤，再依病证，增减用药。至病有变异，宜照备方选用。

羊毛瘟证规则

羊毛见证有轻重之分，宜详细申明。但此病之来，人皆不觉，而为医者，未曾多见，亦或见者未必深识，何况于病家，焉得信其为羊毛证乎？夫瘟证羊毛，伏郁毒火，有注于厥阴少阳者，有注于少阴太阳者，有注于太阴阳明者，此为双注证，毒邪极重者也。有注于少阳经者，有注于阳明经者，有注于太阳经者，此为单注证，毒火少轻也。

申明羊毛双注证治

厥阴少阳形证

寒热似疟，面青色滞，唇燥干呕，舌苔白滑，有紫点裂纹，周身振动，腹内如梗两条，胸闷气急，忽毒火冲动，人事昏乱，彷徨惊悸，两目直视，角弓反张，如畏刀锯，如见鬼神。治法：外除羊毛，内服加减双解散增鼠粪七枚，次用五黄丹、珠黄散、紫雪金丹，并犀角、羚羊、地丁、蒲公英、银花、雄黄解毒等药。

少阴太阳形证

时发寒热，面色青赤，唇燥舌破，苔黄点紫，咽喉不利，周身板束，四肢麻木，骨痛如碎，头如斧劈，或呕或泻，胸闷气胀，昼夜不安，小便闭塞，烦躁不宁。治法：外除羊毛，内服加减双解散增羌活，兼服五黄丹，次用加味凉膈散、黄连解毒汤，并服金汁、人中黄、牛黄、银花、蒲公英解毒等药。

太阴阳明形证

壮热微寒，四肢厥冷，面色青灰紫胀，唇掀肿裂，舌本紫赤，苔如粉白，有刺，兼有红点裂纹，渴欲多饮，饮又呕吐，牙床出血，胸胀腹痛，狂躁气急。治法：外除羊毛，内服加减双解散兼五黄丹，继服加减大柴胡汤，并服西瓜水、犀角、羚羊、人中黄、银花、蒲公英、地丁、雄黄、牛黄解毒等药。

申明羊毛单注证治

少阳形证

寒热如疟，面色微青，神倦身重，头眩目涩，口苦喜哕，舌有薄苔，或黄或白，皆有点纹，胸闷心烦。治法：内服荆防败毒散，兼服五黄丹，外除羊毛；次服五味消毒饮，并加减双解散，增雄黄少许和服。

阳明形证

不恶寒，忽发热，唇干微渴，面青微红，舌如积粉，有细纹红点，胸闷身倦，头晕作烦，不能安卧。治法：内服升麻葛根汤，兼服五黄丹，外除羊毛；次服加减双解散、白虎汤。

太阳形证

寒热身重，面青微赤，头痛脊强，或呕或泻，胸闷气胀，舌本紫色，苔见白滑，有细点裂纹，唇干咽燥，口淡而黏，渴而不饮，小便赤涩，或遗精，或淋浊。治法：内服荆防败毒散，兼服五黄丹，外除羊毛；次服加减双解散、猪苓汤。

以上双注、单注羊毛瘟证用药调治，使病者汗出彻，舌浮白苔点纹皆退，或遍身作痒，或发疹块，以热退毛除为愈。又双注、单注形证不必拘于日期，惟辨脏腑毒之轻重也。至于治法，俱以太阴肺、阳明胃、少阳三焦为主。其最要者，阳明胃腑。胃为水谷之海，五脏之源，十二经总会之地，当于此处逐毒，不可忽略。实者宜用加减双解散，虚者宜用新制兰膏汤，并服五黄丹。倘毒重本虚，亦宜加减双解散，不可太过，至四损不可正治。由于大劳大欲及大病久病，气血两亏，阴阳并竭，名为四损，又病羊毛瘟邪，最难调治。宜临证时细加详察，是气亏，是血亏，是元阳亏，是元阴亏，必至审定，然后施治得当为良。

羊毛瘟邪疑似辨

羊毛瘟邪，亦有疑似难明，须辨质之虚实，毒之轻重，毛之有无，有似虚寒而伏大热，有似杂病而治不能痊者。此疑似之证，贻误匪轻，然而虚者宜轻逐毒火，实者大可凉攻。毒之轻者宜缓攻，毒之重者宜急攻。羊毛有无，用荞麦面团圈擦，医皆能知之也。至于虚证似实，实证似虚，毒轻似重，毒重似轻，外无疹点，内有羊毛，类似杂证而有羊毛，类似虚寒而伏大热，最难详辨，若不细心体认，辨出真情，何能破其隐蔽，疗其病患耶？

羊毛瘟邪，虚证似实：如阳气素亏，气短少息，阴血素亏，面色痿黄，至毒火伏藏于内，神反精壮，面反光亮，初病微觉寒热，胸反不胀，擦有羊毛，舌本赤色，浮有白苔，现有点纹，脉象虚洪，或见细数，渴而不饮，烦而不躁者是也。纵宜宣伐，于攻药之中兼以养气和血为主。

羊毛瘟邪，实证似虚：精神素健，饮食倍常，毒伏于内，神反倦怠，面反青白，心慌头眩，内烧无力，时忽发麻，用荞麦面团圈擦，身有羊毛，舌本紫色，现有厚苔，或黄或白，紫点裂纹，脉象数实，或浮软沉坚，喜饮不多，昏沉困睡者是也。急宜宣伐，于攻药之中重用膏、黄、芒硝为主，并用珠黄散、紫雪金丹。

羊毛瘟邪，毒轻似重：毒火发作，面色青红，壮热烦躁，无汗口渴，胸闷不宽，舌苔薄黄，点红纹细，脉象洪数。攻伐解药毒之药利于轻用。

羊毛瘟邪，毒重似轻：毒火发作，举动如常，面色青滞，微热恶寒，口淡呕痰，恶心胸闷，舌苔灰白，紫点裂纹，脉象沉实。攻伐解毒之药利于峻重。

羊毛瘟邪，毒火发动：胸闷恶寒，皮肤忽木，前后心无点，周身无疹，或神昏气闷，或潮热不止，或饮食减少，或呕酸痰，或不发热，俱用荞麦面团圈擦前心后心，如有毛者，宜服解毒攻伐药除之。

羊毛瘟邪，有大热似寒：四肢厥冷，身重不仁，面青浮肿，目瞪神呆，唇淡而皱，舌苔灰白，紫色细点，呕吐痰沫，痰有辛味，胸闷神昏，早觉苏醒，午后如死，脉象沉微，独右尺见促脉。（余）初临此证，类似虚寒，恹恹一息，疑为必死，细推证象，早觉苏醒，右尺脉促，舌苔灰白，有细紫点，痰有辛气，唇有皱纹，此非寒证所有，以荞麦面团圈擦前后心，有毛，果即此证也。譬诸人事，言多者必假，一语者反真。审之医理，证象少者为真，多者为假。人身四肢为诸阳之本，头为六阳之首，又脏不和则九窍不通，阳气不能运动即现诸般寒象，若阳气宣通，其寒自散矣。此病之形证，有一二生机不可不救，方用黄连解毒汤加大黄，继以理脾和肝。

羊毛瘟邪，类似杂证：如胃痛、胁痛、腹痛、伤风、停食、积聚、冷痰、呕吐等证，病证甚多，难以枚举。或问何以别之？答曰：易识。其证面青胸胀，舌有点纹，脉象有力为准。宜从羊毛瘟治，不宜从杂病治。

羊毛瘟类证治

羊毛瘟邪，重证用加减双解散一日两服。若病剧不解者，当半日中尽二服。

羊毛瘟邪，面现青色，舌有点纹，寒热胸闷，周身拘板，头眩作痛，是此证也。如舌现点纹，寒热胸闷，身酸作痛，面色不青，非此证也。盖温邪病、羊毛病，各从其证调之，亦不拘于温证、羊毛证之方，要知合宜而用。

羊毛瘟邪，四时发作夹表邪者，宜先服荆防败毒散，次服加减双解散，得汗得利为愈。

羊毛瘟邪，表里热盛，或发斑疹，或头面腮肿，宜用加减普济消毒饮，兼服五黄丹。

羊毛瘟邪，病作不识，昏闷狂躁，忽寒忽热，延至四五日或十余日，用荞麦面团圈擦，擦出毛，有五色，其毛甚健，治法用黄连解毒汤加大黄、石膏、蒲公英、防风、雄黄、黄蜜。

羊毛瘟证，伏邪发动，烦躁发热，恶寒头痛，面色青滞，舌赤苔黄，浮黑有刺，口渴神昏，诊脉右手数实，左手关尺空虚。此系肝肾素亏，瘟毒极重，病急不可缓治，亦不宜补阴托邪。此证屡次经见，速用加减双解散逐去毒火，外除羊毛，保全气血，不致火灼阴阳，内陷变证。若畏凉攻则无济矣。

羊毛瘟邪，伏毒发动，寒热痰血，面青色滞，舌有点纹，或素有血证，当此毒火内蒸，其血必然渐涌，脉象洪数，以温邪为主。治法：外除羊毛，内服加减双解散。次以清热解毒、和肝养血调理。

　　羊毛瘟邪，毒火发动，面色青滞，舌有点纹，忽作寒热，烦躁内烧，便血不止，或素有便血，脉象数大，以温邪为主。治法：外除羊毛，内服加减双解散。次以黄连解毒汤加白芍、地榆、银花、苡仁而愈。

　　羊毛瘟邪，痹痛十余日，忽寒忽热，自腹痛至腿足，又至肩背，昼夜不安，医以桂枝、杜仲、牛膝、秦艽等药不效，更加烦躁，病象甚危，面色青板，舌有紫点，身痛难以转侧，脉象数实。治法：外除羊毛，内服黄连解毒汤加蝉衣、僵蚕、石膏煎汁，加雄黄、熟大黄、黄蜜和服，数剂而愈。

　　羊毛瘟邪，双注、单注证，误服温燥药如藿香、厚朴、乌药、木香等药，至毒火伤其气血，病加沉重，宜用黄连解毒汤、白虎汤加黄蜜、雄黄和服，气弱者不易收功。如本质气壮者，仍服加减双解散而愈。

　　羊毛瘟邪，发动毒火，面色青滞，舌尖紫赤，寒热胸闷，口眼歪斜，不语肢废，人事昏沉，类似中风病情，诊脉忽沉数而伏，忽洪大而实，脉证不应，非中风也。以温邪法治，外除羊毛，用瓜蒂散探吐。次服加减双解散、五黄丹，吐泻宣通为要，并服紫雪金丹、珠黄散。若服药后温毒外达，内脏素亏，右寸虚弱，咳嗽浮热，烦躁言謇，日轻夜重，宜早服清燥救肺汤，晚服黄连解毒汤加蝉衣、僵蚕、白附子，水煎去渣，和雄黄、熟大黄、黄蜜温服。继以解毒清热、扶脾养阴而愈。

羊毛瘟邪，腹胀寒热，周身浮肿，面色青亮，舌有白苔紫点，脉象洪实。外除羊毛，内服加减双解散增入大腹皮、姜皮，兼服五黄丹。药服数剂后肿消毒解，再以清理余毒、扶脾而愈。

羊毛瘟邪，咽痛咳嗽，痰浊声低，脉象数实，舌有黄苔，布有赤点，面色青滞，忽然发红，胸闷背胀，内烧烦躁，食减神倦。医多以虚弱治，延久不愈。细诊此证，若论虚劳本病，则五火并蒸，气血渐损，损尽而已。如心火灼金，咳嗽胸闷；肝火乘胃，面浮色青，两颐忽红，食减作泻；肾火炎上，咽痛喉燥，水泛痰沫；脾火内焚，肌肉索泽，肤如甲错；肺火内烧，音喑无声，痰如蟹沫。五脏火焚，脉必细数或虚洪，或弦急而空，此皆难疗之病也。至所见之脉证，用荞麦面团擦出有毛，脉数实，面青色滞，舌有赤点，数条病形有三条讹别，岂可定为虚弱耶？治法宜用兰膏汤，外除羊毛。病者胸闷觉宽，身增寒热，次用加减双解散并五黄丹、紫雪金丹，继以理脾和肝、清热解毒而愈。

羊毛瘟邪，鼻衄不止，或口齿出血，或耳内出血，忽寒忽热，舌现黄苔，布有紫点，胸闷减食，神倦心烦，脉象数实，面色青滞。治法：外除羊毛，内服加减双解散。次服犀角地黄汤。如齿衄，白虎汤；如耳衄，黄连解毒汤。瘟毒若减，统以清凉饮治之而愈。

羊毛瘟邪，恶寒肢冷一月有余，胸闷食少，头晕心烦，舌有红点，脉数有力，医以肝郁伏寒治，用桂枝、木香等药，其病日增。审病有寒，脉则不数，舌有红点，必有瘟毒，所谓恶寒肢冷，此热厥也。宜用新制兰膏汤兼五黄丹服，外除羊毛。恶寒渐退，数解黄沫，肢冷回阳，继用黄连解毒汤并调理脾胃而愈。

羊毛瘟邪，潮热月余，面色青滞，舌有黄苔，布有红点，脉象数实，胸闷作烦，食少神倦。治法：外除羊毛，内服加减双解散。继以清热解毒和脾而愈。

羊毛瘟邪，七八日后，病退微喘，食少神倦，忽昏忽明，绝无病苦，脉象细数，寸口脉微，此阳气不足，欲脱之象也。法用补中益气汤加麦门冬、生地黄救之。

羊毛瘟邪，七八日后，余邪不退，神昏气怯，忽寒忽热，腹中微痛，胸忽作闷，脉象虚洪，气口脉涩。此阴气不足，欲脱之象也。法用理阴煎加黄连、石膏救之。

羊毛瘟邪，病十余日，毒火未尽，肾虚呃逆，自下而上。方用六味地黄汤加磁石、石斛、黄柏、黄连。

羊毛瘟邪，肝虚呃逆，自左而上。用理阴煎加代赭石、旋覆花、白芍、川黄连，继服六味地黄汤加防风。

羊毛瘟邪，脾虚呃逆，自右而上。用理阴煎加丁香、柿蒂、川黄连，次用四君子汤加薏苡仁、泽兰叶、白芍、黄芩、川贝母。

羊毛瘟邪，三焦呃逆，自中而上。用新制止呃汤。

羊毛瘟邪，肺虚呃逆，连声不止，不知所来。法用茅草探嚏，内服参麦汤加葶苈子、石膏、杏仁。

羊毛瘟邪，毒火痰结，烦躁昏乱，寒热气促，呃逆连声，肺胃壅闭，脉数而促。治法外除羊毛，内服加减双解散，并服五黄丹。

羊毛瘟邪，毛已擦出，大解红沫，胁痛急迫，难以转侧，已服加减双解散数剂，舌苔黄厚浮黑，布有点纹，神昏烦躁，忽热忽寒。方用黄连解毒汤加当归、白芍、石膏、滑石、雄黄、黄蜜，兼服紫雪金丹。

羊毛瘟邪，已得汗解，毛出，延久不愈。病因温邪发动，误服桂、附、干姜、草果、蔻仁等药，致伏毒不除，阴阳气怯，脏腑贼火内生，真火无权，类与瘟邪初起之火相同。辨其证候，在色在脉。有病形可考，如面色青灰与青滞；有辨脉象，虚洪与实数有别。治法：用犀角地黄汤并参麦汤救之，生地用一二两，人参用一二钱。继用六味地黄汤加白芍、当归、沙参、麦冬、黄芩、黄连。

羊毛瘟邪，病证轻减，气血空虚，脉象洪大而软，神和能食，苦于夜不安卧，烦热内烧，行动少劳，自汗不止。方用当归六黄汤加茯神、炒枣仁，继用炙甘草汤。

羊毛瘟邪，毒火已退，人事清爽，神虚忽烦，安卧食少。方用黄芩汤加薏苡仁、扁豆、石膏、泽兰叶。倘病久药烦，宜用加减资生健脾丸早晚服之。

羊毛瘟邪，毒火未尽，咳嗽连声，食少作呕。方用黄连解毒汤加杏仁、薏苡仁、泽兰叶，并服泻白散加石膏、桔梗、大贝母。

羊毛瘟邪，病后复发本证，或胃痛，或胁痛，法用黄芩汤加泽兰叶、川黄连，兼服逍遥散加石膏、乌梅肉。

羊毛瘟邪，毒火已退，素有肝郁，气逆阻胀，心烦内热，夜不能卧。法用甘露饮加旋覆花、代赭石。

羊毛瘟邪，病愈复患素有疾病。宜依常治方法。倘有余邪不尽，方中加石膏、泽兰叶。

羊毛瘟邪，病后狐惑，似病非病，情不能释。治法：凡饮食之中，皆用石膏泡水烹煮。

羊毛瘟邪，毒壅胃口，汤药不下。法用鲜姜一片擦舌，杂证同法。

羊毛瘟邪，毒火炽盛，不能纳药。法用甘蔗浆、梨汁、西瓜水、荸荠汁，俱微温服。冷服亦可。

羊毛瘟邪，外除羊毛，内服加减双解散，烦躁不宁，渴呕吐虫，气逆胸胀。法以冷饮乌梅汤。

妇人有孕病羊毛瘟治

有孕妇人患羊毛瘟邪，其双注、单注病证形象一一如前，治法同。然设羊毛未出，已出未透，俱用加减双解散去姜黄、芒硝，量服数剂。毛除毒解，继以扶脾养胎，方用加减资生健脾丸，并用四物汤。至清理毒火，方用黄连解毒汤，重用石膏。

有孕妇人患羊毛瘟邪，有毒火极重者。外除羊毛，内服加减双解散去姜黄、芒硝，倍用石膏。设邪火内扰，忽然漏血，胎恐不安，致有损伤。宜审胎元，主养血脉，分其脏腑，依经调治。方用加减双解散去姜黄、芒硝，按妊娠之月加药。至毒火轻重，医量之耳。

羊毛瘟邪，有妊一月，厥阴肝脏脉养，火扰漏血。方用加减双解散去姜黄、芒硝，以下按月，方同本方，增入白薇一两。继用黄连解毒汤加白芍、当归。

羊毛瘟邪，有妊二月，少阳胆经脉养，火扰漏血。本方黄芩用五钱，增入血余二两。

羊毛瘟邪，有妊三月，少阴心脏脉养，火扰漏血。本方黄连用二钱，石膏二两，当归五钱。

羊毛瘟邪，有妊四月，手少阳三焦脉养，火扰漏血。本方石膏用三两，炒山栀一两。

羊毛瘟邪，有妊五月，太阴脾脏脉养，火扰漏血。本方石膏用一两，白芍五钱，防风四两，黄连二钱。

羊毛瘟邪，有妊六月，足阳明胃经脉养，火扰漏血。本方石膏用四两，炒山栀四钱，当归五钱。

羊毛瘟邪，有妊七月，太阴肺脉养，火扰漏血。本方石膏用三两，黄芩五钱，白芍五钱，炒山栀三钱，增入川贝母五钱。

羊毛瘟邪，有妊八月，手阳明大肠脉养，火扰漏血。本方石膏用二两，黄芩五钱，炒山栀三钱，当归五钱，增入炒枳壳一钱。

羊毛瘟邪，有妊足月，少阴肾脏脉养，火扰漏血，未破浆胞。本方石膏用二两，当归五钱，增入川芎、川贝母各一钱。

羊毛瘟邪，有妊将近生。烧躁烦乱，似欲生产，又不能生，忽然痫疯大作，抽搐昏沉，牙关紧闭。急用川芎一钱，全当归五钱，僵蚕三钱，蝉蜕十四枚，河水煎去渣，和紫雪金丹三钱服下，即能痫止生孩下地。产妇宜多服童便、米汤。

羊毛瘟邪，新生产后，羊毛擦出，毒火渐轻，方用加味佛手散。

羊毛瘟邪，产后五六日或十余日，毒发双注证，脉象沉实，寒热胸胀，周身拘痛，面青昏厥，舌干而赤，或苔黄而腻，或灰白，均有紫点裂纹，或头痛如裂，烦躁狂乱，或毒结乳痈，或面肿唇掀，耳肿作痛。治法：外除羊毛，内服加味佛手散去桂枝，清水煎去渣，和回生丹一粒服之。如不愈，服新制兰膏汤。继用解毒养阴理脾而愈。

羊毛瘟邪，产后四五日，毒火发动，微寒壮热，头痛作晕，心烦口渴，内烧腹痛，四肢麻木，周身拘束，面青色滞，舌赤苔黄或白，布有点纹，昼夜不安。治法：外除羊毛，内服加味佛手散，增入秋石、雄黄、黄蜜，兼服回生丹。如不愈，并服紫雪金丹，灯心汤下。

羊毛瘟邪，产后十余日，面色青滞，舌紫苔黄，布有细点，呕吐痰水，忽寒忽热，头痛眩晕，胸闷气胀。治法：外除羊毛，内服加味佛手散，兼服五黄丹。

羊毛瘟邪，产后一月内外，寒热胸闷，面青舌赤。治法：外除羊毛，内服新制兰膏汤，并五黄丹，病退即止。继服加减资生健脾丸。

羊毛瘟邪，产后四五十日，毒火双注，面青舌紫，有苔有点，烦躁谵言，壮热内烧。治法：外除羊毛，内服加减双解散去硝、黄，增元明粉、熟大黄、雄黄，并服五黄丹。继服新制兰膏汤。

以上有治胎前产后法未尽善者，务须临证参详，活人更多矣。

妇女病羊毛瘟行经治法

妇女患羊毛瘟邪，毒火扰动血室，或逢当期，暴下不止，人事昏沉，谵言狂躁。治法：外除羊毛，内服加减双解散。方内当归用五钱，黄芩三钱，增入白薇一两。数服后病退，继以清热解毒、养血理脾，不至经枯、经闭、淋沥不调为害。

妇女患羊毛瘟邪，毒火迫血，不当行经，忽然而行，血涌昏乱，谵言发厥，邪火更炽。治法：外除羊毛，内服加减双解散。方内石膏用四两，当归用五钱，增入羚羊角尖五钱，白薇五钱，大生地一两，取汁冲服，并服紫雪金丹，灯草汤下。

妇女患羊毛瘟邪，毒火扰动精府，带下如水，腰痛束胀，寒热烦躁，舌有紫点，胸闷口渴。治法：外除羊毛，内服加减双解散。方内石膏用二两，增入羌活一钱，雄黄三分。次服猪苓汤加蝉衣、僵蚕、石膏、泽兰叶。倘本质素亏，瘟邪解退，宜培补阴阳，如大造丸、固本丸，皆可通用。

婴儿病羊毛瘟治

婴儿初生下地，多有胎热，发厥吐沫不哭，肝火生风，手足动摇。法用紫雪金丹三五厘常服，灯草汤下。

婴儿初生，胎淫生黄。法用陈氏抱龙丸，荸荠清汁和匀温服。数次而愈。

婴儿初生，脐风撮口，证由于有孕多欲。法用丸制大黄五厘，陈氏抱龙丸五厘，灯草汤和服。

婴儿初生，胎中毒火，发赤游风，或发丹毒。由妊娠时烟酒辛膻食物太过，致有此患。法用针砭去其毒血，药用紫雪金丹一分，灯草汤和服。次以犀角、羚羊角、石膏、蝉蜕、荆芥、元参、黄连等份煎汤服之。

婴儿下地，三十日内外，发热变蒸，十月之间，月月忽然发热，不可作病证医。此热由于内生，主长养之气至。常以荸荠清汁兼服白蜜汤解之；或用紫雪金丹少许，灯草汤下。

婴儿变蒸时，素有肝火生痰，发热气促，苗窍不通，面色青亮，忽变浮红，目瞪微搐，法宜羚羊角、石膏、防风、薄荷、钩藤、郁金、山楂、桔梗。时习多以乳滞着骇扑风为论，而用疏风消滞、镇惊化痰之药，服下无效，致病转剧，危困无救，深可叹也。书云如保赤子，心诚求之。至审察病情，惟望、闻、问、切。婴儿在四诊之中已少其三，独诊其色，所以较难诊者如此，何况诊视羊毛证乎？故略举数端为幼科医备一参耳。

婴儿感受瘟毒，伏而化生羊毛。儿生下地十月之内，皆无此证。或问何也？答曰：婴儿气贯胸顶，呼吸通于囟门，瘟毒不能相干。至食五味之早者，囟门合之亦早，七八个月或作此证，或两三个月亦有此证。由母有瘟邪，子亦受之。其病形象，手足忽冷，头身忽热，面色青滞或青浮红，唇干口渴，舌有红点，气促神倦。治法：外除羊毛，内服加减双解散。其分数约全剂十之三四，能吐能泻，可服米粥，继以新制兰膏汤、五黄丹酌量服之。毒火已退，宜用加减资生健脾丸。

婴儿患羊毛瘟邪，适逢出痘，急宜外除羊毛，否则闭痘不出。六日以前依羊毛治法，方用加减双解散，增人中黄、牛子、雄黄、芦根、芫荽。六日以后，仍归痘证法治。

婴儿患羊毛瘟邪，出痘，证系双注。宜忌鸡汁鱼辛。倘服此物，昏阻烦乱倍增。

婴儿患羊毛瘟邪，出痘，证系单注。外除羊毛，内依痘证治法。

羊毛瘟邪出痘，务须除毛为急，擦浴并施。

羊毛瘟邪，兼之出痧，其法相同。

羊毛瘟邪不治证

毒注不解，人事昏厥，胸胀如石，不能呼吸，皮肤紫黑，脉不至者死。

毒火双注证，误服温燥药者死。

毒重脉空，神昏烦乱者死。

毒火炽甚，口鼻出血，狂躁谵言，脉虚散者死。

毒火注络，周身拘痛，痛忽昏厥，面色青收，手足紫胀浮肿，脉急或伏者死。

舌紫无苔，鼻孔如煤，面紫胀亮，人事昏沉者死。

目红呛血，气促脉微者死。

腹胀如石，叫痛不休，舌紫有刺无苔者死。

烦躁喘阻，抽搐鼻扇，眼眶落陷者死。

呃逆不止者死。

张狂直视，舌强不语者死。

气急吐蛔，循衣被者死。

舌卷囊缩者死。

发热脉躁，狂言不食，舌赤无苔者死。

毒留不退，体如烟熏，摇头气急者死。

呛咳不食，气喘神倦者死。

瘟邪病退，元气散乱者死。

屡汗而病不退者死。

久热不退，脉虚者死。

病后不食，唇青或黑，昏倦肢冷者死。

挑羊毛至膜无血者死。

妇人有孕，毒火迫血不止，神昏阻厥者死。

妇人产后昏厥，腹痛阻胀，浮肿紫色者死。

妇人热入血室，暴下不止，神昏狂躁，喘阻舌强不食者死。

婴儿病昏厥直视，胀阻喘闷，咳呛不食，浮肿紫亮，口鼻出血者死。

毛毒闭闷，痘痧不出者死。

摘针论

万事由于前定，灾殃测理分明。治法求源，细参灵典，内有针砭，用其补泻，倘能俞穴处准，即得脏腑气至。夫针自上古，传有九数，其形各别。九者，以按天地人身、四时阴阳、九宫之谓，至于病有浮沉，刺有浅深，经络血脉，补泻得宜，各尽其妙。《经》云一天、二地、三人、四时、五音、六律、七星、八风、九野，身形亦应之。如人皮应天，人肉应地，人脉应人，人筋应时，人声应音，人阴阳合气应律，人齿面目应星，人出气应风，人九窍三百六十五络应野。故一针皮，二针肉，三针脉，四针筋，五针骨，六针调阴阳，七针益精，八针除风，九针通九窍，除三百六十五节气，此之谓有所主也。今见羊毛瘟证，常用九针内第一针开皮，七针刺俞。其针处在胃之上脘，胃之下脘，又胃俞左右皆刺（其俞在背心自上数下第十二椎骨节两旁）。此四处有点，亦或无点，按此四处施治。先用毫针刺此四处，再用镵针开皮，无血，拔出羊毛，有血即止。余欣然明白，有是证暗合是法。但针砭流传已久，偶中一二，未能十全，所以未通行也。至于天地之间，运化无

穷，时逢有疾，其治不谋而合，此天地之机合乎道也。夫医教
自黄帝之后二千五百有余年，自仲景之后千有余岁，其未可见
者众矣。其往可稽者灼然，若不知年之所加、气之转运、病之
虚实、治之补泻，不可以为医矣。谨述图翼于下。

人图

针式

九针之一名镵针

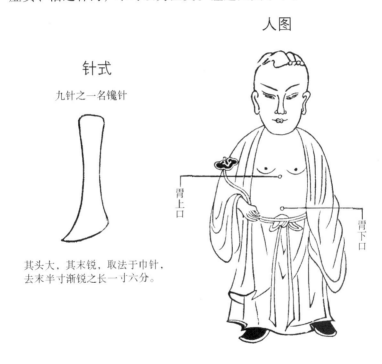

其头大，其末锐，取法于巾针，
去末半寸渐锐之长一寸六分。

胃上口

胃下口

九针之七名毫针

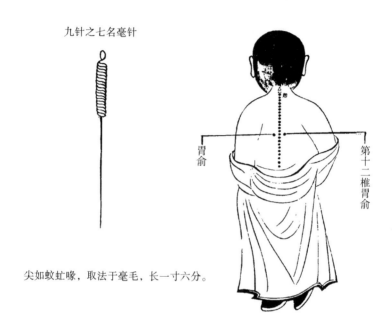

尖如蚊虻喙，取法于毫毛，长一寸六分。

除羊毛法

荞麦研细成粉，用冷水、热水各半和匀成团，手握，在病者胸前圈擦至腹，背后圈擦至腰，再擦膀腕腿腕四处，再擦头面遍身，其毛尽出。多擦为妙，事后病不复发。

有用烧酒和荞麦面成团擦者亦好。

有用青布浸热烧酒遍身圈擦，其毛亦出。

用荞麦面，阴阳水和团圈擦，并治风寒气郁，胀闷反胃，咳嗽痹痛，皆效。此乃偶遇之方，并录。

备用诸方

五味消毒饮一

金银花三钱　野菊花　蒲公英　紫花地丁　紫背天葵各一钱二分

水煎去渣，加无灰酒半杯服。

黄连解毒汤二

治羊毛瘟邪，毒火内炽，壮热狂越，烦躁目赤，咽干唇燥，错语不眠，吐血衄血，热盛发斑或周身痹痛，腹痛呕吐。

黄连三钱　黄柏三钱　山栀子二钱　黄芩二钱

水煎去渣温服。

加减双解散三

治瘟证羊毛毒火，头痛烦躁，寒热胸闷气胀，头目眩晕，口苦耳聋，唇燥咽干，舌有黄苔，或腻滑，或粉白，厚薄不一，夹有红点裂纹，甚至干而有刺，或黑或中空，或舌本鲜赤无苔，或渴，或不渴，或吐痰水，恶心，谵言昏厥，并治毒在下部，腰痛足肿；毒在皮肤，发赤游丹，疹块斑痧；毒在少阳，寒热如疟，口苦而哕；毒在阳明，烦热而吐，腮肿面肿，狂躁而渴；毒在大肠，泻痢脓血；毒在脾脏，腹坚大而痛；毒在少阴，咽痛微热，内烧吐血；毒在厥阴，头痛目眩，筋惕抽搐，口歪不语，呃逆神昏。以上诸证不得尽见，若见一二证相同，即用此方。

锦纹大黄三钱　芒硝二钱　黄连一钱　黄芩二钱　山栀子一钱
石膏一两　飞滑石三钱　荆芥一钱　防风一钱　桔梗二钱　甘草一
钱　苏薄荷一钱　连翘去心一钱　全当归一钱　白芍药一钱　蝉蜕
壳十二枚　白僵蚕三钱　广姜黄七分

河水煎。去渣下芒硝，搅匀，再加无灰酒五钱，黄蜜三钱，
和匀温服。

此方系河间论中双解散加僵蚕、蝉蜕壳、广姜黄，方内减
去白术，恐闭毒火，减去麻黄，恐伤卫气。伏邪毒火以理气为
主，佐以宣表，方用荆、防、蝉、桔、薄荷、连翘、石膏以解
表热，姜黄、僵蚕、山栀行气宣郁，芩、连、滑石、甘草解泻
毒火，硝、黄荡涤肠胃毒垢，归、芍调养血脉，酒和气血，蜂
蜜润肠，亦能解毒，是乃除邪解毒之妙方也。

本方减去荆、防、甘、桔、石膏、滑石、芒硝、当归、连
翘，加柴胡、橘皮、枳实、黄柏，方名加减大柴胡汤。治羊毛
瘟毒邪作寒热。

加味凉膈散五

瘟证羊毛，火郁于上，壮热面赤，唇燥舌干，烦躁谵言，
胸闷气滞，脉象数实，此方主之。

生大黄三钱　黄连二钱　黄芩二钱　山栀子二钱　苏薄荷三钱
甘草一钱　连翘去心，二钱　白僵蚕三钱　蝉蜕壳十二枚　广姜黄七

分　嫩竹叶一钱

水煎去渣，下芒硝三钱，搅匀，再加无灰酒半杯，黄蜜三匙，和服。如呕吐口渴，本方加石膏一两；心中烦热加麦冬。

荆防败毒散六

治四时瘟邪，伏有羊毛，头目眩痛，四肢软倦，忽寒忽热，腰背强痛，胸闷不宽。

羌活二钱　独活一钱　荆芥二钱　防风三钱　柴胡八分　前胡二钱　甘草一钱　桔梗二钱　薄荷二钱　川芎一钱　枳壳一钱　云赤苓三钱　鲜姜一钱

水煎去渣温服。如瘟毒甚重，加生大黄五钱，蝉蜕十二枚，僵蚕三钱。

按：此升燥太甚，用之宜慎。

温证解毒散七

治羊毛瘟邪，毒火伏郁，头面肿大，寒热如疟，胸胁胀闷。并治一切火毒闭结，不论老少强弱，量其毒之轻重服之。此方惟以攻宣伏邪，保全正气，不至毒火伤元为主。

生大黄四钱　僵蚕三钱　姜黄七分　蝉蜕壳十二枚

共研细末，每服二钱，加黄蜜三匙，陈酒半杯，开水和服。或蜜酒为丸，名太极丸。

五黄丹八

治一切瘟毒，宣伐之妙方也。另有汤引。

生大黄二两　　人中黄五钱　　明雄黄五钱　　广姜黄三钱　　牛黄一钱　　朱砂五钱　　冰片五分　　蝉蜕壳五钱　　僵蚕一两五钱

共研细末，用黄蜜、陈酒为丸，重二钱一粒。

——治头面肿大。菊花一钱，薄荷八分，水煎去渣，和丹一粒，连服数次，以消为度。

——治羊毛瘟证。石膏一两，水煎去渣，化元明粉一钱，和丹服。

——治斑疹痧痘火毒、赤游丹肿等证。石膏一两，犀角镑屑，一钱，水煎去渣，和丹服。

——治温疟寒少热多。青蒿二钱，石膏五钱，水煎去渣，和丹服。

——治红白毒痢，腹坠胀。当归二钱，黄芩一钱，水煎去渣，和丹服。

——治伏热吐血。秋石五分开水化，和丹服。

——治伏邪胸闷头痛。薄荷一钱，川芎五分，水煎去渣，和丹服。

——治湿毒瘴厉，蛊毒，脓疮疥癣，痈肿疔疡。金银花一钱，甘草一钱，水煎去渣，和丹服。

——治小儿急惊阻厥，发热神昏，胸闷气喘，痫风抽搐。薄荷一钱，钩藤三钱，水煎去渣，和丹服。

按：方名五黄，治从中极，宣表攻里，除邪解毒，安辅气血，旋转阴阳，黄宫内养安宁之意也。

瓜蒂散九

治瘟毒闭塞，羊毛伏郁，痰结胸中，胀闷烦躁。

甜瓜蒂炒黄用，考之生嵩高、平泽间。又发明可作羹食，除瓢食之。金陵俗名北瓜　赤小豆炒等份

共研细末，用酸浆水调，温服。吐不止者，葱白汤解之。吐不出者，含砂糖一块，即吐出胶痰。瘟邪振作，继服双解散等药。

珠黄散十

治羊毛瘟邪，毒火痰结，气喘昏迷，狂躁阻厥。

珍珠用豆腐包，合水煮数沸　牛黄色黄有细纹　朱砂研，水飞

以上三味等份研细，用荸荠清汁和匀，温服。

东垣普济消毒饮十一

治羊毛瘟邪，恶寒壮热，体重身倦，头面肿大，或两腮肿痛，咽喉不利，喉蛾咽肿，口干舌刺，胸闷气胀。

川黄连五钱　黄芩五钱　甘草二钱　桔梗二钱　元参三钱　荆芥穗二钱　防风二钱　升麻一钱　薄荷叶一钱　连翘去心，一钱　马勃一钱　白僵蚕三钱　蝉蜕壳十二枚　牛蒡子炒，一钱　柴胡一钱二分，炒　山栀二钱　生大黄八钱　芒硝提净，四钱

水煎去渣下芒硝，加黄蜜五钱，陈黄酒五钱和，温服。

按：瘟毒乘于清道，阳气受之。肺主气，气为火逼，壅郁

不通，肺气不降，致浮肿于头面，亦有咽痛颐肿等证。东垣云：半身以上天之阳也，邪气客于心肺之间，上攻头面而为肿耳。并用甘、桔、升麻、柴、薄疏通其气，芩、连、元参、山栀以降瘟邪毒火，马勃、僵蚕、牛子以消肿，荆、蝉、翘、防宣热散结，再加硝、黄以攻逐其热，则瘟毒解散，头肿皆消，而清气舒畅矣。

陶华三黄石膏汤加减十二

治羊毛瘟邪，大热神昏，两目如火，唇若涂朱，烦躁谵言，口渴不寐，鼻衄失血，发斑发疹，脉象洪长，此方主之。

黄连三钱　黄芩二钱　黄柏二钱　生石膏四两　山栀子二钱　淡豆豉二钱　白僵蚕三钱　蝉蜕壳十五枚

水煎去渣，加黄蜜五钱和服。

按：此方去麻黄，加蝉蜕、僵蚕，能解表热，并解里热，急救阴阳，以保性命。或云此等大热何不釜底抽薪？亦是正法。答云：独不诊脉乎？见如是之热病，见洪长之脉象，其洪者火气至也，其长者木气至也，互相克制，金土被炽，气血枯槁，肾水内竭，木风鼓动，所谓邪陷厥阴，终难释矣。或云何不用清滋一法？清者泄其热，滋者补其阴，亦是化邪正法。答曰：凡内生之火宜清，素亏之阴宜滋。化邪者，化其情欲之邪热也，非化外因之邪热也。夫外因邪热，乘于内脏，焚烧煎炼，精液干枯，阴阳离散，其命危矣。急宜早图凉解之法逐退贼邪，然后清滋有益。方用石膏、豆豉以解表热，栀、柏、芩、连以泄里热，蝉蜕、僵蚕以搜伏邪，黄蜜滋润五脏，又能解毒，颇为全备，此羊毛瘟邪之妙方也。

犀角大青汤十三

治羊毛瘟邪，毒火极重，赤游斑疹，烦躁不宁，神昏壮热，口渴谵言，脉象洪数。早宜解救，否则斑黑胃烂无效。

犀角尖三钱　升麻二钱　元参五钱　黄连二钱　黄芩三钱　黄柏二钱　山栀子二钱　甘草一钱　大青二钱，如无用青黛

水煎服。如脉象数实，本方加蝉蜕十二枚，僵蚕三钱，生大黄四钱，芒硝三钱，黄蜜五钱。

消斑青黛饮十四

治羊毛瘟邪，毒火内炽，攻解不当，下迟伤阴，内外火并攻，胃发斑，色现紫赤，狂躁作呕，此方主之。

大生地二两，取汁　犀角尖三钱　黄连一钱　元参五钱　生石膏一两　知母八钱　山栀子二钱　柴胡八分　甘草二钱　生大黄一钱　青黛一钱　黄蜜五钱

水煎去渣，入生地汁、青黛、黄蜜和匀服。

节庵导赤各半汤十五

治羊毛瘟邪，大病后忽变神昏语错，目赤唇干，与粥汤则咽，不与不思，似卧非卧，形如酒醉。此余邪内炽，气血损伤故也。方用：

人参一钱　麦冬去心，三钱　茯神三钱　滑石三钱　甘草一钱　知母一钱　黄芩二钱　山栀子二钱　黄连一钱　犀角尖二钱　灯草一钱　黄蜜三钱

水煎去渣，和蜜温服。

清燥救肺汤十六

治羊毛瘟邪，火伤肺气，发热咳嗽，胸中气闷，烦躁恍惚，类似疯痹，舌强不语，手足痿软，并余邪咳嗽气急。

沙参五钱　麦冬去心，三钱　陈阿胶一钱　火麻仁研，二钱　杏仁研，二钱　甘草一钱　煅石膏一两　霜桑叶三钱　枇杷叶去毛蜜制，五钱　黄蜜三钱

水煎去渣，入胶蜜和匀，温服。

景岳玉女煎十七

治羊毛瘟毒余邪，肾阴素亏，虚火炎上，忽烦忽躁，咽干口渴，衄血牙痛。

煅石膏一两　知母三钱　麦冬去心，二钱　大熟地五钱　怀牛膝一钱

水煎去渣服。

《局方》甘露饮十八

治羊毛瘟邪已退，阴阳皆亏，硝、黄用时未足，致留余毒，口臭喉疮，齿龈宣露，吐血齿衄。

天冬二钱　麦冬去心，五钱　大熟地三钱　大生地三钱　金钗

石斛三钱　黄芩三钱　滑石水飞，三钱　甘草二钱　犀角尖二钱　茵陈蒿一钱　炒枳壳八分　枇杷叶去毛，三钱

水煎去渣，加黄蜜三钱和服。

犀角地黄汤十九

治羊毛瘟邪渐减，阴虚火炽，吐血衄血，余毒发斑。

犀角尖三钱　丹皮二钱　白芍药三钱　大生地八钱

水煎去渣，加黄蜜三钱和服。如热迫血多，本方加秋石一钱、藕汁一杯兑服。

黄连阿胶汤二十

治火毒灼阴，烦热解血，疑惑病剧，势无可依，夜不安卧，证名狐惑，此汤治之。

白芍五钱　黄连一钱　黄芩二钱　陈阿胶一钱　生鸡子一枚

水煎去渣，下阿胶溶化，再下鸡子黄调匀服。

景岳理阴煎二一

治羊毛瘟邪，毒火渐陷，真阴内虚，真阳气怯，呕蛔作烦，虚呃痰喘。

大熟地五钱　当归身三钱　干姜一钱　炙甘草一钱

水煎去渣服。

炙甘草汤二二

治瘟邪病后，阴阳气怯，脉见代象，余毒不解，神倦自汗。

大生地四两　麦冬去心，一两　人参二钱　炙甘草二钱　火麻仁研，三钱　陈阿胶二钱　桂枝木一钱

水煎去渣，下阿胶化服。

当归六黄汤二三

治瘟毒余邪病延日久，阴气大伤，内热心烦，自汗盗汗，食少神倦，脉象洪大，寸短而数，此方主之。

当归三钱　生黄芪二钱　川黄连一钱　黄柏一钱　黄芩二钱生地黄三钱　熟地黄三钱

水煎去渣温服。

按：阴虚盗汗，阳虚自汗，余毒伏郁，阴阳气怯，且寐则卫气行阴，阴不济阳，致阳火毒火胜争于阴，故失守而盗汗；其寤则荣气行阳，阳不固密，致阴火毒火胜争于阳，故淫越而自汗；胃为邪火所伤，内热心烦，食少神倦，方用当归、二地滋阴养血，黄芩、黄柏、黄连令三焦上下火平，黄芪实表建中以生神也。

清骨散二四

治瘟毒攻迟，邪火伤阴，大病之后，骨蒸潮热，并治劳伤内烧。

银柴胡二钱　胡黄连一钱　秦艽一钱　龟甲醋煅，五钱　地骨皮三钱　青蒿二钱　知母三钱　甘草一钱　秋石三分

水煎去渣，秋石和服。

龙胆泻肝汤二五

治瘟邪病退，余毒留于肝肾，胁痛耳聋，口苦咽干，筋痿阴汗，阴囊肿痛，白浊便血，忽寒忽热。

龙胆草三钱　黄芩二钱　山栀子二钱　木通一钱　车前一钱　银柴胡一钱　甘草一钱　当归二钱　生地黄五钱　如伏邪未尽加蝉蜕七枚　僵蚕二钱

水煎去渣，下黄蜜三钱和匀，温服。

易老泻白散二六

治肺经伏火，余毒未尽，或寒热，或潮热，内烧咳嗽。

桑白皮二钱　地骨皮五钱　甘草一钱　川黄连一钱　粳米三钱

水煎去渣服。

猪苓汤二七

治瘟邪病后，湿热腹胀，小水不利，饮食减少，微热不退，并治瘟邪热炽，滑精带下白浊。

滑石水飞,五钱　猪苓一钱　泽泻一钱　陈阿胶一钱

水煎去渣，下阿胶和匀服。

导赤散二八

治心经伏热，并治瘟证余邪，小便赤色，心烦神倦，睡卧不宁。

生地黄五钱　木通一钱　甘草一钱　嫩竹叶一钱

水煎去渣温服。

六味地黄汤二九

治瘟邪病后，肾元本亏，又经邪火煎灼，阴气更亏。

熟地黄_{八钱}　山萸肉_{四钱}　山药_{四钱}　云茯苓_{三钱}　丹皮_{三钱}
泽泻_{三钱}

水煎去渣，下食盐一分和服。

资生健脾丸加减三十

治羊毛瘟邪渐平，中土素亏，食少不运，药烦停药，此丸
主之。并治有孕患瘟邪证，毒火已退，惟宜扶土，此安胎之妙
方也。

防党参_{一两}　於白术_{土炒焦，一两}　橘红_{八钱}　炙甘草_{五钱}
桔梗_{八钱}　薏苡仁_{一两}　白扁豆_{一两}　山药_{一两}　云茯苓_{一两}　炒
楂肉_{一两五钱}　焦神曲_{一两}　炒麦芽_{一两}　黄连_{五钱}　建莲肉_{一两}
当归_{一两}　白芍药_{一两}　金银花_{八钱}　石膏_{一两}

上研细末，炼熟黄蜜为丸。每服三钱，开水送下。

陈氏抱龙丸三一

治风痰壅盛，或发热咳喘，或发惊搐，婴儿初生胎毒等
证。并治羊毛瘟毒痰阻。

九制胆星_{四两}　天竺黄_{一两}　雄黄_{五钱}　朱砂_{五钱}　麝香_{三分}
琥珀_{三钱}　西牛黄_{一钱}

上药味另研细末，极足分量，合在一处，用甘草一斤，水
煮浓汁捣丸。每两作十丸，阴干，金箔为衣，蜡壳封固。用时

去蜡壳，灯心汤和服，或薄荷汤亦可，或荸荠清汁和服。

清凉饮三二

治羊毛瘟邪，壮热烦躁，头重口渴，唇肿舌燥，腮肿失血。

石膏一两　泽兰叶二钱　蝉蜕壳十二枚　白僵蚕三钱　黄连一钱　黄芩二钱　山栀子二钱　丹皮二钱　大生地黄五钱　当归一钱　甘草一钱　银花三钱　秋石三分　黄酒五钱　黄蜜五钱

水煎去渣，下秋石、酒、蜜和匀，温服。

上清饮三三

治羊毛瘟邪，壮热微寒，体重舌干，音低口渴，气急胸闷，咽痛面肿，忽有抽搐，神昏阻厥。

石膏五钱　泽兰叶二钱　元参三钱　黄芩二钱　黄连一钱　山栀子一钱　连翘一钱　金银花一钱　甘草八分　蝉蜕壳十二枚　白僵蚕二钱　白附子五分　桔梗二钱　橘红一钱　黄蜜三钱　黄酒三钱

水煎去渣，酒、蜜和服。

按：方治瘟毒伏于上中二焦。肺为主病，则金不能左旋，木自不能右旋，致有抽阻气急之象。其方用石膏、白附，一降痰，一散热，余药佐以解毒，宣通伏火。

加味黄连解毒汤三四

治羊毛邪毒，发热心烦，身软神倦，舌有紫点，胸闷食少，小水黄赤，脉象沉数而大，并治毒重余邪。

黄连一钱　黄芩二钱　黄柏二钱　山栀子一钱　桔梗二钱　甘草一钱　金银花一钱　车前子一钱　木通一钱　六神曲炒，二钱蝉蜕十枚　白僵蚕三钱

水煎去渣，加生大黄末五分，黄蜜三钱，和匀温服。

回生汤三五

治羊毛瘟邪，七八日后表里大热，或误服温燥药，又毒火发动致神昏不语，胸胀气急，或哭笑无常，手舞足蹈，谵妄不宁，脉象洪数，重按不足，此汤治之。

南沙参二两　麦冬去心，三钱　云茯神二钱　生地黄五钱　当归一钱　犀角尖二钱　黄连一钱　黄芩二钱　山栀子一钱　丹皮二钱　知母二钱　滑石水飞，三钱　甘草八分　蝉蜕壳十枚　白僵蚕二钱　钗石斛四钱　元明粉二钱　黄蜜三钱

水煎去渣，下元明粉、黄蜜和匀，温服。

按：瘟毒发作，阳明燥金主气，金被火伤，木风扰动，心神不宁。此方扶元气，救元阴，除邪定风，解释毒火。

新制兰膏汤三六

治羊毛瘟邪，气血亏损，或产后半月，内伏羊毛毒火，胸闷食少，寒热，头身作痛，呕吐黄水，口苦黏腻，腹胀胁痛，遍身麻木，倦怠神昏，气阻发厥，并治余邪口淡作干，烦热不寐。

泽兰叶三钱　石膏三钱　蝉蜕壳十二枚　白僵蚕二钱　桔梗二钱　甘草一钱　防风一钱　炒山栀一钱　薄荷叶一钱　黄芩一钱　新会橘红一钱　元明粉一钱　当归一钱　白芍药二钱　雄黄二分　黄蜜三钱

水煎去渣，下元明粉、雄黄、蜜和匀，温服。如毒重深伏，加熟大黄二钱和服。

新制止呃汤三七

治羊毛瘟毒余邪，气虚呃逆，心烦不宁，食少作哕，神倦微热，胸胀不卧。

人参一钱　半夏八分　甘草五分　葶苈子一钱　白芍三钱　熟附子五分　吴茱萸五分

用黄连五分煎水，拌炒云茯苓二钱，西瓜子壳四两。水煎去渣服。

左金地骨饮三八

治羊毛瘟邪，内伤金土，木气横逆，胁痛不止，气闭壅胀，难以转侧，脉象弦大，或沉弦而细，并治牙疼，久不能愈。此方主之，不可加减。

大熟地五钱　骨碎补去毛蜜制，三钱　钗石斛三钱　白芍药五钱　云茯苓一钱　蝉蜕七钱

磨刀水煎，去渣服。

加味佛手散三九

治羊毛瘟邪，新生产后，毒火伏郁，神昏口渴，胸胀气阻，头痛身麻，烧热谵言，忽寒忽热，眩晕不寐，或腹中停瘀作痛。

川芎二钱　全当归五钱　生黄芪三钱　荆芥穗一钱　泽兰叶三钱　五灵脂一钱，醋炒　延胡索五分，酒炒　楂灰二钱　桂枝木五分　蝉蜕壳十枚　白僵蚕一钱

水煎去渣温服。如毒重加秋石一钱，雄黄二分，黄蜜三钱，和服。如寒困毒火，加上肉桂三分，减去桂枝。

回生丹四十

治妇人产后诸疾，污秽未净，及实邪胀痛，瘀血冲逆，并治羊毛瘟毒等证。另有汤引。

生黄芪二两　白术五钱　青皮三钱，醋炒　木瓜三钱　全当归一两五钱，酒洗　川芎八钱　香附醋炒，八钱　地榆炒，五钱　蒲黄五钱　赤茯苓八钱　桃仁炒研，八钱　大熟地一两五钱　怀牛膝五钱，盐汤炒　山萸肉五钱　京三棱酒炒，三钱　五灵脂醋炒，五钱　甘草五钱　荆芥穗五钱　新会橘皮五钱　白芍五钱　乌药一两　乳香煅，一钱　没药煅，一钱　广木香一钱　白僵蚕一两　蝉蜕五钱　广姜黄三钱　红曲八钱

上为细末，用大黄膏为丸，弹子大，金箔为衣。大黄膏法：用苏木三两，河水五碗，煎至三碗去渣。红花三两，炒黄色，用无灰酒二斤，煮十数滚，去渣。小黑豆一升，水煮留汁

三碗，黑豆晒干，研末。俱听用。生大黄一斤，为末，用米醋八碗，熬成膏，次下苏木汤、红花酒、黑豆汁，搅匀又熬成膏，贮于盆，将锅焦焙干为末，用黑豆末同前药末和丸。

——治羊毛瘟邪新产后。用秋石四分泡汤和丸温服。

——治产后伏毒，面青忽红，唇干舌赤，鼻中流血，烦热头痛，遍身影点成斑。用丹三粒，加黄蜜一匙，黄酒一盅，童便一盅，调匀温服。

——治妊妇，因患温证，子死腹中，务须审脉辨证，察舌有无青黑。方用川芎一钱，当归二钱，煎汤去渣，加童便一杯、黄酒三钱、黄蜜三钱、元胡粉一钱，化丹三粒，服之即下。

——治产后败血停滞并毒火扰乱，如见鬼神，语言颠倒。用灯草一团，黄连三分，水煎去渣，加秋石三分，化丹两粒温服。

——治产后温毒扰乱败血，腹痛周身浮肿，或四肢浮肿，食少气喘，皮肤俱见赤色。用生桑皮一钱，水煎去渣，加童便一盅，黄蜜三钱，化丹三粒温服。

以上治产后温证四条大有神效。此丹治产后杂证更妙，故附录以广济之。

——催生遇难产之际，用丹一粒，研碎贮碗加葱白三枚，黄酒一茶盅，重汤蒸热，去葱服之，立刻就生。

——产时横逆难生并胞衣不下，用丹一粒，开水和，加黄蜜一匙，童便一杯，黄酒一杯，温服。

——产后儿枕痛，恶露不尽，用丹一粒，开水和，加砂糖一匙温服。

——产后头痛身热有汗，用开水化丹一粒服之。

——产后眼昏腰痛，身似角弓，用川芎五分，全归一钱，白薇一钱，生黄芪一钱，荆芥八分，水煎去渣，化丹二粒服之。

——产后崩中，恶露不止，血如肝色，周身拘束，潮热不退，用开水、黄酒各半，化丹一粒服之。

——产后血晕，头旋眼黑，语言错乱，用白芍药一钱，菊花五分，水煎去渣，化丹一粒，加童便一杯服之。

——产后胸闷口干，烦渴不宁，因停滞饮食，用炒山楂一钱，煎汤化丹一粒服之。

——产后寒热如疟，用开水化丹一粒，加黄酒一杯温服。

——产后忽寒热咳喘，心烦惊悸，口渴，用生黄芪、全当归各一钱，荆芥、川芎各三分，水煎去渣，化丹一粒服之。

——产后二便不通，用枳壳五分，煎汤化丹一粒，加黄蜜一大匙服之。

——产后失音，用甘菊五分，桔梗八分，诃子四分，煎汤，化丹一粒服之。

——产后无乳，用丹一粒，加天花粉、归身、炒山甲各三分，研细末入黄酒、开水化服。

——治妇人经水不调，用葱白二枚泡汤，化丹二粒服之。

冷饮乌梅汤四一

治羊毛瘟邪，毒火冲逆，呕吐有虫，水浆不入，烦躁胸闷，并治暑火呕痰，胸胁刺痛，乍热心烦。

乌梅四十枚　龙脑　薄荷三钱　金银花三钱

共熬汁去渣，下冰糖三两化冷服。

紫雪金丹四二

治内外热炽，狂躁谵妄，热郁发斑，痰涌抽搐，目瞪神呆，阳毒发黄，口舌生疮，脚气冲厥，羊毛瘟毒，玳瑁温证，瘴疠温疟，痧痘疮毒，喉风中暑，诸般瘟毒，一切实火，闭结沉困，及小儿胎毒，脐风撮口，胎黄胎惊，五痫急惊等证，大有神效。每服一二钱，或四五分，或五七厘，灯心汤下。病深者宜药多，病轻者宜药少，智者量之。妇人有孕忌服，惟子痫宜服此方。此方神化莫测，难以尽述，溯其功候，妙拟还丹。宜于斋戒清静，诚心办理，择地选吉，每日望空焚香，炼成更以醮谢。忌鸡、犬、妇女，孝服并身体不洁者宜避。计开用物：

铜锅九口，上安铅盖，大木瓢二个，麻布口袋一个，大乳钵一个，手磨一个，细绢筛大三个，小二个，大铜箸一副，刻漏香十四枝，柳木棒十根，银鼎一个，土基灶九个，大瓮缸三个，雪水五担，桑柴八百斤，板炭一百斤，羊城罐一个，盐土、棉纸多备。

计开拣选道地药物，辨别真伪。

生矿金一百八十两，河水淘净，再用雪水二担，泡一周天，搅之万遍，取金分九处，用雪水文火煮，在子时下四刻取起金，仍分九处，炼水归瓮，再用雪水武火煮，在午时下四刻取起金，炼水归瓮，即将泡金水，子时炼水，午时炼水，合在一处听用。

寒水石四十八两，用炼水武火煮四刻一次，去渣。生石膏打碎四十八两，用炼水文火煮一时一刻，去渣。飞滑石四十八两，用炼水武火煮六刻，去渣。灵磁石醋煅四十八两，用炼水文火煮一时四刻，去渣。升麻一十六两，用炼水武火煮三刻，去渣。元参一十六两，用炼水文火煮一时，取汁再下炼水一半，武火煮三刻，去渣。甘草一十六两，用炼水文火煮一时二刻，去渣。犀角镑尖一十六两，用炼水文火煮一时，取汁，再下炼水，用武火煮四刻，去渣。羚羊角镑尖一十六两，用炼水文火煮一时，取汁再下炼水，用武火煮四刻，去渣。

以上药汁共熬至滴水不散候炼。

朴硝六十四两，用羊城罐装，盖好盐土，用棉纸封固，板炭围火炼四刻，取起，过节再炼，提净得三十八两四钱为准听用。

上沉香五两　广木香三两　上檀香二两五钱　丁香一两　以上四味另研细末　大块朱砂研细，水飞，三两六钱五分　血色琥珀研细，二两四钱　赤珊瑚枝研细，二两四钱　西牛黄生吐为上，研细，二两四钱　大珍珠用豆腐披开，珠贮其中，豆腐合一，水煮一二沸，取珠子研细，用三两六钱

其炼丹法：用前药汁下炼净硝，以柳木棒撩匀，合炼三刻，宜防硝升，将药归入银鼎内，再下四味香药，撩匀封固。八转丹法，俱用卯酉时，中隔水蒸，用板炭文火，一时为一转，第九转候吉时成功。起首水蒸三转开封，下朱砂、琥珀、珊瑚，撩匀封固，水蒸三转开封，下西黄、珍珠，撩匀封固，水蒸二转开封，下当门子麝香一两乳细，撩匀封固，候吉时到，水蒸一转成功取起银鼎，埋在土中，退火三日，取起开封，收贮瓷器中，勿令泄气为妙。

大辟瘟丹四三

凡时行疫证，以绛纱囊装悬于当胸，或系左腕，可无缠染。治病录后。

桔梗三两　陈橘皮三两　麻黄去根节，四钱五分　藿香去梗，三两　升麻三两　生香附二两五钱　半夏姜汁炒，一两五钱　川乌煨熟去皮，一两五钱　滑石水飞，一两二钱　紫苏叶七钱五分　雄黄研细水飞，三两　雌黄研细水飞，一两二钱　生大黄三两　赤小豆六两　鬼箭羽一两二钱　丹参一两五钱　忍冬藤花三两　山茨菇去毛，二两五钱　千金子去油，

一两五钱　广木香一两五钱　茅苍术生，一两五钱　山豆根一两五钱　五倍子二两五钱　北细辛去叶，一两二钱　麝香当门子三钱　红芽大戟米沉浸去骨，一两二钱五分

上为细末，糯米粥和，重一钱一粒，用朱砂一两研细水飞为衣。忌烘干，宜用天医日合，或端阳午时更妙。

——治瘟疫伏邪，阴阳二毒，狂躁昏乱，胸膈阻滞，毒邪未发，用薄荷泡汤磨服。

——治羊毛瘟邪，毒火发动，微见寒热，恍惚神迷，头痛或眩，面色露青，舌有红点，或有疹块，胸胀身板，用石膏泡水磨服。

——治霍乱绞肠痧，或感山岚瘴气，温痢温疟，俱用灯草汤磨服。

——治中蛊毒，狐狸毒，并野菌、河豚、死牛马肉、草木、鸟兽等毒，腹痛呕吐，气阻神昏，俱用黄酒磨服。

——治类中风，口眼歪斜，语言謇涩，牙关紧闭，并治历节风痛，筋骨拘挛，手足肿痛，行步艰难，俱用淡姜汤磨服。

——治九种心痛，胃痛，腹痛，头晕作哕，并治急中，颠痫，鬼气狂叫，奔走失心，羊痫诸风，俱用开水磨服，或淡姜汤亦可。

——治男妇传尸，骨蒸劳瘵咳嗽，为虫所伤，每上半个月，每日早间用开水磨服一粒。

——治妇人癥瘕积块，经闭不调，腹中作痛，梦与鬼交，俱用红花煎汤磨，加黄酒少许服之。

——治小儿惊风发热，积聚腹痛，五疳潮热，痧疹温邪，俱用薄荷叶泡汤磨服。

——治偏正头风，左右上下牙疼，俱用生莱菔汁磨敷患处，内用开水磨服。

——治痈疽发背，无名肿毒，俱用烧酒磨，加蟾酥、冰片敷患处，已成即溃，未成即散，内服用开水磨。

通用药物

金汁，即人粪，用坛装封固，埋土中数十年后，变如清水。地浆，掘土下三尺水，和腊雪水、雄黄、白茅根、青蒿、枯草、茵陈蒿、灯草、青黛中，黄刺蒺藜、生大黄末、射干、白丑末、栝楼皮、栝楼实去净油、天花粉、生首乌、山豆根、木通、泽泻、忍冬藤、升麻、石菖蒲、马勃、紫背浮萍、活水芦根、赤柽柳、紫背天葵、荞麦面、蒲公英、绿豆、黑豆粉、莱菔生汁、菁菜、水靳汁、马齿苋、黄瓜汁、丝瓜汁、巴旦杏仁、梨汁、西瓜水、甘蔗浆、紫背荷叶、藕汁、荸荠汁、秫米。以下九味宜于慎用：麻黄、桂枝、细辛、干姜、辛夷、鲜姜、茅苍术、附子、乌药。

《羊毛瘟证论》终

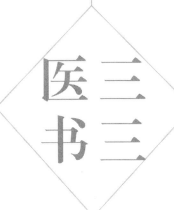

三三

医书

重订时行伏阴刍言

清·田宗汉 撰

提要

　　《重订时行伏阴刍言》一卷，为当阳社友李君贡三之寄稿。据云，书系田云槎先生所著。甲寅年，自友人处得之。盖以伏阴之为病，有似霍乱，而实非霍乱，倘认证不确，方法错谬，其害有不可胜言者。李君又曰，余于此症，素怀疑窦，既得斯篇，若获珍宝，故特录呈，以公同好云。想见其利人济物之怀溢于言表。世必乐读之，以副李君一片嘉惠医林之婆心，不特得一孤本书已也。

目录

重订时行伏阴刍言

田云槎先生著

后学　当阳贡三李振声重订
　　　绍兴裘庆元吉生校刊

　　《时行伏阴论》乃田云槎先生所著。甲寅年，自友人处得之。盖以伏阴之为病，有似霍乱，而实非霍乱，倘记症不确，方法错谬，其害有不可胜言者。余于此症，素怀疑虑，既得斯篇，若获珍宝，故特录呈以公同好焉。

时行伏阴总论

　　天地之阳气，升于春，浮于夏，降于秋，沉于冬，往往与阴气互相上下。是故春温、夏热、秋凉、冬寒，为四序之常。四序失，则寒暑衍，非其时而有其气，则为异气。异气未有不病人者。春夏阳气开张之际适值阴雨不止，雨淫湿盛，湿盛则阳气微而寒气生。寒湿相搏，结成一团，阴霾之气，人受之则上客于肺，中客于脾，下客于肾。即病则为寒湿，如不即病，其邪必伏于经络，则为伏阴。直至夏秋，阴气内盛，阳气外泄，久伏经络之邪，从阴而化，发端于膜原。膜原在胸膺之内，夹脊之前，正当胃交经关之所，诸经之总会也。阴邪踞此，壅过气机，清不能升，浊不能降，三焦表里、营卫气血皆为所阻，于是胸中不乐，头微眩，四末微麻，小便不通，下利清水，嗢嗢欲呕，一经呕吐，声喑耳鸣，面尘肌消，目眶陷，目睛冒，渴饮热汤，四肢逆冷，脉微或伏，转筋疼痛，冷汗自出，有似霍乱。变则呕止而哕，或噫，或呃，或咳，或懊忱，或心下痞塞而肢体若冰，甚则心中如焚，渴欲冷饮，扇扇不知风，饮冰不知冷，卧地不起。大要此症，以小便通利则生，不通则死。其间有仅下利而不呕吐者，阴邪就下为病也。有朝发暮死者，重感于邪也。又有触发旧病而并病者，有误针药而成危候者，有病后失调而终归冥路者，不可言状。初治之法，当以温中通阳为第一义，大忌苦寒助邪，消克伐正。如神形已夺，切勿与芳香，投针石，以气血不可再夺故也。或当转筋危急，则汤熨之法，最为稳捷。至于变症用药，或宜补，或宜通，在临证者细心研究耳。

伏阴霍乱辨

伏阴一症，古书罕言，而近代病此最多。因其呕、利、转筋，颇似霍乱，世每以霍乱治之。夫霍乱之义，挥霍撩乱，皆缘寒热不调，饮食不节，以致风寒暑湿之邪与宿食冷滞相搏，清浊混淆，乱于肠胃，而脾胃之气困矣。为病则心腹绞痛，呕利并作，内乱极，而之外则为转筋疼痛。大抵霍乱呕利，必有兼见之状（时疫亦然）。如头痛、发热、恶风、恶寒者为感风寒而病也；身热、烦渴、气粗、喘闷者为感暑邪而病也。是霍乱固有风、寒、暑、湿之分，故治法有或清、或温之不同也。若夫伏阴之为病，盖由春夏感受寒湿阴邪，不即发出，伏于肺、脾、肾三经孙络，乘人阴气内盛之时，遂从阴化而发也。其为病，先利而后呕，并无腹痛。视霍乱之卒然心腹绞痛，呕吐而利者，有间霍乱之发病，则一井之中，仅见一二；伏阴之发，专在夏秋，病则远近一律，如传疫。然霍乱发暴而退速，伏阴发缓而退不易。霍乱脉大为可治，微细恒难治。伏阴脉细或伏是其常候，惟阳将通脉喜微续，若暴复洪大，每不可治。以此较之，源异而脉殊，故其名不可不辨也。古人所谓治病必先辨名，识得为名，而后可以究病因、察病状，则立方用药，自有把柄，虽千变万化，却有一定之法。兹因近代寒湿伏邪为病甚巨，奈人多以霍乱目之而方法错乱遗人夭殃。故特辨正病名，俾误者知改耳。

原　病

（一）伏阴之为病，先利而后呕，脉微欲绝，甚则脉伏。

声按：此揭时行伏阴脉症为伏阴病之提纲，后凡言伏阴病者，皆指此脉症而言也。先利而后呕，正与既吐且利之霍乱症有间。

（二）伏阴病，胸中不乐，头微眩，四末微麻，小便不通，下利清水，嗢嗢欲呕者，苏砂平胃散主之。

声按：伏阴初起，此方主之，理中汤亦主之。又伏阴之邪，本先伏于肺、脾、肾三经孙络，而太阴、少阴，原无头痛一症。故病伏阴者，仅头微眩而不疼痛也。实有不尽然者，何也？盖肺既与大肠相表里，脾既与胃相表里，肾既与膀胱相表里，岂有脏病而不累腑，里病而不及表者乎？不过较他症头痛稍轻耳。

苏砂平胡散（温中通阳法）

苍术二钱　厚朴姜炒，一钱　陈皮一钱　甘草一钱　苏叶一钱
砂仁一钱　生姜一钱　大枣三枚，捭

水三盅，煎去渣，分二次温饮之。不愈，再服一剂。

声按：医理与地理有关系焉。如我国东南卑湿，湿重寒轻；西北高亢，寒重湿轻，则苏、砂、姜、附、陈皮等分量宜

有进退。

加减法：下利白水，倍紫苏，加红豆蔻一钱；下利黄水，倍苍术；下利黑水，或纯清水，倍砂仁。如服药不受，加童便一杯。

声按：平胃散一方，原为满闷呕泻而设。盖以阴气积于胸中则满闷，寒侵胃则呕，湿困脾则泻。故用苍术、厚朴、陈皮、生姜之辛温以消阴邪，甘草、大枣之甘平以益脾胃，合为辛甘通阳之剂，使阳复阴消，则满闷自除，呕泻自止。兹寒湿伏邪，发端于膜原，而现胸中不乐等症，较之满闷呕泻，虽异派而同源，故就原方中加砂仁、苏叶以通肺肾之阳，并助诸药温中行气，俾肺、脾、肾三经之阳气来复，而壅踞膜原之阴邪可消矣。如下利白水，倍紫苏，加红豆蔻一钱，然红豆蔻，不如易白豆蔻以助紫苏而通肺阳，因白豆蔻本肺家药也，且辛温之性，能流通三焦，温暖脾胃，三焦利、脾胃运，则诸症自平故也。下利黄水，倍苍术者，燥胃强脾升阳气也。下利黑水，或纯清水，倍砂仁者，温中宫、通肾阳也。若加茯苓以助之，其效尤速。服药不受，加童便者，因浊邪踞于膈上，引以童便使之浊归浊道也。又下利白水前有呕吐清水，加桂枝一钱；水浆不得受，加干姜八分，与后第三条重复。又有转筋疼痛，加牛膝二钱，艾绒一钱，与后第五条重复，故删去之。

（三）伏阴病，呕吐清水，耳鸣声暗，四肢逆冷者，宜苏砂平胃散加桂枝。水浆不得受者，再加干姜。

（四）伏阴病，面尘肌消，目眶陷，目睛冒，渴饮热汤，四肢逆冷者，附子理中汤主之。

声按：此为伏阴症之重病。目睛冒者，谓睛不能视物，如有薄纸遮盖也。又吴氏以喜饮水、不喜饮水而辨霍乱症之属阴、属阳，是霍乱症原有阴、阳之分，非辨伏阴与霍乱也。故不饮水者，理中汤主之；欲饮水者，五苓散主之。若误认此渴欲饮水之伏阴症为五苓散所主之霍乱症，则失之远矣。

附子理中汤（复阳消阴法）

附子炮，二钱　人参一钱　白术一钱　干姜一钱　炙草一钱

水三盅，煎去渣，分二次服之。不愈，再依前煎服。

加减法：呕加半夏一钱，姜汁一匙，冲服。腹痛加木香一钱。脐下动气去术加桂六分。心下悸加茯苓二钱。妊妇加当归、芍药。湿盛易白术为苍术。呃逆加丁香、柿蒂各一钱。

声按：理中汤原为温中散寒而设。盖胃阳伤则吐，脾阳伤则泻。因吐泻而致面尘肌消，目眶下陷，则脾胃困惫极矣。湿不弥漫，目不冒。寒不彻外，肢不厥。阴盛阳衰，竟致不能蒸腾津液，则渴欲热饮。故方中有人参以补气益脾，白术以燥湿健脾，甘草和中以培土，干姜温胃以散寒。合之通中有守，守中有通，庶内外之阳气来复，而群阴自消矣。若甚寒为患，则又非纯阳之附子不为功。呕吐则加半夏、姜汁，以散寒而降

逆。腹痛则加木香以理气而调中。脐下动气，去术加桂者，因白术补气、肉桂泻奔豚也。心下悸加茯苓者，饮停则悸，加之以利水而宁心也。妊妇加归、芎以散寒和血。呃逆加丁香、柿蒂以利痰行气。湿盛以苍术易白术者，因白术之甘温和平，不若苍术之辛烈燥湿而强胃，且能开郁以升胃阳也。呕加半夏。前有转筋，加牛膝二钱、艾绒二钱，亦因重复删之。

（五）伏阴病，转筋疼痛者，苏砂平胃散主之，附子理中汤亦主之。均宜加牛膝、艾绒，危急者用汤熨法。

声按：湿郁于经络，以致筋如转索，即吴氏所谓俗名转筋火者，其实乃伏阴与寒湿相搏也。又肝主筋，筋既被寒湿搏急而牵转，疼痛即当于温通方中加桂枝以温经，通筋而和之也。盖桂枝既善平肝，又善通阳，诚以一物而具牛膝、艾绒之功也（后有验案可考）。若肢厥寒甚，则又非纯阳之附子不足以破阴气而发阳光，故附子理中汤亦主之。

汤熨法

蓼梗并叶根一大束，水煎汤，蒸转筋痛处，得汗则愈。

葱白一握，捣作饼，贴痛处，以艾绒如荔核大，于葱饼上，火燃灸之，得暖则愈。小麦麸升许，酒调焙热，布包线扎，熨揉痛处，冷则易之，以愈为度。

以上三法，屡用屡验。必须内服通阳方剂，以逐其邪，否则毒复陷里，反成危候也。

（六）伏阴病冷汗自出者，阳复则止。

声按：此可与理中汤或苏砂平胃散，均宜加葱白。若用苏砂平胃散，加桂枝二钱更佳。

（七）伏阴病，法当呕，今反不呕者，必腰痛或面赤腹痛，干呕咽痛，利止脉不出者，通脉四逆汤主之。

声按：此乃肾家虚寒，伏邪就下为患也，故不呕而腰痛。又阴盛格阳于外，故面赤而咽痛。中寒凝聚，故腹痛而干呕。利止阳似来复而脉不出者，其阳仍未通也，故主以通脉四逆汤。

通脉四逆汤（甘热回阳法）

干姜二钱　附子二钱　甘草一钱

水二盅，煎去渣，温服。脉不出者，再依前法，煎服。

变　症

（一）伏阴病，呕利止，厥回而哕者，养胃汤主之，半夏陈皮汤亦主之。若厥不回而干呕者，可与橘皮汤。

养胃汤（养胃润枯法）

人参一钱　沙参二钱　葳蕤二钱　石斛二钱，先煎出汁　炙甘草一钱　法半夏八分　大枣三枚

加减法：治胃虚津枯之呃逆，加刀豆子一钱（煅用）。新瘥不欲食，喜饮者，加白芍二钱。

半夏橘皮汤（温胃散水、涤痰降气法）

法半夏二钱　陈皮一钱　茯苓一钱　人参一钱　炙甘草一钱
干姜一钱　大枣三枚

橘皮汤（通阳消阴、宣胃降逆法）

陈皮二钱　生姜四钱

（二）伏阴病，呕利止，心下痞硬，噫气不除者，可与代
赭石旋覆花汤。

代赭石旋覆花汤（补中宣气、镇逆涤痰法）

代赭石一钱　旋覆花二钱,绢包　人参二钱　炙甘草一钱　半
夏二钱　生姜一钱　大枣三枚

（三）伏阴病，呕利后，胃家虚寒而呃者，与附子理中汤
加丁香、柿蒂；胃家虚热而呃者，与橘皮竹茹汤；胃虚痰喘
者，与丁香柿蒂汤。

橘皮竹茹汤（清补止呃法）

陈皮一钱五分　竹茹一钱五分　人参一钱　炙甘草一钱　大枣三
枚　生姜八分

丁香柿蒂汤（温中降逆法）

丁香一钱　柿蒂一钱　人参一钱　陈皮一钱　法半夏二钱　茯
苓二钱　炙甘草八分　生姜一钱

（四）伏阴病，呕利后，头汗出，微喘，呃声连连者，急
与参附汤调之。

声按：此乃真阳将脱之危候也。

参附汤

人参三钱　制附子三钱　刀豆粉四钱　刀豆子（煅存性，研）二钱

（五）伏阴病，呕利止，小便不通者，为未愈。

（六）伏阴诸症，除小便不通者，不可与五苓散，可与肾气汤。

声按：肾气汤，即金匮肾气丸料，易丸作汤，用以扶阳化气也。

（七）伏阴病，欲解时，小便必通利。

声按：小便通利，阳和之象也。伏阴病，最喜阳和，阳和则生。

附录验案数则

庚申岁，友人邬云庵之子在功，年十五。一日忽患下利清水，既而呕吐大作，四末微麻，医以霍乱治之，不效。其父求诊于余。六脉皆伏，四肢厥冷，水浆不得受，沾唇即吐。细询之，谓先利后呕，皆系清水，起即小便不通，并前数日即觉胸中不快，口似多涎，常啖极咸之食物以摄之。余曰，此乃伏阴重症也。虽面尘肌消，目眶将陷，幸卧蚕未落，尚属可治，再迟一时，则不可为矣。为拟二方。先用干姜一钱、法夏（购

来用温水浸洗数次）一钱，煎汤去渣，加姜汁一匙，童便一酒杯，于甫吐后，细细温饮下，其吐即止。继进以苏砂平胃散去生姜，苍术改用三钱，加干姜一钱，桂枝一钱五分，茯苓二钱，煎汤温饮之，一剂利止，脉见。惟四肢犹冷，少腹作痛，小便仍不通，再投以附子理中汤加肉桂八分，一剂，诸症悉除。但昏昏欲睡，不思饮食，询之，他无所苦，脉亦平和。又以温补缓剂以善其后，遂痊愈。

辛酉暑假归里，有某雇工，年二十一，于六月下旬，途中忽患下利，约十分钟一次。及抵家，大吐不止，转筋疼痛，四肢拘急，延余诊之。其脉甚微，询之，谓前数日，尚觉四肢酸软，胸闷不畅。遂投以苏砂平胃散，将分量加重，并加桂枝二钱，茯苓二钱，一剂，稍轻。次日复诊之，其脉仍沉迟，腹中痛，若有所结。遂与以救中汤加苍术三钱，服一剂，诸症皆退，惟胸中不舒，时作呃逆。又进以生赭石（轧细先煎）三钱，野台参二钱，清半夏一钱半，炙甘草一钱，广陈皮一钱，加姜、枣，煎汤，连服二剂，痊愈。

本年（即民国十一年）夏秋间，育溪附近，伏阴症流行甚盛。六月中旬，农人王贤林，年三十许，患泻痢清水，吐出之水微黄。下午七点钟，询方于余。余秉烛就之，其脉俱无，四肢厥逆，转筋疼痛，并口渴而喘，目冒声喑，言语不辨。前医朱某，诿为不治。余曰，此伏阴症也。幸胸前犹温，尚有一线可救。急施以汤熨法,其转筋遂止。进以漂苍术五钱,油厚朴(姜汁炒)二钱,炙甘草一钱,木香一钱,干姜一钱,砂仁一钱半,赭石(轧细,先煎)二钱,台参二钱,附子一钱,煎汤服之。约半句钟,阳回汗出,小便通利,而喘亦就平。及其尽剂,而病霍然矣。余归就寝,钟鸣十二,乃子时也。

六月三十日,余方就诊戚家,不意长儿大新(现年十三岁)大泄不止,及余回家,而吐亦作矣。其脉沉紧而迟,四末微麻,头痛,身热无汗,口渴。此伏阴而兼外感也。投以急救回生丹(此方系张寿甫先生所创,载在《医学衷中参西录》。本年暑假内,余按法制有数剂,用之无不获效。小儿此症,虽属伏阴,因有兼症,又先生谓,此丹服之,可温里得汗,故与之。从可知,无论伏阴、霍乱,其病初起时,可先与此丹,令其得汗,以减杀其势,而后再分途治之可也。若系伏阴症,先与以先生所制卫生防疫宝丹更妙)。须臾汗出,吐泻之势亦稍缓,继与以漂苍术三钱,西砂仁一钱,炙甘草一钱,苏叶一钱,厚朴一钱五分,枳壳二钱,广皮一钱,薄荷八分,加姜、枣煎汤,服之未尽剂而愈。

邻村佟青之子甫,三龄,于五月前患腹痛泄泻,经他医治愈。至七月,前症复作,兼呕清水,面色苍白,前医治之罔效。其父求诊于余。肢冷肌削,不时吐泻,兼四肢搐搦,与以苏砂平胃散加桂枝八分,一剂病若失。

以上数症，均伏阴为患。余依田氏之法，出入治之，皆获痊愈。益信其言之足征也。

《重订时行伏阴刍言》终

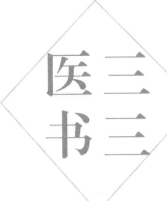

三三医书

重订痧疫指迷

清·费养庄 编

清·顾晓澜 评

提要

  《重订痧疫指迷》一卷，为云间费养庄先生选辑，雉皋顾晓澜先生重加评订。费顾二氏俱为有清名医，痧疫各方收采极精，对于霍乱各症尤为推究精详。已故社友徐石生君手录，价让于裘君吉生。第一为急救溯源，第二为辨证要诀，第三为急救闭症方，第四为治时行霍乱简便章程，第五为摘录《霍乱论》守险预防要法，第六为霍乱转筋外治法。读之于痧疫症自易明辨。

目录

重订痧疫指迷

云间费养庄选辑

雉皋顾晓澜评订

鸳湖徐石生重录

绍兴裘吉生校刊

急救溯原

时行霍乱及痧胀温疫诸病其最关紧急。判死生于顷刻之间者莫如闭痧，而救闭之药非仓猝所可办。故欲制丸散以济世急者，莫如先备开闭之药。但闭症有寒热二种，势同冰炭，倘以热治热，以寒治寒，则是助邪为虐，害必更烈。读近日外间所送痧药丸药诸方，虽皆属有验之陈方，而药味则率多燥烈，施之风餐露宿受寒湿为病者固颇合宜，若施于感暑燥热而成者则大相悖谬。而今年夏暑太酷，加以亢旱不雨，秋燥又甚，其为病也，寒湿当少，燥暑必多。苟寒热不分但以一种燥烈之药混同概治，恐非徒无益而又害之矣。惟是患病之家既不能识寒热之情形，而送药者又不能深谙医药，况博施济众之事又焉能尽人人而问之，诚恐功不补过矣，岂送药之本心哉。鄙人之意不若制寒热通用之药以济世急，惟太乙紫金丹一方，薛一瓢称其比苏合丸而不热，较至宝丹而不凉，兼玉枢丹之解毒，备二方之开闭，洵济生之仙品，立八百功之上药，足可内服。又有飞龙夺命丹一方，王梦隐称其芳香辟秽，化毒祛邪，宣气通营，尤妙在人中白一味驾轻就熟为使，迅扫浊邪下趋浊道，有马到成功之捷，其全体大用有斩关夺隘之功，而具起死回生之力，足可外吹。二方药味不热不寒，寒症热症均可通用，实为两便，急宜修合以济急需，博爱好善之士能选料预制而广传之，其利溥矣。

按：市售痧药者莫若拣选道地药品，依法预制四方丹药以备应急，固可济世又能销售，岂非双方并进有利无害之善举哉。然较之痧气丸功用大相径庭。痧气丸中茅术、雄黄、冰、麝、蟾酥等仅治寒湿受病，而暑热症用之是抱薪救火，往往误事。以上四方寒热皆宜，今特揭出以广其传播云尔。

辨证要诀

尝稽寒闭、热闭二症以紫金、飞龙二丹相通应用可无贻害。惟更有虑者闭症与脱症每每相似，苟系脱症而与以闭症之药则又速其死矣。医者临证务要确切辨明形症，然后用之。若遇索药之人尤当问明病原与之，庶不致误。兹列形状于下。

闭症形象：手指麻木，神迷似昏，爪色或板或青，心胸或烦或痞，其剧者，四肢如冰，两手无脉，神情躁乱，口噤难言，面色或紫涨或灰垢而呆，腹中或胀或痛，颠倒不安而闷，或唇口爪甲皆青，手面皆黑，甚则神昏不省。其脱症形象：亦往往大略相同，但脱症汗多，闭症汗少，闭症神识多于迷蒙，脱症神识多于清爽，闭症小便短涩赤黄，脱症小便清长不热，脱症舌苔多于宣润而和，闭症舌苔不拘或黄或白必黏腻浑浊，闭症之脉忽然便无，脱症之脉渐次而绝。以此数款辨之，似可无所逃情。

按：此篇是辨症，绝大之关键，死生之出入也。要在细心体认，庶免贻误之憾。至于闭症与脱症与寻常霍乱有间，又不可不知也。然辨别之诀宜研究于初候自无惑焉。若初起才觉吐泻，但见手脚作麻，胸口满闷，头目昏蒙，面色或灰垢或紫涨，两眼白睛泛红，更问其先觉神气如蒙，浑浑然如处云雾者，便是时行霍乱，盖感受秽浊时气也。如无自觉神气如蒙，若云若雾，面色紫涨，手足心如烙等症，便是寻常霍乱也。

急救闭症方（寒闭、热闭均可通用，此下三方用以救急）

太乙紫金丹

治霍乱痧胀时气温疫岚障中恶暑湿温疫之邪，弥漫熏蒸，神明昏乱诸症。

山慈菇二两　川文蛤二两　红芽大戟一两五钱　安息香一两五钱　苏合油一两五钱　千金霜一两　血琥珀五钱　上梅片三钱　当门子三钱　白檀香一两五钱　明雄黄飞净，五钱

十一味共研极细末，研匀，浓糯米饮杵丸如绿豆大，外以飞真金为衣。每服钱许，凉开水下。孕妇忌服。

此方药料甚贵，有力者能合全料更妙，否则合半料或合十分之一，均量力而可也。盖此种闭症不多，俟送完，接续再合亦无不可。

飞龙夺命丹

治感受温暑障疫秽恶阴晦诸邪，霍乱转筋，痧胀绞痛（腹中急痛也），心腹闷塞，烦躁，颠倒不安，手面遍身青黑，四肢冰冷，两手无脉，瞀乱昏狂，神昏危急，及时症逆传，神迷狂谵，机窍闭塞诸症。

朱砂飞，二钱　西牛黄二分　当门子三分　真珠三分　人中白漂煅，八分　明雄黄飞，一分　杜蟾酥一分五厘　蓬砂三分　梅冰四分

明矾五分　灯心炭一钱　火硝一分五厘　牙皂三分　麻黄去节,四分　青黛飞,五分　飞真金三十页

十六味各研极细末，合研匀，瓷瓶紧收，毋令泄气。以少许吹鼻取嚏，重者再用凉开水调服一分。小儿减半，孕妇忌服。

凡遇神昏不省，或虽省而自觉如蒙如雾，浑浑不清，两手忽然无脉，肢冷无汗，小便短涩赤黄，舌苔不拘何色必黏腻浑浊，再兼见上条方下所注症候者，均宜急与此丹。

如遇神气清爽，自汗甚多，小便清长不热，舌苔宣润而和，两手脉逐渐细小，非忽然便无者，便是脱症，切不可再与此丹。切嘱。

速效丹

治诸痧手足麻木，牙关紧急，目闭不语，胸背有红点，或咽肿心痛，及风餐露宿，寒暑杂感危急之症。

北细辛三钱五分　枯矾一钱五分　贯众二钱　制半夏二钱　白芷一钱　牙皂三钱五分　陈皮二钱　薄荷叶二钱　防风二钱　广木香二钱　朱砂二钱五分　甘草二钱　桔梗二钱

十三味共研细末，瓷瓶紧装毋令泄气，每用三分吹入鼻孔，寒湿内盛而病重者，开水调服一钱。

孕妇有忌服紫金丹、夺命丹者，则以此速效丹代之。

按：此方即道光元年治麻脚瘟之方，载在《瘟疫汇编》。

其药计十五味，照此方多降香、藿香、雄黄三味，少广木香一味。今世施送，改名雷击散。如合此方，即将明雄等三味补入亦无不可。

此方价值甚廉功效亦著，施之风餐露宿之人，感秽浊恶气而为痧胀霍乱诸病，气机闭塞者，亦颇合宜。不妨多为修合以补四乡广送也。

定乱丸（此方用以祛病）

治伏暑霍乱及时行温热疫疠诸般霍乱。起初才觉手脚作麻，胸口满闷，头目昏眩，神气如蒙，若云若雾，随即吐泻交作，便宜服之。

并治感冒秽浊邪气寒热痧胀（痧症、胀症俱有寒热二种）及寒暑杂感伏暑化疫等症。

香薷一钱　泽泻二钱　真广木香四分，磨入　广陈皮一钱　小川连五分　白檀香四分，磨入　紫苏梗八分，磨入　生香附二钱　白茯苓三钱　上朴五分　炒山栀二钱　江西香豉四钱　甜白术一钱五分　白扁豆一钱　生甘草二钱五分　生香附二钱　真广藿香二钱

照方配十剂或五剂，研细末水法为丸。每服三钱，用真广藿香二钱、真陈皮一钱五分煎汤送下。

如舌黄心烦者加益元散三钱、晚蚕砂四五钱同煎；如胸闷气塞者加苦桔梗二钱、枇杷叶（去毛）三钱、蝉蜕二钱同煎；如腹痛者加石菖蒲八分、白蔻仁五分、省头草二钱同煎；腹胀

者加水炒川厚朴五分、大腹皮二钱同煎；夹受水毒者加贯众三钱同煎。

以上数方闭症可用，脱症切不可用。而闭症与脱症形象往往相似，不可不慎思而明辨之。

治时行霍乱简便章程

痧症有寒热二种，霍乱有风寒、暑湿、温热、疫疠数种，至于吐利腹痛，似霍乱而非真霍乱者则其种类尤多。今人一见吐泻先事惊慌，针刺乱施，痧药乱服，不但无济，恐反误事。故特将是否此症形状开明，遇此病者照单对证，用法开列于后。

才觉吐泻，但见手脚作麻，胸口满闷，头目昏蒙，面色或灰垢或紫涨，两眼白睛泛红，更问其自觉神气如蒙，若云若雾者，便是感受秽浊时气，或成痧症，或成霍乱，急宜内外两治。再解散病人头发细看，如有赤色者即拔去之，再脱其衣细看，胸背如有长毛数茎必尽拔之，此热毒深入营分也。

外用皂角末或通关散或痧药吹鼻取嚏（即红灵丹、塘西丸）。

取嚏不问有无随继以刮。凡肩颈、脊背、胸前、胁肋、两肘弯、两膝弯等处,皆宜用瓷碗口或厚边青铜钱蘸菜油自上向下刮之，以红紫色绽方止。景岳云：凡毒深病急者非刮背不可，以五脏之系咸附于背也（按：五脏六腑皆系于背，刮法诚解毒散邪之捷法，前哲用之屡效）。

刮后继之以刺。今世针法失传，凡须放痧者往往取材于修发匠，多不知穴道在何地方，但孟浪下针以多为贵，实属有损无益。不若用刮法为妙，惟少商、尺泽、曲池、委中四处自家人亦可会。谨开部位于右。

少商（在手大指头内侧去爪甲角如韭叶），尺泽（在两肘弯约文中），曲池（在肘外辅骨屈肘曲骨之中），委中（在两膝弯）。

按：此四穴乃痧疫转危为安之捷径。

刮后凡见有红筋紫梗起，或露出红点，即用银针轻轻刺破，挤出恶血。

于吹鼻后用刮法，一面用天水半碗煎百沸（如无天水，河水亦可），新汲井水半碗和匀，令病人服下，或少刻再服一碗，稍停又连进一碗（此名生熟水）。

服生熟水后看其情形，如病势缓者即用定乱丸一付或连服二三付，用广陈皮、广藿香煎汤送下。一二日内忌食米粥汤，如饥用冬瓜、苡仁煮汤代之（一周时内忌食米粥）。

病势重急者毒邪犯脏，脏气闭塞，经腧不通，死亡顷刻，是为闭症。外用痧药吹鼻内，急服太乙紫金丹或磨玉枢丹灌之（玉枢丹即紫金锭丸，药店有现成者）。孕妇忌服（另以速效丹代之）。其证四肢如冰，两手无脉（忽然便无，非逐渐细小而绝者），神情躁乱，目陷声嘶，唇口爪甲皆青，手面皆黑，甚至神昏不省者，其转筋腹痛，则或兼或否，但验其吐出酸秽，泻下臭恶如火，小便点滴黄赤热短，面色紫，眼睛红，舌苔黄腻或白厚黏浊者，为感受热毒。泻水不臭，小水清白，舌苔灰白潮薄，口中生水，虽渴而不欲多饮者，为感受阴毒。热闭宜用八宝红灵丹、紫雪丹；阴闭宜用霹雳散、蟾酥丸、回阳膏之类。但病家茫昧者多，况仓猝之际恐难辨别，不若用玉枢丹、太乙紫金丹，不问寒热均可无碍。

吐泻太多元气耗散，肢体如冰，冷汗频出，脉微欲脱者，是为脱症。急宜大剂参附理中四逆回阳等法救之，外用回阳膏贴脐中（即时下施送之硫黄散，又名感应灵丹，孕妇忌贴）。

霍乱转筋，吐下已多，脉无气短，大汗欲绝者，置好醋二三斤于病人面前，将铁器烧红，频淬醋内，使闻其气即可转危为安。足冷者另捣生附子二两贴涌泉穴（其穴在两足心）。再按症用药以挽回元气。不论寒热二种，凡元气欲脱者，皆当亟用此法，并治产后昏晕。

心烦，腹中绞痛，吐泻不出者，名干霍乱。用食盐一撮放刀头上，用火炙透，以新汲水、百沸汤各半碗和服，取吐。或用刀头烧盐和热童便服之。

此上诸法专为危急之际，仓皇失措而设，俾人略知定向，免得因惊致乱，因乱致误也。至于病之变化无穷一面，当延医辨症用药，又非徒此所可专恃耳。

以上辨症救急诸方系壬子岁霍乱盛行费养庄先生选订。近年岁气虽与壬子不同，然其邪亦寒热错杂之邪。盖近数年清明以后雷既发声，雪犹叠降，谷雨以后，亢旱月余，芒种以后，大雨兼旬，与纯乎寒湿者亦不同。近年所治多以寒热互用获效，燥烈之药亦非所宜，仍须制寒热通用之药以济斯厄，共登仁寿之宇。晓澜识（其余未尽之旨各方药列入后篇者，系余录验选集，以补费氏所未备，晓澜再志）。

　　　　　　时咸丰辛酉中秋后十日记于崇川雅竹斋中

摘录《霍乱论》守险预防要法

食井中每交夏令，宜入白矾、雄黄之整块者，解水毒而辟蛇虺也。水缸内宜浸石菖蒲根、降香。

天时潮蒸，室中宜焚大黄、茵陈之类，亦可以解秽气，或以艾搓为绳点之亦佳。

用川椒为末，时涂鼻孔，则秽气不吸入矣。如觉稍吸秽恶即服玉枢丹数分（即药店之紫金锭），且宜稍忍饥，俾其即时解散，切勿遽食，尤忌补物，恐其助桀为虐，奸细来而得内应也。

无论老少强弱之人，虚实寒热之体，常以枇杷叶煎汤代茗，可杜一切外感时邪，此叶天士先生法也。见《医案存真》。然必慎起居，节饮食，勿谓有叶先生法在，诸可废驰也。

无论贫富，夏月宜供馔者、冬腌乾菜、芦菔、芹、荀、冬瓜、瓠及绿豆、黄豆所造诸物，人人可食，且无流弊。肉食者鄙，焉知此味。呜呼，苟能常咬菜根则百事可做，岂但性灵不为泊没，足以御挥霍撩乱之灾乎。再酒性纯阳，大冷不冰，造酒之屋，木尚渐腐，生物酒浸，皆能渐熟，不但能腐人肠也。然严寒之令略饮可御风寒，卒犯飞尸温服可祛阴气，若纵饮无节未有不致病者。又惟夏月为尤甚，盖疫疠皆是热浊秽毒之气所酿，同气相求感受甚易。且酒之湿热久蓄于内，一旦因邪气入之而为一家，其势必剧，其治较难，其愈不易。纵性耽曲柏甘，醉死而不辞者，夏令必须戒饮，或不屈死于挥霍撩乱之中也。又鳗鳝性热助阳，鳖性寒滋阴，然或有毒者，夏令更有蛇变者，尤勿轻尝；即无毒者，其质味浓厚，腻滞难消，如吸外邪而误食之，皆难救治。市脯尤觉秽浊，咸宜杜绝。

选方十九首。

暑热霍乱主治方

白虎汤(《伤寒论》)　　治暑热炽盛而为霍乱者。

石膏一斤　知母六两　甘草炙，二两　粳米六合水一斗，煮米熟汤成，去滓温服一升，日三服。按：治霍乱粳米须用陈仓者最妙，以苡仁代之既可利湿，且能舒筋，又不犯米饮守中留邪之虞。

白虎加人参汤(《伤寒论》)　治证如前而元气已虚者。

原方加人参三两

王梦隐谓：白虎汤神于解热妙用无穷，加人参则补气以生津，加桂枝则和营而化疟，加苍术则清湿而治痿。变而为竹叶石膏汤则为热病后之补剂。余因推广其义，凡暑热霍乱之兼表邪者，加香薷、苏叶之类；转筋之热极似寒，非反佐莫能深入者，少加细辛、威灵仙之类；痰湿阻滞者，加厚朴、半夏之类；血虚内热者，加生地丁之类；中虚气弱者，加白术、苡仁之类；病衰而气短精乏者，加大枣、枸杞之类；无不奏效如神也。

竹叶石膏汤(《伤寒论》)　治中虚暑热霍乱，及霍乱已定而余热未清，虚羸少气者。

竹叶二握　生石膏一斤　半夏半升，洗　人参三两　麦门冬一升　粳米半升　甘草炙，二两

水一斗，先煮六味，取六升，去滓，内粳米，煮米熟汤成，去米，温服一升，日三服。

按：《集验》云：此方加生姜治呕最良。王孟英谓：治霍乱宜用地浆煎更妙。

桂苓甘露饮（河间）　治暑热夹湿之霍乱。

桂去皮　白术　猪苓各五钱　茯苓去皮　泽泻各一两　寒水石　石膏　甘草炙，各二两，一方甘草一两五钱　滑石四两

九味为末，每用三钱，温水或新汲水或生姜汤量证调下，小儿每服一钱。

按：此方一名桂苓白术散。一方不用猪苓，或云去猪苓，加人参，名桂苓白术散。

六一散（河间）（即益元散，一名天水散）

桂府腻白滑石六两　甘草炙，一两

二味为末，每三钱，温水或新汲水调下，日三服。夹表邪者以葱白五寸，豆豉五十粒，煎汤调下。

按：益元散内有朱砂。

左金丸

川连六两　吴茱萸取陈而开口者，一两

二味同煮干，为细末，米饮糊丸绿豆大，每三钱，陈木瓜五钱煎汤下。吐酸者，竹茹、生苡仁各三钱煎汤下。

黄芩定乱汤（梦隐）　治温病转为霍乱，腹不痛而肢冷，脉伏或肢不冷而口渴，苔黄，小水不行，神情烦躁。

黄芩酒炒　焦栀子　香豉炒，各一钱五分　原蚕砂三钱　制半夏　橘红盐水炒，各一钱　蒲公英四钱　川连姜汁炒，六分　鲜竹茹二钱　陈吴萸泡淡，一分

阴阳水二盏煎一盏，候温徐服。转筋者加生苡仁八钱，丝瓜络三钱；溺行者，用木瓜三钱；湿盛者，加连翘、茵陈各三钱。

蚕矢汤(《霍乱论》)　治霍乱转筋，肢冷腹痛，口渴烦躁，目陷脉伏，时行急证。

晚蚕砂五钱　生苡仁　大豆黄卷各四钱　陈木瓜三钱　川连姜汁炒，二钱　制半夏　黄芩酒炒　通草各一钱　焦栀一钱五分　陈吴萸泡淡，三分

用地浆或阴阳水煎，稍凉徐服。

解毒活血汤（梦隐）　治温暑痧邪，深入营分，转筋吐下，肢厥汗多，脉伏溺无，口渴腹痛，面黑目陷，势极可危之证。

连翘　丝瓜络　淡紫菜各三钱　石菖蒲一钱　川连吴萸水炒，二钱　地丁　原蚕砂　益母草各五钱　生苡仁八钱　银花四钱

地浆或阴阳水煮生绿豆四两，取清汤煎药，和入生藕汁，或白茅根汁、童便一杯，稍凉徐徐服。

昌阳泻心汤（梦隐）　治霍乱后，胸前痞塞，汤水碍下，或渴或呃。

石菖蒲　黄芩酒炒　制半夏各一钱　川连姜汁炒，五六分　苏叶三四分　制厚朴八分　鲜竹茹　枇杷叶刷去毛，各二钱　芦根一两

天雨水，急火煎，徐徐温服。小溲秘涩者加紫菀（按：

汪谢城谓此方甚妙)、地浆（《千金》）掘黄土地作坎深三尺，以新汲井水沃入搅之，少顷取清者饮三五杯。

寒湿霍乱主治方

四苓散(《温疫论》)　治湿盛霍乱，胸闷溺涩而渴者。

茯苓　猪苓　泽泻　橘皮

水煎服。王梦隐谓：吴氏五苓去桂而治胃中湿热最为有见，且以橘皮易术则无实中之弊，而有利气之功。当变而变，斯为善用古法，欲平霍乱者，宜知所趋向矣。按：此方变化加减可应无穷之用，诚良医之济世苦心也。

理中汤(《伤寒论》)　治寒霍乱口不渴者。

人参　甘草　白术　干姜各三两

四味捣筛为末，蜜和丸，鸡黄大，以沸汤数合，和一丸研碎，温服之，日三夜二。服中未热，益至三四丸，然不及汤。汤法以味依两数切用，水八升煮中三升，去滓，温服一升，日三服。加减法详载《伤寒论》集中。

四逆汤（《伤寒论》)　治阴寒霍乱，汗出而四肢拘急，小便复利，脉微欲绝，而无头痛口渴等症。

生附子一枚　干姜一两五钱　甘草炙，二两

水三升，煮取一升二合，去滓，分温再服。强人可用大附子一枚，干姜三两。

通脉四逆加猪胆汁汤(《伤寒论》) 治阴寒霍乱愈后，四肢拘急，脉微欲绝者。

前方加猪胆汁半合和服。无猪胆以羊胆代之。

按：羊胆代猪胆，若非冬令羊胆更难于猪胆。况羊性热，猪性凉，不能相代。或编集者未及三复而载之。今特订正。

附子粳米汤(《金匮》) 治中寒霍乱，肢冷腹痛，吐少呕多者。

附子_{姜汁炮，切} 半夏_{姜汁炒} 甘草_{炙，各三钱} 大枣_{十枚，擘} 粳米_{半升}

水五升，煮米熟汤成，去滓，温服一升。

冷香饮子 治阴寒霍乱，腹痛，脉沉细或弦紧，无汗恶寒，面色如土，四肢厥逆，阳气大虚之症。

甘草 附子 草果仁 橘红_{各一钱} 生姜_{五片}

水煎冷服。

平胃散(《局方》) 治湿盛于中，霍乱吐浊。

茅术_{去粗皮米泔浸，五两} 紫厚朴_{去皮，姜汁炒} 陈皮_{去白，各三两二钱} 甘草_{炙，二两}

四味为末，每服二钱，水一盏，姜一片，煎七分服。转筋者加木瓜。本方加藿香、半夏名金不换正气散。

藿香正气散 治湿蕴于中，寒袭其外而为霍乱吐泻者。

厚朴 陈皮 桔梗 白术 半夏_{各二两} 藿香_{三两} 大腹皮

一本作苍术或用槟榔亦可　白芷　茯苓　苏叶各三两　甘草一两，炙

十一味为粗末，每三钱姜三片枣一枚煎服（按：《兰台轨范》此方无白术，若易茅术尤佳）。

王梦隐谓：上二方皆治风寒外感，食滞内停，或兼湿邪，或吸秽气，或伤生冷，或不服水土等证，的是良方。若湿暑热证不兼寒湿者，在所切禁。今人谓其统治四时感证，不审病情一概滥用，殊可笑也。用治霍乱，姜枣宜裁。

痧疫回春散　治寒湿霍乱，吐泻脉沉，肢冷目陷，肌肉渐次消铄等症（俗名鬼偷肉）。

川厚朴姜制，一两　广藿梗　白檀香　制茅术各一两　制半夏一两五钱　新会皮一两　宣木瓜一两　淡吴萸五钱　川椒种八钱　制附片八钱　高良姜八钱　乌梅肉八钱　广木香五钱　台乌片五钱

共研极细末，每服三钱，重者加倍。开水煎调服。原方载于武林项君尔康所刊《同寿录》中，屡试屡验之良方。惟寒湿证尤捷，若夹暑热者切勿沾唇。

霍乱转筋外治法

凡霍乱转筋者亟以手蘸盐卤扑之久久自定。如无盐卤即用新汲井水和食盐亦效。又法用灯心一撮搓成团，用真高粱酒燉温，摩擦转筋处亦良方也。

按：治霍乱往往误投燥热者多，未将寒热分别施治。惟近

医王孟隐学超前哲，立法选方专为补偏救弊而设。亦因世俗专执桂附一方，统治一切霍乱，缘立病情、治法、医案、药方四种，分门别类，痛切直言以济世人之厄。惜其书不易得，尚无刊本也。盖霍乱一证其来太骤，施治稍迟，辨证稍忽，挽救为难。特其编帙繁多，阅者或难细审，今特择其明晰简要治法，寒热平稳药方，参以临证心得实验方法汇集一编，俾可一览了然，分别施治，庶不致以药误人。若编首所载四方药味和平，寒热兼治，然非仓卒可办，况药料贵重，惟冀仁人君子量力制备，刊明药味证治，广为传播，洵造福无涯矣。晓澜又识。

《重订痧疫指迷》终

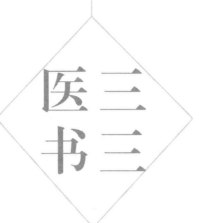

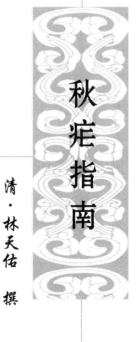

秋疟指南

清·林天佑 撰

提要

　　《秋疟指南》一卷，粤潮林德臣先生著。为阐发秋疟专门之书，辨论透彻，学理精深，参以平日经验，虽以专治疟证名，然实为治暑热各证别具见地之特著。其用药立方，且仍皆本经旨，无一处臆说杂其中者。近年南方各省，温暑诸症多似疟疾，治不得法，轻症以至于重，重症以至不起，本书足救是弊。社友何约明君自南洋邮寄，久未刊行，颇受各方督责。兹得付印，聊免罪过。

序一

　　人之一身阴阳，不得其本，或伤天时，或失调摄，皆足以致病。而秋疟一证千原万变，尤为复杂难治。医者苟非寝馈《内》《难》，会通古今，无由药到病除。兹得李伟人君刊送吾邑名医林德臣先生所著《秋疟指南》一册，读之如饮上池，使斯民而免夭扎，未尝不多李君之功。今先生既归道山，恨无一面之缘，又不禁重致憾于是书也。因附绍兴裘君重刊，以广其传焉。

　　　　中华民国八年大埔何约明志于南洋槟屿大山脚医寓

序二

尝读《礼》至医不三世，不服其药，窃叹医理甚微，苟非岐轩之术传自一家，《灵》《素》之经学专三代，则业无秘授，而所云得医之意，察脉之真者，必无由操其旨也。今吾邑中德臣林先生自伊祖父以来，学有专门，先生得所宗而衍家传之秘者，既历五世于兹矣。乃秘授己得其真而又力学沉思，以研究《灵》《素》之篇，《金匮》之卷，是以五气五色五声察其微，阴淫阳淫风淫知其变。吾邑中远近知名，延请调治者应手生春，非幸致也，盖由能会意而通变也。许允宗曰：医者，意也。吕子曰：病万变，医亦万变，能知变法，始号良师。夫病之奇而善变，莫如湿热夏暑沾染，病发于秋，其变状多端。古人传《秋疟》一书，未畅其旨。先生习是书，力叩其局，本生平所会心者，条分缕析，又以阐前人未发之意，而剖示变态，为后人治病之津梁。此书一出，岂但有功于一乡一邑哉，且有功于一国一世，传万世而利赖无疆焉。陆宣公曰：不能为良相，当为良医，以救活天下。先生其有意于二公之言乎，幸毋将此书秘于一家，而付诸梨枣，以传四方可也。先生闻吾言粲然一笑，乃徇所请类次之而梓行于世云。

时在黄帝纪元四千六百零八年重阳前一日通家弟蓝麒祥拜题

序三

　　医学一门，群生之性命所系，其道最重，其业亦最难。非素有真积之学，不可以为医，非实有康济之心，更不可以为医。晚近以来，医风不振，操是业以游于世者，大抵薄涉浅尝，摭拾方药，即汲汲惟利是图已耳。甚有侈语西医反薄中医为无用者，其粗浮怪诞更不足道，而能疾痛相关，慎审明辨，不致贻误生灵者有几哉。惟德臣林先生医自祖传，兼承庭教，恍然有感于庸医误人，惓惓以济世为心者久之。愈阅历，愈悚惶，时加博览群书，进而上取《内经》《难经》及《金匮》等篇，而力穷其奥。凡内因外因与不内外因之故，莫不究其然，更究其所以然。而暑疟一症则研究尤精，取效亦尤多。近十年来，秋疟之发，他医茫无所措者，一经诊治，无不应手立效。庚戌春，爰自取其素所经验者笔之于书，随病辨证，随症立方，先分出数十种，辑为二卷，余待后续。盖为便世用非炫长也，余与交久，知其学且知其心，书成索阅，益叹条分缕析，理法依古，变化从心，触类引伸，皆发前人所未发。准此以治，实足为生人造福，非学有本原，心存胞与，其孰能与于斯。急劝付梓，以公诸世，庶赞化调元，群生有赖，而业斯道者亦或有所愧励云。

　　黄帝纪元四千六百零九年仲秋月弟蓝宝琼谨识

自叙

余自幼遵庭训，诵读《灵》《素》微言，讲求长沙要旨，及博览名家著述，无隐不彰，无微不阐，灿陈如日月，了然如指掌。夫复何论。然犹有不尽详于著述者，暑疟一门，未释其义，故余参考诸书，补遗是篇之辨证，唯念生人之苦莫甚于病，病者必求安于医，医者必求效于药。表里阴阳不容混治，差之毫厘，失之千里，可不慎欤！尝观夏暑发于秋者，或为寒热，或为单热，变状繁多，医无定案，伤生非浅，实堪浩叹。惜乎《内经》起其端而未畅其说，长沙统其治而未分其条。苟不潜心玩索，未易领会。是以余不揣固陋，乃依《灵》《素》为经，长沙为纬，兼研求先祖家君医案证论，及平日凡所治疗之经验者，随证制方，爰辑卷帙，诸君赠名曰《秋疟指南》。虽属管见，或有小补于世，阅者幸垂谅焉。

中华民国元年岁次壬子仲春月大埔林天佑德臣氏自识

凡例

——是书乃阐发秋疟之专门，即俗所谓单烧寒烧是也。上卷治疟之寒热，下卷治疟之单热。

——书辨证原委，皆祖于《内经》，辨症虚实，多法于伤寒。然仲景书治伤寒之专科，人所共知，统治于诸证，世所鲜及。兹按六经传变，而治暑疟之证变随手取效。凡经验之案，原文附录，庶同志者乃便参考。

——是书之辨证，首重表里阴阳，及阳证似阴，阴证似阳之疑似处。

——是书之阐明秋疟，悉辨阴阳相搏，金火相争，至于半表半里之柴胡证，不能紊治。

——是书本系平日参考诸书，触类引申，治疗经验之医案日弥久而稿弥多，遂成治疟专科。同志索抄依用，皆羡效力颇宏。怂恿付梓，以公诸世。佥愿派金共成美益，余恐重违其意，爰辑成卷帙，以副诸公乐善之心。

——暑疟原无专书，治疟者遂少效验，同志诸公以是书证治系发前人所未逮，方便于世，利用无穷，因题赠书名曰《秋疟指南》。

——是书仅陈某症拟某方，犹有二三方而未悉载者，因证候变状多端，故删繁就简，愿顾同志诸君将全卷细为参阅，自得其义。

——暑疟变症虽可按六经互参，至用药又当权暑湿之标的。

——是书原未完卷，因徇诸君子过为奖藉，督促梓行，故将既编辑之原稿先付剞劂，余后续就。

目录

秋疟指南·卷一

大埔林德臣著

大埔何约明藏本

绍兴裘吉生校刊

秋疟原委论说

问曰：夏伤于暑，不遽发热，乃至秋而发者，何也？曰：经云暑热侵于皮肤之内，肠胃之外，营气之所舍，经隧之界分。时值盛夏，阳气从内而外出，卫气仗此犹能慓滑以悍御，至秋阳气敛，脏气自外而入内，由是暑气与卫气并立，邪正相争，寒热交错，阳胜则热，阴胜则寒，病则多头痛而兼自汗。或有饮食积于中，湿热蓄于内，暑湿与积热相搏，其势益张，宜香薷蠲暑饮主之。

用药须知论说

经云：善治病者治表不治里，然六淫之邪皆伤于肤表腠理之中，故凡邪从表来，必令仍从表去，病方易已。是以陷邪入里诸药，当知禁忌。知母、石膏镇陷肌腠，致密三焦，乃足少阴阳明之药。羚羊、犀角清心肺而凉肝，入手太阴足厥阴之药。龟板、龟甲滋肾养肝而入血分，乃足三阴之药。沙参、骨皮保肺养阴。白芍、生地平肝凉血。以上诸味俱陷邪之类，不可不慎。盖暑淫薄于肌腠，溜于经舍之间，感秋敛之气乃发。或为寒热，或为单热，变状不一。尝见暑疟初作，辄误以知、膏、羚、犀、龟、甲、地、芍等类致陷。暑邪入里，病势弥深。轻者则绵延难愈，邪热重者则危殆悉至，曷堪名状。兹因世所罕言，特表而出之，为医界之方针。犹愿卓识者毋怪，吾恣意妄谈耳。

暑湿燥之寒热证辨

经云：逆夏气则太阳不长，心气内洞，秋为痎疟。盖由过劳致汗液大泄，则心间内虚，暑淫乘虚而凑之，薄于心脾，溜于经隧之舍。燠热内蕴，阴液日耗，邪热日炽，至秋而燥金收敛，蕴暑受秋燥之敛束，其势必张。由是两相搏激，则亢害有燎原之势，故阴欲入而阳拒之则寒，火欲出而阴格之则热，金火相争故寒热往来，口渴心烦，头痛，但热时多兼自汗，或谵语，脉数大而带弦，或细小伏涩不一。自制香薷蠲暑饮主之。

香薷三分　黄芩三钱　杏仁钱半　赤苓钱半　麦冬二钱　粉葛一钱　生甘六分　川连一钱　花粉钱半　滑石二钱　元参钱半

如大便秘加大黄钱半，水二碗，煎至一碗服之。

此节言阴欲入者，燥金之阴也，火欲出者，暑热之阳也。或问曰：经云秋令阳气敛藏，阴气外出，此又云阴欲入者，何也？曰：阳气敛藏者，即肌表之阳也。然肺主皮毛而温肌腠，所谓阴欲入者，皆言肺，乃手太阴之阴也。其辞似异，其义皆同。

风疟兼暑疟之寒热证辨

且夫东南属巽位而近赤道，地势卑而多湿，斯民感受暑湿者众。故秋病风疟，亦必多兼暑湿而发越也。然风疟之所由来，缘秋令阳气敛藏，阴气外出，而偶受风邪，薄于经脉，邪欲深入而经脉之阴气欲出，是以邪正相搏，故寒热往来，遂引内郁心脾之暑淫腾腾而发。于是头痛口渴溺赤，或舌苔焦黄，甚或谵语，皆暑湿所由生。脉诊带浮滑兼数大。凡有头痛，淅淅微恶风热，则多兼自汗。自制解肌蠲暑饮主之。

枳壳八分　桔梗八分　麦冬三钱　香薷三分　黄芩二钱半　杏仁钱半　生甘六分　滑石三钱　粉葛钱半　生扁豆一钱　川连一钱

元参钱半　　防风四分

水二碗，煎至一碗服。

盖言心脾者，心主血脉，脾主肌肉。

暑疟发早晏及间日论说

问曰：暑疟发于日早晏者，何也？曰：缘其邪注于伏膂之内，循冲脉上行者，其气日高，发作日早。邪薄于背脊之间，循卫气下行者，其气日下，发作日晏。又问曰：暑疟有间日而发者，犹有发于三日者，何也？盖因其邪薄于里阴，横连于募原，经所谓其道远，其气深，其行迟，不得与卫气并行，须至间日内着于里阴之邪，方得外出，与卫阳之气交并，疟乃作也。但邪薄募原，与六腑相连，更深一层者，所以间二日乃作也。然审脉之躁数为阳，静细为阴，须圆机而裁之。

暑邪从太阴湿土化寒证辨

问曰：犹有暑薄心脾，兼口干溺赤而发，尝见服参术温补而取愈者，何也？曰：此乃偏于纯阴之体，中州虚，湿邪从太阴湿土而化寒，故与温补之剂自能获效。然右关之脉或虚而大，或濡而细，尤须侦察耳。

暑疟有汗无汗证辨

问曰：暑疟之证，热时恒多自汗，何也？曰：缘暑湿之淫皆伤肤表，腠理不密则汗泄矣。然有无汗者，何也？盖由卫阳盛实，则玄府秘密而无汗，或偶受风寒，表阳被郁而无汗，或肺有留热，鼻孔干燥而无汗，或由阴气内虚，阳气独发而无汗，或由津液内夺，阴虚发热而无汗，或由心火独盛，面色红紫而无汗。司命者更当详察，圆机消息耳。

暑疟有先热后寒先寒后热证辨

问曰：暑疟之寒热，犹有先热而后寒者，何也？曰：即经所谓夏伤于暑，其汗大出，腠理开发，因遇夏气凄怆之水，寒存于腠理皮肤之中，至秋先受伤于风而后受伤于寒，故病则先热而后寒，病以时作，名曰温疟。如先受伤于寒而后受伤于风，病则先寒而后热，病以时作，名曰寒疟。夫风邪伤人，无有常处，或中于头项，或中于腰背，或中于手足，然风气留于肌腠筋骨之间而不移，卫气行至风邪所薄之处，邪正相应而病作。所谓病以时作无早晏者，应时而作也，乃风邪常留其处之故，病则头痛口渴而无汗，脉诊带浮数有力，宜解肌蠲暑饮加减主之。

枳壳八分　桔梗八分　麦冬二钱　香薷三分　黄芩三钱　杏仁

钱半　生甘六分　滑石三钱　粉葛钱半　川连一钱　羌活五分　淡竹叶钱半

水二碗，煎至一碗，中部服。

疟病初作但寒未热证辨

问曰：暴受风寒，遂成寒疟，发则但寒而未热者，何故？曰：苟因寒邪客于肌腠，即欲内薄，而经脉之阴气外出，邪与阴气相搏，发则但寒而未热，留连一二日，肌腠之邪必郁而成热，与经脉之阴气相激，遂发寒热往来之证矣。

暑疟喜饮热茶证辨

问曰：寒热往来，口渴唇白而喜饮烧茶，愈滚愈快，倾壶可纳者何？曰：此乃阳明偏旺，或肺有积热，中气盛满，喜饮烧者，同气相求也。唇白者，血由邪遏，不达于四白也（即口唇也）。甚或脉且小弱或微而数，同志者须当慎察，幸勿以中土虚寒为例，卤莽误事也。宜香薷蠲暑饮，倍用麦冬、花粉主之。

盖疟之寒热往来，寒时喜饮烧，病之常情。此所谓喜饮烧，言其愈壮热愈喜烧也。

疟之寒热服辛散温补证辨

问曰：暑疟之寒热往来，有服桂枝汤而即愈者，有服羌防辛散而即愈者，有服参术温补而即愈者，何也？曰：此非暑疟也。苟因暴受风寒，薄于经脉，邪欲内搏，值经脉之阴气外出，邪正相争而作，故服辛散等剂皆能取效。邪尚在肌表未曾深入故也。尝见有误服辛温之剂，遂成潮热谵语，甚则捻衣撮空，皆兼暑暍所致也。愿同志者慎之，幸甚。

小柴胡汤辨论

问曰：暑疟忌用小柴胡者，何也？答云：昔贤设立小柴胡，乃少阳经之和解法也。伤寒篇云：邪在上者吐而越之，邪在表者汗而解之，邪在里者下而夺之。惟少阳经有汗、吐、下之三禁焉。盖少阳乃半表半里之枢，半阴半阳之界。若误于汗，变生谵语。若误于吐，变生惊悸。若误于下，变生漏利。故立小柴胡而和解耳。且少阳之脉必带弦，其见证皆肋痛、耳聋、口苦、目眩而带呕，寒热往来如疟状。尝见世医治暑疟者，妄拟小柴胡为的剂，贻害之甚，曷堪名状，何也？人但知少阳居脏腑之交，表里相争则寒热生焉，殊不知暑疟注经隧之舍，阴阳相搏，亦寒热生焉。其症虽相类，其因实各异。苟不明辨，妄拟于彼紊治于此，轻则留连难已，重则危殆悉至，鲜有不伤生之误。所谓药能救人者，亦能杀人。如水能浮舟者，亦能覆舟。正此义也。惟愿肩斯道者，当深究细绎，庶我同人共登仁寿矣。

冒受暑风湿流经络酒湿肺郁证辨

寒热往来，数日不已，忽然四肢瘫痪，口眼歪斜，此乃冒受风邪所致。所谓暑风者，此也。拟香薷蠲暑饮加粉葛三钱、羚羊一钱、防风一钱，水煎与之，数剂痊愈。

寒热往来，兼骨节刺痛，四肢著痹，或膶肿身重，难于转侧，此乃暑湿流于经络，注于骨节之间所致。拟香薷蠲暑饮加木瓜八分、防己钱半、生苡米二钱、灵仙八分。水煎服而愈。

寒热往来，兼头面浮肿而黄滞，或两眼朦视，或胃脘作痛，审其平素嗜酒，是酒湿伤蒸所致。拟香薷蠲暑饮加葛根三钱、葛花二钱、枳椇子三钱，水煎与之，数剂而愈。

寒热往来，咳逆，而兼心胁满，痛引少腹，甚则难于转侧，此乃肺金不利，清肃不行，三焦不通，少阳不升。拟香薷蠲暑饮加桑椹二钱、覆花一钱、紫菀一钱、柴胡八分、大黄钱半。水煎与服，数剂而愈（桑椹即桑子）。

暑疟欲解战汗狂言证辨

问曰：疟之初作，服蠲暑饮二三剂，病可遂愈。尝有服药后疟势益作者，何也？盖因其邪深入心脾，或兼积热内畜，服汤后必将战汗而解，或从下泄而解。故疟势益作，甚或狂言妄语，宜加大黄二钱，将方再进数服，自能获效。然此证情状是为吉兆，譬以天雨将降，则六合阴晦，郁气炎蒸，必待雨后则天霁晴和，万物方苏。

问曰：疟之所作，尝见服汤后间有奄然发狂，溅然汗出者，何也？曰：即伤寒篇云，阳胜阴虚者，将振汗而解，必奄然而狂，邪随汗解，其病遂愈。

暑邪深浅证辨

问曰：药饵中病，随手取愈，理固然也。间有调治经旬越月而愈者，何也？曰：惟当审辨邪热深浅，质体强弱。然暑热薄于皮肤之内，经隧之舍，则治疗易瘥。更有误投陷邪药饵，或邪薄于三阴三阳，或邪薄于五脏，或兼五郁见证，此皆其邪固蓄，病势弥深，诚难速效。治当和缓。兹将《内经》辨论五郁发病，及三阴三阳五脏病证原委附录，以便参考。至于邪热深浅，质体强弱，愿同志者圆机化裁。尤须合参五运六气，有太过不及之岁，有正化对化之年，及天符岁会之变，宜详慎焉。《五常政大论》曰：必先岁气，无伐天和，无盛盛，无虚虚，无致邪，无失正，斯为良工。

五郁病证

《六元正纪大论》曰：金郁之发，民病咳逆，心胁满，引少腹，善暴痛，不可反侧，嗌干，面尘色恶，山泽焦枯。水郁之发，民病寒客，心痛，腰椎痛，大关节不利，屈伸不便，善厥逆，痞坚腹满，阳光不治。木郁之发，民病胃脘，当心而痛，上支两胁，膈咽不通，食饮不下，甚则耳鸣眩转，目不识人，善暴僵仆。火郁之发，民病少气，疮疡痈肿，胁腹、胸背、面目、四肢膜愤胪胀疡痱，呕逆瘛疭，骨痛，节乃有动注下，温疟，腹中暴痛，血溢，流注，精液乃少，目赤心热，甚则瞀闷懊憹，善暴死。土郁之发，民病心腹胀，肠鸣而为数后，甚则心痛，胁䐜，呕吐霍乱，饮食注下，胕肿身重。此五郁之病尝见随六气而发，司命者宜参考焉。

三阴三阳经气疟证辨

经云：寒热往来，令人腰痛头重，寒从背起，熇熇暍暍然。热已，汗大出，此乃足太阳膀胱经气之为病也。夫太阳之脉起于目内眦，从头下后项，连风府，行身之背，所以腰痛头重，寒从背起，皆太阳之经气致病也。宜羌活蠲暑饮主之。

羌活四分　青蒿五分　杏仁钱半　花粉二钱　麦冬二钱　生甘五分　川连一钱　条芩三钱　滑石二钱　淡竹叶一钱　白薇一钱　生姜一片　大枣一只

水二碗，煎至一碗服之。

经云：寒热往来，令人肢体懈惰，恶见人，见人则心惕惕然。热甚而汗大出，此乃足少阳胆之经气为病也。所以肢体懈惰而恶见人者，皆少阳甲木失生升之条达，抑而不畅之故。宜柴胡蠲暑饮主之。

柴胡八分　杏仁钱半　赤苓钱半　生甘五分　青蒿五分　条芩二钱　麦冬二钱　川连一钱　桂枝钱半　滑石二钱　泽泻钱半　连翘一钱　姜枣引

水二碗，煎至一碗服。

经云：寒热往来，令人寒则洒洒淅淅，寒甚乃热，热则汗出，喜见日月烛光之气，乃快然。此即阳明胃之经气为病也。盖阳明本是阳热之气，喜见光者，从其类也。宜葛根蠲暑饮主之。

葛根二钱　杏仁钱半　麦冬二钱　滑石二钱　条芩三钱　赤苓钱半　生甘五分　川连一钱　淡竹叶一钱　青蒿五分　花粉钱半　白薇钱半　大黄钱半　姜枣引

水二碗，煎至一碗服。

经云：寒热往来，令人不乐，好太息而不嗜食，寒热甚而汗出，病至则善呕吐，此乃足太阴脾之经气为病也。所以病至不嗜食而善吐，皆太阴之湿土所致。然意藏于脾，故病则令其意不乐也。宜白术蠲暑饮主之。

白术二钱　川连一钱　赤苓二钱　生扁豆钱半　条芩二钱　麦冬二钱　滑石一钱　杏仁一钱　生甘五分　青蒿五分　川朴一钱　半夏一钱　陈皮一钱　姜枣引

水二碗，煎至一碗服。

经云：寒热往来，令人多热少寒，且兼呕吐欲闭户牖而处，此乃足少阴肾之经气为病也。盖肾司寒水而主闭藏，故其病则欲闭户牖而处者，阴主静也。凡病绵延难已，宜茯苓蠲暑饮主之。

茯苓二钱　川连一钱　生甘五分　青蒿五分　条芩二钱　麦冬钱半　钗斛钱半　竹茹一团　滑石一钱　泽泻钱半　半夏钱半　大黄二钱　陈皮一钱　姜枣引

水碗半，煎至八分。

经云：寒热往来，令人腰痛，少腹满，小便不利如癃状。其气不足，意多恐惧，腹中悒悒不舒，此是足厥阴肝之经气为病也。然厥阴之肝脉环阴器，抵少腹，而主疏泄，肝不条达则疏泄不行，故溲溺不利如癃状。腰痛，少腹痛悒悒者，皆肝气不舒之所致。宜柴胡桂枝蠲暑饮主之。

柴胡一钱　桂枝钱半　条芩二钱　麦冬钱半　川连钱半　杏仁

钱半　赤苓钱半　滑石一钱　生甘五分　青蒿五分　黄柏八分　丹皮一钱　姜枣引

水二碗，煎至一碗服。

五脏疟证辨

经云：肺疟者，令人心寒，寒甚乃热，热则善惊，如有所见。然肺为心之盖，肺邪干于心则令心寒热，心气虚则善惊，如有所见矣。

经云：心疟者，令人心烦甚，欲得清水，反寒多不甚热。盖心乃阳中之太阳，心气热故令心烦之甚，欲得清水而自救。然热极则生寒，所以反寒多而热不甚也。

经云：肾疟者，令人洒洒寒，腰脊痛，宛转，大便难，目眴眴状，手足寒。夫肾与膀胱相为表里，故邪干于表则令人洒洒恶寒，腰脊虽痛而能宛转，邪热灼阴液则大便难，热极则目眴眴然而不明。

经云：胃疟者，令人目病也，善饥而不能食，食而支满腹大，盖胃司受纳，故胃疟者令人病饥而不能食。中焦受邪，不能运化，故食则支满而腹大。然阳明之脉起于鼻，络于目，所以胃病令人目皆痛也。

经云：脾疟者，令人寒，腹中痛，热则肠中鸣，鸣已汗出，但脾乃阴中之至阴，腹乃脾土之城郭，故湿热内攻则腹痛，下行则肠鸣，上蒸则汗出也。

经云：肝疟者，令人色苍苍然，善太息，其状若死者。苍乃东方之青色，主春生之气，生阳不升则抑，抑不舒故善太息，其状若死也。

暑疟证十余天，寒热已解，时复烦热头痛，或时胸前胁肋痛，或时心栗而不安。

大便难，此阳明余热未解，宜用芩、连、麦冬、生军、菊花之类，审病体强弱裁之。

暑疟证十余天，寒热已解，舌苔微黄，稠涎满口，腹胀硬而拒按，大便难，此阳明热甚，宿食壅滞，宜用芩、连、枳实、酒军、麦冬、川朴、甘草之类，审病机裁度。

暑疟之脉有弱涩、伏涩不一，皆由热邪壅遏，气血不宣所致。犹有两寸关有力，独两尺微弱无力者，慎勿轻投药饵，误汗则亡阳，误下则伤阴，须先补益，用潞党、淮山、茯神、甘杞、炙甘、巴戟、钗斛、麦冬之类，或建中汤甘杞甜蓉。若热势盛者，少加芩、连而御之。候两尺有力，乃施去邪之剂，方为稳当。

寒热往来，服蠲暑饮不解，遂致蒸蒸发热，或致日晡潮热，或微烦溺数，腹满便结，俱皆阳明胃实所致，宜调胃承气汤加味主之。

大黄三钱　玄明粉二钱　羚羊一钱　条芩四钱　麦冬二钱　生

甘六分

水二碗，煎至一碗，空心服。

寒热往来，口渴头痛，误以辛温劫散之剂，遂蒸蒸发热，或谵语昏狂，或日晡潮热，凑凑自汗，皆误于劫汗伤津，益助邪热所致。宜调胃承气汤加减主之。

条芩三钱　大黄三钱　麦冬二钱　川连钱半　生甘六分　元参钱半　知母钱半　生栀钱半　元明粉一钱

水二碗，煎至一碗服。

寒热往来，寒轻热甚，口干头痛，身疼，脉数滑，或浮大无汗者，此乃兼受风寒邪气覆郁，卫气盛实之故，宜香薷蠲暑饮，可比例而参用之。每见妄施以羚羊、犀角、石膏之类，逆折其热，则表阳愈郁而郁热转剧，医以珍珠、贝母之辈重复清之，遂引外邪内陷，则热势弥深，危殆悉至。由是邪热内扰，烦躁狂谵，五心发热，舌苔黄燥，齿焦眼热，甚或身重难转，昏昧沉迷，三焦不通，二便燥秘。种种危候，粗工之误。尝观高车驷马之名工比比皆是，余每遇患此症于垂危之际，遂拟雨泽汤与服，二三剂后，若得濈濈自汗者，则诸恙易已，同志者宜当参考。

东洋参一钱　黄芩二钱　香薷三分　防风一钱　麦冬三钱　川连一钱　花粉钱半　生甘五分　滑石三钱　柴胡八分　粉葛钱半　生栀钱半　青蒿五分　杏仁钱半　大黄钱半

水二碗，煎至一碗，中部服。

寒热往来，口渴自汗，脉数而小，医以乌梅、龟甲之类而截其疟，遂引外出之邪复陷于经脉，以致似寒不寒，似热不热，昏沉似醉，神明不定，表阳被郁，四肢瘪疭。种种恶候，皆误于敛补之过耳。若因循不治，焉得不夭折而毙也？遂以香薷蠲暑饮，与二三剂得汗而解，继用清肺饮，洋参、沙麦冬、石莲、茯神、生芍、玉竹、钗斛与之疗痊。

暑疟证有日夜恶寒身热，热不甚剧，引衣自覆，头额痛，口燥渴，脉数大，舌苔黄。

大便难，此阳明有积热，宜蠲暑饮加生军、菊花、苍耳子、防风主之。

暑疟证，寒热往来，遍身痛楚，口燥头痛，脉数或伏涩，此是湿热壅滞，经络不通，荣卫不宣。宜香薷蠲暑饮加生军二钱、防风一钱、青蒿八分，连服数剂后遍身汗越，其病自痊。

暑疟初作，有妄施温剂杂药以致三焦闭塞，荣卫不通，四肢逆冷，人事昏迷，心中躁闷，口燥舌焦，六脉伏涩或数涩。宜香薷蠲暑饮加生军、青蒿、防风之类与之。必使寒热振作，溱溱汗越，病机乃转耳。

暑疟初作，妄投鳖甲、羚羊养阴等类与之，疟病遂已。其人烦躁，卧寐不宁，或口燥头痛，或心中烦冤，或腰腹疼痛，或二便秘涩，此乃邪陷入阴，宜速投香薷蠲暑饮。仍使寒热复作，溱溱汗越，邪从表解而后可。若大便秘甚，当加生军、元明粉。

暑疟证，或寒热，或单热，其连日服药，连日汗越，令邪从汗解，病势自然日退。尝有不明此义而虑亡阳，妄施药饵而敛汗。致遗其害，可胜言哉。

问曰：寒热往来，腹痛而逆气冲胸，浑沦如卵者何？盖由暑暍夹痰饮随肝火而上越也。然木旺则克土，故为腹痛。肝之性最善逆于上，遂引痰饮冲胸，浑沦有物状，觉如杂卵大，忽升忽降，其痛若刺，此乃有形之痰随无形之火而升降耳。自制柴苓和解饮主之。

柴胡八分　生栀钱半　黄芩三钱　杏仁钱半　茯苓二钱　川连一钱　麦冬二钱　陈皮六分　半夏八分　生甘五分　青蒿五分　枳壳六分

水碗半，煎至八分服。

寒热往来，头痛微汗，口干燥咳，气逆不得卧寐，皆由暑暍夹阳明燥热而烁肺，肺热甚则引风而煽火。治之之法，宜八分滋燥，二分疏散则得矣。若以风寒同例，妄投辛散之风药，恐必致金破音伤。然风药属辛，辛耗肺气，风药属燥，燥劫阴液。且肺乃诸脏之华盖，主治节而濡津液，其喜润而恶燥，今既伤于暑燥，若更误于风燥，祸不反掌而得乎？自制滋燥饮主之。若大便燥秘加大黄。

花粉二钱半　赤茯钱半　生甘八分　黄芩三钱　枳壳八分　杏仁钱半　覆花一钱　麦冬三钱　紫菀钱半　川连一钱　桔梗八分　元参二钱半　防风五分　蜜杷叶钱半

水碗半，煎至八分服。

寒热往来而腹痛下痢，里急后重者，皆由肠胃叠积，浊滞不行。与湿热蒸酿，搏结于冲任之分野，逼迫成痢。由是湿伤气则多白，热伤血则多赤，如气血俱伤，则必致赤白兼半。工治者行阳明之壅滞而后重自已，宣气血之郁热而赤白自除。自制涤垢饮主之。如小便不利加滑石。

黄芩三钱　赤芍钱半　粉葛钱半　麦冬二钱半　枳壳八分　生甘六分　秦皮五分　川连八分　花粉钱半　粉丹一钱　桔梗八分　油归八分　杏仁钱半　酒大黄钱半　红多加白头翁二钱　白多加橘红五分

水二碗，煎至一碗服。

寒热往来，口苦目眩而脉带弦数者，乃兼少阳半表半里之证。小柴胡汤主之。若口渴自汗，溺涩者，除半夏加天花粉、赤茯、泽泻、麦冬治之。

柴胡八分　沙参二钱　半夏八分　赤茯钱半　条芩二钱　天花粉钱半　麦冬二钱　泽泻钱半　生甘六分

水碗半，煎至八分服之。

寒热往来，头痛口渴，表散之剂过劫其汗，遂致烦热尤炽，口愈渴，溺愈涩，此为劫汗伤津所致。若脉虚者，宜沙参、洋参、麦冬、五味之类以保脉生津，幸勿以利水攻散之剂重竭津液，变生危候。试举一隅以为例，则三隅知所反焉。愿同志者慎之慎之。

寒热往来，医以峻表其汗，遂致烦热益甚，自汗不已，口渴溺涩，寝寐不宁，脉尤数而有力。宜速救几灭之真阴，庶几免夭折之冤也。宜以生地黄汤加味主之。

生地三钱　沙参三钱　粉丹八分　茯神一钱　羚羊一钱　麦冬二钱　怀药一钱　生芍钱半　钗斛钱半　贡阿胶钱半　洋参一钱　五味十粒

水碗半，煎至八分服。

寒热往来，口干脉数，医以羌防之剂过发其汗，以致神昏语乱，但热不寒，溲溺短赤，皆由误汗伤津，津竭则燥热愈炽，势所必然。宜当保津液而清燥热，致令阴阳和而津液自通。拟用清燥生津饮主之。

东洋参二钱　羚羊一钱　生甘五分　条芩三钱　花粉二钱　麦冬二钱　莲子心一钱　川连一钱　香薷二分　生栀钱半　元参钱半

水碗半，煎至八分服。

寒热往来，脉数而滑，误以汗下后脉更数而有力，心益烦，肢体益躁，皆由服药不当，劫血伤津所致。斯际犹恐危殆悉至，圆机之士宜详审施治而起沉疴。若口渴舌燥者，拟用生地黄汤加味，以救阴液，服二三剂后，脉见调匀，惟热势犹炽者，除地、芍、沙参，加芩、连而导暑湿。

生地二钱　怀药钱半　沙参二钱　洋参一钱　莲心一钱　生芍一钱　茯神钱半　麦冬钱半　丹皮一钱　钗斛钱半

水碗半，煎至八分服。

此证服六味汤二三剂后，脉犹数而鼓指，或口渴引饮，当用四物汤加甘杞、巴戟等类，或加参、附，随病机裁度。

寒热往来，口干头痛，医以防风、荆芥、羌独活之剂过劫其汗，以致四肢微急，溲溺不利，至因循失治，遂成痉证。或四肢劲急，或背反张，此由劫汗太过，津液内竭，筋失濡养，故成痉急之证。拟用归芍八味加减主之。

当归二钱　熟地三钱　茯神钱半　粉丹八分　麦冬二钱　苁蓉钱半　生芍钱半　苏准钱半　泽泻一钱　黄肉四分　甘杞钱半　洋参一钱　钗斛钱半　川芎一钱　川连八分

水碗半，煎至八分服。

暑疟证，或寒热，或单热，若身热自汗，小便数而短赤，此湿热为患也。若疟势悉轻，犹自汗多而小便数短，切勿再行渗利，恐亡走津液。宜生脉散加味主之。洋参、麦冬、五味、生芍、生甘。

暑疟之寒热，或单热，服汤后疟病遂除，或烦而不寐，或时有微热，或肢节烦痛。若小便不利者，是膀胱湿热未解，宜猪苓汤主之。猪苓、泽泻、赤茯、滑石、贡胶、麦冬、钗斛。

寒热往来，误以劫散太过，以致自汗身热，头眩心悸，肌肉瞤动，其身战耸，四顾傍徨，无可置身之状，即太阳篇反谓振振欲擗地，欲辟虚而就实也，即此误汗亡阳之变故。拟真武汤加味以救逆。肩斯道者不可不慎。

白术二钱　炒芍钱半　甘杞钱半　茯苓钱半　焙附钱半　潞党三钱　大枣一只　归身钱半　五味十粒

水碗半，煎至八分服（加丽参更妙）。

此证犹有热壅经络，以致肌肉瞤动，因劫散太过，其瞤动之势益甚，临证者审之。

寒热往来，医乃辄投知、膏、犀角、大黄之类，遂引暑湿之邪陷入膀胱，以致小腹硬满，溲溺短涩，两腿无力，胸中气逆，时兼昧冒，此皆初时孟浪施治之咎。盖太阳之气生于下焦，贯膈布胸中，以达肤表。苟误陷邪药饵，更兼峻下太过，遂成阴气弥胸，以致宗气不利，清阳不升，浊阴不降，暑湿不解。兹拟清暑益气汤加减，与数服遂痊。

野生参一钱　归身一钱　茯苓一钱　陈皮六分　车前一钱　白术钱半　泽泻钱半　泉曲一钱　潞党三钱　炙甘八分　麦冬一钱　滑石一钱　蜜升麻三分

水碗半，煎至八分服。

此证若小腹不满而溲溺自利者，当除滑石、茯苓、车前、泽泻等类，加升阳补益之剂。如若小腹满痛，溲溺自利，大便黑色，或漱水不欲咽，是血瘀膀胱，宜桃仁承气汤主治。

暑疟证，寒热往来，医以辄投石膏、大黄、知母、犀角等类，遂引疟邪内陷于里，以致似寒不寒，似热不热，遍身疼痛，腹中气逆，上冲于胸，剧则时兼冒昧，此皆外邪入里不受邪，宜香薷醹暑饮主之。必令寒热复振，邪从汗解方可。

寒热往来，口渴头痛，误用劫夺之剂，用致烦热日甚，躁无宁时，或四肢微冷，诊脉微细者，乃亡阳之机。宜投四逆汤加味主之。此与太阳篇劫汗亡阳之证互参。

黑姜一钱　甘杞钱半　茯苓钱半　焙附一钱　炙甘六分　潞党三钱　归身钱半

水一碗，煎至五分服。

寒热往来，因以峻下伤脾，以致腹满急痛，脉诊弦小。拟小建中汤加味服之，急痛遂愈。然腹满寒热如故，拟四君子加芩连，审热势裁之。

桂枝五分　生芍三钱　甘杞钱半　黑姜五分　炙甘八分　白术钱半　大枣五粒

水一碗，煎至八分（另入饴糖五钱令烊尽服）。

寒热往来，头痛口渴，小腹满痛，溲溺短涩，此由湿热流入膀胱，气不运化之故。宜五苓散加减主之。

猪苓钱半　条芩二钱　莲心一钱　麦冬钱半　泽泻钱半　茯苓

二钱　滑石三钱　花粉钱半

水碗半，煎至八分服。

寒热往来，诊脉浮而虚，医以苦寒之剂直折其热，脉反浮大而鼓指，更以大黄实之类重复下之，遂致脾元受伤，腹胀而鼓，神明若失，虚气上逆，里急后重，危症蜂起。皆缘不辨症之虚实，妄投药饵之误也。遂拟归芍六君加味主之。

当归钱半　潞党三钱　茯苓钱半　首乌二钱　枣仁八分　白芍钱半　白术钱半　炙甘五分　甘杞二钱　龙眼十只　焙附一钱

水二碗，煎至一碗服。

寒热往来，脉浮细而无力者，有用以凉散之剂，内攻其里，外攻其表，以致表里俱伤，四肢微厥，神明若失，时兼漏汗，皆由不审脉证之虚实，妄施攻伐之过耳。遂用芪附六君汤加味主之。

野参一钱　茯神一钱　白术钱半　甘杞钱半　枣仁一钱　焙附一钱　五味十粒　炙甘六分　酒芪八分　首乌钱半　归身一钱

水碗半，煎至八分服。

寒热往来，脉浮小或迟细，医以大黄、枳实之剂峻下之，寒热如故，反渴而喜饮，溲溺短涩，与以谷食则呕，此本由中土虚寒，复误于攻下，中州失健运之常，胃阳失司纳之权，故与以食则呕，津液致伤，内生虚燥，故口渴而溺涩。尝见假实假热之误治，即经所谓虚其虚之义也。若不明辨脉证之虚实，重复误于攻下，祸有不旋踵乎。遂用四君子汤加味主之。

洋参一钱 白术钱半 生芍一钱 茯神钱半 炙甘六分 扁豆钱半 潞党钱半 苏淮钱半 车前一钱 建莲一钱 大枣一只 陈仓米一勺 归身一钱 龙眼五粒

服一二剂后，谷食渐进，口渴渐除，寒热如故者，加香薷、杏仁。

此证犹有误下后，以致泻痢口渴者，当用芪附六君加熟地、酒芍、五味等类，亟先救其里寒，俟利以意消息之。

寒热往来，口干头痛，审右关脉虚弱者，此皆由中气虚乏，宜白术蠲暑饮加减主之。

潞党二钱 白术钱半 茯苓钱半 泽泻钱半 生扁豆钱半 条芩钱半 川连一钱 麦冬钱半 香薷三分 羌活四分 生甘五分

水炖半饥服。

寒热往来，口干不渴，咳嗽而遗小便，脉虚弱者，乃脾肾两虚，膀胱失职，宜小建中汤加味主之。俟小便不遗，随证化裁。

安桂心六分 生芍三钱 炙甘六分 白术钱半 甘杞钱半 大枣五粒 饴糖六钱 甜蓉二钱 潞党二钱

水炖半饥服（凡用饴糖，将药邺出味，去渣后入饴糖，令烊尽温服）。

若寒热往来，口干燥渴，咳嗽遗溲，是湿热为患，不可不辨。

暑疟寒热，苟因峻下以致腹满泻痢，姜附六君加车前、粟谷、五味主之。若腹胀而溲溺不利，遍体晦黄，皆由峻下伤其脾元，劫夺津液所致。药饵不当，暑湿不解，瘀郁肌表，遍体晦黄，寒热如故，诊脉或迟弱或虚大不等，宜四君子加味主之。热势轻者，加姜、附、野参，圆机裁之。

潞党三钱　茯神钱半　炒扁豆钱半　洋参八分　川连一钱　於术钱半　炙甘三分　炒苡米钱半　建莲二钱　木瓜六分　当归一钱

水碗半，煎至八分服之。

诸证若曾经误于汗下劫夺，以致虚证蜂起，虽寒热如故，亦亟当固本为要，庶免虚其虚之患。同志者合细绎之。

治暑疟虽可与伤寒互参，然用药当权暑湿之标准臂之作，文不合于古不佳，不离于古又不佳，宜圆机消息。

寒热往来，以汗水伤津，以致溲溺不利，更误以苦寒之剂，渗利其小便，遂成微热胀满气逆，剧则䐜胀昏迷而里急。皆由津液内竭，脾肾两伤，当速扶元气而起垂危之疴。自制保元汤与之。服后病势稍定，更加参附服之遂愈。

潞党三钱　於术钱半　炒芍钱半　怀膝一钱　炙甘五分　炒洋参一钱　甘杞钱半　首红钱半　巴戟二钱　五味十只　茯神一钱　当归二钱　枣仁一钱　龙眼肉一钱

水一碗，煎至八分服之。

寒热往来，舌干口渴，虚气上逆，溅溅自汗，腹濡满，脉濡数，医误汗下之剂，以致脉反数无伦，身热昏迷，剧则狂妄而欲走。此由阴精素夺，既误汗伤津，更复误下伤血。若小便尿血者更剧。自制补阴益气汤主之。

生野参一钱　潞党二钱　沙参三钱　苁蓉二钱　丹皮一钱　生芍钱半　当归二钱　车前一钱　甘杞三钱　钗斛钱半　五味十粒　麦冬钱半　川芎一钱　生地二钱　牛膝一钱　苏淮钱半

水碗半，煎至八分服。

寒热往来，脉虚而数，医不审治，误于汗下伤阴，遂致小便尿血，淋沥刺痛，宜生地六味汤加味主之。

生地四钱　茯苓钱半　粉丹钱半　麦冬二钱　苏淮钱半　钗斛钱半　生芍钱半　车前一钱　泽泻钱半

水碗半，煎八分，空心服。

寒热往来，口渴而脉濡数，旬日病已，遂致口气臭秽，两颊黑肿而硬痛，或生于左或生于右，亦不等。皆由苦寒太过，胃阳被遏，火毒凝聚所致，是为危候。宜自制升阳益胃汤主之，可全万一之幸。

生芪四分　川芎八分　潞党二钱　白术一钱　白芷八分　茯苓钱半　当归一钱　麦冬钱半　生甘六分　野山参一钱　粉葛一钱　沙参三钱　羌活四分　赤芍一勺　钗斛钱半

水炖和童便徐徐咽之。

外敷法

川芎一钱　生川乌八分　人言少许　白芷一钱　苏珠三分　梅片三分

共研细末。此散均三次，用马鞭草捶烂，合敷患处。

此人言即砒霜。凡用者宜小心收贮，庶免贻误。

寒热往来，半月后乍愈乍作，越月不已。忽然大寒大热，兼下痢赤白，气急神困，阴阳欲脱之势。诊脉虚小而数。余忖危则急宜固本为要，遂用生丽参一钱，磨人乳均二三次服，及拟六君子汤加味主之。

潞党钱半　茯神钱半　归身八分　甘杞钱半　麦冬钱半　於术八分　生甘五分　生芍钱半　首乌钱半　五味八粒　沙参二钱

水炖服。

此汤服后次日，疟症顿除，气息颇顺。惟下痢益甚，滞涩之极，继用益中汤加酒芩、酒军、麦冬等类与之，数剂后诸恙悉退。

按：此证初时药饵不当，致陷暑热留连于脾胃之故，益中汤加味列下（此方服后下痢稍轻，即除酒军加酒连，或加潞党、洋参，审病势化裁。久病之人肠胃必虚，当顾虑元气为王道）。

沙参二钱　建莲钱半　酒芩一钱　酒大黄一钱　油归六分　苏淮钱半　炙甘三分　生甘三分　麦冬一钱　生芍钱半

水炖，中部服。

寒热往来，与以凉散之剂服之，寒热悉退，惟头痛不已，面色红而娇嫩，脉带数而无力，此乃阳虚所致。兹拟以独参汤服之遂安。

生野参钱半　龙眼肉　麦冬　茯神为引

寒热往来，服凉散之剂诸证悉除，惟头痛不已，溺时尤甚，此乃阳虚所致。宜独参汤主之。

寒热往来，服汤后遂已。惟饮水不下咽即吐，溺时则昏冒不省，欲死之状，片时乃复醒。此是中气虚寒，清阳不升之故。宜独参汤主之，或加焙附。

暑疟之寒热，旬日而愈。惟头痛不已，诸药罔效。延余诊视，右手脉俱浮濡，皆阳虚所致。遂拟参附汤加熟地与服而愈。

高丽参一钱　焙附钱半　老熟地一钱

水炖，空心服。

附滑石石膏辨论

滑石其质轻清，性味甘淡而寒，泄心肺之热邪，上开腠理，下达膀胱，行水道，通九窍，疗呕吐，解烦渴，乃治暑疟之圣药也。然暑为阳邪，尝见病作，皆寒轻而热甚，熇熇喝喝之势而莫制，故拟蠲暑饮。取用芩、连、滑石、麦冬等类而清内蕴之燠热也。石膏气味辛而寒，无毒，主惊喘寒热，口干舌焦，腹中坚痛，阳明热盛，故仲景治太阳风寒两伤之病，必审其烦躁无汗而喘渴者，拟大青龙汤，用石膏而清内热之法也。治阳明发热微恶寒之病，必审其口干舌焦，大渴而自汗，拟用知母、石膏而清胃火之法也。切庵谓石膏能发表，殊属不合经旨，今特订之。尝观世医治暑疟，妄拟石膏之贻害，卷面既详言矣，兹不复赘。

石膏大黄区别论说

余于己酉仲夏，寓茶阳之精舍，有客邹生问曰：石膏、大黄皆阳之凉药，尝见区别之用，有如风马牛不相及者，何也？余曰：子之顾问，诚医界之方针。医能洞察表里阴阳之辨，则用药自知间不容发。尝考昔贤辨证立方，理精法密，疗表惟恐陷邪，攻里犹恐伤阴。加一味则不同方，减一味则不同治。井井有条，不容苟混。然石膏性寒，清胃火而疗肌热，色白以入肺，质重而镇坠。盖暑疟初作，忌其镇坠而陷邪，故当禁用焉。大黄性寒而味苦，能荡涤里阴之壅热。但暑疟初作，尝有熇熇暍暍之势，欲救一线之阴，则大黄须急用焉。所谓区别之用者，此也，客唯唯退谢。

附录陶节庵《伤寒摘要》

节庵云：伤寒汗下不愈而过经，其证尚在而不除者，亦温病也。经曰：温病之脉，行在诸经，不知何经之动，随其经之所在而取之。但暑疟传变，亦或有之证，故略引举于下，以便参考。如太阳证头痛恶寒汗下后，过经不愈，诊得尺寸俱浮者，太阳温病也。如身热目疼汗下后，过经不愈，诊得尺寸俱长者，阳明病温也。如胸胁痛汗下后，过经不愈，诊得尺寸俱弦者，少阳病温也。如腹满咽干，诊得尺寸俱沉细，过经不愈，太阴病温也。如口燥舌干而渴，诊得尺寸俱沉，过经不愈者，少阴病温也。如烦满囊缩，诊得尺寸俱微缓，过经不愈者，厥阴病温也。

发汗后，昼烦夜静，不呕渴，无表证，脉微沉，干姜附子汤。

阳微发汗，躁不眠，与大下后复发汗，昼日不得眠，至夜安静，身无热，干姜附子汤。

汗下后，病不解而烦躁者，茯苓四逆汤，俱谓阳虚烦躁也。

又有不烦便作躁闷者，此为阴盛拒阳也，欲于泥水井中卧，饮水不得入口者是也。四逆汤主之。

发汗后，其人脐下悸，欲作奔豚，茯苓桂枝白术甘草汤。

太阳病发汗不解，欲发热，心下悸，头眩，肌体瞤动，振振欲擗地。真武汤。

身热头痛，脉反沉，若不瘥，身体疼痛，当救其里，四逆汤主之。

烦热者，不经汗吐下则为烦热，与发热有异也。经曰：病人烦热，汗出则解。如未作膈实，但当和解，微热而已。若心下满而烦，则有吐下之殊也。先烦而悸者为实，先悸而烦者为虚。虚谓心中欲呕欲吐之貌。阳明病，心烦喜呕，壮热往来，心下悸，小便不利，小柴胡加茯苓汤。

烦热为扰乱，而烦躁乃愤怒，而躁谓先烦渐至躁也。有阴阳虚实之别，心热则烦，阳实阴虚，肾热则躁，阴实阳虚。烦为热轻，躁者热重。所谓烦躁者，先发烦而渐至躁，所谓躁烦者，先发躁而后发烦也。太阳中风不得汗，烦躁者，此邪在表而为烦躁也。羌活冲和汤。大便不通六七日，绕脐痛，烦热发作有时而渴者，此为燥屎，乃邪气在里而烦躁也。大承气汤。太阳不得汗，医以火劫取汗，火热入胃，此劫令烦躁也。小柴胡加牡蛎汤。

太阳中风，自汗，脉浮缓，用桂枝汤。

汗出，而渴，小便难，五苓散。不渴者，茯苓甘草汤。

自汗出，小便难而用桂枝，惟加甘草、白芍。

自汗出，小便不数，心烦微恶寒，脚挛急，宜桂枝附子汤。

自汗出，小便数，心烦微恶寒，脚挛急，宜干姜甘草汤。

阳明汗多而渴，发热谵语，大便硬，调胃承气汤。

太阳病发汗，遂漏不止，恶风寒，用桂枝附子汤。

若小便自利而汗出，为津液少，不可攻利，宜蜜导煎通之。

若汗多者，胃汁干，急下之，用大承气汤。

汗多而渴，勿用五苓散。

汗不止，无他证者，粉扑之。服桂枝汤大汗出，烦渴不解，脉微洪大者，白虎加人参。下后不可更用桂枝汤，若汗而喘，无大热者，麻黄杏仁甘草石膏汤。

阳明汗多，夜不便不利，若小便反利者，屎虽硬不可攻下，宜蜜煎导法。若误攻之，则津液竭绝。

伤寒寸脉迟者，不可汗。尺脉迟者，不可下。宜先服小建中汤。

三黄石膏汤

有伤寒发热，脉大如滑数，表里皆实，阳盛怫郁。医者不达，既发其汗，病势不退，又复下之，大便遂频，小便不利，五心烦热，两目如火，鼻干面赤，舌燥齿黄，大渴过经，既成坏证，亦有错治，诸温而成。此症者又八九日，既经汗下，脉洪数，身体壮热，拘急沉重。欲治其内，由表未解，则里证又急趑趄，不能措手待毙而已。殊不知热在三焦，闭涩经络，津液枯涸，荣卫不通，遂成此症耳。

石膏两半　黄芩七钱　黄连七钱　黄柏七钱　淡豉二合　麻黄一钱　栀子三十个

上每服一两，水二盅，煎服。未中病再服，其效如神。

伤寒既经汗吐下误治后，三焦生热，脉复洪数，谵语不休，昼夜喘息，鼻加衄血，病热不解，身目俱黄，狂叫欲走。三黄石膏汤主之。

阳毒伤寒，皮肤斑烂，身如凝血，两目如火，十指皮俱脱，烦渴躁急不宁，庸医不识，莫能措手，命在须臾，三黄石膏汤主之。

妇人血风证

妇人因崩漏大脱血，或前后去血，因而涸燥。其热未除，循衣摸床，撮空闭目，不省人事，扬手掷足，摇动不宁，错语失神，脉弦浮而虚。内有燥热之极，气粗鼻干而不润，上下通燥，此为难治。宜服生地黄连汤。治男子失血多者，有此证，其妙不可胜言。方列下。

川芎七钱　生地七钱　当归七钱　赤芍三钱　栀子三钱　黄芩三钱　黄连三钱　防风一两

上每服五钱，不煎，清饮徐徐呷之。脉实可加大黄下之。

大承气汤，气药也，自外而之内者用之。生地黄连汤，血药也，自内而之外者用之。气血合病，循衣摸床，治同。自气而之血，血而复之气者，大承气汤下之。自血而之气，气而复之血者，用生地黄连汤主之。二者俱不大便，此是承气汤对手。又与三黄石膏汤相表里，是皆三焦胞络虚火之用也。病既危急，只得以此汤降血中之火耳。不但妇人用之，男子去血过多而有此证者，皆有服之，无不效。予固表而出之。

升阳散火汤

此汤治患病人叉手冒胸，寻衣摸床，谵语昏沉，不省人事。俗医不识，见病便呼为风证，而用风药，误人死者多矣。殊不知肝热乘于肺金，元气虚不能自主持，名曰撮空证。小便利者可治，小便不利者不可治。

人参　当归　柴胡　白芍　黄芩　甘草　白术　麦冬　陈皮　茯神

有痰者加姜汁、炒半夏。大便燥实，谵语发渴，加大黄。泄者加升麻、炒白术。

水二盅，姜三片，枣二枚，捶法入金首饰煎之，热服。

益元汤

治有患身热头痛，全无不烦，便作躁闷，面赤，饮水不得入口。庸医不识，呼为热证而用凉药，误人死者多矣。殊不知元气虚弱，是无根虚火泛上，名戴阳证。

焙附　甘草　干姜　人参　五味　麦冬　川连　知母　葱
艾　姜一片　枣二枚

水二盅，煎之临服，捶法入童便三匙，顿冷服。

潮热属阳明证，旺于未申，一日一发，日晡而作也。邪入
胃腑为可下之证，设或脉浮而紧，潮热而利，或小便难，大便
溏者，热未入腑，犹带表邪，当先和解其外。如小便利，大便
硬，方可攻之。若潮热于寅卯则属少阳，潮热于巳午则属太
阳。是又不可不辨也。

阳明似疟，烦热汗出，日晡发热，脉或浮或虚者，桂枝
汤。脉实者，承气汤。妇人热入血室，其血必结，亦如疟状，
小柴胡汤。病人热多寒少，脉微弱者，无阳也，不可发汗，越
婢汤。

病人热多寒少，阳乘阴也。若尺脉迟，为血少，先以黄芪
建中汤养其荣卫。脉不迟，却以小柴胡汤、越婢汤选用之。

以上引陶节庵摘仲景伤寒要旨。盖暑疟与伤寒来路虽各
别，然其六经见证之寒热虚实概可互参。兹细究暑疟传变，或
尝有之证，故略引举于上，以俟同志者参考。余未经验，故未
另录方治，以待完卷补及。

卷二序

文章以独开生面为奇，术业以独出匠心为贵。业如医学，尤以无因究因，无法立法为高。自轩岐《内经》、卢扁《难经》、华元化之五禽图、孙思邈之《千金方》出，天下后世之潜心于医学者，宗厥经旨，著述为书，而病药之真诠，医治之妙诀，阐发既无遗蕴。惟秋疟一道则尚阙如，后之人遂不禁有遗憾焉。今读林德臣先生所著《秋疟指南》一书，上卷治疟之寒热证，辨表里阴阳寒热虚实，一证一方，条分缕析，皆发前人所未发，诚寿世之金针。读至下卷，热疟证辨条内，自制救阴逐暑饮等方，乃泄中寓补，保存津液为宗旨。余如承气汤，以救一线之真阴，龙牡汤以靖龙雷之潜伏，真武汤以镇元阳之外泄，四逆汤以镇真阳之上越，芪附汤以救脾肾之两伤，参附汤以治阳虚之头痛。细味其调剂之宜，支配之妙，诊治之灵，运用之巧，真如神龙出没，变化莫测，淘千百世之利用无疆也。余与交久，知先生医传五代，学有真源。先生又能以锦心为苦心，推究因中之因，法外之法，疟病遂有一定之指归，医治遂无不测之态度。所谓良医功同良相，非先生谁与归。

时在中华民国壬子年春月愚弟杨光焯拜题

秋疟指南·卷二

大埔林德臣著

大埔何约明藏本

绍兴裘吉生校刊

暑湿燥之单热证辨

暑湿之单热，多由肾阴素亏，兼胃阳偏盛所致。然阳明为资生之海，气血之源，苟因胃阳偏盛，津液自劫，不能存精于肾，以致肾阴日夺，阳热日炽，久则腠理不通，气血不宣，诚为燔郁之亢阳矣。故其病作，则熇熇然有如焚天之势而莫御，浑身壮热，头痛口渴，舌苔焦黄，大便秘结，溲溺赤涩，或兼腰痛，或腹中饱滞而欲呕，甚则神昏谵语，舌苔焦黑，昼夜不已。尝见此证绵延难愈，多属危候，皆由阴液内竭而然。诊脉数而大小伏涩不一，剧则脉数大而弦，甚者更属难治。同志者宜详审焉。拟用救阴逐暑饮主之。

大黄三钱　麦冬三钱半　淡竹叶钱半　生栀二钱　条芩四钱
云连八分　滑石三钱　杏仁钱半　花粉二钱　青翘四分　连翘钱半
元参三钱　玄明粉一钱

水二碗，煎至一碗服之。

此方服三五剂后，若溅溅自汗者则易痊。审病势稍轻，当除杏仁、青蒿，减轻大黄、滑石、条芩等类。若与服数剂后，犹见熇熇喝喝之势，此乃燠热内剧，当加入羚羊、犀角等类与之。然邪热深浅，质体弱强，尤须侦察，圆机裁之。

青蒿味苦寒而芬芳，得春阳之令最早，清肝胆之血热，解心脾之暑毒。宜采嫩叶，童便浸一宿，日晒干，存用乃效。

暑湿之单热，犹有阴液素亏，复以远行劳倦，汗液大泄，暑淫乘虚而薄之，遂致阴液日耗，阳热日盛，久则气血不宣，腠理燔郁。诚为偏阳之体矣。病则浑身壮热，头晕疼，口燥渴，舌焦黄，大便秘，溲溺赤。拟救阴逐暑饮主之。热已，稍有微汗者易痊。《内经》云：热病犹有恣意酒色者，阴气先竭于内，阳热独滞于中，故病则心中恶热烦冤，欲呕，热则四肢更剧。尝有兼伏暑内蕴者，致阴液愈耗，阳热愈炽，病则热势尤倍。然头晕口渴，舌苔焦黄，大便秘，溲溺赤，其则谵妄者，皆暑湿为患也。拟救阴逐暑饮加减主之。若审暑邪遂轻，又当地黄汤加钗斛、甘杞、甘蓉、龟板等类滋之温之之法。

大黄三钱　条芩四钱　云连一钱　花粉二钱　麦冬四钱　元胡粉一钱　淡竹叶二钱　生栀二钱　生竹茹一钱　滑石二钱　钗斛钱半　元参三钱

水炖，半饥服。

暑疟之单热，犹有心中烦冤，口渴引饮，浑身壮热，汗出淋漓，四肢微厥，此兼卫阳表虚所致。拟救阴逐暑饮加桂枝、生芍主之。若审六脉数实有力，又宜除去桂、芍，加元参、元明粉。

大黄四钱　麦冬三钱　花粉二钱　生栀钱半　滑石二钱　条芩四钱　杏仁钱半　川连钱半　淡竹叶钱半　桂枝五分　生芍钱半　生甘五分

半饥服。

暑疟之单热，犹有兼肺家燥热者。然肺乃诸脏之华盖，主治节而濡津液，内则洒陈脏腑，外则充肤泽毛，有如雨露之润焉。苟因肺有燥热，复以伏暑内劫，遂令治节不行，津液不濡，腠理不通，阳热日剧，故病则浑身壮热，鼻孔焦燥，头痛口渴，二便不利，甚则昏沉谵语。拟救阴逐暑饮加味主之。

麦冬五钱　大黄四钱　滑石三钱　生栀二钱　条芩五钱　杏仁二钱　云连一钱　淡竹叶钱半　花粉二钱　枳壳三分　桔梗三分　元明粉一钱　柿霜钱半　元参三钱

水二碗，煎至一碗，半饥服。

或问曰：经云魄汗未尽，留连肌腠而发热者，何也？

答曰：魄汗乃肺之合也，经气归于肺，肺朝百脉，输精于皮毛，主行荣卫，温分肉，充腠理者也。然津液发泄之处，谓之腠。文理缝会之中，谓之理。因偶受风寒，邪汗未尽，郁于肌腠，则皮毛闭密，腠理不通，经气适旺，而经俞之窍皆闭矣。夫经者径也，邪已不能过于经，则留连腠理，随表阳以化热故耳。拟用桂枝白虎汤主之。

桂枝一钱　石膏二钱　知母一钱半　甘草六分　糯米一勺

或问曰：经俞、经隧、经舍，何谓也？

答云：各司其道。经俞者，通腑脏之窍道也。经隧者，乃气血之历界也。经舍者，犹行人之传舍也。

暑疟之单热，尝见兼卫阳。盛实者，病则熇熇发热，口渴头痛而无汗。盖由卫阳盛实，腠理不通，玄府致密，气不泄越而然。诊脉多带浮大滑数，宜香薷蠲暑饮加减主之。

条芩四钱　淡竹钱半　杏仁二钱　滑石三钱　生甘六分　大黄三钱　麦冬二钱　赤茯二钱　川连钱半　青蒿五分　粉葛钱半　羌活八分　玄参钱半

水二碗半，煎至一碗服之。

此方服三五剂，病势稍退者，减除香薷、大黄、羌活之类，加沙参、骨皮、石莲之味，犹须察病势之重轻，审质体之强弱，当圆机裁酌耳。继用清补饮主之。

沙参三钱　麦冬钱半　生甘六分　骨皮钱半　洋参八分　茯神钱半　石莲钱半　苏淮钱半　生芍钱半　银柴一钱

水二碗，煎至八分，中部服。

夫暑伤于夏，秋病为疟，势所必然。犹有兼暴受风热而伤卫阳之气，遂夹内伏之暑淫交并而作，故熇熇发热，溅溅自汗，口渴头痛。凡渐渐微恶风寒，脉诊带浮数而有力。拟用枳桔蠲暑饮主之。

青蒿五分　麦冬三钱　川连钱半　粉葛一钱　天花粉二钱　杏仁钱半　滑石三钱　条芩四钱　赤茯一钱　生甘六分　枳壳八分　桔梗八分　大黄钱半　元参钱半　羌活六分

水二碗半，煎至一碗服之。

余按：阳明篇疗经验者，引举于上。经云：火劫伤阴，逼血从大肠以下奔，以致便血者，调胃承气汤加黄芩、生芍。或热从下奔，泄泻浊秽者，加芩、连。或里急后重，兼赤白者，加芩、连、归、芍、枳、桔。若胃阳偏盛，病则蒸蒸壮热，溱溱自汗，口渴舌焦，甚则潮热昏狂，神明撩乱，脉洪长数大者，调胃承气加黄芩、麦冬、花粉之类。尝有阳明热盛，误以温劫，以致气血流溢，遍体蒸黄，气粗喘促，或头汗出，齐颈而还，乃阳热上越，不能下纳于阴之故，是由火逼血瘀，自制保津消暑饮主之。犹有寒热往来，误以温劫，邪热益盛，津液倍竭，以致气血流溢，湿热外瘀，肌肤微肿，遍体蒸黄，溲溺短涩，甚则气粗喘逆，此乃热逼湿瘀。自制栀子黄柏汤治之。
有兼胃阳偏盛，津液素亏，阳明之气上逆，撩乱神明，烦躁谵
语，苟误劫散，邪热伤阴，逼血妄行，保津消暑饮加犀角、丹
皮主之。暑疟昏沉，寒热往来，误以劫散，遂兼阳明积热上
壅，谵语喘咳，目睛瞭瞭，不得瘛瘲。甚则两睛直视，不能活
动，宜速驱阳热而救垂绝之阴，保津消暑，玄明粉易朴硝，加
枳实、花粉、犀角主之。尝有疟病初发，寒热往来，投以劫
散，致腹满喘促，燥渴谵语，循衣摸床，小便利者，保津消
暑，加元参、花粉治之。若溲溺不利，则津液内涸，膀胱化源
竭绝，不可为力矣。此证若体羸脉虚，不堪任下者，先以六味
生地黄汤加生丽参与之，待病机裁之。

问曰：伤寒之承气用朴硝，暑疟之承气用明粉，何也？

曰：伤寒泻其实，暑疟泻其热。证热而不实，恐朴硝之过
峻而伤阴。若是结实之证，亦当用朴硝，不能胶固耳。

调胃承气汤

大黄三钱　元明粉二钱　生甘一钱

水炖，半饥服。

保津消暑饮

沙参二钱　大黄二钱　麦冬二钱半　花粉钱半　条芩三钱　生
甘八分　生栀钱半　元明粉钱半　正羚羊钱半　钗斛钱半　元参
二钱

水二碗，炖至一碗，半饥服。

栀子黄柏汤

生栀二钱　茵陈钱半　黄柏钱半　大黄钱半　生甘八分　条芩钱半　麦冬钱半　川连一钱

若大便燥秘，倍大黄，加元明粉。

水炖，半饥服。

暑疟症，初则寒热，继则变单热不甚剧，越月不已，忽然遍身及头面起黑点，如乌豆大，满腹刺痛，痛剧则吐黑血。此皆误于陷邪药饵，致引暑热内陷太阴，遂拟蠲暑饮加大黄、栀子主之。服二三剂后即下黑血，诸恙悉除。

条芩三钱　滑石二钱　赤茯钱半　生甘五分　大黄钱半　杏仁钱半　泽泻钱半　生栀钱半　花粉钱半　麦冬二钱　青蒿三分

水炖，半饥服。

暑疟证兼阳明，素有积热者，则潮热谵语，溱溱自汗，舌苔焦黄，口渴引饮，或腹满痛，大便燥秘，脉洪大滑实。宜大承气加味主之。

大黄三钱　条芩四钱　生栀钱半　生甘八分　朴硝二钱　麦冬四钱　枳实钱半　天花粉二钱

水二碗，炖至一碗服。

暑疟证留连数日，遂致神昏谵语，腹满口干，舌苔焦黄，四肢微冷，脉沉有力。此由热壅阳明，即《伤寒论》中所谓热深厥深之义，阳极似阴之证也。宜大承气汤加味主之。

大黄三钱　枳实钱半　麦冬三钱　条芩四钱　朴硝钱半

水二碗，煎至一碗服。

问曰：暑疟有留连数日后服白虎汤而已者，何也？

答曰：此兼阳明散漫之邪，其证必烦热自汗，口渴引饮，舌苔黄厚，脉诊浮洪滑实者，宜白虎汤主之。若疟之初作，即有如上之证脉，亦当与救阴逐暑饮为稳当，未可概例散漫之邪。若六脉浮虚有汗，生脉饮主之，速扶元气而救津液，犹恐阳亡阴竭之变，不可不早虑及此也。

阳明篇云：散漫少者，邪未深入，胃腑未曾结实之故。暑疟不可同例混治也。至于方药乱投，留连日久之变态，或清或温，以意消息，圆机度之。

白虎汤

石膏钱半　生甘八分　知母钱半　糯米一勺

生脉散

洋参钱半　麦冬一钱　五味十粒

暑疟证尝有经旬越月不已，忽然遍体及头面起水泡，与水痘相似，实非水痘，极其晶亮，此乃初时药饵不当，暑湿不解，外瘀腠理，卫气不宣。拟用元参连翘蠲暑饮。与二服，得溅溅自汗而解。

元参钱半　云连钱半　赤茯钱半　麦冬钱半　杏仁钱半　香薷

三分　生甘六分　连翘钱半　条芩钱半　泽泻一钱　滑石钱半　粉葛钱半　防风五分

水二碗，煎至一碗服之。

暑疟之单热口渴无汗，旬日不已，药饵无效，更有兼肾精素夺，水亏火旺而作者，则夹龙雷之火以上奔，甚则心君撩乱，神明不定，浑身微热，昼夜不已。脉诊多弦紧涩数，或剧而脉数乱者，斯际用药最难措手，拟于温则阴液愈劫，拟于清则龙雷愈奋。余尝偶幸中之方列下，而待司命者裁之。继用加味地黄汤。

生龙骨五钱　生牡蛎三钱　麦冬五钱　焙附一钱　甘杞二钱　骨皮钱半　生丽参一钱　钗斛二钱

水炖服。

加味地黄汤

大熟地四钱　丹皮一钱　萸肉六分　钗斛钱半　苏淮二钱　泽泻一钱　生芍钱半　茯苓钱半　车前一钱　麦冬钱半　巴戟二钱半　甘蓉三钱　龙骨三钱　焙附一钱

水二碗，煎至八分，冲童便半杯，空心服。

肝肾本同宫，肾虚则肝无滋养，致龙雷之火陡升莫制。故先拟龙牡汤而靖龙雷，继用加味地黄汤滋之温之也。

暑疟证，犹有兼阴虚发热者，脉则细数无力，两尺涩数，必有津枯口干之征，临症者审之。夫阳气卫于外，为阴之藩篱，阴气荣于中，为阳之营守。阴阳相济，其体乃治。苟因精神过度，远行劳倦，嗜欲斫丧，以致阴液内耗，阳热独盛，故热必外蒸于肌表，遂成恶热之证。拟用生地黄汤加味治之。

苏淮二钱　川连八分　石莲肉钱半　生地二钱　麦冬一钱　生芍钱半　泽泻八分　茯神钱半　粉丹八分　元参二钱　钗斛钱半

此证若无内热外渴之症，审右尺虚甚者，须除川连、麦冬，加焙附主之。然病势有兼于阳虚阴虚者，当舍其病而固其本为王道，同志者宜圆机度之。

暑疟证有兼阴虚发热者，医更杂投以攻劫之剂，以致溲溺不利，四肢拘急。剧则眼睛直视，遗溺谵语，或腹胀气逆，皆由肾精劫夺膀胱，化源竭绝所致，此乃危候。拟用加味地黄汤主之。

老熟地三钱　茯神钱半　焙附二钱　甘杞二钱　巴戟钱半　苏淮二钱　金石斛一钱　萸肉八分

水二碗，煎至八分服。

此证若审六脉虚弱无力，或弦大者，宜四物汤加丽参、焙附、甘杞、苁蓉、巴戟等类主之。若兼恶寒自汗者，当参太阳篇桂枝汤加焙附以救津液之法，加丽参更妙。同志者合细绎之。

暑疟证犹有以手扪其肌肉不热，病人竟自言热，须重按于筋骨之间，始得热气蒸手。此由阴液素亏，内热自炽。审六脉细数者，宜六味汤加减主之。

生地二钱　苏淮钱半　泽泻八分　石莲钱半　沙参二钱　生牡蛎二钱　生芍钱半　茯苓钱半　粉丹八分　骨皮一钱　钗斛钱半生龙骨三钱

水炖，半饥服。

此证若审六脉沉而有力，舌焦口渴，二便不利者，宜当以羚羊、犀角、大黄、麦冬之类主之。

问曰：暑疟暴发则昏沉不省而兼烦躁，诊其六脉皆和，药饵无效，遂致不治者，何也？

答云：此由肾精素夺，阴液内竭，更兼泄汗太过，心气暴灭，元阳离决之所致。故诊其六脉皆和者，即俗所谓油末灯光之义也。余尝拟龙骨牡蛎汤而求万一之幸耳。

生龙骨两半　生牡蛎一两　丽参二钱

水炖，不拘服。

暑疟之单热，旬日不已，脉浮大鼓指，肌肉瘦烁，口干微汗，心烦不寐，此由肾精内夺则生烦，阴血内虚则生热，阳极阴消则肌烁。若误攻之，必重伤阴血，更为危殆。宜六味地黄汤加味主之。

大熟地三钱　怀山二钱　茯苓钱半　川芎八分　生芍钱半　泽泻一钱　粉丹八分　钗斛钱半　沙参三钱　当归钱半　甘杞钱半老山洋参一钱

水碗半，煎八分服。

暑疟证有兼肾阴素夺，元阳之真气浮越于外发热者，则身重嗜寐，昏沉倦语，脉沉无力，并无里实内热之征，甚则扬手露足，心烦体躁，或反躁烦不寐者，难治。拟用真武汤加味主之。

焙附二钱半　白术二钱　炒芍钱半　茯苓钱半　甘杞钱半　黑姜一钱　当归钱半　熟地炭二钱

水一碗，煎六分和童便二匙服之。

人之声出于肺，声之根出于肾，下焦之生气不足，故懒言嗜卧，身重沉困。暑疟证本发热，然有兼肾精素亏者，更误以劫汗攻下，遂致元阳益泄，烦热益炽，默默昏寐，身重疼痛，口和语倦，脉沉无力。虽无里实内热，尚有因虚阳上逼，舌苔带黄色等证。拟真武汤，与五剂病势遂轻，继加丽参、当归、甘杞等类，调治而愈。

焙附二钱　白术钱半　干姜八分　茯苓一钱　炒芍钱半　熟地炭二钱

水一碗，煎六分和童便二匙服。

盖阴虚发热之证，虽热不甚剧，面色必娇红而无尘垢，舌苔或有带黄色，亦必薄滑。至于元阳欲脱之际，其热必剧，回阳之药当倍用。抑或补阴益阳，抑或补气回阳，此又不可不审。

暑疟寒热往来，经旬不已，继则单热无寒，热已微汗，至十余天反寒栗鼓颔，半时许则蒸蒸发热，溱溱自汗，熇熇喝喝之势，寒不知引衣，热不知去衣，至天明热退，默默无言，神明不定，身重难转，六脉濡软，右关尺尤甚。此由肾精素夺，阳浮于外之险证。遂拟真武汤加味。与三四剂，其疟遂除，神明渐定。

茯苓二钱　酒芍二钱　熟地炭二钱　黑姜钱半　焙附钱半　白术三钱　丽参钱半

水炖，空心服。

暑疟证，服药后有身热谵语，四肢厥冷，下利清谷，脉沉无力。若烦躁不寐者，难治。宜用四逆汤加白术、茯苓主之。

黑姜钱半　焙附二钱　白术钱半　茯苓钱半　炙甘八分

水炖，空心服。

诸证悉皆经验，服汤后加减，略举一二以告同志。

暑疟证，医以过服凉剂，以致昏沉嗜卧，默默无言，剧则昏迷不省，身重睛露，脉沉无力。此乃脾肾将绝之危证。拟真武汤加参芪与之。三服病机遂转，继加当归、潞党、龙眼等类。

茯苓一钱　炙芪钱半　干姜钱半　野山参钱半　白术二钱　焙附三钱　炒芍二钱　炙甘八分　甘杞二钱　地炭钱半

水炖，空心服。

　　暑疟证有兼脾肾两亏者，重复误于攻下，以致真气外泄，烦热无可以置身，欲坐卧于泥水之中，真液内竭，欲引水而自救，故渴饮不绝。脉多沉微，黄色，或兼舌苔黄色。宜芪附六君加味主之，加丽参更妙。

　　潞党三钱　茯神钱半　生芪六分　归身钱半　龙眼肉十只　白术二钱　炙甘八分　焙附一钱　炒芍钱半　大枣二个　甘杞二钱　巴戟钱半　老熟地钱半

　　水碗半，煎至八分和童便二匙服。

　　暑疟证，重复误于攻下，以致里虚外热，面赤身热，腹痛咽痛，下利清谷，四肢厥逆，脉微欲绝者，四逆汤加味主之。

　　干姜一钱　炙甘八分　白术钱半　焙附钱半　潞党二钱　桔梗八分

　　水一碗，煎至五分，入童便二匙，空心服。

　　暑疟有发热烦躁，大渴不止，脉虚大而无力者，此属阴血虚竭所致。拟用四物汤加味主之。

　　熟地二钱半　生芍钱半　沙参二钱　甘杞二钱　龙眼二只　归身钱半　川芎一钱　潞党二钱　炙甘六分　大枣二个

　　水一碗，煎至五分，空心服。

　　暑疟之单热口渴，留连多日，更兼误于攻下，以致腹满膜胀，气粗而喘，脉诊带弦者，此乃肝木乘脾所致。宜柴芍六君汤加味主之。

柴胡八分　生芍二钱　潞党三钱　茯神钱半　甘杞子钱半　白术钱半　炙甘六分　巴戟钱半

水碗半，煎至八分服。

问曰：暑疟病于冬者，假也。盖由感受暑邪之轻微，溜于经隧之处界，伏而不泄。虽遇秋燥之敛束，邪之势微不足以泄，其气必期冬令肌表固密，诸火内藏，暑假内藏之火互相纠郁，酿成熇暍之威。由是欲张其怒，遂与阴气相搏，故凛凛而寒。寒不甚剧，寒已则热，热亦不甚剧，或遍身疼痛，心烦不寐，或口渴溺急，作止无常，或一日一发，或间日而发，宜香薷䕩暑饮。审病势裁之。犹有寒栗鼓颔，壮热昏狂者，必由阳明偏旺，或阴液内夺。同志者当圆机消息耳。

暑疟证烦热头痛，燥渴溺涩，脉带弦。其呕吐痰饮，臭味酸秽，此乃暑热夹肝火以陡升，逼津液而成饮。饮即有形之火，火即无形之饮，饮随火而升降，火引饮而逆行。拟用柴苓汤主之。

赤茯钱半　柴胡一钱　白茯苓钱半　条芩三钱　竹茹一钱　半夏一钱　生甘六分　麦冬二钱　滑石钱半　羚羊一钱　玄参二钱　云连一钱

水碗半，煎至八分服。

暑疟之单热，苟因数下而伤脾胃，以致胸腹膜胀，胸中气逆甚则神明若失，脉益洪大而鼓指。此乃阴寒鼓舞而见假实之证。兹拟六君加味汤主之。若胸腹膜胀，及小腹满痛，溲溺不利，脉诊得洪大而弦者，此是肝木贼脾，及膀胱之化源竭绝，难以救疗。聊拟独参汤，亦求万一之幸也。

独参汤

生野山参二钱

用水一大杯，炖至半杯服。

归芪六君加味汤

生芪八分　潞党三钱　茯苓钱半　何首乌钱半　归身钱半　白术二钱　炙甘六分　大枣二个　焙附六分　甘杞钱半

水一碗，煎半碗，空心服。

暑疟证，烦热口渴，自汗身重，腹中濡满，脉诊微洪而数，此乃暑暍夹胃阴燥热，与太阴湿热纠郁致病。夫脾专主腹，又主四肢，因旋运不行则腹中濡满，然阳明又主肌肉，因胃阳热炽，则烦热身重，口渴自汗。拟用清胃和中饮主之。

条芩二钱半　川连一钱　麦冬钱半　生扁豆一钱　花粉钱半白术一钱　莲心一钱　泽泻一钱　滑石一钱

水碗半，煎至八分服。

暑疟证，脉证疾躁，不为药解，此即阴液外脱，阳热内陷。经所谓阴阳交错，即此义也。故主不治。

暑疟证，不为药解，呃逆不止，甚则其气从脐下上冲，连连不断者，此即肾气欲脱之危症。主不治。

暑疟证，服汤已，病不解，谵语狂言，直视遗尿者，此肾绝也。主不治。

暑疟证，烦热不止，汗如贯珠，循衣摸床，喘汗不休，皆阳衰邪盛。主不治。

经云：瘅疟者，肺素有热，气盛于中，而偶受风寒，内藏于心，外舍分肉之间而发，发则阳气独盛，阴气内虚，不能与阳争，故单热不寒，令人消灼肌肉。

《金匮》云：阴气孤绝，阳气独发，发则热而少气烦冤，手足热而欲呕，名曰瘅疟。若但热不寒者，邪气内藏于心，外舍分肉之间，令人消灼肌肉。

按：此二案大意相同，然阳极则阴消，故肌肉消灼，此昔贤皆指风寒而言，故用桂枝白虎汤乃能获效。但此伏暑假秋燥而发者，相去天渊，不同例也。

红花退热奇案

有友患单烧，辄投石膏白虎及羚羊、犀角之类，遂致热势倍炽，心如火焚。病者竟以冷水帕自放心胸而求苟安，须臾莫离。医者更拟大黄、朴硝等类与之，亦皆罔效。由是热势日亢，病势日危，彷徨无策，将束手而待毙。乃所谓斯热病而用斯凉剂，服之无灵，修短亦委天命耳。气息奄奄之际，遂拟西红花二钱，麦冬三钱，川连一钱，与服，病者自觉如饮冰雪焉。及后热势顿轻，继服生六味地黄汤而愈。人皆骇奇。余曰：非奇也。此乃误服石膏、知母、羚羊、犀角之证验耳。何也？余审读《内经》，明言暑侵肌表，故首论邪从表来，必令仍从表去，病方易已。缘伊热疟初作，妄用闭门留寇之类，复引暑邪内陷心包，致令烦冤倍甚，如火薰熏，更加自误。以冷水沾，以致腠理愈密，三焦愈闭，热势益深，病势益剧。且燠热内踞心包，为巢为穴，蔓延绎络，诚阳亢之赤地，炎蒸日久则血液槁瘀，如燔如炙，危殆悉至。特要红花假连麦为向导，直入心包，荡其巢穴，涤其瘀垢。虽酷烈之势，悉随响应而解散，顷刻转为清凉境界矣。故所病者，有若饮冰雪之清焉。继及六味地黄汤，濡养心液则诸恙遂瘥，犹有谓大黄、朴硝皆荡邪涤热，何以无效？殊不知彼乃足阳明胃腑之药，此乃手厥阴胞络之病。彼此天渊，须当缕析证因，口碑载奇，命曰奇案。

暑疟之寒热，误服陷邪药饵，遂致咳嗽气逆，越日一发如痫状，数月不已。拟用香薷蠲暑饮加党参、生苡米，与服数剂而愈。

暑疟之单热，初时杂投药品，延至数月不愈，乍愈乍作，或间日一发，或三五日一发，服温清补泻皆无效。拟用蠲暑饮加大黄、桑皮、石莲，与服数剂而愈。

暑疟之寒热，因误于药，邪陷太阴，遂生燥咳，或微发寒热，时作时止，数月不已，如磷火之状。拟用香薷蠲暑饮加桑皮、紫菀、覆花、生芍等类与服，诸恙渐愈。

暑疟之寒热，苟因妄投药饵，邪气流连不解，数月不已，拟用补益增寒热，拟用清则生泄泻，遂用莲淮六君加川连、麦冬、车前、扁豆等类，与服数剂而愈。

附录唐容川先生痢证方治诸方列下

痢为病，发秋天，古名肠澼，又名滞下。今名曰痢，而又不爽利也。与洞泻相别天渊，四季皆有。此症惟秋时，此病为更多。所以秋时此症更多者，盖五行之序由春入夏，为木生火，热气主事之时也。由夏至长夏，六月为火生土，是为湿土主事之时。热来蒸湿，合气为暑，故六月节名小暑、大暑。至秋以后则土来生金，湿热当止，故其节名处暑。言暑气自此止也。暑止则热气变为凉气，而凉风至矣，湿气变为清气，而清肃降矣。如此则秋金气旺，木火自戢，中土不致受邪矣。若其人之肝木太旺，遇金来制之，而木不受制，遏郁生火，则热气不退，火反克金，金气不得清肃，因之湿亦不化，与热相蒸，蕴结血气于三焦肠胃之间，酿为腐秽胶黏之汁则成痢矣。盖人身肝主疏泄，疏者条达而止也，泄者顺利而下也。木气不疏则郁，郁者草木多而壅遏也。木气大泄则暴注，暴注者泄力太过之故也。然使金不与木争，则泄而不敛，何至滞塞哉！惟当秋金收敛之令，肺气不应受邪，故金必与木争，木愈旺则金愈收，是以逼迫艰涩而成里急后重也。

银菊花（治白痢之轻药也）

银花三钱　白菊三钱　生白芍三钱　杏仁三钱　连翘二钱　桔梗三钱　栀子二钱　木香一钱　牛蒡子三钱　甘草一钱

用水三茶碗，煎取碗半服。如有宿食加生大黄五钱。

白虎汤（治白痢之重证也）

研生石膏三钱　煅石膏三钱　甘草一钱　粳米三钱　再加淡条芩三钱　白芍三钱　杏仁三钱　桔梗二钱　厚朴一钱

此方合痢症有外寒者，再加葛、荆芥。小便不利者，再加桑皮、滑石。此治白痢之良方也。

白头翁治红痢

白头翁五钱　黄柏三钱　黄连三钱　秦皮三钱

用水二碗，煎取一碗，最妙。白头翁能平木疏肝，息风清火，使下迫之气条达而上也。

金花汤（治红痢，今名黄连解毒汤）

黄连三钱　黄芩三钱　黄柏三钱　栀子三钱　加杏仁三钱　槟榔三钱　当归三钱　地榆三钱　赤芍二钱　荆芥一钱　生地三钱　青蒿三钱　生甘一钱

水煎服。

霹雳散（治痢症胀闭，有宿食发呕等症）

生大黄一钱　黄芩三钱　吴萸一钱

用水二碗，煎取一碗，先服半碗，得快利即勿服，如不快利，再服一次，此药只可服三次，不可多服。

大承气汤（治奇恒痢）

生大黄二钱　厚朴二钱　枳壳一钱　芒硝三钱

先煎三味，既成后入芒硝三沸，取汁服。咽痛呛略愈即止，再加减金花汤。

三黄酒　治痢症发呕吐者。（按：发呕吐食不食，真噤口，呕吐止，即能进食）

黄连一钱　黄芩三钱　生大黄二钱

用好烧酒二碗，煎成一碗，徐徐咽下。如不饮酒者，用水一碗，加酒一杯，煎服徐咽，呕吐止即勿服。

救胃煎（治噤口不食）

生地三钱　白芍三钱　黄连三钱　玉竹三钱　炒枳壳八分　杏仁三钱　桔梗二钱　石膏四钱　麦冬三钱　花粉三钱　生甘一钱　黄芩三钱　厚朴一钱

上水三茶碗，煎取碗半，服必舌上有津液则进食矣。

开噤汤（治噤口不食）

人参二钱　麦冬三钱　煅石膏三钱　栀子二钱　川连二钱　黄芩一钱　黄柏一钱　生地三钱　当归三钱　射干二钱　杏仁三钱　槟榔一钱　枳壳一钱　生甘一钱　花粉二钱

此为治噤口痢之主方。生津进食，除肠胃中之炎症，力量周到，再加白头翁则详尽无遗矣。

归地养荣汤

当归三钱　生地三钱　怀山三钱　麦冬三钱　白芍三钱　莲子心三钱　桑叶三钱　荷叶三钱　钗斛三钱　玉竹三钱　甘草一钱

水二碗，煎取一碗，痢愈后多服，大补益元气。

调胃承气汤

生大黄三钱　芒硝二钱　生甘一钱

水煎二味，既成，再入芒硝二沸，即取服，得愉利即止。

桃花汤（治痢症不后重者）

赤石脂一钱　糯米五钱　黑姜一钱

上三味久煎成汤，服之能温补止涩，为虚滑痢之主方。不后重下痢者乃用。

清宁丸（治休息痢）

生大黄四两，用薄荷拌酒蒸一次，去薄荷，干后，用去糟米酒半斤，好烧酒四两，泡二七日，在饭上蒸一次，再搅一次，再晒露再蒸干，再加酒至大黄烂如泥，为丸如绿豆大。每服或一钱或五分。大便微下则愈。

乌梅丸（治虚滑久痢不后重者）

乌梅十枚，去核　川连三钱　黄柏一钱　人参一钱　桂枝一钱　细辛一钱　焙附一钱　当归一钱　花椒一钱　干姜二钱

上为末，用乌梅饭上蒸熟，捣和加蜜为丸，如梧桐子大，

每服三十丸，米饮下。

附录经验奇恒痢症

余治族人始患痢，日夜数十行，红白相间，六脉大，服芩连导滞等类罔效，继则病势日剧，渴饮热汤乃快。延余诊视，六脉数大无伦，遂拟归芍六君加味取效，继用归脾汤而愈矣。

老山洋参一钱　生芍钱半　於术一钱　酒芩八分　焙附一钱
甘杞二钱　归身二钱　吴萸制川连八分　炙甘八分　潞党二钱

水炖，空心服。

附经验鼠疫证治

鼠疫为患，皆由阴阳不齐，时序不和，天降异灾，地生热毒，惟鼠质最热，鼠性最灵，先感召其热毒而死，沿门合境皆是。继则伤于人。然受病之因不一，或内因积热而引外毒，或由窍道感受地气之热毒，或由口鼻感触死鼠之臭秽，或由鼠虱而伤人之肢体。鼠疫之名由此来也。究竟其毒，直中阳明，当慎于始，始则病形未彰，起居如常，或口燥咽干，或似饥非饥，或饥而不欲食，或卧寐烦躁，或困倦欲卧，或四肢酸痹，或遍身旋痛，或头眼晕痛，或乍寒乍热，或咳嗽腹痛。以上诸证，皆受病之始，如有一二证，即系此病之发。见端便应作时疫调治，庶几有万全之功。然邪气伤人，必乘虚而凑之，若素有旧病之人，必从旧病先起，无论头痛腰痛，胸腹气痛，切不可概旧例而治之，必须按此方而服之，可保无患耳。

药方

连翘二钱　粉葛根二钱　玄参五钱　丹皮三钱　牛蒡二钱　条芩六钱　麦冬五钱　赤芍三钱　大黄三钱　紫草五钱

用水三大碗，煎至二大碗，半饥服。若大便秘结，加玄明粉一钱半，调药水服，必须连服数剂。二便通利，病退为度，毒气甚者，必下黑血而愈。如肢体有结核者，加西红花二钱，桃仁一钱半，犹有肢体结而不痛，无憎寒壮热者，此由鼠虱所伤之，轻病不药可愈。

食之物须知

患疫症者，仅可用薯粉作羹，绿豆山薯煮汤食之（山薯即番薯）。

切戒饮食

鼠疫切忌粥饭，即饭汤亦不沾唇。然粥饭入胃，浊气归心，最助阳明之热毒。若误食米谷必殂。切忌黄糖白糖，甜气入脾，最助邪热。切忌冷水，若误食之，则血液瘀滞；切忌生青瓜果，若误食之，患同冷水无异；切忌晕腥、鱼虾、酒面等类，若误食之必殂。须要肠胃热毒泻尽，憎寒壮热顿除之后，方可用米少许，和绿豆煮粥，渐次饮之。

论疫之重证

盖阳明为资生之海，气血之源，主肌肉而润宗筋，故毒中阳明则肢体疼痹，憎寒壮热，或口渴引饮，或药不下咽，或腰腹胀痛，二便秘涩。犹有结核者，多生于两胯两胁，两胯犹多，亦有生于肢体左右上下不等。究其结核之由，皆缘井荥腧原经合之筋脉互相交错之处，值其虚者，毒必凑之。气血与热毒互交，纠结则核生焉。然多生于胯胁者，何也？胯为阴包之界，胁为大包之属，乃宗筋之要道，热毒流壅于胯胁，则宗筋凝滞，枢要不通，机关不利，故核多纠结矣。核之形或大如鸭卵，如覆杯，小则如龙眼，如钮仔，或红肿而痛，或肿而不痛，有隐隐而痛，有痛楚难堪，须知痛甚必由其毒甚所致。最忌针刀，若鲁莽误用，必殆。治之之法，总要用药得宜，必令泻尽肠胃黑秽之毒物，毒物荡尽则憎寒壮热自除，诸恙自已。如果核不消散，由其自然而有脓水，谨慎药饵，和缓调理，可保平安。历验不爽，列方于下，必须连服数剂，俟毒尽为度。

连翘三钱　玄参一两半　条芩一两半　紫草一两　丹皮八钱　大黄六钱　丹参四钱　牛蒡三钱　麦冬一两半　公英五钱　生地二两　赤芍五钱　粉葛三钱

水煎，临服加西红花二钱，玄明粉三钱（冲），药水调匀，均三五次服。如质体强旺，壮热盛者，用大黄一两或一两半，玄明粉易朴硝五钱，审病势度之。如果憎寒壮热，遂除核不消散者，宜生地四物加减。

生地五钱　生芍一钱半　条芩三钱　连翘一钱半　玄参三钱归身一钱半　麦冬三钱　紫草四钱　牛蒡子一钱半　公英三钱　桃仁一钱　角刺二钱

此方可连服十帖或五帖，当审质体强弱，病势重轻。同志者圆机裁度。核色红者加大黄二钱。色白者加党参二钱，川芎一钱。痛者加乳香六分。如结核处痛甚者，宜用生地四两，银花二两，紫草四两，乳香三钱，没药三钱。浓煎乘热频频洗之。另用大黄末加梅片少许，蘸蜂糖涂患处。此证按法调理，有十余天而出脓水者，有月余而出脓水者。至出脓水时，宜生熟四物汤加减。

生地四钱　当归二钱　钗斛一钱半　生甘八分　玄参三钱　熟地四钱　生芍一钱半　紫草三钱　麦冬三钱　老山洋参一钱

此方可服数剂。如脓水未干，加苏淮三钱，茯苓二钱半，川芎一钱，党参三钱，当归三钱。或倍用洋参，或加白术，圆机之士，宜活泼度之。

论疫之危证

夫阳明居中土，乃多气多血之海，万物所归，无所复传。故毒壅胃腑则肾水暴竭，津液骤涸，所以毒攻于肾则躁烦腰折，咽喉肿痹。毒攻于肝，四肢瘰疬，循衣吐血。毒攻于脾则腹胀气促，身重难转。毒攻胃脘则呕逆难咽。毒攻于心则妄语昏狂。毒攻于肺则咳嗽痰血。毒攻督脉，颠顶若劈。毒攻筋脉，四肢抽搐。毒攻冲任，则血逆而吐。毒攻于脑则头痛而晕。以上诸证，危亡旦夕，附方于下，以求万一之幸。

生地三两　条芩二两半　玄参二两半　丹皮一两　正犀角五钱
麦冬二两半　大黄一两半　紫草二两　正羚羊五钱　赤芍五钱　当归三钱　生甘二钱

水煎，临服加西红花三钱，朴硝五钱，冲药水服，均数次服之。

附医家小说

间尝读孔子鲁论于南人一章，有曰：人而无恒，不可以作巫医。盖孔子所以述南人之言者，惟恐人立心无恒，致使作辍鲜终，未尝以巫医为贱役。而朱子独释巫医为贱役。巫之道，吾不可知，以医为贱役，余殆有所未解，何也？窃思医之源流，创自神农，天生神圣，以救万民者也。是以神农发明本草，轩辕作《灵经》，岐伯详《素问》，伊尹作汤液，长沙著《伤寒》，卢医著《难经》，和缓辨膏肓，削骨疗医华佗之发起不诬，笔点龙睛，思邈之真诠尚在。据考千古名医，非圣君贤相，即仙风道骨之流，以医为贱役者，果何谓哉？虽然，朱子亦贤人也，揣其所以为是言者，岂真无谓哉。勿论他人，即鄙人亦尝遇之。余犹记托迹三河，遇富贵家后裔，延余诊其少君。入门伊始，扫榻欢迎，诚而且敬。及诊视后，且言病机不治，余欲他往，奈殷勤挽驾，停留一夕，岂料坐谈间毫无礼趣，且童仆无告，问其居心，厚薄不可知，而其视医为贱，向则昭然若揭。予始疑朱子之说者。予转服朱子之言，不我欺也。然而予说是言未终，有博学先生执余手而言曰：如子之言，其置天生神圣之神农辈为何地？且视仙风道骨之流为何人乎？遂各粲然一笑而起。

《秋疟指南》终

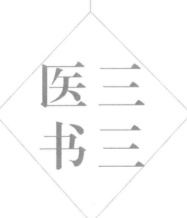

三三医书

医书

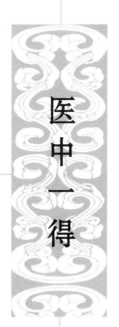

医中一得

清·顾仪卿 撰

提要

夫医之为道，贵乎实验。裘君吉生藏书至数千种，不以大部凑集众说之书为重，恒谓单本小册之著作往往出自心得，多有发明之处，如外科王洪绪《全生集》、内症王清任《医林改错》等，立论不多，要皆独具创见，尤以所载方法无不历经试验，遂有不屈不挠之学说垂示于人。此书系顾仪卿先生所著，为裘君假录于同社曹炳章君。亦因其所论皆属心得，刊以裨益医林也。

序

　　诗曰：我思古人，实获我心。获之为言，得也，有得于心也。圣人之于学也，未得则发愤而忘食，已得则乐之而忘忧。学贵乎有得也如是。医之为道，亦何独不然。奥稽古圣上自轩岐中及仲景为医中之圣，圣则得之全也。厥后刘河间、李东垣、朱丹溪辈各执一见，各成一家，亦各有所得而为之也。迄今如叶香岩之批刻陶氏《全生集》，徐灵胎又评点《叶氏方案》，孰非有得于心而为之欤？余虽业医半生，碌碌于医道，茫无所得。每念前人，不胜惶愧，乃无何而仪卿宗台来，手执其所著《医中一得》示余，余受而读之，其中瘅疟一说发前人之所未发，葛升一方制前人之所未制。至如产后房劳与蓐劳异，既有明辨，又有定方，余以之治人，无不应手，知仪乡先生固有得于心而为之也。一得之所以名书也，原世之阅是书者，勿以管见视之。以之行世，参以己见，旁推类及，或者更有所得，并不止一得，何莫非是书之有所裨益而垂之不替耶？是为序。

　　癸亥仲春月梁溪七世家医雅亭氏顾尔元拜撰，时年七十有四

目录

医中一得

顾仪卿先生著

袁吉生刊行

瘅疟浅说

时交夏至以后，连日身体发热，午后更甚，至夜半出汗稍和，明日午后仍复大热，心胸懊恼，舌苔黄腻，脉数而洪，或有上午即大热者，或有大热前手足厥冷而热者，人皆称为瘅疟。方中无不用表里双解，以伤寒之法治之。其感邪极轻者，虽不药亦愈。如稍重者，屡投无效。藉云：瘅疟本难速愈，必延至月余，元气津液大伤，热仍不解。一病愈淹，无从措手，殊不知伤暑与伤寒病本不同，治亦各异。叶氏云：暑为无形之气，先从口鼻而入，法当轻扬解散。此语深得治此症之法。切思暑气入鼻，必先犯肺，入口必先犯胃。然肺胃热邪清之散之，似可易愈，何以治之无效？盖肺与脾为子母，胃与脾为表里，故肺胃之病最易及脾。午后更剧者，阳明之见端也。辰刻亦属阳明，巳属太阴，每日如是者，脾主信也。胃为腑，脾为脏，其病缠绵不已者，在腑易愈，在脏难愈也。且暑必夹湿，脾又恶湿，湿在脾，不易去也。治法当以辛凉解散为主，用药宜轻清上升，不宜重浊下降。经所谓火郁发之是也。夫脾为坤土，其气本升，既为淫热所蕴，已失健运之机，若早用苦降之药遏住热邪，阻其上升之性，势必其邪由表入里，变成下痢而难愈矣。是以治当纯用辛凉解表，务令将脾经所沾暑湿之邪导其仍从肺胃而出，所贵提邪外越，勿使引邪入里，是为要着。尤不可杂以里药下药，杂则药便有所牵制，其力不专，难以奏效，更防邪易陷脾耳。因此症从无专治之法，兹特本诸前贤参以己意，聊拟一方，遇病用之，多能获效，奉劝高明，请尝试之。

葛升汤　治热势起伏，有汗不解方。

葛根一钱五分　升麻八分　连翘二钱　杏仁去皮尖，二钱　炒牛蒡子三钱　六一散三钱　广皮一钱　蝉衣去足，一钱　川通草四分香薷一钱　引用芦根一两　荷花露一两　鲜荷梗一尺　鲜佛手一钱

分量视人强弱加减。虚弱之体升麻量减，强壮之人升麻酌增。

以上之味平淡无奇，人人皆用。惟升麻为此方必用之药，

与六一散、通草能提脾家之暑湿，使之外达肺胃。葛根、芦根为凉散阳明之专药，杏仁为心果，连翘能清心包络热，香薷、荷梗、荷露清其暑，广皮、佛手开其气。蝉得秋气最先，乃金风奏而炎暑消之意。更与牛蒡为解散暑风之佐使也。若大热前先手足厥冷者，病机已兼少阳，当加柴胡四分。时交白露而发病者，方中须加赤芍药一钱五分，乃邪气入营故也。再加薄荷一钱，以佐香薷之不逮。若深秋后脉不甚洪，口不甚渴，当去芦根四钱，小儿则分量酌减。此方连服三剂或五剂，重者即轻，轻者即愈。或有变为疟疾，数日而愈者。若但热无汗，脉洪数而懊烦者，不用此方，用大青龙汤去姜枣加葛根，因暑蕴于中而外为寒所束也。

此方之用神，全在升麻一味。盖暑必夹湿，若脾中蕴湿则清气不升，浊气不降，暑湿之邪交阻则外壮热而内懊恼，舌苔黄腻，大便秘结，小便短少诸症见矣。惟升麻升其清气则浊亦易降，并助葛根诸药涤邪外散，可以效灵。如无升麻则难奏效。或云升麻非常用之药，抑恐阴虚之人提动肝阳，故不敢轻投。不知升麻入肺、脾、胃、大肠四经，非同柴胡之入肝胆可比，可以无虑。东垣先生亦常用之。惟胃虚气逆呕吐者，自宜慎用耳。且此症两候之内，若能早用此方，可无邪闭邪陷之虞，亦无气粗痉厥之险，业医者未可轻视也。又云：表里双解亦是前人之法，何以此症独不可用？答云：先表后里，古人治病贵有次第。表未解未可攻里，仲师亦尝言之。若邪势表轻里重者，偶用双解是专意攻里带疏表也。表重者断无此法。况治伤暑之症，务令将脾家所蕴之邪导其仍从肺胃而出，若用里药，不外槟榔、枳实、焦楂、神曲、厚朴之类，性燥入脾，虽与肺胃之药同用，而药方有所牵制，不能提邪外越。里药若轻，尚无大患，倘或重投多服，则津液愈亏，元气愈弱。正虚邪陷，虽有良医，难为方矣。若杂下药则热邪陷脾，易成滞下，此所以谆谆奉劝世之业医者考之于书，揆之于理，验之于病，深望明哲之士颖悟而信从之。务将旧日所习之成法为之一变，则病者幸甚。

附录澄江华墅镇俯恬吴君阅此寄来书并答书

仪卿先生阁下：两奉教言，浣读大著，发前人之所未发，启后学之所未悟，业已黏之通衢，广布仁风于大地矣。另附跋语于尾，并将臆见质之有导，尚祈指教为幸。立论明畅，皆穷源探本之言，用药轻清，有批郤导窾之妙。洵为暑门宝筏，治暍良方。有裨来兹，功德不浅。江浙卑下之地，交春分以后即有热蒸湿郁之气，足以病人到五六七月尤甚，俗谓之湿温，即暑湿热三气合病也，经谓先夏至为病温，故曰湿温。后夏至为病暑，故曰伤暑。若暑湿潜伏三焦募原，乃半表半里之界，至处暑后新凉外束，伏热内动而发者，谓之伏暑。其候最难速愈，大抵转疟则轻，入里则重。从古无人发明此理，虽洁古以动静分阴阳，东垣以升清温燥为清暑，按之今病，殊为未备。惟河间刘氏理法清真如天水散、桂苓甘露饮，诚为三焦之妙剂，惜引其端而未竟其绪。喻氏以暑湿热三气汇为一门，言之颇详，而于伏暑一症盖阙如也。意者自宋元明以来，其证尚少耶，抑当时有是病而以伤寒混治耶。闻张凤逵有《暑症》一书，购之未得，惟叶香岩前辈以江苏人言江苏病，独辟鸿濛，如曰暑与湿皆地中之气，无形无质，从口鼻吸受，不宜以重药推销。又曰：仲景伤寒先辨六经，河间温暑必究三焦，以手经为重，忌足六经药。片言扼要，允为后学津梁。瑛每见秋后伏暑，最属纠缠，患者极多，必转疟乃愈。若转滞下，乃邪陷二肠，宜宗喻氏逆流挽舟法，百无一失。若不先行逆挽，势必愈趋愈下，变为不治者甚多。又有早用黄连、石膏，致邪陷厥阴，变为痉厥神昏而成坏病者，十中仅救一二。瑛目击心伤，蕴于中者久矣。著有《伏邪论》《伏暑刍言》《痧麻》及《烂喉丹痧指迷》等说，俟脱稿后录呈，削政为荷。再接瘅疟之说，《内经》与《金匮》所言大略相同，皆阴气先绝，阳气独发，但热不寒耳。惟《内经》言肺素有热，《金匮》言气藏于心，要不外心营肺卫之旨，细绎之，似冬令金水两亏之人，邪伏手太阴、足少阴，至春三而发。有寒热往来者，有但热不寒者，有咳嗽者，有咳久失血者，与热病温病两感之病同源异流。治不得法，或误散或误补，迁延时日，每成损怯，故曰令人消铄肌肉。似与暑病不符。贵邑明医甚多，以暑病为瘅疟，其得之师承口授乎？抑别有所阐发经义而云然乎？循名核实，不能无疑，尚祈明以教我，曷胜幸甚。

甫恬先生阁下：接诵手书，藉悉起居安善，动定咸宜，以欣以慰。所呈瘅疟浅说，皆属肤浅之论，或即为愚者之一得亦未可知，乃蒙嘉奖过当，实觉汗颜。惟方中之葛根升麻并未论及，窃有所疑。然鄙意以为此方之关键全在此二味，盖葛根为凉散阳明之专药，若不以升麻、六一散佐之，尚不足以升举脾胃之暑湿，使之外达。六一散中滑石亦属阳明之药，必用六分而佐以甘草一分者，欲令滑石导入脾经，方能将脾之暑湿外泄也。古人制方之义如此，后人以为湿家忌甘草而专用滑石，大失此方之旨矣。古方中用升麻者甚多，何今之医士都畏而不用耶？即烂喉痧亦须用升麻。《伤寒论》中有越婢汤，以后诸家不明其义，强为解释，不知婢乃脾字之讹，越婢者，为发越脾气之义，故方中兼用姜枣，亦从脾经导邪之意，犹六一散之用甘草也。夫脾为坤土，位居中宫，为营血之源，上达则可传肺胃，下陷则易入肝肾。病机之出入，医家之挽回，须在此参究耳。所以东垣先生亦着意乎此。至于瘅疟之名，乃通称，其实即伤暑也。此亦仍其旧而已。若无汗而用大青龙汤，亦自有说。世皆以暑月忌用麻黄者，盖以麻黄性温，非夏令所宜。又以夏月腠理已开，若再用麻黄，恐有汗多亡阳之虑，不知伤寒中之用大青龙因寒已化火，故有口渴脉洪烦躁之证。以麻黄、桂枝发汗为君，而以石膏之辛凉佐之，取龙腾雨降之意。此症脉洪数，口渴无汗相同，若不用麻黄、桂枝发汗，石膏清热，则汗无从出，而邪无从解。湿热蕴伏中宫，津液日伤，元气日耗，变症不可测矣。故必用斩关夺隘法以救之。不过伤寒以麻黄、桂枝为君，石膏为臣，此症当以石膏为君，麻黄、桂枝为臣，分量有轻重，贵在临症权衡也。经云：肺素有热，邪尚在卫。《金匮》言：气藏于心则入营矣。若不辨明营卫经络，概从气分发散，尚属隔膜，焉能愈病？所谓治不得法也。更有此种热邪，尚从上年伏于营中，冬令闭藏，至春而剧，医者当审其或在脾经，或在肝肾，对症用药，方能获效。若邪伏在脾胃营分，则右关之脉沉分必独洪数，先辈有以葛根、犀角并用，葛根散邪，犀角清热，二味为君，参入地味，最为合法。至或有咳嗽者，或有咳久失血者，皆属热伏营分之征。若迁延时日，每成损怯，及令人消烁肌肉，总是阴分为伏热所伤之故。若不知清热而但知用补，则大谬矣。清热总须邪有出路，不可一味寒凉，此病乃从前所伏之邪暑，病为暑月新受之气，故病不符，治各不同也。愚意如此，未识高明以为何如？还当有以教我为幸。高论中云：伏暑症必转疟乃愈，若转滞下，变为不治者多。此亦显而易见者。盖少阳为半表半里六经之枢机。转疟者，是太阴之邪传变少阳，由阴出阳也，故易愈。若转为滞下，则太阴而传入厥阴矣，故难治。可见伏邪亦应分六经，若河间之究三焦，似言受病之始，尚非伏邪之确论也。败毒方中之用柴胡、羌活，亦是从阴经导出阳经之意。故曰逆流挽舟，是从趋下之势而挽之使上也。由此悟入，一隅三反矣。

俯恬吴君又有书来并答书

仪卿先生大人阁下：闰月接展，还云详论瘅疟，因夏秋忙甚，未遑握管，致稽裁复，抱疚无如。正深渴想，十月中又奉手教，诵悉福履，恒绥潭禧晋吉，以欣以慰。承惠《风雷集》及大著《医中一得》，浣读之下，仰见仁人用心，志在济世。至产后房劳论，发千古不发之蕴，诚为医中暗室一灯，尤征学识精邃，不胜欣佩之至。惟荷蒙雅爱，垂问谆谆，谓如有别说，或尚有未到处，统祈示悉改正，不致贻误后人，更见虚怀若谷。瑛敢不以三十年临证考核之苦衷，心有所悟者为知己告？谨将下询原由及瘅疟二字不可以伤暑混同立论之处，另单呈核，伏祈鉴定，正其缪，存其真，为幸。瑛与阁下，交有年矣，何幸而得此益友也。日后拙作告竣，寄阅之后尚望匡以不逮是荷。窃思医以活人，笔之于书，传之于后，立言宜万世无弊。若择之不精，便有偏而不全之处。敢将管窥之见与平日临症有得合于古而可信于今者，印证高明，尚祈赐教为荷。高论云：瘅疟之名乃通称，其实即伤暑也。亦仍其旧而已。窃谓瘅疟本于《内经》仲景，特发明《金匮》，盖实有是症也。考《说文》：瘅者，劳也，因劳生热（即《内经》阴虚生内热也）。故劳字从火从力，谓有所过用其力，则君相二火上越高颠，其病为热。此虽臆说，似与阴气孤绝，阳气独发二句颇合。因其但热不寒，故曰瘅。作止有时，故曰疟。大抵肾水不足，素多内热之人，冬不藏精，寒伏少阴，至春夏阳升气暖，邪寻出路而发于心肺，从上焦而达之也。喻氏论瘅疟，主以甘寒，言之未能十分透彻。徐忠可谓与温疟同一机局，沈目南谓瘅疟亦微有洒淅恶寒，至但热不寒，心阳发病，肺邪不能复，心为寒，故但热不寒。又曰：白虎加桂枝汤即前瘅疟而出方也。喻氏谓心肺两阳合邪，故但热不寒。鄙意瘅疟即疟病中之一症，《内经》列于疟论，仲景发明于疟门，谓伤暑乃瘅疟中之兼症则可，谓瘅疟即伤暑则不可。既登梨枣，似宜立言无弊，不可拘于俗称也。谨奉劝分作二说，以为后学之一助。近诊患瘅疟者甚众，非若伤暑寒轻热重，或寒热往来者可比。高论中有"经云肺素有热，邪尚在卫，起至此病，乃从前所伏之邪止"一段甚为明晰，可请将大著正其名曰《伤暑浅说》，另著《瘅疟浅说》发明《内经》《金匮》奥旨，以启后人，庶几名实不混。高论越婢乃脾字之讹，为发越脾气，其说甚正。此一节发明脾胃病机，诚为治法之关键。大青龙有兴云致雨之能。说本柯氏，用之伤暑宜石膏为君，尤见卓识。鄙意麻黄虽与石膏同用，似非暑病所宜，用之于二三月瘅疟之壮热无汗、大渴脉数大者似安。高论中邪伏脾胃营分则右关之脉沉分必独洪数，此明言之至确者，先辈有以葛根、犀角并用。尤为瘅疟中阳明少阳经之的方。来札云：方中葛根、升麻并未论及，窃有所疑。然鄙意以为此方之关键全在此二味云云。细绎尊方，所主在脾，本东垣清暑益气汤来。东垣所论者脾胃也，立法全在中焦，一味升阳为主。如果邪在足阳明之经，葛根乃一定之主药。若在阳明之府，非葛根所宜。升麻为手阳明之主药，若邪在上中二焦，又恐药过病所，反伤无病之所。至香薷芳香清透之品，为伤暑之主药，于伏暑又非所宜。鄙意宜凭脉辨症，随症活法去取，有是病则用是药，所重在识症。医者识得真辨得明，不患无治法。尝考方者，则也，仿也，有一定不易之方，有随时变易之方。一定不易者，如胃家实用承气，太阳病无汗用麻黄，有汗用桂枝，不拘方氏三大纲之说是也。随时变易者，以古方如明文时文取来看样，不可直抄一篇名作以应试。又如画家仿某人法、某人笔意是也。许学士云：予尝读仲景书，用仲景法，未尝执仲景方。罗太无云：用古方譬如拆旧料添新料，必经匠氏之手方善。来书云：伏邪亦应分六经，若河间之究三焦。似言受病之始尚非伏邪之确论，此言专主手少阳一经是也。试畅言之。河间温热主乎三焦，其说有二：一则专言手少阳经也，盖一岁有六气，自春分至小满为二之气，手少阴君火主令，其候温甚化火，自小满至大暑为三之气，少阳相火主令，其候热甚化暑。故温暑必从手经先受，亦犹伤寒必从足经先入也。此不独天时一定之运气，亦人身同气相求之至理。故叶氏论温热曰：温邪上受，首先犯肺。力辨以足经药治手经病之谬。又曰：河间法至精至妙，后医未读其书，焉能治病臻效。惜乎专以陶书六经治病等语，其叹服也如此。况三焦与手厥阴为表里，暑先入心，故逆传心包最易。人身一小天地，谁曰不然，此实发明《内经》五运六气之奥旨，有功后学不浅。一则统人身上中下之三焦而言，不专主乎手少阳一经立论也。经曰：上部天，中部人，下部地。又曰：上焦如雾，中焦如沤，下焦如渎。是人身之有三焦，犹天地之有三元也。试以太阳经而论。起于目内眦，上额交巅，则自头项至心肺之俞，太阳经之上焦也，自背至腰脊命门穴，太阳经之中焦也，自肾俞至足少阴穴，太阳经之下焦也。举一经而六经皆有，上中下可以类推矣。故上焦法天，纯乎清气，在脏为心肺之部，上焦之邪必在初感，其病浅，药用轻宣透达，药重反过病所。上焦失治，传及中焦，其病深矣。中焦法人，为气交之中清浊之界，在脏为脾胃之部，其受邪也，阳明独多，如省垣都会，万物辐辏也。有在经在腑之别，不可混治。实投攻下，热用寒凉，虚进参芪，寒宜姜附，癥瘕可破可逐，湿热可清可燥。中焦失治，传入下焦，伤及血分，其病笃矣。下焦法地，纯是浊阴，在脏为肝肾之部，药用滋填。火则清之，寒则温之，湿则利之。下焦失治，伤及肝肾，十难救一矣。仲景六经发明于前，河间三焦辅翼于后。一经一纬，如日中天。仲景六经非专为伤寒设，此内伤外感不能舍六经而言症言治也。举足经而手经亦包括在内矣。河间三焦非止为温暑设，凡外感内伤亦不能外三焦而言清言浊也。明得三焦而十二经皆在其中矣。所以时贤吴鞠通著《温病条辨》，汪瑟苍侍郎详加评点，发明上中下三焦症治，虚实寒热，不惮烦言，良以世之人不明温暑指归，不究三焦深浅，特为唤醒，俾克遵循，诚医门之一火炬也。质之高明，未识以为然否也。高论产后房劳可为万世规，则补气通血一句乃不刊之论也。两方一治全实者，一治半虚半实者。鸡冠一味尤征。格物精确，读此明快之书，令人心开目爽，舍下家秘女科中采有经验之方，宜于藜藿而不宜于膏粱。尊方则贫富皆可用，惟已成咳嗽寒热者，未识有何妙法。室女经闭成劳有血枯而闭者，郁损而闭者，尤为难治。统祈教以不逮，曷胜幸甚！

俯恬先生阁下：接读手书，藉悉交祺佳畅与序更新，欣慰奚似，承示教言，皆有根据，并无杜撰，足征学有渊源。凡读古人书，应先胸有识见，引申触类，融会贯通，当悟乎书之外，勿泥乎书之中，方为善读书人。若以瘅疟为劳症，为阴虚生内热而发，及冬不藏精，寒伏少阴等说，恐非。夏月所发之病，识之不真则治之不的。无怪遇此症延之日久而无效矣。此则但热不寒者则为瘅疟，寒热往来者则为疟疾。二症俱由伤暑得来，暑湿之邪传入太阴，与阳明合病则成瘅疟。暑湿之邪传入太阴，与少阳合病则成疟疾。所谓夏伤于暑，秋必痎疟也。知病在太阴少阳，须用柴芩，是将太阴之邪提归少阳，则知病在太阴阳明，须用升葛，是将太阴之邪提归阳明也。何以此病之邪不离太阴脾经者？盖则每日起伏如是，乃脾主信故也。因此症敝邑之医皆称瘅疟，若别立名目，人必不知指何症而言，是以仍其旧也。人身有二火二土，肾火生脾土，心火生胃土，脾胃二土位居中宫，一阴一阳，一表一里，一脏一腑，一升一降，运行一身，相须为用，即身中之太极，犹河图之五十居中也。经曰：饮入于胃，游溢精气，上输于脾，脾气散精，上归于肺，通调水道，下输膀胱，水精四布，五经并行。此之谓也。自湿热蕴阻脾经，则不能与胃相配行其津液矣。仲师云：阴气孤绝者，是太阴之气孤绝也。阳气独发者，是阳明之气独发也。阳明之阳亢而无配，故但热不寒也。玩孤独二字，便明下即云邪气内藏于心，外舍分肉之间，心为胃之母，肌肉为胃所主也。内藏于心，故烦冤。外舍分肉，故肌肉消烁也。非指阳明而何所指乎？即如白虎加桂枝汤，非阳明药乎，非足经药乎？加桂枝者，为石膏之反佐，以助辛散之力，兼能入营发汗也。若无汗之瘅疟必须发汗，则邪始透达。若不用麻黄、桂枝，将有何药以令发汗乎？如不得汗，则邪从何解乎？仲师之立麻杏甘石汤方，亦为热邪在肺而设。若本阳虚之体，麻黄原不可轻用，恐再亡阳也。夏月表疏，不可重虚其表，古人之言似因有汗者而发。若无汗而热邪蕴结不解，而用数钱之石膏，少佐数分之麻黄，亦属经权之道。若恐汗出不止，则止汗之方甚多。邪解之后选而用之，亦无不可也。若但用麻黄而不兼用桂枝，尚恐汗不遽发，盖以汗为阴液，麻黄但能入气分而桂枝则兼入营分矣。故桂枝汤中无麻黄，而麻黄汤中有桂枝也。因风伤卫不可用麻黄，寒伤营须兼用桂枝也，瘅疟为夏至以后之病，若在二三月间，尚无瘅疟。惟温病则有之，所谓冬伤于寒，春必病温也。若夏月之症，即将太阴所沾暑湿之邪及早提归阳明，清而散之，又何有伏邪窃发，自冬至春变成难治之症哉。无汗之瘅疟两候内有大青龙去姜枣加葛根，若两候外则忌用，恐津液已伤，不可强逼其汗，重亡津液也。脉洪数而实，仍烦冤者，参用白虎加桂枝汤等方，后此再用甘寒之法可矣。吴鞠通《温病条辨》论症立方，其说理精透处固属不少，其间未是处亦不能无。瑜不掩瑕，未可一概论也。兹因心力不逮，惜不能通本批评耳。至室女经闭成劳与产后房劳症不月同，而所以不月则不同。经云二阳之病发心脾，有不得隐曲，女子不月，此因不得隐曲则肝木郁而不伸，肝郁则病及于所生、病及于所克，故发于心脾也。心主血，脾统血，肝藏血，三脏均郁，故不月也。此症当从木郁达之之例，宜用加味逍遥散参入桃仁、红花、延胡、贝母、生地之类。十数剂后，再用通瘀决津大黄䗪虫丸之属以治之。体极弱者，亦可加用人参，务须药及病所，不可病重药轻，当以经通为断耳。若已成咳嗽者，是木火刑金，未可与感冒并论也。诗曰涉彼阿邱言采其虻虻，即贝母能活郁也，故宜参入。愚意如此，还请高明有以教之。知阁下好学深思，旁搜博采，更兼虚以待人，故敢以鄙陋之见冒昧直陈，盖彼此讨论，庶能于此道鞭逼入细，不致贻误后人。或可藉为启悟而有裨来兹，未可知也。瘅疟，魏柏卿注为热毒，则视温疟较重。仲师治瘟疟用白虎加桂枝汤，则瘅疟用大青龙去姜枣加葛根可类推。去姜枣者，姜性烈，枣腻滞也。此独为瘅疟初起立法。若延至日久，则症已变而治法亦变矣。《金匮》瘅疟条中云：阴气孤绝，阳气独发。此二句是仲师发明瘅疟之病源，盖阴阳不相配为之孤，往来不相通为之绝，阴气孤绝故阳气独发也。此所以脾不能为胃行其津液而为病也。若非如此解，须知仲师原文一字不苟，孤绝二字甚重，试细思之人，可阴气孤绝耶？白虎加桂枝汤与大青龙汤，其中所用桂枝均当去皮而用木，盖皮性大热，木性温和也。

大青龙加味汤

石膏六钱　麻黄八分　桂枝四分，去皮　杏仁去皮尖，三钱　甘

草五分　葛根一钱五分

分两临症加减。

产后房劳论（俗称产母病）

妇人生产二三月后，身忽发热，逾时暂解。数日后身又发热，仍复暂解。始则数日一发热，继则两三日即发热。后则连日脉数身热，不能暂解，身体困倦，饮食渐减，面色萎黄，或似外感，或似内伤，咸为蓐劳。但蓐劳乃产后月内之病，因坐草艰难所致。此则生产二三月后之病，与蓐劳似同而实异，俗称产母病也。医者调治，始用发表疏解治之，不应，旋用养阴清热，后用健脾开胃补虚等药，总归无效。其人日见困顿，热仍不解，脉象虚数，沉分带弦，一病淹淹，渐成劳怯，遍考方书，既无确论，又无专方，医家无所折衷，只好束手坐视而已，殊不知此症都由生产一月之内，八脉空虚，恶露未尽，夫妇同房，致将恶露阻住子宫，不能尽去，是以血络日渐瘀积，则气亦窒滞，一身气血不能昼夜流通，而营卫不调，身热作矣。初不甚觉，以后血愈积则身愈热，身愈热则气愈弱，而血愈积，遂成干血劳症而难治矣。疗治之法不外补气通血四字而已，盖气为血帅，若气不足则瘀难通，故补气通血不可偏废也。夫血热则行，血寒则滞，若但知养阴清热则血更滞，而热更甚。热久不解，势必血渐涸而气愈馁，欲望不成，劳症得乎。谨录两方，临症加减，聊为此症之规法，庶几后之学者有所适从焉。

延胡索散 专治妇人产后房劳。

延胡索二钱 生赤芍二钱 生蒲黄二钱 上肉桂二钱 琥珀二钱 当归二钱 红花二钱

上药用好醋浸一宿，共为细末，每服二钱，七服而尽，陈酒送下。如虚弱者，用参汤送下。

八珍加味汤

川芎一钱 全当归醋炒，三钱 赤芍一钱五分 熟地四钱 人参三钱 云茯苓三钱 冬术土炒，三钱 炙甘草六分 广陈皮一钱 桃仁泥三钱 新绛一钱 苏木一钱五分 五灵脂三钱 上桂心五分 延胡索一钱五分

引用生姜三片，大枣二枚，青葱管三根。再加大红鸡冠花一两，如用干者减半。

以上之方，补气用四君子，补血用四物汤，行气用陈皮、延胡，行血用桃仁、新绛、苏木、五灵脂。用桂心者，血得温则不滞也。引用姜枣，和其营卫，青葱管直走冲脉，红鸡冠《纲目》但言活血，却能引领众药导入子宫，为此症必用之专药。因其形假猪肚中之生窠，故为子宫之引经。此说得自宜兴屠渐斋先生所传，非臆说也。如无人参，以潞党参八钱代之，加酒一杯煎服，十剂必有效验。如月分尚浅，气血少弱，则服

前方。若月分已多，气血大伤，则服后方。

咸丰四年仲秋锡山顾文山氏识

附录医士王君瘅疟辨论

细读尊论所云：瘅疟多由伏暑而成，如暑必夹湿，邪伏太阴，太阴与阳明合病则为瘅疟，太阴与少阳合病则成疟疾，以及阴气孤绝，阳气独发等说，皆极明畅，佩服之至。然以愚见观之，伏暑自有伏暑之病，瘅疟古有瘅疟之名。锡邑医家所称瘅疟伏暑之病居多。澄江诸医所称伏暑，其间亦有瘅疟，何以辨之？须知瘅疟热症也，细玩经文，如肺素有热，及邪气内藏于心，外舍分肉之间，热而少气烦冤，消烁肌肉等句，则知夏秋瘅疟暑热居多。暑伤气，故云少气，暑先入心，故云邪气内藏于心。古方白虎汤、竹叶石膏汤乃瘅疟正治之法也。近时薛一瓢立清疟饮，亦从清解立法。至于白虎加桂枝，必见大热烦渴，而又背独恶寒，骨节烦疼，方可加用程云来《金匮注解》谓白虎清气，桂枝入营，治在心营肺卫，徒属纸上空谈，令人好看。恐尚非确论也。若夫伏暑初起，微寒微热，起卧自如，舌有白苔，胃能饮食，食亦无碍，不食亦不饥，淹缠旬日而后病势渐重，此真所谓伏暑，乃湿热二字为病也。治暑病与伏暑，喻嘉言暑门诸方论可云详备，再参薛生白湿热论三十三条，新法颇多，可应无穷之变。高明谅必洞悉，兹不烦缕述

· 664 ·

矣。按古语暑属火，暑必夹湿，暑伤气，暑喜归心，暑邪留恋上中，弥漫三焦等说，为治各各不同，故治暑之方温清消补，解散通利，亦种种不一，统以见证为凭，未易一言尽也。尊论升葛亦创一新法，确有意义，可法可传，有裨来学。世多明哲，自有定评，无俟鄙人诵也。

答　书

接阅尊论，至为明晰，钦佩奚似。惟此症自夏至以后至初秋发者，谓之瘅疟。自深秋至初冬发者，谓之伏暑。其实皆伤暑得来。伏暑者，秋凉已深，暑邪伏于营分也。而尊见以为伏暑，自有伏暑之病，瘅疟古有瘅疟之名，似以此病忽分为二矣。然则古有瘅疟之名，自有瘅疟之实，将以何症为瘅疟耶？抑古有瘅疟而今无瘅疟耶？捧读之下，令人不能无疑。仲师制白虎加桂枝汤，自有深义，而足下以程云来注解为纸上空谈，则从古圣贤所论都在纸上，岂亦谓之空谈而不能见诸实事耶？仆非精于此道，亦非行道之人，然既有疑，不能不问，还当明以教我为幸。

《黄帝内经》，千古不磨之作，所言经络脏腑腧穴、阴阳五行、运气，非神圣不能道只字。仲景《伤寒》《金匮》亦千古不磨之作，有论有证，有方有法，多一味便不是此方，异一脉便不是此证，非神圣不能道只字。第《内经》所言者是体，仲景所言者是用。此二书实体用相须之要道也。瘅疟一症，《内经》《金匮》俱载之，但未竟其详耳。大凡四时为病，冬月即发者谓之正伤寒。然冬寒而反暖，即有冬温，至于冬伤于寒，至春变温，至夏变热，即谓之伏气矣。故发于春末夏初者，便谓之温热病。温热病中间或有温瘅疟之形举，俗所称春温似疟，春温瘅疟，湿温似疟，湿温瘅疟。或师承相授，或习俗相传，亦非漫然而称之也。大抵夏至以后而病热者，谓之热病，新书《温病条辨》中所云暑温是也。夹湿者谓之湿温，湿温症治，古方用苍术白虎，则知无湿。而但热者，白虎汤是治暑热之正法矣。今时酷暑炎蒸，忽起凉风雷雨而病者，是暑热为暴寒遏伏，先用香薷解表，数剂之后，忽变大热大烦大渴，而又背独恶寒，骨节烦疼，白虎加桂枝恰当。由是观之，白虎汤治暑热之正方，夹湿则加苍术，兼寒则加桂枝，岂不明且确也。程云来注解白虎清气，桂枝入营，非不有理，然欠畅达。鄙人无学，何敢批驳前贤。然而认证用药，要归着实。如柯氏《来苏集》改正越婢汤证，非有胆识者不能读古人书，须自具见识，勿为古人瞒过者，类如此。夫大暑以后，立秋初际，每多但热不寒，即是瘅疟。寒热往来，便为疟疾。当此之时，其治尚易，因暑邪内伏未深也。逮至秋分之后，寒露霜降，则邪伏递深，而其为病亦重矣。夫岂伏暑门中而无瘅疟之症哉！仲景云：太阳病，或已发热，或未发热，必恶寒体痛，呕逆脉紧，无汗者，名曰伤寒。若脉缓，有汗者，名曰中风。是从伤寒中分出中风也。若夫瘅疟，是热症也，虽当初起，必见热重烦冤，舌红无苔，或有苔而亦甚薄，与伏暑之初起微热，淹淹舌上苔滑者不同。由是观之，虽届深秋，其病初起，热重烦冤者，即属瘅疟，便不得谓之伏暑矣。暑湿内蕴，微热淹淹，舌苔白腻，虽系秋初，便与伏暑相类，但不名伏暑而名湿热病耳。尤在泾解风伤卫、寒伤营二句，云：寒之浅者仅伤于卫风，而甚者并及于营。卫之实者，风亦难泄，卫之虚者，寒犹不固。古称大青龙治风寒两伤营卫之法，讵知是中风卫实之方。风为阳邪，内郁化火，烦躁特甚，故用石膏。卫实无汗，发热恶寒，故用麻桂。此语独超千古。又有暑病解云：暑属火，暑必夹湿，故阴虚多火者暑即寓于火之中。阳虚多湿者，暑即伏于湿之内。此亦名言，非同泛泛。由是观之，患瘅疟者，阴虚火盛之人为多，即经旨肺素有热之来路也。患伏暑者，阳虚湿胜之人不少，即湿性滞濡之意也。惟湿郁必化热，六气皆从火化，故湿热伏暑，病亦有化燥而用清法者，不可不知。乃若瘅疟燥热居多，清解是其正法。清解维何，辛凉是也。如薄荷、牛蒡、桔梗、连翘、豆卷、青蒿、竹叶、芦根等味因其病方初起，后人不敢用白虎开场，但用轻清凉解，取意则同，而命剂悬殊矣。仪翁先生好学深思，特举葛升为瘅疟开首之法，岂不另具卓见。第伏暑之病，邪居足太阴脾为多，用升葛从脾胃提出伏邪，颇有意义。若瘅疟邪居手太阴肺为最多，肺主一身气化，为清肃之脏，似宜轻清解散为稳。病情变化，不可胜数，处方定法，统以见症为凭。故瘅疟见虚者，加沙参、麦冬、洋参之属，夹湿者，加芦根、滑石、川通草之流。果热甚而大烦大渴者，则竟用白虎。热甚而夹虚，则白虎加人参或竹叶石膏之类。热甚烦渴，过饮水而夹湿者，河间五苓三石甘露饮最妙。如上症夹湿而又停浊者，子和甘露饮尤妙。要皆不离肺热二字，而后传布三焦，生津降火，补气养阴，总以肺胃为主，未及脾肾。又为病湿后培元之着矣。此瘅疟症治之大略，未足为明者道也。虽然病变无常，方难执一，以余阅历，同一病也，而体气不同则治法变矣。张璐玉《医通》有兼症晰义两卷，最为明晰，暇日观之，足令人心机活泼。叨居爱末，冒昧直言，伏祈垂察是荷。

答 书

接阅高论，引证明备，说理精详，足征学问渊深，钦佩奚似！然《内经》《金匮》以及后贤方论诸书，苟从事于医者，无人不览，无烦赘述也。鄙人因见夏秋所患伤暑之症日久淹缠，变症莫测，医家治之，不能速愈，是以稍抒所见，发此微论，专指有汗之瘅疟、无汗之瘅疟二症而言，并未旁及他病也。若是春温、冬温、湿温、温热等症，或有伤寒中来者，或有感冒时邪者，或有伏邪感新邪而发者，症不一端，治不一法。若欲缕析条分，非一纸所能尽，《温病条辨》中亦已言其大略矣。夏秋之症，有但热不寒而无起伏者，有乍寒乍热而无定时者，俱与瘅疟有别，不得以瘅疟之例一概治之。此中有冬伤于寒，邪伏在内，至夏感暑引动而发者。有极重之症不可不知，即论夏月伤暑之病亦多，而瘅疟则暑病中之尤甚者也。古人谓夏伤于暑，秋必痎疟，未尝言夏伤于暑，春必痎疟也。可见疟疾为秋月之病而非春月之病明矣。夫春月之病亦有似疟者，乃伤寒中之涉及少阳而然也，如竟与秋后疟疾同论则误矣。更有营卫虚而往来寒热者，此系大虚之候必于脉象见之，应当议补，医者亦不可不知。《内经》《金匮》将瘅疟列入疟症一门，则瘅疟为夏秋之病而非春月之病亦明矣。古人谓先夏至为病温，后夏至为病暑。可见时令亦不可不论。七月为之初秋，九月为之深秋。若以初秋之病为伏暑，转以深秋之病为瘅疟而不为伏暑，并为春间亦有瘅疟，不知出于何书，望为明示，以广见闻。若习俗相传，虽有师承口授，终非前贤确论，未可信为实然也。伤暑之症本应有汗，若瘅疟而至无汗，必因内蕴暑邪，外为凉风所遏，则肺气不达，腠理闭塞，故致无汗。其有汗之瘅疟尚须辛凉解表，至于无汗之瘅疟则非牛蒡、薄荷、桔梗、豆卷等所能胜任矣。非不知更为稳当，其如屡投无效，何举世茫然罔觉，不能一悟，良可慨已。因而想到大青龙汤去姜枣加葛根为法，方中重用石膏为君，少加麻桂为反佐，则无汗之瘴疟庶能发汗而邪可解矣。反佐者如白通汤之用猪胆汁，滋肾丸之用桂心是也。瘴疟魏柏卿注为热毒，视温疟较重。仲师论温疟用白虎加桂枝汤，则无汗之瘴疟用大青龙去姜枣加葛根亦可类推。去姜枣者，姜性更烈，枣恐腻滞也。加葛根者，凉散阳明之邪也。不过伤寒以麻桂为君，瘴疟以石膏为君，若用数钱石膏而以数分麻桂为反佐，亦可无虑。且无汗瘴疟，必热势起伏，日有定时，口渴烦冤，脉洪数，重按实者方可用。若似瘴疟，原不可用，当须识此，不可误也。古人处方，此一味重、彼一味轻，与此一味轻、彼一味重便即法不同而治各异，医者贵在临症权衡也。况此独为瘴疟初起立法，若延至日久，则症已变而治法亦变矣，岂可胶柱鼓瑟哉。《金匮》温疟条中有筋骨烦疼，若谓背独恶寒则未之及也。至瘴疟之初起，病情已载瘴疟浅说内，兹不复赘。至于病变无常，方难执一，无人不知，不待言矣。从前二弟媳素本耐性，偶患疟疾，因将出汗，心中烦躁，遂令打扇，以致汗不得出，邪不能达，终日烦躁异常，遂请令业师医治。议用麻杏甘石汤似矣。鄙意欲加桂枝数分，伊囿于俗见，坚执不肯，以致不效，至今深悔。可见业医者贵有胆识，独具卓见，方能超乎流俗，不致贻误无穷斯可矣。鄙人并非好为辩论，因世俗医之一道皆是浮光掠影，随声附和，毫无实际，不能独出己见。此等本不足与深谈，惟旭翁先生博学明理，超出庸众，心存济世，历练已深，故敢将鄙见直陈。盖医理本不易明，若能彼此讨论，刻意精求，庶或差少错误也。未识高明以为何如？荒谬之见，不知所云，还请教以不逮为幸。

接阅高论，谓时令不可不论。诚然，诚然。夫春温、夏热、秋凉、冬寒，四时之正气也。然春正月余寒未解，交惊蛰节而后阳气方升。秋七月余暑未消，交白露节而后阴气始降。夏至一阴生，正为热盛之候。冬至一阳生，正是寒极之时。盖剥不极则不复，理势使然也。经云：先夏至日者为病温，后夏至日者为病暑。由是推之，则知先秋分日者为病暑，后秋分日者为病凉（补天石有秋凉伤寒之说，凉极而后燥，交九十月燥病方生）。先冬至日者为病燥（喻嘉言补秋燥论谓经文脱却长夏伤于湿，以致后人不明秋伤于燥、冬生咳嗽云云），后冬至日者为病寒。先春分日者为病寒，后春分日者为病温矣。常见春末夏初温病流行，阖门传染，屡经反覆，延至夏至后小暑节仍有战汗而愈者，原属温邪，非关伤暑，此则病之余气，非时之余气也。又常见夏至以后起病有似温邪。延及小暑节，热势朝和，过午则盛，但热不寒，竟与瘅疟相同，此温暑之交，抑或所谓温疟耶。喻氏云：夏伤于暑，长夏伤于湿。由是推之，初秋瘅疟，夏伤于暑之为病也，深秋伏暑，长夏伤于湿之为病也。瘅疟由乎夏伤暑，故热症多而病势重，病重故不易速愈也。伏暑由乎长夏伤湿，故湿症多而病势缓，缓则淹缠，故亦不易速愈耳。

再阅高论，所云无汗之瘅疟必因内蕴暑邪，外为凉风阻遏，肺气不达，腠理闭塞，亦诚确论。借用大青龙汤，重用石膏，少佐麻桂，亦无不可，但必重用石膏清肺胃之热，则知瘅疟责重肺胃无疑矣。尊见亦明知瘅疟病在肺胃，第以为肺胃之病意见相同，不遑多赘。至于白虎加桂枝，骨节烦疼，见《金匮》背独恶寒句，见伤寒审证集，引证用方要归着实，此即着实处也。语云：读书多不如临症多。果能读书、临症二者皆到，更为美备，惜言之易而行之难。其惟终日劳劳，荒疏无学，辱承教示，冒渎粗陈，伏维叹政。

答　书

《金匮》瘅疟条中云：阴气孤绝，阳气独发。此二句是仲师发明瘅疟之病原。盖阴阳不相配为之孤，往来不相通为之绝。阴气孤绝故阳气独发也。此所以脾不能为胃行其津液而为病也。若非如此解，须知仲师原文一字不苟。《内经》云：阴气先伤。此特易以孤绝二字，其义甚重，试细思之，人可阴气孤绝耶？此等精义从来未经人道，虽读仲师书，犹之未读耳。书义未明，何能识病？既不识病，何能治病？徒夸临症多无益也。可见医之一道，行之固难，言之亦非易，须知此症因脾为暑湿所阻，不能为胃行其津液，为病则其病在脾之暑湿可知。然则脾之暑湿将何从而使之也乎？其暑湿先既从肺胃而入脾，自必仍从脾而达之肺胃，方为正治也。医亦知从肺胃达邪，然于无汗之瘅疟，但用牛蒡、薄荷、前胡、桔梗等，恐不胜任，方中并夹入厚朴、槟榔、焦楂、神曲、枳实等类，以为非此不能解其满闷，消其积滞。不知此等之药其性温燥耗气，既非暑湿之邪所宜，并恐牵制肺胃之药不能得力，又恐屡投多服更伤元气津液，是邪未达而正已伤。并因正伤而邪易入里，贻误可胜言哉！从以为胸中懊憹烦满，必须积去而邪可解，殊不知邪解而烦满自除，此所以治病必求其本也。古人治暑湿，制六一、五苓、四苓等散为法，盖以暑中之湿宜渗宜利之故耳。至于白虎加桂枝汤，后人不明制方之义，以为既用白虎以治热邪，何以参入桂枝之辛温，殊不可解。苦思力索，想到必因背独恶寒之故，其为颖悟独神，随令一人唱之，百人和之，矜为着实之处。不知仲师于白虎汤加入桂枝大有深意，因湿疟之湿热蕴阻中宫，若投白虎，恐或格拒，必用桂枝之性温为石膏之反佐，又以桂枝之味辛助石膏之辛散，并能入营发汗。更将阳明之热邪导其从太阳之表、太阳之里而出，以为温疟之引路也。若必待背独恶寒方始用白虎加桂枝汤，倘遇温疟而背不恶寒之症，竟不能用此方，坐失机宜，贻误不少矣。夏月伤暑之症甚多，而瘅疟为暑病中之最重最难治者，历来名医不少，独于瘅疟略而不详，以致后人罔有指归，只得恪守师承口授之妙法，表里双解，不辨经络，不明营卫，不分虚实，概以世俗所用之药，世俗所用之方杂进乱投，以致邪气由表入里，变成或痢或闭或陷之病而不一悟，深可哀也。即如屡承明示，亦不过博采群书所载夏秋各症为言，并未专指瘅疟一症，究竟如何治法方为的确，以使无学人顿开茅塞也。鄙见如此，特请大才斧政，如以为不然，还祈指示何处未是，何处不从理上说来，何妨细加驳斥，使之佩服。眼见之多，胸中之亮，为嘱，伫望伫望。按《素问》疟论帝曰：瘅疟何如？岐伯曰：瘅疟者，肺素有热，气盛于身，厥逆上冲，中气实而不外泄，因有所用力，腠理开，风寒舍于皮肤之内，分肉之间而发。发则阳气盛，阳气盛而不衰则病矣。其气不及于阴，故但热而不寒。

张介宾注云：肺素有热者，阳盛气实之人也。故邪中于外，亦但在阳分而不及于阴，则但热不寒也。

又按：邪气内藏于心而外舍于分肉之间，令人消烁脱肉，故命曰瘅疟。帝曰：善。注云：气藏于心，阳之藏也。热在肌肉之间，故令有消烁。然则瘅疟之所舍者在肺心两经耳。

其但热而不寒，在阴气先绝，阳气独发，则少气烦冤，手足热而欲呕，名曰瘅疟。注云：瘅，热也。阳邪独亢，故但热不寒而烦冤少气，表里俱病，故手足热而欲呕，以热邪及于胃也。

愚按：此《内经》专言瘴疟之病原也。首条所云肺素有热，以风寒舍于皮肤之内，分肉之间而发等文，即世俗所谓新凉引动伏热，先宜解表。

仪翁先生所云无汗之瘴疟宜仿大青龙汤，重用石膏，反佐麻桂，内清肺热而外散风寒，深与经旨相合。再按第二条邪气内藏于心而外舍于分肉之间，即仪翁先生所引白虎加桂枝症也。肺主气，白虎专清气分之邪热，桂枝能入心营，引领白虎入营清热，外解分肉之邪，论理甚合，似乎不必有骨节烦疼、背独恶寒之见症。然医者之用古方，必凭症凭脉，更合之以病情而后用之。若但任意测度病情，舍症舍脉而曰某病在某经，必用某药，吾恐论理虽是而用药则非矣。

附薛生白先生论温疟、瘴疟，辨白虎加桂枝之不合

薛生白曰：温疟瘴疟，《金匮》云：但热不寒，以桂枝白虎汤主治。程云来解云：用桂枝于白虎汤中，引白虎之辛凉而出入营卫，制其阳邪之亢害。此论理之当，然究属纸上空谈，余屡用不应，则知是方不中病情，投之不见其撤热之功，反见其营热烦躁之害。细推其理，疟为久伏之邪，非一剂二剂可愈之症，石膏徒足以郁邪，桂枝反热其营，故不中病情也。余制一方，治温疟瘴疟颇效，今载是编，告之后人。

清疟饮方

青蒿　蜀漆　知母　瓜蒌根　淡芩　鳖甲　丹皮

再按：第三条但热而不寒者，阴气先绝，阳气独发，则少气烦冤，手足热而欲呕。愚按：阴气先绝，即首条肺素有热之对面也。肺属金而位居上焦，阴自上生，阳从下长，故肺为水之上源。肺素有热，则水源绝，阴气不生故曰阴气先绝。阴气绝则阳独亢，故曰阳气独发。阳气独发，故但热而不寒，令人少气。肺主气，热伤气也。烦冤者，心为阳脏，即第二条邪气内藏于心之见症也。手足热而欲呕，因四肢为诸阳之本，胃为两阳合明之经，故手足热而欲呕也。细玩经文，则知瘅疟为热邪，外为风寒引动则病发。其病在心肺胃三经，并未言及足太阴脾字样。注云：瘅热也。则知真正瘅疟但有热而无湿，其不干足太阴脾明矣。其有夹湿者，在初秋仍属暑病，在深秋即属伏暑，又非真正瘅疟矣。语云：名不正则言不顺，欲正瘅疟之治，先正瘅疟之名。尊论云：书义未明，何能识病？今因将《内经》原文并先贤注解抄录呈政，伏祈明察是荷。

答　书

尊见以为阴气孤绝是手太阴肺经之阴气孤绝，并非足太阴脾经之阴气孤绝。但《内经》云阴气先绝而仲师特易以阴气孤绝，自有深义。若如此说，则孤字无着落矣。孤字无着落则独字亦无着落矣。且肺之阴气孤绝是竟为尽绝之绝，若肺之阴气尽绝尚得为之人耶？前所言足太阴脾经之阴气孤绝是脾中为湿热所阻，不与胃相配，乃隔绝之绝也。且此病之邪，若未及太阴脾经，何以热势起伏，每日如是乎？常见治不得法，每致邪易入里而成滞下，此症既与脾无涉，则滞下亦与脾无涉乎。此真所谓任意测度矣。脾主四肢，手足热者，即邪热蕴脾之见症也。至于白虎加桂枝汤，乃仲师所制之方，其义非寻常所能测识。仲师为医中之圣，如薛生白不过近时之名家耳。若以仲师之方为不足法，而以薛氏之说为大可师，是子贡贤于仲尼矣。瘅疟既为热邪，是暑病无疑矣。若云无湿，则暑必夹湿之谓何？不过湿有轻重也。舌苔之黄腻即是湿热之见症。若夏月之症壮热无汗，口渴烦躁，脉象洪数，邪势起伏有常而不为之瘅疟，将如何之？病而为之真正瘅疟乎？考之《内经》《金匮》，温疟与瘅疟大有不同。瘅疟乃夏月伤暑之症，温疟自伤寒中来，化火而成热症。因骨节疼烦，故用白虎加桂枝汤，而薛生白以清疟饮统治二症，称为颇效，有识者似未敢深信。叶氏云：青蒿减柴胡一等。自有此说，医家凡病中须用柴胡者，则以青蒿代之，多所贻误。盖柴胡入气分，青蒿入营分，柴胡主升，青蒿主降，大有分别也。不过柴胡、青蒿俱属少阳经药耳。若邪入营分而寒热往来，自用青蒿以清泄胆经之热为宜。若疟邪初起，尚在气分，早用青蒿有引邪入营反致淹缠之虑，医者亦不可不知。愚见如此，还请高明斧政为荷。

七月中，若能于无病时将此葛升汤原方分半月内预服三剂，则暑邪表散，秋后不致患瘅疟疟疾，并无伏邪矣。已试过几人。

送子神效方

原传之方系四川用成都府崔照磨，年七十岁，赴京遇户部郎中周士富相叙，二人同庚，得传此方。崔照磨妻年已七十，服之面如童年，经水复来，一交成孕，连生二子，奇怪已极。有崔阽张遴寡妇陈氏年六十二岁不信，吃药偶亦试之，果若童年，随即有孕，更怪矣。奈孤阴无阳，堕胎而无骨。又有诸学士妻赵氏年已四十五岁，服此药连生四子，神化莫测，真仙方也。此药添精补髓，更治五劳七伤，功难尽述。今系赣州府金太守面看此方，力劝制服，据有武官总爷年老无子，因服此方，连生二子。人在世间，方便第一，不可秘密，宜传此方，功德无量。

澄茄二两　蜘蛛十四个，阴干　母丁香二两　山萸肉二两四钱　巴戟肉二两　当归二两　牡蛎二两，煅　大茴香二两　干漆二两，炒　大熟地二两四钱　威灵仙二两　全蝎五钱，去尾　车前子二两　云苓一两四钱　龙骨二两　蛇床子一两四钱　草薢四钱　肉苁蓉二两四钱　桑螵蛸一两四钱　远志肉二两　沉香三钱　木通二两四钱　广木香一两四钱　菟丝子二两　马兰花八分，阴干研　灯草五分上药念二十六味各研极细末，炼蜜为丸，如绿豆大。

煎方

桂枝三钱　甘草二钱　白芍三钱　姜皮二钱

共一两，再加白糖饴二钱，大枣三枚

上药每月到转经期服一帖，此方甚灵，近来眼见已效三人。

葛升汤验案

予家女孩年十四岁，于七月初忽然患病，三日后始行告知，呕吐不止，胸中懊恼极甚，昼夜不安。切其脉沉细而数，自言心中觉热而外身不热。请医看视，方中虽有发表之药，而参入川朴、磨枳实、莱菔子等味，以为表里双解。予为断不可用，即用葛升汤。因其吐不止，方中去升麻，以淡芩三钱代之。外不热而脉不扬，去芦根再加薄荷根四钱，玉枢丹四分，磨冲，希其得汗邪解。服两剂后，头上稍有微汗，吐虽止而懊恼如故。再四踌躇，细思此症，必因内蕴暑邪，外为寒气所遏，是以身不热而脉沉细数，懊恼者，即暑邪所伏也，遂于原方中去玉枢丹，加入桂枝木六分，芦根四钱，取白虎桂枝之意。服后即一汗而解。加芦根而少用者，因桂枝辛温，非暑日所宜，故以芦根监制也。后遇此等症，可以为法。

咸丰八年，陆氏外甥方官年七岁，秋患有汗瘴疟，与服葛升汤五剂，热退而愈。停数日又发热如故，思此症愈后不致再发，必是饮食不慎之故。细询之，方知山药两假白糖共食，则脾家邪复之，故又将服葛升汤三剂而愈。停五日又发，再四询云：惟饮粥，并未食他物。再询其将何物下粥，云：是门口所买盐老卜，不知是鱼卤所浸，是以如此。又令服葛升汤三剂而愈。乃知瘅疟条中言明饮食消息止之，而饮食又能发之也。

壬戌七月中，邓姓外孙全官忽发热，上午和下午甚有汗不解数日。后即用葛升汤五六剂即愈。其兄少蓉亦如此，发热，有汗不解，亦用葛升汤，因有微寒，加柴胡，数剂而愈。此即瘅疟治法也。

孙女适王氏产后甫满月，入月杪忽发热，上午和下午甚，稍有汗不解，大便自泻，一日数次，背觉微寒，脉两手紧而数，此因内有伏暑，外受风寒，所以如此。用葛升汤加桂枝五分，赤芍一钱五分，炒黑荆芥穗一钱五分。三剂而脉静身凉，肚腹亦好。

余孙保安，八月杪亦患瘅疟四五日矣。脉象洪数，亦用葛升汤，原方加赤芍，六剂，脉和身凉矣。初服呕去，第二日仍原方分三次服，即不呕矣。

陆外孙之子百六官七岁，于闰八月内忽大泻后变痢，或赤或白，脐中痛，日中二十余次，夜则十余次。药用苏梗、青皮、陈皮、通草、藿香、大腹皮、生熟砂仁、赤苓、泽泻、枳壳、花槟榔，再令刮背肾俞穴，在命门两旁、两大肠俞穴、背脊第十六椎下两旁各开一寸五分，两小肠俞穴在背脊十八椎下两旁各开一寸五分。盖因今年痢疾是疫症，故用痢疾治法。用前方二剂后减去小半，后将原方加煨葛根、升麻两剂，即截然而止。深秋伏邪晚发，初起热势起伏，不甚发扬，脉亦细数而沉，数日后即大热，亦当用葛升汤加赤芍药。如兼痢或泻者，兼用痢疾痧刮，针法亦效。

误服生鸦片烟并非真死说

自鸦片烟之流入内地，而于水火刀绳砒毒之外顿添一速死之途。且近日之烟实在为害不浅，其死于此者亦较诸物为尤众。殊不知此物但能迷人醉人，并不能死人也。夫烟之害，莫甚于广东。道光七八年间，有三水县人住在省城客店，因贫服生烟而死。店主不能收殓，专人赴三水告其亲属，及亲属赶到，店中死者已先一日活转。其死去三日四夜。又广东老仵作云：凡吃烟死者，棺殓后倘因事开棺检验，从无平正仰卧之尸，非伏即侧。盖烟性既过，其人醒转则必翻腾求出，而棺盖已合，遂至真毙。故凡服烟乍死者，皆非真死也，岂不冤哉！现在广东新刊套板《洗冤录》，内明著救治之方。曰：轻者心中发躁，但用活鸭血或粪汁或酱油或凉水或明矾、雄黄研末灌之，无弗愈者。若服多，毒重身冷气绝，似乎已死，但支体柔软则脏腑经络之气仍是流通，实在未死，速将尸安放阴冷无太阳之地（一经日照即不可救），撬开牙齿，用箸横在尸口，将金汁或凉水频频灌之。再以冷水在胸前摩擦，仍将头发解散浸在冷水盆内，自然得活。已目击救活数人，凡七日之内身不僵硬者，切勿棺殓云云。《洗冤录》为官中验用之书，非随口传说者可比。倘肯广为传播，实今世活人第一要事。阅者试思未死活埋之苦，则传播之心不能已矣。又用净银花五钱，生军三钱，胆矾三钱，藜芦三钱，生甘草一两，水煎，蜂蜜五钱冲服。每能戒烟毒。

《医中一得》终

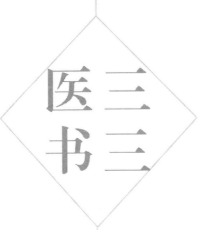

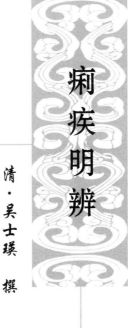

痢疾明辨

清·吴士瑛 撰

提要

　　本书一卷，亦属未刊稿本。系社友常熟吴玉纯君所录惠，为暨阳壶芦山人子虚子吴士瑛甫恬先生手著。其自序题"折肱心悟"四字冠之。盖先生治痢之法经四十年之久而著此书，自有心得，可概想矣。书中辨痢疾分六经、列四纲，自初症以至坏症及老人虚痢、休息痢、产后痢、胎前痢、噤口痢，详论古今方法之得失，间附治验各案，允称治痢专书。临证医家，当人手一篇也。

序

　　澄江之东南隅有龙沙山，瑰奇灵秀，代生名医。清道咸间有吴公甫恬医名噪遐迩。髫龄闻前辈谈吴公轶事，公于醉后诊新产妇，投以安胎药，随诊者不敢下笔。先生促之。翌日酒醒，方疑虑间，而病家来云："复生一儿。"公乃狂喜曰："吾三指固未尝醉也。"镇江将军女病，闻吴公名，以重金聘之诊，公误为姿滕也，诊毕谓将军曰："非病也，且喜得男将军。"默然。少顷，公方膳，将军出，谢曰："先生果名医也。"以一盘捧上，盖破腹而出者也。公大惊，由此得心疾。其门下传抄有《痢疾明辨》一书，云传自喻嘉言之甥舒进贤，其大旨以南阳《伤寒论》六经为主，中分陷邪（外感六经陷下之邪）、秋燥及时毒（即疫痢）、滑脱四门，实为痢证特开生面，并能阐发《伤寒论》之精义。涵窃以是书为可传，不敢自秘，爰加校勘，录数语于简端。

　　　　　　　　民国十一年八月暨阳后学吴文涵谨序

自序

尝谓医者意也。通其意则灵，不通其意则滞；善用其意则巧，不善用其意则拙。余尝有句云："学医漫说秘青囊，用法全凭用意良。"又云："读书泥古非师古，因证施方不执方。"甚矣！医贵通其意而尤必善用其意也。何则道本无言，因人以显，然一落言，诠便著相矣。浑言之而无所不通者，圣言也。专言之而条分缕析者，凡言也。然规矩在此，绳墨在此，熟于规矩绳墨之成法，而能因时制宜，处处参以活法，而又动合古法，斯为至矣。即如痢疾一门，外因六气之邪，内因饮食之积，又因疫疠之气合而成病，乃时气也。古之医书，每以脏病内伤下痢混同论治。执死法者滞而不圆，拘古法者泥而不变。爰著痢疾之明辨，分六经列四纲，辨种种见证，以及妇女胎产。四十年来由折肱而心悟，由心悟而知古今之得失，一一辨之。后之君子，倘有通其意而善用其意者，是予之所厚望也夫。

咸台七年岁次丁巳闰夏五月之吉江阴吴士瑛甫恬序

凡例五则

——痢疾由暑湿热三气，夫人知之及至治病，虚实不明、表里不辨、用药杂乱无章、胸中全无把握，故首列六经辨证，以资考证。明乎此，则伤寒六经亦贯串矣。

——痢疾四大纲，嘉言喻氏扼要法，渠甥舒进贤亲承口授。窃附鄙意，公之同志。

——痢疾三阳最多，皆因初起误治或延久不治而入三阴，从未有病起即见三阴者，最宜分别。

——医案，如州县详办之成案所以印证诸病之寒热虚实也。辨证在此，治法在此，效验亦在此，阅之未免烦冗，然皆临证要法，宜详究之。

——各条据实记载，援古证今，阅历研究，苦心悟出，江浙两省患者实在如是，未知他省若何？稽之宋元明以来，殊多歧说，惟河间、丹溪之论若合符节，故尊之为四大家。景岳专于温补，遗外感而重内伤，未免一偏之见欤！

目录

痢疾明辨

暨阳壶芦山人子虚子吴士瑛甫恬著

常熟吴玉纯录存

绍兴裘吉生校刊

辨痢之源

痢疾一证，古称滞下，乃时邪病也。暑湿热三气之邪滞于肠胃，三焦流行之机因此阻滞，所下无非湿火蕴酿之积垢，久之伤及肠中之脂液，其现证里急后重，数至圊而不爽。其腹或痛或不痛，甚或痛之极，故曰滞下。盖滞者，气血被湿热凝滞之谓；下者，暴注下迫之谓也。其病名最确。又曰肠辟，并无痢疾之称。后世谓之痢疾，命名不切。盖痢者，通利之谓也，非滞下之后重窘迫明矣。医书每列于杂证门中，初不指明为温暑时邪之疾，且又与泄泻连类而及混同论治，虚实寒热不分，

致后人误以泄泻之法治痢，而于《难经》五泄之义茫然无所
分别。徒知理脾健胃，消导破气，温燥乱进，杀人无算。殊不
知小肠泄，大瘕泄也。夫痛必在少腹及当脐小肠部位也，邪气
固结于下有似癥瘕，痛则泄，泄又不爽，如有癖块，故曰大瘕
泄也。热伤气分白冻多；热伤血分红冻多；赤白相杂者，气血
交病，并非赤为热，白为寒也。李士材、王荪诸贤皆有明论，
惜未究其本源。海虞吴本立有《痢证汇参》一书，不过摭录
前人方论瑜瑕并收，不知弃短取长。编书者既少卓识，又不能
阐发此中精义，何以为治痢指南？至倪涵初治痢三方徒令印定
后人心目，皆无足取。惟嘉言喻子议论颇详，时医亦不参考。
余数十年来目击心伤，临证之暇，殚心研究，颇有一得，聊与
及门论之，以期济人，颜曰《痢疾明辨》，条陈于后，不正其
名而仍曰痢疾者，从俗也。不揣固陋就正有道。倘蒙高贤赐
教，则幸甚。

辨六经表里阴阳虚实寒热乃治痢纲要

凡病必先辨明六经。一切外感内伤不能舍六经而为治，于
痢疾何独不然。首太阳者，诸阳主气，察其邪从太阳经陷入，
宗仲景太阳例桂枝羌活为主药。从阳明经陷入，葛根为主药。
从少阳经陷入，柴胡为主药。陷入阳明之腑，有结有热者，三
承气汤选用；有热无结者，黄芩汤、诸泻心汤选用。此外感三

阳痢之成则也。失治则由三阳陷入三阴少阴经，有寒证，有热证。热则黄连阿胶汤，寒则桃花汤、真武汤、四逆辈。厥阴经有寒证，有热证，有寒热错杂证。热用白头翁汤，寒投吴茱萸汤，寒热错杂者进乌梅丸。独太阴有寒证，而无热证，所谓鹜溏是也，理中汤为主方。此定例也。不独痢疾为然，一切病皆当察脉辨证，使寒热虚实表里阴阳八字胸中了了，指下了了，庶几下手无误。学者先当明此理。

辨痢大纲有四

一曰陷邪。凡一切外感恶寒发热，忽而里急后重，下冻色白，或出黄如糜，此三阳经之热邪下陷也，而暑湿热三气尤多。此病无论发热与不发热，审其为陷邪。嘉言喻子用活人败毒散，谓之逆流挽舟法，至精至妙。观其论曰：《内经》冬时伤寒已称热病，至夏秋暑湿热三气交蒸互结其热，十倍于冬月矣。外感三气之邪热而成下痢，必从表而出之，首用辛凉以解其表，次用苦寒以清其里，一二剂愈矣。失于表者，外邪俱从里出，不死不休，故虽百日之远，仍用逆挽之法引其邪而出之于表。死证可活，危证可安，治经千人，成效历历可纪。《金匮》有云："下痢脉反弦，发热身汗者自愈。夫久痢之脉深入阴分，沉涩微弱者忽然而转弦脉，浑是少阳生发之气，非用逆挽之法，何以得此？久痢邪入于阴，身必不热，间有阴虚之热，则热而不休，今因逆挽之热逼其暂时燥热，顷之邪从表出，热自无矣。久痢阳气下陷，皮肤干涩，断然无汗，今以逆挽之法卫外之阳领邪同还于表而身有汗是以腹中安静，其病自愈。"此段议论从古无人道及，乃治外感三阳邪陷为痢之宝筏也。吾乡前辈名医姜恒斋先生始用此法，及门宗之审为陷邪，万举万当，百无一失。嘉言喻子恐浅学者不能分经用药，举活人败毒散以为矩，首用辛凉以解其表，不使陷邪变重；次用苦寒以清其里。则河间、丹溪清热导滞之法，跃然言外矣。

引 证

舒进贤曰："所谓陷邪者，六经之邪陷入而为痢治，法当从六经之例，再看兼见何经之证，即加何经之药于其间合而治之。如兼见太阳表证有汗，主桂枝；无汗，主麻黄；兼见太阳腑证，仍兼五苓。阳明表证兼见，加葛根；阳明腑证兼见，察其浅深而斟酌于白虎承气。兼见少阳表证用柴胡，里证用黄芩。太阴虚寒之证附子理中。少阴协水而动者温经回阳，协火而动者生津解热。厥阴纯阳无阴之证，破阳行阴；纯阴无阳之证温经止泄；阴阳错杂之证寒热互用，阴阳并驱。凡六经陷邪，以六经之法合而用之，无不立验。又鹜溏一证，粪内清水如鸭粪，常见于陷邪之中，属太阴脏寒，主用芪术姜附温经散邪。甲寅夏，与及门论痢疾三阳湿热最易下陷于手阳明、足阳明、手太阳之腑，失治则陷入三阴，便属棘手。适友人以陈修园医书数种见示，观其痢门救逆之道，实获我心，节录于此，印证陷邪非臆说也。

陈修园曰："痢疾脉沉小易治，脉浮大难疗。"又云："发热不休者死。"此遵《内经》肠澼所论，执一不通之过也。余别有所悟，脉浮为表邪，浮而兼大是表邪侵于阳明之界而下痢。仲景有葛根汤等治法，发热不休非感冒风寒，即是邪留经络，宜用桂枝汤、四逆散祛风寒以调经络，人参败毒散加老米名仓廪汤，亦是此意。大抵初病治法，发热恶寒者香苏饮加防风川芎，或四逆散，以取微汗；若寒热往来多呕者，小柴胡汤；若热多而口渴者，小柴胡去半夏加瓜蒌根主之；若发热不恶寒、里急后重者，以葛根黄芩黄连甘草汤，照古法先煎葛根后煎诸药，日服二三剂必愈。若用痢门成方，其邪无不陷入变危者。予深恨倪氏三方为杀人之具。

愚按：三阳经陷邪有虚实之分，实者必陷阳明之腑。俗云："无积不成痢"，盖因积滞引邪而入也。虚者，中气之虚，活人败毒散。中有人参，夹虚者，必须加入以鼓舞胃气。至三阴经陷邪，悉宜遵仲师心法。附录近贤三阳陷邪医案，俾虚实之辨了然心目，以增识见。

喻嘉言治：周信川，年七十三，平素体坚，秋月病痢久而不愈。至冬月成休息痢，一昼夜十余行，面目浮肿，肢体肌肤晦黑，诊其脉沉数有力，此阳邪陷入于阴之证也。以法治之尚可痊愈，于是以人参败毒散，煎好用厚被围椅上坐定，置火其下，更以布条卷成鹅蛋状置椅褥上垫定肛门，使内气不得下走，然后以前药乘热与服。良久又进，遂觉皮肤间津津微润，再溉以热汤，教令努力忍便，不得移身。如此约二时之久，皮间津润，病者心躁畏热，始令连被卧。是晚只痢二次。不旬日而愈。盖内陷之邪欲提之转从表出，不以急流挽舟之法施之，其趋下之势何所底哉？闻王星宰患久痢，诸药不效，苏郡老医进以人参败毒散，其势差减，大有生机，但少此一段斡旋之法，竟无成功。故凡遇阳邪陷入阴分，如久疟久痢之证，皆当识此意，使其缓缓透出表外，方为合法。若急而速，则恐才出又入徒伤其正耳。

吴兴陆养愚治：归安李令尹之岳，路途感冒，至署，头常微痛身体微热，然饮食如故，不以为意。数日后患水泄，小便赤涩，自服胃苓汤不止。后下赤白，又服芩连槟芍木香，二剂不效。李公邀余诊视，脉两手浮弦沉，按涩数。曰："此因表气不舒，故里气亦不顺，偶值脾胃不调而泻痢也。"以五积散加白蔻、木香，二剂大汗，诸证悉退。

虑绍庵评云：长途未免劳顿感冒，又兼表邪，饮食失调，业已成痢。世俗惟投痢疾之药，此其常也。先生以五积双解表里之邪，得汗而诸证如失，痢因汗愈。非真知灼见孰敢如斯！

惺庵治：塘桥庞湘帆下痢，昼夜约二百遍，腹痛后重无片刻安。初起本有微寒发热之象，至第二日寒热已无。第四日延予治之，见其神清音亮，脉浮弦数，用活人败毒散一剂，次早又服一剂，晚用洁古芍药汤制大黄三钱去桂。是日下痢百余次。第三日再进败毒散一剂，加白芍木香槟榔汁，至晚痢减十之七。三更时又进芍药汤，熟军只用二钱，白芍用肉桂炒，是夕出溏粪颇多，痢减半。又投芍药汤去桂大黄加桔梗。是夕下痢尚二十余遍。明日停药一天。次早用轻剂，渐次平安，为时不过十余日而愈。证虽重，每日尚能吃粥三碗，故能应手。时道光己丑八月也。

承守丹明经，体质素虚，壮年即耳聋，不寐，患三阴疟忽转下痢白赤，里急后重，神气昏倦，面色青晦，疟发之日昏沉如蒙。延予诊之，谓曰："此少阳之邪陷入太阴，法宜逆挽，使伏邪出表。疟重则痢自止，痢重则疟反轻。"然活人败毒散内宜重用人参加木香，如是三剂，果疟势重而痢势轻，但腹痛未止。于是停药一日当审。仍用败毒散。次日用四君子合小建中汤送香连丸，冲入木香槟榔汁。停药一日，又进败毒散，翌日，仍进四君建中香连，痢即止，而疟仍如期也。用丸药补正托邪，明年方愈。

孙姓妇年四十余，质极弱。甲寅秋患痢呕吐不止，医进黄连参术不应。痢反剧，投藿香正气，又不应。进连理汤又不应。易一医，进温涩之剂，乌梅、粟壳、肉果、干姜，证更重，日夜七十余次。又一医用人参姜附，痢稍稀。翌日发热恶寒，延予诊视。脉浮数微弦，其夫谓余曰："下痢身热法在不治。"予曰："此陷邪出表，乃生机也。"议小柴胡汤，病家不肯发表，于是停药，但饮粥汤，痢渐稀，令其用鲜荷叶、粳米、桔梗、益元散、薄荷，泡汤饮。明日胸腹白疹满布，微汗热退，痢止而愈。此妇命不该死，故温补误治而剧，勿药而痊。或曰：此妇平日常吃冷饮冷粥，多啖瓜果，服参附去其脾胃伏寒，故邪热得从外达，理亦有之，乃偶中也。然三阳陷邪误进温补而死者，不可胜数。必发出陷邪透红白疹，暑湿之邪方退耳。

一人病霍乱，明日发热下痢，进活人败毒散二剂，赤白未止而身发斑，议再投败毒以发表，合犀角地黄汤以清里，加槟榔木香青麟丸以理气导滞，两剂而愈。

童佩芬茂才，冬初伏暑兼秋燥患痢，守不服药之戒已将匝月，医进青麟丸燥矢去而痢不减，又进制军亦不应。此时投逆挽法尚可图治。乃易医，进附子理中加杜仲、肉果、阿胶，二三剂，痢不止，而口燥，舌红，脉数大有力，延予治。予谓："伏邪，未经透表提出陷邪，徒用推荡无益于事，然犹未受害也。用肉果白术等药，非太阴病而误投之，则受害深矣，安能挽回？"书一清火育阴方而辞之。后闻咽痛、舌碎、口糜而毙。

以上略举三阳下痢证万不可用温补引邪入里致伤人命。切戒！切戒！再按：外感三阳痢夹内伤者颇多，一时难辨。有内伤多、外感少者，有外感重而内伤轻者，有宜分别先后缓急而治者，姑举一二成案为则。

喻嘉言治：仲仪张君，初得痢疾三五十行，即请往诊，行动如常，然得内伤之脉而夹少阴之邪。予诊毕，议此宜一表一里，但表药中多用人参，里药中多用附子，方可无患。若用痢疾门诸药，必危之道也。仲仪以平日深信，径取前方不疑，然疾势未著也。及日西忽发大热，身重如巨石，头在枕上两人始扶动，人事沉困，举家惶乱，忙忙服完表里二剂。次早诊时，即能起身出房，再与参附二剂，全安。若不辨证用药，痢疾门中几曾有此等治法乎？况于疾尚未著乎？

生生子治：大宗伯董浔阳门下马厨者，七月初旬病痢，延二十余日，危在旦夕，寒热极重，寒至不惮入灶，热至不惮入井，痢兼红白，日夜八十余行，腹痛，恶心，汗多，神倦。蒋虹桥沈乐间述其状而请，予曰："脉何如？"蒋沈曰："下痢洪大者死，细微者生，今洪大逆也。"予曰："痢忌洪大，而寒热又不宜细微，其中必有故。"予诊其脉，果如所言。询其致疾之由，病者云："日前客众，厨间燥热，食瓜果过多，晚又过饮，御内而寝于楼檐下。次日即寒热腹痛，因而下痢。"予虽得其病情，尚未融通一治法，沉思久之，作背城一战，人参、白术、石膏、滑石各五钱，知母、炮姜各三钱，大附子、炙草各二钱，作一剂煎服。谓曰："倘一睡则阴阳和，和则汗可敛而寒热呕吐可止也。"明日巳刻再诊，痢减半，汗吐止，脉亦敛矣。再用人参、石膏、白芍、白术、滑石各三钱，炮姜、知母、肉桂各二钱，炙草、附子各一钱，服后疟止，痢又减半，饮食渐进，神气渐转。改用白芍、酒炒五钱，人参、白术、滑石各二钱，甘草、炮姜、广皮、肉桂各一钱，三剂而痢止餐加。蒋沈问曰："公寒热均投，此谓何证，而剂何名乎？"予笑曰："此滑公所谓混沌汤也。经曰：夏伤于暑秋必痎疟。白虎汤、益元散，皆解暑之剂，瓜果寒凉伤其中气，酒后御色损其下元，附子理中正所以温中补下者。经云：实者邪气实也，故以白虎应之。虚者正气虚也，故以理中应之。若以寒热均用为疑，则仲景附子泻心汤既用大黄、黄连，又用干姜、附子，此何说哉？盖假对假真对真也。"

　　愚按：前嘉言之治，乃三阳下痢而兼少阴病，用人参败毒散，重用人参以提出其下陷之邪，即用少阴附子汤重用附子以温其里。此案阳明经感暑湿热三气，如惔如焚，大汗淋漓，非白虎不能驱其暑热。而酒色戕其下，瓜果伤其中，非参附不能救其脾阳。此太阴阳明一表一里同时受病，与温病之两感无异，白虎理中合用，乃正治法也。由此推之，今之暑湿伏邪等病，岂无两感证邪？皆当察脉辨证，胸中了了，方可立定主意用药。试观今之发热脉微，数日即变者，皆此类也。附记数言，以为学者告。

附：上盛下虚、阳明少阳热邪、太阴少阴厥阴里寒一案

舒进贤治：天庆班小生患痢甚危，七日不食，其证上身有热，下身作冷。此阳热在上，阴寒在下也。心中烦热，乃阳明里证，法用石膏；口苦咽干，乃少阳腑证，法用黄芩；食不下属太阴，宜用黄芪、白术、半夏、砂仁；身重多汗者，少阴亡阳也，法宜熟附子、炮姜；厥逆腹痛者，厥阴里寒也，法主生附子、吴茱萸。因其阴阳错杂，药即寒热互用，一剂病略减，再剂心中烦热、口苦、咽干、上热下寒厥逆诸证俱已。于是方中减去石膏、黄芩、生附子，加甘草、茯苓，数剂而愈。

附：少阳兼太阴陷邪一案

又治：一人寒热往来，口苦不食，痢红白兼绿冻又带清水。有知医者问曰："此噤口痢也。主用黄连乎？"凡不能食者，皆名噤口，然有寒食、湿热、虚实、阴阳、表里不同。观其外证，少阳之经证也。绿冻者，少阳之本色也。清水为鹜溏，太阴之脏寒也。少阳等证主表，太阴脏寒主里，其阴阳表里懵然不辨，妄投黄连必杀之矣。问者闻而愕然，复问曰：

"当用何法?"予曰:"法主小柴胡汤,去黄芩、加白术、茯苓、附子、肉桂。"一剂而效,三剂而愈。

附:三阳三阴六经之邪皆陷一案

又治:陈春元侄,患痢红白相兼,身发热而食不下。医谓受暑。用香薷、黄连,加剧,痢转纯红,不能起床。延余视之。其证恶寒、发热、头痛、项强、时有微汗者,太阳表证也。前额眼眶连两侧痛者,阳明兼少阳之表证也。胸膈不开,饮食不下,属太阴。又有少阴之目瞑、身重、少气、懒言,且见厥阴之腹痛、拘急逆上胸膈。此证陷邪,六经皆具矣。用桂枝、葛根、柴胡,以解三阳之表;黄芪、白术、半夏、砂仁,为太阴理脾开表;附子、炮姜,走少阴温经散邪;吴萸、川椒,入厥阴驱寒降逆。一剂头痛止,而寒热清,痢转白无红,其三阴诸证仍未减。于方中去三阳表药,再剂。饮食渐进,腹痛略止,痢亦稍轻。将前药再服二剂而愈。

附:三阳陷邪兼太阴脏寒下痢赤白夹血一案

壶芦山人治:贡楚翘孝廉,下痢赤白兼血,而脉缓弱,进活人败毒散先解其表,其脉仍缓弱无力,脾虚兼暑也,用附子理中加香连归芍而愈。盖孝廉平素胃寒,暑月食瓜必加火酒,又值中年以后中虚之故。当日同议者贡上之先生也。此亦外感兼内伤者。

附：陷邪未经透表而先下伤阴一案

吾乡老医孙御千于乾隆戊子七月治：季谐禹令正赵氏，年十七岁，患痢极重，乃翁韶度请入城诊，痢已五六日，始纯红，继白色相杂，今下红白黏腻，昼夜四五十行，后重窘迫，多在腰尻尾闾之间，少腹不过微痛，胃口不能纳食。阅前方并未外解，用硝黄攻下而剧。外邪暑热凝结下焦，无从解散。先疏其壅，用川连、生姜、秦艽、枳壳、木香汁、槟榔汁、楂肉、神曲、桔梗、鲜荷叶、陈仓米，汤煎服一剂。次日坠痛少减，腹中喧响，矢气甚臭，滞未净而有粪色赤，且知饥纳谷，书谓"下痢矢气者当利其小便"，急开支河以通之，滑石、茯苓、甘草、扁豆花、川连、青皮、广皮、阿胶、白芍、荷叶，服二剂。八月初二日早诊，痢已减半，谷食渐增而安寝，脉皆和缓，独右尺劲大不平。浊邪陷于大肠之分未清，拟将欲降之必先升之之法，羌活、升麻、醋炒防风、南沙参、滑石、甘草、茯苓、广皮、楂肉、槟榔、干荷叶、炒陈米，煎汤。晚又进末药一服，地榆、银花、楂肉、木香、麦芽、茯苓、广皮、甘草，以肠胃病宜散不宜汤也。初三日痢止便溏，肌肉润泽有汗，神思清爽，谷食顿加，脉细弱而数。痢后阴虚宜和，用阿胶、白芍、炙草、扁豆、建莲、广皮、茯苓、砂仁，数剂痊愈。

秋　燥

一曰：秋燥燥者，火之余气，淫之复气也。其时大火西流，燥气盛行，故痢每甚于四气五气之间。因暑热最伤肺气，肺气不肯受邪，传之于腑肺，火郁于大肠，其腹痛甚，所下皆赤白脓血稠黏，其证甚重。阴虚者，尤多患之。《金匮》云："下痢肺痛者，非肺痛也，肺火郁于大肠故痛也。"宜用梗桔以开之，苦寒以化之，育阴以润之。《金匮》主紫参汤。紫参不知何物？张璐玉以紫苑代之，亦是开肺之义。此证忌用败毒散，以风药多燥也；忌大下，阴虚者下之，复伤其阴也；忌补气，气愈滞则燥愈甚也。张飞畴云："此证攻积死，补气亦死。宜白头翁加甘草阿胶汤。"予常用黄连阿胶汤加桔梗多效。每见此证误治，夭枉甚多。喻氏云："水出高源，肺气清则小便自行。"肺与大肠为表里，大肠之热皆因肺热所移，尤宜用辛凉之药清化肺源，况肠胃有病其所关全在于肺。《本草》谓："紫参主心腹中积聚，疗肠胃中热，通九窍利大小便。"仲景取之通因通用之意。又可见肺气不通而痛，则急通其壅可知矣。愚按：嘉言此论，即秋燥之根由。余见患此极多，医者不识，故详及之。

引　证

舒进贤曰：秋燥者，秋分以后燥金主气之时，凉风渐起，暑气退而淫气收，天气清而土气燥，人皆精神爽慧，起居咸康。然而天道靡常，时有不正之气溷入清肃之令，转令暴气流行，谓之秋燥。其燥上侵于膈则干咳、失音、咽痛、心烦、肺无润泽，法宜玉竹、蒌仁、天冬、桔梗、鸡子白；其燥下侵肠胃，则腹痛、下痢、里急后重、皮毛焦槁索泽、无汗、心躁、咽干，法宜生地、阿胶、桔梗、蒌仁、鸡子黄。燥与火不同，火为实证，阳亢热甚，身热多汗，宜苦寒夺其实而泻其热。燥为虚证，阴亏失润，肌肤燍燥，宜甘寒滋其阴而润其燥。又与陷邪不同。陷邪有湿热，有脾虚，此则为阴虚，芪、术、砂仁、半夏，万不可投也。

附：秋燥痢医案

舒进贤治：一人身体燍燥，声音重浊，腹痛心烦，口涩无味，痢证日增，醉胀愈甚。曰：此秋燥证也。用生地、阿胶各四两，桔梗、甘草各一两，浓煎，不时与服。一日一夜服完，人事苏畅，各证略减，忽想鲜鱼下饭，即与之食，食讫得汗，其病如失。或问：此症腹痛有寒乎？予曰：否。肺气为燥气壅遏陷入腹中，搏结作痛，但清其燥气，无所往不得之矣。

壶芦山人治：尹山令弟，秋燥下痢，腹痛异常，赤冻中有血，医进败毒散及辛温燥剂，证反增重，舌红口燥，瀣出无度。延余诊脉，得涩数，进黄连、阿胶汤加桔梗、荷叶、白粳米，汤煎服。两剂痢减半。再将前方去桔梗加益元散、炒银花、知母，三服而安。时道光庚子秋也。

秋燥痢亦因岁气盛衰

孙氏御千曰：乾隆戊子少阴君火司天，小满后交三伏之气正属主气，客气亦属君火加临，二火盘旋于太虚，风自火出，日日大风，亢旱自春至秋，逢风息之日即炎蒸异常。立秋后，上自湖广，下至江浙，皆患疫痢，色赤或五色相杂，虚者受之必噤口而入脏肢冷，五六日告毙矣。轻者由赤转白乃愈，疟疾绝少。夫火盛之年，本能生土旺胃，因木火同性，肝胆肆横挹取胃中津液，肠胃中被窃空虚，暑毒乘虚内袭，故患痢者多疟。乃少阳经病，木旺邪不入，故少。本年治痢，肝为刚脏，宜制以柔，用阿胶、白芍；胃为阳土，喜通恶窒，用人参、茯苓、炙草、陈米，通补胃阴；荷叶升清，广皮理气，银花清少阴君火而解毒，少加槟榔汁以疏利肠中之壅。同姜体乾酌定，无不应手取效。

时　毒

一曰：时毒乃疫气流行，或因天时亢旱暑热异常，或因天时大水湿热蒸郁，或因岁气偏胜一方，盛衰不同。其病速，其证重，每有三四日告毙者，逆挽法虽不可废，而鞭长莫及，苦辛寒急下之法不可缓投。喻氏曰："有骤受暑湿之毒，水谷倾囊而出，一昼夜八九十行，大渴饮水自救，此则肠胃为热毒所攻，顷刻腐烂，更用逆挽法迂矣。"每引《内经》通因通用之法，大黄、甘草、川连，一昼夜进三五十杯，俟其上渴下痢之势少缓，乃始平调于内，更不必挽之于外，盖其邪如决水转石，乘势出尽无可挽耳。更有急开支河一法，其邪热之在里者，奔迫于大肠，必郁结于膀胱，膀胱熟结，则气不化而小便短赤，不用顺导而用逆挽，仍非计也。清膀胱之热，令气化行而分消热势，则甚捷也。仲景谓："下痢矢气者，当利其小便。"夫气者，膀胱之化也，反从大肠而出，当利其小便，非急开支河之谓乎。

引　证

舒进贤曰：时毒者，天行疫疬，时气流行，人触之而为痢，外见心烦恶热，口鼻气粗，渴欲饮冷，腹满搅痛，鼻如烟煤，肛门似烙，乃热毒内攻脏腑，有立坏之势。急宜三黄陡进，以救内焚，加桔梗开提肺气，宣其壅而举其陷，腹痛自止，热毒除而疫疠消，下痢亦愈。此证腹痛乃肺气为火热所迫，陷入腹中，壅满过甚而为搅痛，与虚寒腹痛不同。虚寒者，腹不满，喜手摩按，法宜温补。火热内壅者，其腹满，不喜摩按，芪术温补毫不敢犯，即如陈皮、木香、厚朴等药，皆不可用，惟有桔梗开提一法，投之立应。

缪仲淳曰：时行疫痢一证，三十年前间或有之，今则往往夏末秋初沿门阖境患此。其证大都发热、头疼、口渴、烦躁、下痢、溺涩，甚者一日夜行百次，或兼发斑疹，势甚危迫。世医指为漏底。殊不知此时气使然，因世人禀赋渐薄，积感湿蒸疠气所致，治法当清热解毒表散为急，如升麻、葛根、柴胡、黄连、黄芩之类。或热甚、渴甚，前药可加寒水石，更有别证，以意加减。切忌破气收涩，犯此多致不救。

愚按：仲景《伤寒论》中凡寒热泄泻、热结旁流等证统曰下痢，毫无分别，故方书每以泻痢二字混同立论，缪氏此段亦举泻痢而统言之，学者未免蒙混，须知滞下亦属时行杂感，与暑湿、霍乱、洞泄、餐泄、协热下痢、热结旁流、同源异流皆时毒所致。有赤白积里急后重，痢疾也；无是者，非也。治法总宜表里双解，下手稍缓，去生便远。时行之病，大率类此。余长子十八岁，亦系此证殒命。当时拟用败毒散加制军芩连，虽得小效，而邪仍内陷，发颐咽腐而毙。早知缪氏之说，当不至此。

附：时毒医案

喻嘉言治：朱孔扬，年二十五岁，形体清瘦，素享安逸，夏月因构讼奔走，日中受暑湿内蕴之火而成痢疾，昼夜一二百次，不能起床，以粗纸于铺褥上频频易置，只饮水而不能食，其痛甚厉，肛门如火烙，扬手掷足，躁扰无奈。诊其脉弦紧劲急，不为指挠，谓曰："此证一团毒火蕴结在肠胃之内，其势如焚，若二三日外，肠胃俱臭腐矣。"于是以大黄三两、黄连、甘草各二两，入大砂锅内煎滚，随服。服下人事稍宁片刻，少顷仍作躁扰，一昼夜服至二十余碗，大黄俱已煎化，黄连、甘草俱煎至无汁。次日病者再求前药，余诊毕，见脉势稍柔，知病可愈，但用急法不用急药，遂改用生地、麦冬各四两另研生汁，而以花粉、丹皮、赤芍、甘草各一两煎成，和汁大碗咽之。以其来势暴烈，一身津液从此奔竭，待下痢止后，生津养血，则枯槁一时难回，今脉势既减，则火邪俱退，不治痢而痢自止，岂可泥润滞之药而不急用乎？服此药，果然下痢尽止，但遗些少气沫耳。第三日，思食豆腐浆。第四日略进陈仓米清汁，缓缓调之。旬日方能消谷，亦见胃气之存留一线者，不可少此焦头烂额之客耳。

缪仲淳治毒痢及发疹时毒痢，方用鲜金银花三两，浓煎三大碗，入地榆五钱，川连、槐米炒各四钱，川柏、黄芩各二钱，白芍酒炒三钱，炙草二钱，绿色升麻醋炒六分，同煎一碗，调飞滑石末五钱，不拘时服。

滑　脱

一曰：滑脱每见于久痢之后，三气之邪已尽，五脏之气不固，所下不过微黄稀水并无赤白冻，亦无里急后重，小便不赤，口舌不燥，脉沉细而弱，审定属虚寒者，方可用温涩之剂。仲景所谓"阳明不阖，太阴独开，下焦关闸尽彻，主以赤石脂禹余粮汤。"必如此，而后可曰滑脱也，岂可以里急后重数至圊而不爽，日夜无度者亦曰滑脱耶？生死关头，不容不辨，每见市医治痢并非滑脱，误进粟谷、肉果、补骨脂、杜仲、兔丝子等兜涩之剂，杀人无算。

引　证

舒进贤曰：滑脱者，由病后久虚，脾胃土败，肾阳衰乏，中气不固，下陷而为滑脱，法宜大补元气、扶阳固肾、理脾健胃，更加涩以固脱，方用人参、附子、肉果、鹿茸、炮姜、半夏、砂仁、川椒、芡实、山药、故纸、益智仁、莲子肉，大剂多服。俾令阳回阴消、脾胃强健，肾气收固，元气大复，滑脱自止。

缪仲淳曰：凡治滞下，与大肠滑脱自痢不止不同。滑泄自利不止有可涩之道，古人有间用罂粟壳及诃藜勒以止其脱。若夫滞下，本属湿热涩滞不行，法宜疏利，药忌兜涩。大肠者，肺之腑也。大肠既湿热留滞，则肺家亦必有热。肺为华盖之脏。经曰：脾气散精上归于肺，通调水道，下输膀胱，是肺气喜通利恶闭涩。故古人药性中每云：利肺气。其意概可见矣。倘误用粟壳、诃藜勒，使湿热无所宣泄，肺气不得下行，非惟滞下增剧，湿热熏蒸上干乎肺，则胀闷、气逆、不得眠、不思食诸证至矣。

附：滑脱医案

喻嘉言治：浦君艺病痢，初起有表邪未散，误用参术固表，使邪气深入。又误服黄连凉膈，大黄推荡，治经月余，胃气不运，下痢一昼夜百余次，一夕呕出从前黄连药汁三五碗。呕至二三次后，胃与肠遂打为一家，内中幽门、阑门洞开无阻，不但粥饮直出，即人参浓煎膏才吞入喉，已汩汩从肠奔下。危急之中诸昆玉及诸内戚俱探予曰："此证可无恐乎？"予曰："在此用药，便有可恃，吾岂不知疾势之危，但无别人可任，姑以静镇之，而殚力以报知己耳。"于是以大剂四君子汤煎调赤石脂、禹余量二末，连连与服。服后其下痢之势少衰，但腹中痛不可忍。君艺曰："前此下痢虽多，然尚不痛，服此药而痛增,未可再服矣。"余曰:"此正所谓痛则不通,通则不痛之说也。不痛则危,痛则安,何乐而不痛耶?"仍以前药再进。俟势已大减,才用四君子倍茯苓,十余剂而安。

叶天士治:乔姓,初起无寒热,即泻痢、呕恶、不食,乃噤口重病。夫暑邪之伤,由口鼻吸入,邪与水谷交混,蒸变湿热,酿为积滞,血脓肠胃,气窒欲解,不能通畅,遂致里急后重。香连苦辛理气,导湿清热,初用颇是,但平素劳碌,非膏粱温养之质,淡薄积劳,中气易伤。四十日来,积少,痛缓,似属病解,然犹食不下咽,不知饥饱,诊得脉弦形衰,舌白,不渴饮水,日泻数行,全属胃倒气夺,中宫损极,下关不摄,谷不能咽,焉能承受汤药?药味气劣,胃衰必恶,久痢久泻,务在能食。古人非醒脾即安肾摄纳,再询粉浆下咽,或呛或噎,议以上脘宣通其清阳、下焦当固摄其滑脱,仿古方中参苓白术散末,佐以米饮,日服二次,间以不腻滑之物日食少许,以示胃之所喜为补。必得胃气渐苏,方得转危为安。方用人参二钱,焦白术一钱五分,茯苓一钱五分,炙甘草五分,炒扁豆二钱,桔梗一钱,薏仁一钱五分,砂仁七分,炮姜一钱,肉豆蔻一钱。以上各药共研细,秤准。每次用香粳米饮汤调服一钱五分,须日进二次。

痢疾初起亦有用补塞者，附录案备考

吴兴陆肖愚治：吴南垙八月间醉后御内，明日患痢，一日夜百余次，赤白相兼状如烂肉，腹中作痛，四肢厥冷，脉缓大无力，两尺尤弱，予谓：即宜补塞。处方先书人参、肉果二味，其诸公子大骇曰："无积不成痢，岂有一二日即用补塞者乎？"予姑以调气养营汤不进不退。明日又诊，还宜补塞，诸郎又力争。仍以前汤加人参，而彼竟不加，亦无进退。一医进芩连槟榔木香芍药，腹痛如前剧，足厥如冰，冷汗时出，气乏不足以息，所食之物即从大便而出，色竟不变。复延予诊，进而视之。身体不能转侧，大便如流，势甚危险，而脉与神气尚未绝，因用大料附子理中汤，倍人参加肉果、肉桂一帖，腹痛少减，数剂足温泄少。后用人参二斤始起，须发尽落。

陆闰生评曰：病有反治，有正治。有常治有变治。痢而通因通用者反治也，通久用塞者，正治也。然初起用通者，常治也。初起用塞者，变治也。知反知正，尤宜知常知变，方为大医。吴南垙诸公子执无积不成痢之常法，而不识尊君脉证之虚，若非神手，几败乃事。

以上四大纲陷邪秋燥二证，患者极多，亦有陷邪兼秋燥者，亦有始为陷邪继而伤阴化燥者。至于时毒疫痢亢旱酷暑之年，暑湿盛行时多有之，若滑脱不多见，久痢之后邪净正虚者始有此证，极少极少，切勿以里急后重者误作滑脱治之。凡久痢之症正虚邪恋者甚多，皆因误治所致。元气旺者，清邪渐愈。元气弱者，邪正同归于尽而死。不可不慎。

痢因暑湿热三气

痢疾一证盛于夏秋，暑湿热三气与食滞交蒸，互结为病。盖湿为黏腻之邪，热为无形之气，积为有形之滞，必用苦辛寒清热导滞，如沟渠壅积，污浊不能一通即愈，一下即安。故七日内，初进喻氏法，次宗河间法、丹溪法，无不应手。

痢不独湿热

经云："春伤于风，夏生餐泄、肠澼。"此因春风之伏气至夏始发也。又曰："饮食不节、起居不时者，阴受之。"阴受之则入五脏，腹满闭塞，下为餐泄，久为肠澼。常见恣纵口腹，肥甘浓厚伤其肠胃，或多食瓜果阳气被抑，反受生冷之累。须知肠胃一伤，不能运化精微，传送糟粕。壮者气行则已，弱者着而为病，蓄积停滞而为痢矣。故戴元礼曰："痢疾古名滞下，以气滞成积，积成痢。"治当顺气为先，再古人清热导滞方中必用辛温药味为反佐，如洁古芍药汤之肉桂，泻心汤之炮姜，皆先正法程也。按：春风伏气至夏肠澼，亦是陷邪。活人败毒散，亦对证之方。

辨治痢与泻不同

泄泻有寒、有热、有湿、有食积、有清气下陷之不同，用药有温燥分利之各异，痢则纯乎暑湿热与燥火交结为病，又有陷邪秋燥时毒，或凉、或润、或清、或宜推荡、或宜清暑、清湿化燥，不忌清滋、滑润，温燥万不可投芪术，人与治泻有天渊之隔。每见治痢者，辄进姜附二术燥烈之剂，误人不少，明乎仲景六经辨证之法，自无此等之弊。

辨痢属脾胃湿热当分阴阳虚实

脾为己土，属阴，湿袭之便为寒湿。胃为戊土，属阳，湿袭之化为湿热。痢者，湿热病也。脾不运化，湿热袭于阳明者居多，故痢疾每多阳明病，或通因通用，或寒因热用，热因寒用。导去肠胃中之热，则湿亦渐化矣。若脾之寒湿为病，当温脾化湿。此太阴病，不可混治。

辨痢有燥矢冻系傍流

下痢脓血稠黏，必有燥矢结于肠内，故后重窘迫，屡便不爽，结于广肠则后重更甚，赤白肠膏皆从燥矢之傍流出。燥矢一日不去，肠膏一日不止，每见用升柴提而后重依然如故者，何哉？盖无形之气下坠可升，有形之滞压于肛门不能升也。当用大黄下之，大解顿然通畅，燥矢尽去，后重如失，肠垢自无，霍然而愈。若元气稍虚者，燥矢化作小块陆续而下，一时不能顿愈，必待数日粪多冻少渐次而愈。无论陷邪、秋燥时毒，均有燥矢结于阳明，此理前人亦未发明也。忆道光戊子七月，先君七十七岁患痢，腹痛后重，日三十余次，进败毒散用参，是夕不减，明晨又进一剂，谓士瑛曰："予收视返听，觉致疾之处在小肠，下口接大肠，上口之地有病焉其痛令人难堪，所以病痢不起者颇多。"不肖于是晚又进败毒散半剂。明晨进洁古芍药汤，制军用三钱，至下午大解栗粪数枚，尚有冻。傍晚又大解燥矢二三寸者数枚，诸证如失。即饱餐夜饭，从此霍然。盖府君平日勤修好学，内养功深，谓不肖曰："守真刘子和云'和血则便脓自愈调气则后重自除'，二句切中是病肯綮，方悟出：正粪结而不行，冻系肠膏因后重逼迫旁流而出。前贤不说破者，要后学用功心悟耳。"

辨腹痛，有火、有滞、有肝邪横逆、有伤脏阴之不同

湿热与食滞互结，定然腹痛。痛在中脘，阳明病也；痛在当脐及少腹，大小肠病也。皆因食滞与湿热阻滞气分，并伤及血分不能运行所致。治当清火理气导滞，所谓和血则便脓自

愈，调气则后重自除。至肺火郁于大肠，少腹之痛尤剧，宜桔梗以开提之，紫菀以辛润之。痛必夹肝白芍在所必用。脓血剥肤从肠中刮下焉得不痛？吴人谓之刮积，正是此意。若伤阴而痛，皆因痢久肠膏竭绝，邪已尽者，扶正补阴可愈。邪未净者，虽补无益，必至邪正同归于尽而已。再按：邪正相搏则痛，食滞中下则痛，气分郁结则痛，血分凝结则痛，水火相搏则痛。其有不痛者，人多忽之。不知邪正混合为一痢，虽重腹亦不痛，最宜详审。

辨痢不腹痛

痢有不腹痛者，湿重于热不与热争，故不痛也。若是寒湿邪正相争，亦必腹痛。病家医家每以不腹痛而忽之，迁延日久，每多误事。

治痢七日以内用药宜峻不可因循误事

痢证初起，乘其元气未伤，投剂宜峻，如发表、攻里、清热、导滞、理气等法，万勿可缓。若胆小用疲药，因循误事，致延久痢，或休息痢，甚至困邪致虚。正虚邪实，误人性命者，医之过也。

治痢又不宜鲁莽峻攻致伤元气

治痢宜相人之虚实、寒热、表里、阴阳，斟酌用药，庶无太过不及之弊。若一味孟浪，攻补乱投，实实虚虚，祸不施踵，必细细察脉辨证，而又不拘于俗见，不泥于成见，当清则清，当下则下，当补则补。实有把握，方不愧为司命。

辨治痢用补中益气汤之谬

痢为滞下，因气血凝滞，失流利之常度而成，宜理气，不宜益气；宜疏通，不宜壅滞。芪术呆钝之物，非特闭气留邪，抑且助火化燥。若谓因后重而用之，则有形之燥矢压重肛门，用升柴升之无益，徒使虚火上升而后重窘迫如故也。若谓中虚而补之，则留邪遗祸也。予表叔曹时桢先生年近古稀患痢，医者初起亦知用败毒散以解表，苦寒以清里。旬日外未痊。虑其年老也，补中益气从此重矣。延至十一月，延予治。余曰："此补中留邪之误也。"用香连丸、青麟丸以彻邪，至正月方愈。余见此等误治甚多，不可不辨。至人参除活人败毒散之外，亦不可轻用。

辨治痢用二术之谬

苍术虽燥湿而不滞邪，用之于寒湿则可，用之于湿热则不可。白术则壅闭气分，更非所宜，常见服此者，皆纠缠难愈，亦有因此殒命者。至山药、白扁豆，皆不可轻用。缪仲淳治一少年胄介，暑月出外饮食失宜患滞下，途次无药，归家腹痛不已，遍尝诸医之药，入口痛甚，亦不思食。仲淳视之曰："此湿热耳。"其父曰："医亦以湿热治之而剧。"仲淳曰："投何药？"曰："苍术、厚朴、枳壳等。"曰："误也。术性温燥善闭气，故滞下忌之。郎君阴虚人也，尤非所宜。"以滑石一两为细末，丹皮汁煮之。别以白芍五钱酒炒，炙草二钱，炮姜五分，水煎调滑石末服之。须臾小便如注，痛立止。引此以证用术之谬。

辨痢因邪滞广肠，所以药力难到，以致后重窘迫

痢因邪滞大小肠，其回薄曲折之处，邪滞于内，用药已难清理。邪滞广肠燥矢压之，后重窘迫痛苦万状，煎药一时难到病所。盖汤者荡也，仅能荡涤中上无形之邪，广肠在下焦极下之处，其道远其邪固，必用苦寒有形之药，润之导之方能直到病所。青麟丸、滞下丸，甚者当归龙荟丸均为应用之剂，古人必用槟榔者，正为此耳。

祝思佳病痢，进败毒散以提其陷邪。渠欲速效，吸洋烟而痢益不爽，肛门内如有刺毛刺痛。余谓"一团湿火结于肛门

必须通之。"用青麟丸、芍药汤，重用大黄，皆不效。服更衣丸，始去结粪数块。又进龙荟丸三钱，大下结粪数次而瘳。因知后重逼迫肛门如烙，乃湿火结成宿垢滞于广肠之故也。

血 痢

痢下纯血，或鲜红，或红紫相兼，皆暑湿热伤及血分，此极重之候也。必用苦寒以清其热，归芍以和其血，制大黄青麟丸在所必用，洁古芍药汤、东风散皆对证之，王道药也。时贤陈修圆曰："医书云下痢纯血者死，按其治法，不过阿胶、地榆、槐米之属，安能救得死证？"如果鲜血下奔、口渴、便短、里急后重、脉盛者，为火证，宜白头翁汤，一日两服。虚人及产后加甘草、阿胶，亦有鲜血而非火证者，血带点而成块，俱宜从证细辨。

附：血痢色鲜色晦治验

缪仲淳治：陈督学因校士过劳感暑，滞下纯血。医皆难之，陈刺史曰："此非缪仲淳不能疗也。"使者旁午得之吴门，一日夜驰至武林，仲谆诊得其所由，用人参五钱，升麻七分，炙草一钱五分，乌梅二个，红曲二钱，黄连三钱，白芍二钱，莲肉四十粒，煎调滑石末五钱，两剂愈。督学曰："痢止矣，心摇摇不能阅卷奈何？"仲谆曰："此劳心太过，暑因客之故耳。"加枣仁、干葛、竹叶，一剂遂平。

　　吾乡戚孟阳先生治：潘金奎，里急后重，腹痛，下痢纯血，不爽，日夜三十余次，脉沉弦，数有力，以暑湿滞食兼时毒伤血也。用洁古芍药汤去桂，易炮姜灰，加地榆、银花、鲜荷叶、陈米汤煎，三剂而愈。

　　又治一人，血色晦暗，脉细弱如丝，腹痛作恶，后重逼迫，二十余日饮食不进，用黄芩汤加炮姜、地榆、桃仁、楂肉、枳壳、伏龙肝、荷叶、陈米服之，血渐少，后用连理汤而痊。

下痢血水

　　下痢血水如洗鱼之血水，或如洗猪肺之血水者，此湿热俱重，蕴结于魄门，煎药不到其处。用桂圆肉七枚，每个包苦参子仁七粒，空腹淡盐汤送下，宜一日间一日服之，以待脾之运化。若日日服之，囫囵之物一时消化不及，恐反防饮食耳。此方先大夫得之都中，本治湿热便血。余因下血者百药无效，用此愈人甚多。治病在广肠，必用有形之物苦泄之。而又恐苦寒败胃，用桂圆之甘温包于苦参之外，先到胃中，甘温之味先化，苦寒之味未彰，直至小肠大肠以至魄门，苦水直趋于下。俾湿热之陷于极下者，始得清耳。用药之妙如此，方书以下痢血水为死证，亦未必尽然。

附：暑热下痢血水急证案

国初云间清白里老医治：吴玉英令郎琴五，于八月十三日患痢里急后重。似乎轻证，惟脉息沉数，积滞不清，热邪郁伏之象也。即告以勿轻视，当清虚淡泊为主。越数日内热甚，日夜百余次，皆血水，后重逼迫肛门如火，大小便不利。诸医皆用消积和血药，反脉大身热，血水如注。议者皆以为不可治。余曰："脉证虽可危，尚有善状。胸膈舒畅，粥饮可进，身体轻快，积色鲜明，无臭秽不堪之气，热势虽甚，肠胃未伤，此系暑邪伤其津液，无形之火为患也，必得有形之水制之。"用井水调益元散与之，并以西瓜汁间服，一日数十碗，方觉爽快。以黄芩芍药汤加川连、枳壳、滑石末、木通、银花之类，治之而安。盖此证不宜用消导和血之药者，乃无形之暑邪为患耳，半月间用西瓜四十余枚，井水调益元散三十碗，黄连五两余，肛始不热，口始不渴。若以痢门常当治之，则津液愈耗，绵延日久而毙者多矣。

下痢如屋漏水

方书载下痢如屋漏水者死，亦未尽然。夫所谓屋漏水者，即红黑色之水也，或如赤豆汁，或如糖芋芳汁，混浊不清，治以苦寒清火而兼分利以化其湿，无不皆痊。始知屋漏水非死证也。余每用丹方黄鳝去肠杂及血，风干炙灰，每服三钱，拌赤砂糖三钱，黄酒调服，四五服即腹痛亦愈。

附：医案

壶芦山人治：峭岐缪金官，年四十余，七月中旬病痢，延至八月中延予治。腹不痛而后重不爽，胃口不苏，所下秽水如糖芋芀汁。阅医方，有用温者，有用凉者，杂治罔效。余用焦楂、银花炭、地榆、炭益元散、茯苓、木通、枳壳、芩、芍、陈米，煎服二帖。续进黄鳝灰，如法服之。七日霍然。半月以来知饥食进，未起床也。更心中觉饥，适有煮烂猪肺在床头尚未冷极，尽吃之，因又下痢赤少白多。复延予治，进青麟丸二钱，下宿垢颇多。又投归、芍、楂肉、槟榔、香连、炮姜，粪多冻少。又进理中丸合资生丸，日服，过冬至，方愈。

下痢五色及冻如鱼脑

下痢五色及冻如鱼脑者，方书咸谓之死证。余所见者治之得法，无不中窍，常用猪小肠之油垢刮下，瓦上炙焦黄色研末，陈酒调服三四条，即愈。腹痛者亦效。盖小肠乃人之分金炉，饮食由胃而下，至此始化糟粕归于大肠为粪，水饮化入膀胱为溲，属丙火。故曰："赤肠火热逼之失其传化，故病滞下痢久。"刮肠膏便如鱼脑，或如五色，即以小肠之垢治之，亦同气相求之理也。

附：五色痢医案

壶芦山人治：江阴祝艺芳明经令正，患痢赤白，续下五色，温之寒之攻之不应，一月不愈。诸医咸曰："不治。"延予诊，脉虚弦数，腹痛后重，苔白。余谓："声音清亮，粥食可进，未见绝证，但性躁多怒，非所宜也。"用香连、槟榔、芍药、归身、枳壳、天水散两剂，青麟丸三钱，继进猪小肠垢，如法制服，十日痊愈。

痢疾发斑疹

时疫痢多见发斑疹，前录缪氏说可以为法。活人败毒散、银翘散诸法皆妙诀也，不治痢而痢自止。提发之后而热炽舌绛者，犀角、地黄合以清之。邪传于胃者，凉膈散、大柴胡汤、双解散均可参用。至于发白疹，乃暑湿陷邪由肺而达于皮毛，最为佳兆，勿药亦痊。咳嗽亦佳，若转疟邪从少阳之极而出，均属生机。

久痢伤阴

大肠主津，小肠主液，故痢久必损津液。每见液涸、舌干、齿燥、唇裂、言说不清者，其证多险。舌黑、舌绛、舌光、舌碎、舌糜，均为恶候。邪尽正虚者，受补可愈。邪少正虚者，育阴尚救二三邪，甚者，必至津枯液尽而毙。

附：孙御千、姜体乾两前辈案

乾隆戊子七月十六日，无锡太平桥季姓室祝氏患痢极重，请孙姜二君诊视。是日孙先至，痢已半月矣，五色相杂。初起锡医治之，因证由泻转痢，为脾传肾之脏病。用干姜、白术、石脂、龙骨、蕲艾、人参等一派辛温之药，反佐黄连、乌梅，病势日重，饮食日减，而色晦滞，精神困顿已极，诊脉细涩不和，右尺激搏，按之时又鼓指，手温足冷，有时微热，舌苔白，心中烦，腹痛后重如初。孙曰："此非脏病内伤，乃暑湿内郁肠胃，初未外达，又未内消，邪未尽而阴已耗，液已亏矣。"拟和阴润燥之剂，用阿胶、白芍、炙草、银花炭、扁豆花、大沙参、炒丹皮、茯苓、陈米，煎汤代水，是夜只痢三次。烦痛亦减，但神倦似睡，汗微出，举家咸喜病减，又疑欲脱。孙曰："微微汗出，乃暑湿外泄，阳得阴则解耳。"十七日早，姜体乾到同诊，脉象虚涩如雨沾沙，姜曰："未刻交白露节，正气当培，人参、阿胶、白芍、炙草、姜汁、炒黄连、白扁豆花、荷叶梗、神曲、广皮、陈米汤煎服，一时许即索粥，神思稍清而能安卧，惟痔漏、小便涩少，口中干燥，饮以麦冬汤，至夜小便二次，痢竟止矣。十八日，前方去川连、神曲、白扁豆花，加麦冬、小麦，养心调理，令服四剂而愈。

孙御千云：乾隆丁亥六月，侄某患痢极重，治疗月余已愈，然不能戒口、戒怒，复发至闰七月二十外日没时，人事昏沉，更定后方苏，余诊其脉细弱无神，右关为最，腹如仰瓦，脐右动气大如鸡卵，震跃不息，中虚已极，生气索然。投以建中，疾势不减。次日延姜体乾诊视，案云："久痢亡阴肉削形夺，姑以养阴清燥之法治之。"用阿胶、大沙参、生白芍、炙草、生白扁豆、桑叶、天冬二剂后，下午神已不昏，再邀体乾同诊之。案曰："下痢肠垢五十余日，犹腹痛抽掣，憔悴尪羸殆甚，几几欲脱矣。虽胃口有滞，势难消散，亟救其阴以恋其阳，仿佛复脉之意。"大生地、天麦冬、阿胶、麻仁、沙参、炙草、白芍药，药毋过煎，三五沸即服，取浊药轻投之义。八月初六日，脐旁动气已平，腹亦渐厚，痢减，腹不掣痛，惟所下垢中有白点不已。众皆望其向愈矣。予同姜戚再诊之，案云："诊脉左弱右较有神，连进复脉汤，中宫柔和，神乱躁烦俱止，有津回液转之机，此时不问其虚，安问其余。"用大生地、麦冬、大沙参、白芍、阿胶、鲜藕大片五钱井水煎五十沸服。自此之后，余证俱减，家贫不得服参，日啖羊肉许斤一方快。又延一月，面浮足肿而毙。是役也，虽未收功，实因病久反覆多端，而医法另出一种，亦堪传也。

痢疾呃逆

痢疾呃逆初起决无是证，或邪甚致此，或误治致此，皆为恶候。大抵因中气大伤，邪正混合不清，有以致之耳。其有湿热上冲者。诸逆冲上皆属于火也，丹溪法可遵。中气虚寒，理中可投，然必鹜溏泄白者方可用。寒热错杂者连理汤挽救。再按：是证景岳主乎中虚气逆，必降气调气最属近理，临证者宜参之。

附：医案

嘉庆庚辰七月初，壶芦山人治：祝诚斋姻伯下痢赤白，干呕不止，邀予同祝晋垣姻丈诊治。脉数大、舌白腻、一团暑湿郁结于内，昼夜四五十次。议进仓禀汤三剂。继进芍药汤去桂，服一帖，痢少减。去制军，又服一帖，痢又减，而干呕不止，遂微呃逆，服橘饼汤即止。迨后其汤不灵，呃逆连续不已，进半夏泻心汤加白芍、槟榔、沉香汁，下稀粪颇多，赤白渐少，而呃终不止。刀豆子、丁香、柿蒂，亦不应，已越十四日矣。细思老翁平日思虑过度，痔漏脱肛，中气必虚，所下稀粪如水，已无里急后重之苦，当作胃虚呃逆治，因促其邀戚君灿辰来城同议。戚君至，亦曰："中虚呃逆无疑。"议进人参连理汤，呃如故，加附子于前方中，二剂而痢止，呃平。计呃十一日方止，调理半月，康复如旧。

噤口痢

胃中湿热之气熏蒸清道，以致浊气上干胃口壅塞，或作呕，或呕吐汤水不能纳，虽曰极重之证，然致疾之由不一。有夹肝者，木克土也；有火逆上冲者，诸逆冲上皆属于火。有夹痰、夹饮、夹湿，或寒热错杂者，皆浊气在上也，宜谛审其因而治之，无不中窍。丹溪用人参石莲子散等份煎服，但得一口下咽，虚热即开。又用田螺一枚捣烂，入麝香三厘掩脐，内引热顺下而行，颇效。单方用五谷虫炙焦研三钱，米饮汤送下。此皆前人定法，然宜按证施治，热则清之，寒则温之，湿则燥之，分利之邪则发之疏之，方为尽善。

缪仲淳治噤口痢神效方

绿色升麻醋炒，一钱　人参三钱　莲肉去心，炒、焦黄三十粒

水煎至半盏饮之。蜜和为丸更妙。每四钱一服，白汤吞下。又制滞下，如金丸。治各种痢恶心欲吐，即噤口，用人参多加石莲，升麻醋炒八分，白芍酒炒三钱，白扁豆炒三钱，花亦可。

胎前痢

妇人胎前患痢邪陷者，宜提散；邪滞者，宜疏利；有火者，宜清润。与治平人下痢之法同，但不可用伤胎药，大黄可用，而青麟丸不可用，因有车前子滑胎故也。槟榔虽理气，其性下坠，亦宜酌用。每见世俗遇此等病，动曰安胎，执用芩术，不知痢疾芩可用，而术断不可用，用之每多误事。须知下痢一日不止，胎气一日不安，急去其邪，邪去痢止则胎不安而自安也。普明子曰："余为此证仔细揣摩，忽见烛光，遂恍然有得。思火性炎上者，何以降下于肠间而为痢，良由积热在中，或为外感风寒所闭，或为饮食所遏，以致火气不得舒伸，逼迫于下，里急后重也。医者不察，更用槟榔等药下堕之剂降者，愈降而痢愈甚矣。余因制治痢散以治痢疾，初起良验。"

产后痢

胎前患痢治不得法多致伤胎，无论半产正产，邪未尽而延至产后痢者，即为产后。此极重之证也，古人谓之七日死。张璐玉主以伏龙肝汤丸，用之于暑热已清但见薄粪稀水而无实火者，诚然有效。若暑湿热邪未清，舌红或黄，唇燥口渴，腹痛后重窘迫者，均非所宜。每见医家治此证，不肯用苦寒清热，执张氏三禁之说，又据丹溪忌用白芍之说。不肯用黄芩汤，病者躁烦不堪，扬手掷足而毙者，深为惨伤折衷。吾乡戚孟扬先生亦云："苦寒宜忌致于迂执之见，无法起死回生，又无明师可以折衷，思之至忘寝食，一夕不禁，憬然悟曰：仲景为医中之圣，《伤寒》已得先辈口诀心法，《金匮》一书岂不可以《伤寒》心法通之乎？从此用功《金匮》，寐寐神游，至产后热痢用白头翁汤一条，恍然知苦寒之剂先圣未尝禁用，只要辨证清楚耳。余自庚子年至今，常用黄连阿胶汤、黄芩汤、三泻心汤，皆应手取效。是知湿火下痢万不可用温燥药也。又有并非胎前下痢、产后数日患此亦如上法，切勿用温燥之药，均宜辨明六经表里阴阳寒热虚实八字而治之，万无一失。

附：医案

道光庚子七月壶芦山人治：章姓令正怀胎七月病痢，数日即产，产后痢仍不止。舌绛，无津，口渴，唇燥，里急后重。徐秉衡邀予，诊脉弦数大，烦躁不安。暑邪化燥加以新产后营血大伤邪火反炽。议进黄连阿胶汤，用荷叶、陈米，煎汤代水，一剂痢少减，又进一剂痢虽减，舌绛口渴如故，自汗身热益甚，其脉洪大，内有实火也。与西瓜汁，进玉女煎荷米汤代水，煎服一剂，热退汗少；再剂，诸恙皆痊。

又治：筑塘一妇胎前患痢，里急后重，腹痛，澼出日夜无度。医进胶艾肉果四物，又进杜仲芩术等安胎药，痢更剧，三日而胎殒；产后易女科，用生化汤加荆芥、牛膝、山楂。病者热甚，昏厥，始延予治。脉数滑，舌绛干，内外皆热，而腹痛异常，痛即痢，痢复痛，循环不已，无刻得安。此营血已耗，误投温补，助火劫阴，而暑湿热三气未经外达，内消以致如此，危险极矣。议进黄连阿胶汤，诸医皆曰不可。服后病势依然，腹痛甚即厥，法在不治。沉思良久，究因邪陷少阴，故口渴、舌绛、心烦，又见厥阴之腹痛下痢，阳明之呕恶不纳，似可与白头翁合用。将黄连阿胶汤为主，取白头翁一味以升清，而白芍、甘草、银花、地榆、夏枯草、金铃子肉、桔梗、滑石、荷叶、陈米，一剂稍安，连进三剂，又用鲜荷叶、枇杷叶、金银花、鲜稻叶、芦根、西瓜翠，蒸露频进。又频进西瓜汁。经治第七日，身发白㾦而夹红疹，痢止。仍进花露荷米煎益元散。可见痢由暑湿为患，即伏暑之陷入者。方书皆以内伤泻痢混同论治，即张氏医案亦毫无足取，惟仲景法乃法王手眼。

又治：琴川大东门外白场米铺叶姓妇，二十三岁怀孕，九月忽患霍乱吐泻，一日而产，产后下痢赤白，里急后重，一昼夜五十余次，腹痛甚厉，痛则汗出、烦躁、口渴、不寐，诸医作瘀血腹痛治，失笑散、桃仁、延胡、香附等一派辛温破血之剂，痛痢更甚。越五日而延余，诊脉弦而大数，苔白厚，唇干，面白，有时火升，恶心不纳。金曰瘀血不行。余问产妇痛状。谓予曰：痛而痢，痢而痛减，少停又痛，痛势直趋后阴，欲大便但所下无多，旋又苦痛不堪耳。余曰："此痛随痢减，滞下之常，非瘀也。因滞下而痛也，痛在少腹，凝滞子宫、胞门，大便不转矢气。"其姑曰："何以无恶露。"余曰："吐泻伤胎，其血必少，亡阴故也。"为定一方，桂炒、白芍、芩炒、川连土炒、当归、炮姜、楂炭、益元散、广皮、木香汁、槟榔汁、干荷叶蒂、陈米、赤砂糖。脉不甚数，用伏龙肝煎汤代水以温中止呕。服后宿垢大下，腹痛即止。翌日再诊，原方去木香、槟榔、姜、连，另服香连丸。明午又诊，下痢尚三十次，白冻中有红血点，畏寒蜷卧，汗出过多，鼻准之汗如珠，头亦多汗，脉象虚弱不数，告其翁姑曰："恐亡阳变脱，用制附子、炮姜、白芍、归身、龙、牡、茯苓、洋参、炙草、陈米、淮小麦、红枣，另服香连丸五分，以清湿热。两剂汗止，所下纯白冻，尚二十余次，而不知饥，忽恶寒发抖，伸手诊脉片刻即入被内，懒言，气短声微，皆不足之象。用桂枝、炮姜、白芍、丹参、炙草、朱茯神、枣仁、党参、归身、荷米等补养之剂，又服猪小肠，方三服，日进稀粥一盏，而胃口不醒。伊夫又病伏暑，房中皆羌防荆芥之气，令其撤去药炉而焚以红枣，室中煮枣粥、烹鲜鲫鱼汤，令其闻香气。由是胃口大开，白冻亦止。十余日杳无音信，一日过其门而问之，知其妇活而夫死矣。当其日诊其妇，竟未请一诊其夫，此亦有数存焉。时咸丰丙辰九月也。

休息痢

痢疾时止时作缠绵不已者，曰休息痢。其弊有二，一误于医家彻邪不清，或早补早涩。一误于病家，视为小恙。眠食尚可，不以为意，迁延时日，正气日衰，邪气尚留而不愈者，亦有食物不谨，旧积未去新积又生，致时发时止，竟有数十年不愈者。延至脾肾两亏，面浮足肿，痢仍不止而毙，皆属邪正同归于尽而已。故患痢必须早治，以断其根，与时症无异。若迁延日久，必至伤生，治法并宜察脉辨证，分别寒热虚实而治之。

附：休息痢又感新邪案

云间清白里明医治：南汇徐某病休息痢已二年，因冒暑而伤酒，里急后重，身热而下血冻。医进七味地黄汤，热更甚，脉洪大。即以黄连、白芍、柴胡、黄芩、木通、滑石、枳壳、厚朴、甘草，四剂热减痢清。再投凉血理滞，新邪退而旧病亦愈。

老人虚人患痢

老人虚人气血亏，暑湿热与食滞交蒸最能成痢。治法尤不可因循，乘其初起元气未漓，发表攻里及早图治，所谓无粮之师贵在速战者也。若畏虚养病，迁延时日，多致不救。

附：医案

云间清白里明医治：明胡正之年七十二岁，先胸膈不舒，饮食不得达下者两月，自以为膈证，与老友决别，往太仓调理。八月初，患痢里急后重，腹痛，血积黏稠，肛门如火，饮食不纳。诸医以年老气血衰耗，以培脾健胃为主，痢更甚，且烦躁、内热、恶心，其势危急，邀予诊。脉息数大，面色带红，小便不利，后重逼迫。煎药入口即吐，用大黄、槟榔、川朴、枳壳、黄芩为丸与服。大下红积甚多，胸膈稍舒，热势更甚。以西瓜汁、益元散徐徐饮之，自觉爽快，即以芩、连、枳壳、木通、川朴、白芍、滑石、槟榔汁。三剂大去积垢，颇觉神思困倦。以独参汤饮之，其夜安寐，然腹痛后重未除。又以参汤送槟黄丸，攻补兼用，去积滞不计。仍用益元散、西瓜汁调服，腹始不痛，肛始不热，积滞已除，颇思粥饮，渐渐加餐，胸膈舒畅，食物可进。月余而愈。寿八十三。此膏粱厚味凝滞胃中，因滞下而新疾旧恙皆瘳。愚按：此案合洁古所云小制汤丸累累加之，关扃自透，故膈证非痰即瘀凝滞胸膈。观此案，可通治膈证之法矣。

又治苏城齐门外蒋奶奶，寡居七载，劳心抑郁，肝气不能条畅，体质极虚。夏初，患滞下腹痛后重，胸膈不宽而恶心。叶天士以为不足之症，用人参人乳等调补而剧。余适在吴门，延余诊视。脉息弦大带数，腹痛后重，肛门如烙，口干气急，此肝家之郁火夹湿热下注而为滞下，上升而为呕恶，胸膈不宽。用黄芩芍药汤加川朴、枳壳、香附、山栀、黄连、木通、滑石，一剂腹痛顿除，饮食可进。连投四剂，痢止胸宽。后用香附、广皮、川朴、枳壳、芩、连、山栀，理气清火，郁舒而愈。

小儿痢

小儿患痢，与大人治法无异。盖所受暑湿热同也。惟肠胃柔脆，难于克化，而又喜食杂物，其积滞比大人尤甚。八九岁者，尚可询其痛与不痛，热与不热，以察病之轻重，邪之深浅。若三岁以下，不能自述病情，全赖医者察色听声，以谛审其病之虚实寒热，方无差谬。

附：医案

姚公远幼子病痢，一医误下之，遂下纯血，气喘、身热、不思食。仲淳偶至，亟以人参五钱，石莲子、白芍、升麻、橘红、草石蚕、扁豆、滑石、炙草投。一剂喘平血止，又数剂痢止。仲淳临别嘱公远曰："儿虽愈，百日内不出痘则生，以元气未复故也。"未几即痘，果殇。《内经》云："下痢发热者死。"指杂病湿热下痢而言。仲景云："下利手足不冷反发热者，不死。"指伤寒阴邪内出而言。

　　附：通用诸方　败毒散、香连丸、青麟丸、龙荟丸、滞下丸、芍药汤、桂圆肉包苦参、猪小肠垢灰、治痢散。

　　治痢奇方　川连、川朴、青广皮、枳壳、槟榔、山楂、木香、白芍、黄芩、地榆、归尾、桃仁、红花草。

　　东风散　黄芩、槟榔、枳壳、山楂、青皮、川朴、当归、白芍、炙草。肢冷加肉桂，热甚加黄连，兼疟加柴胡，红痢加桃仁、红花、地榆，白痢加香附、陈皮。

　　芍药汤　白芍、茯苓、官桂、甘草、槟榔、木香、归尾、川连。滞加枳壳，后重加升麻，脏毒加黄柏，血弱加胶、姜、芎、柏，燥粪加大黄。

《痢疾明辨》终

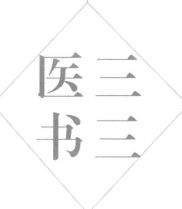

治痢捷要新书

清·丁国瑞 撰

提要

　　痢多险证，世皆称为难治，古今来又少专书，临证易于错误，毫厘千里，动关人命。近贤丁子良先生，手著本书，论痢证之病原，列痢证之变化，设痢证之治法，集痢证之药方，列大纲，分细目，头头是道，井井有条，约而不陋，博而不泛，简捷精要，允称新书。爰特刊入集中，以广流传，俾临证者得其一助。与本集吴氏遗稿《痢疾明辨》两书互相参勘，从此痢无险证，又无难治之虞矣。

目录

治痢捷要新书

全台丁国瑞子良甫编辑

裘吉生校刊

治痢宜伸阳气之权论

经曰：阳气者，若天与日，失其所，则夭折而不张。又曰：阳气衰，不能渗营其经终。故经言：饮食入胃，游溢精气，上输于脾，脾气散精，上归于肺，通调水道，下输膀胱，水精四布，五经并行，阴阳揆度以为常也。曰游溢、曰上输、曰散精、曰上归、曰通调、曰下输、曰四布、曰并行，皆阳气之用也。可知阳气者，内则运化饮食，外则分温四体。揆度如常，百病不生者也。痢疾者，阳气抑郁于脾胃之间，而为病者也。然当阳气得位之时，伏而不发，至于阳气敛降之时，而其患渐萌。因是而水道不通，因是而腹痛食减、因是而下痢赤白，因是而里急后重矣。故治痢而有宜表药者，外感风寒，阳气不得舒越，必发之，散之，使风寒去，而阳气始得舒越也。有宜攻药者，内伤积滞，阳气不得宣通，必刮之，逐之，使积滞去，而阳气始得宣通也。有宜温补者，脏腑虚寒，阴邪凝结，阳气无权，不能舒越宣通，必温之、热之、升之、补之，所以助其舒越宣通之用也。自古言痢，诸家从未有专论阳气者，然观大苦大寒之味，尚必佐以辛热。今人治痢，一见后重，辄行攻克，一见下血，惟事清凉。讵知攻克过度，阳气受伤，因之下陷，而后重益甚；清凉过度，阳气虚冷，血不归经，而下血愈多。甚至绝谷不食，通身逆冷以死者，皆阳气渐灭之明验也。故凡治痢，投药之后，脉有疏畅条达之意者，即便知为可愈之兆也。何也？盖邪郁开，而阳气通行故也。

治痢宜辨寒热虚实论

李士材曰：痢之为症，多本脾肾。脾司仓廪，土为万物之母，肾主蛰藏水，为万物之原，二脏皆根本之地，投治少差，冤沉幽冥，究其疵误，皆寒热未明，虚实不辨也。晚近不足论，即在前贤，颇有偏僻。如《局方》与复庵，例行辛热；河间与丹溪，专用苦寒，何其执而不圆，相去天壤耶？夫痢起于夏秋，湿蒸热郁，本乎天也，因热求凉，过吞生冷，由于人也。气壮而伤于天者，郁热居多；气弱而伤于人者，阴寒为甚。湿土寄旺于四时，或从火化，则阳土有余，而湿热为病，经所谓墩阜是也。或从于水，则阴土不足，而寒湿为病，经所谓卑监是也。言热者遗寒，言寒者废热，岂非立言之过乎？至于赤为热、白为寒，亦非确论。果尔，则赤白相兼者，岂真寒热同病乎？必以见证与色脉辨之，而后寒热不淆也。须知寒者多虚，热者多实，更以虚实细详之，而寒热愈明矣。胀满恶食、急痛拒按者，实也；烦渴引饮、喜冷畏热者，热也；脉强而实者，实也；脉数而滑者，热也。外此者，靡非虚寒矣。而相似之际，尤当审察。如以口渴为实热，似矣，不知凡泻痢必亡津液，液亡于下，则津涸于上，安得不渴？更当以喜热、喜冷分虚实也。以腹痛为实热，似矣，不知痢出于脏，肠胃必伤，脓血剥肤，安得不痛？更当以痛之缓急、按之可否、脏之阴阳、腹之胀与不胀、脉之有力无力分虚实也。以小便之黄赤短少为实热，似矣，不知水从痢去，溲必不长，液以阴亡，溺因色变，更当以便之热与不热、液之涸与不涸、色之泽与不泽分虚实也。以里急后重为实热，似矣，不知气陷则仓廪不藏，阴亡则门户不闭，更当以病之新久、质之强弱、脉之盛衰分虚实也。

治痢要诀

凡治痢疾，最当察虚实、辨寒热，此泻痢中最大关系，若四者不明，则杀人甚易。须知寒症近乎虚，然寒中亦有实；热症近乎实，热中亦有虚。能将虚、实、寒、热、表、里、阴、阳八个字细心体察，认得清清楚楚，病虽千变万化，亦难出此范围。在诸病皆然，又不独治痢而已也。

痢之一证，总由夏秋之交，阳气敛降之际，或感风寒暑湿，或触时行疫气，或恣食腥冷，或饥饱失宜，以致里气壅滞，表气郁遏，而为痢矣。伤于气分则白，伤于血分则赤，赤白同见则气血并伤。其治法，大要在宣通阳气，舒通滞气，消宿食，清湿热而已。间有下元素虚，或脾湿胃弱，骤为寒邪所乘，与伤寒少阴证直中寒邪相似者，此系纯虚无实、纯寒无热之症也。即当以大温大补之法治之。总之，寒热虚实，其色脉情形不难立辨，最紧要处只在初得之一二日，认定是寒、是热、是虚、是实，立施汗、下、和、温、消导、升补之法，病虽险恶，亦不难立见奇功。或遇年迈气虚，患积滞实热之症，法应消导、清里者，亦即照法清之、导之，勿疑虑，勿畏葸，但其轻重缓急之间，与年强力壮者，略有区别耳。盖积滞去，则胃气升；邪气除，则正气复。饮食一进，表里自和。若狃于气虚年迈不可攻伐，专进以补气养血之药，殊不知愈补愈壅愈痢。邪气未除，正气消尽，饮食不进，病势日增，补之不得，泻之不可，虽有善者，亦无如之何矣。我故曰治痢疾与治瘟疫同，只在初得之一二日，全在胆力壮识见定，认明寒热虚实以施治之，否则鲜有不轻病转重，重病致死者。承斯任者，可不慎之于初哉。

虚实寒热辨

形气厚实，脾胃强健者，多实；形体单薄，脾胃素弱者，多虚。腹痛拒按，胀满坚硬者，多实；腹痛喜按，痞闷短气者，多虚。新痢多实，久痢多虚。初病里急后重者，多实；久病里急后重者，多虚。肛门奋痛，得便稍减者，多实；下坠脱肛，便后痛甚者，多虚。痢色浓厚，气味极臭者，多实；痢色清淡，频下污衣者，多虚。舌苔黄厚干刺者，多实；舌苔滑白或无者，多虚。脉息滑数鼓指，或坚大紧实，浮沉皆有力者，多实；脉息弦细濡涩，按之无力者，多虚。大寒大热，头痛骨酸，面赤无汗者，此又表邪之实；无热恶寒，自汗蜷卧者，此又表里皆虚。脉息滑数鼓指，外见目赤舌刺，头疼壮热，烦躁谵妄者，此又时疫之实；脉息细微无力，面色刮白，气倦神呆，自汗不食者，莫非正气之虚。喜冷畏热者，多热；喜热畏冷者，多寒。口渴思凉者，多热；口不渴或渴不思凉者，多寒。小便赤短，热涩而痛者，多热；小便清白，不热不涩者，多寒。舌苔芒刺，唇口焦裂者，多热；舌上滑苔，唇口刮白者，多寒。下痢脓血，或纯血色鲜红者，多热；下不纯血，血不纯红者，多寒。痢色浓厚腥臭，肛门火燎者，多热；痢色浅淡，或如胶冻、鱼脑、鼻涕，或大孔洞泻者，多寒。脉息滑实有力，或滑而疾数者，多热；脉息弦紧，或迟细无力者，多寒。神烦躁急者，多热；神烦不躁急者，多寒。身轻气高，壮热者，多热；身重气短，四肢微厥者，多寒。

痢疾初起治例

痢疾初发，实症居多，但实中须分表实、里实。表实者，外感风寒暑湿，及时行疫气是也。其症多见头疼身痛、憎寒壮热、鼻塞声重、胸膈痞闷等症。里实者，内伤饮食积滞，及湿热食痰留滞肠胃是也。其症多见胸膈胀满，恶食，腹痛拒按，饱嗳呃逆，里急后重，频欲登圊，及去而所下无多，才起则腹急后坠，此皆湿食气滞凝结之故也。表实者，宜发表；里实者，宜疏里。痢疾初发，表里同病者居多，故治法以发散表邪、疏通里滞为主。今拟一汤，名曰加减奇效藿香汤，实为痢疾初起之通剂，寒热虚实随证加减皆可施用，对症则一服霍然而愈，不对证亦不为害。其有调理失宜，愈而复发，或因兜涩太早，积热未清，或因表邪壅闭，缠绵不解者，虽属久痢，亦可用此汤，量为加减以和之。

加减奇效藿香汤　此汤治暑热湿食兼疫之痢，又治形寒饮冷，霍乱吐泻，呕哕恶心，吞酸膈胀，腹痛，以及小儿呕泻、痰食积热等症。

藿香梗二钱　云苓二钱　厚朴钱半　黄连一钱　木香一钱　炒槟榔钱半　焦山栀四钱　葛根一钱　橘皮二钱　苍术二钱　枳壳钱半　宣木瓜钱半　炙甘草一钱　泽泻钱半

姜枣煎。头痛项强，脊痛，周身骨节酸痛，加羌活钱半；若冒暑而成痢，其证必自汗发热，面垢，呕渴，腹痛，小便不利，加香薷钱半，白扁豆二钱；赤痢加酒芩钱半，酒芍钱半，色如黑漆者，再加归尾钱半，赤芍一钱，桃仁钱半，酒军二钱，以行之（肛门燥辣治同）；白痢加滑石钱半；如痢如鼻涕胶冻，此属冷痢，加肉豆蔻一钱，砂仁一钱；少腹硬痛，后重里急坠痛，或腹中大痛，按之稍减，加官桂六分，焦芍二钱，以利之；呕吐加半夏钱半；气虚年迈加人参。

实症治例

表里两实之症，前已详言之矣。若内无湿食积滞，纯见上项表症者，宜服人参败毒散、五积散、十神汤之类。若外无上项表症，纯见胸满腹胀、饱暖恶食、里急后重等症，应温下者，宜服香砂平胃饮、藿香正气汤、六和定中汤之类，以和解之；应清下者，宜服香连化滞汤、枳实导滞汤之类，以涤荡之。证偏于寒，宜温下；偏于热，宜清下（寒热辨，详见前）。

热症治例

有骤受暑热之毒，致成热痢，大渴饮冷，一昼夜数十行，肛门如火燎，面赤壮热，舌上生苔者，此乃肠胃为热毒所攻，倾刻腐烂，宜遵《内经》通因通用之法。重而急者，宜服大黄汤、大小承气、调胃承气等汤，或大黄黄连泻心汤之类；轻而缓者，宜服黄连解毒汤、芩芍汤、戊己丸、六一散、五物香薷饮之类。

若赤白热痢，日久不止，或阴虚发热，脓血稠黏，或下痢五色，至夜发热，或气虚夹热、脓血不止等症，势在攻之不可，补之不可者，宜服《千金》黄连汤、黄连阿胶汤、归连丸、驻车丸、白头翁汤、芍药汤、阿胶梅连丸之类（虚而夹热者皆宜此）。

虚症治例

虚痢须分为二，曰阴虚，曰阳虚。阴虚者，肝肾不足，真阴素弱之人，感受湿热而成痢者，其证多见下痢五色脓血，或下鲜血，滑泻无度，脐下急痛，发热颧赤，午后夜间加重。治宜泻热养阴，固下滋肾，切忌攻下克伐，以及辛香燥辣之药。宜服驻车丸、黄连阿胶汤、阿胶梅连丸之类，虚甚者宜服六味地黄汤、知柏地黄汤、《金匮》十味肾气丸之类。久痢者，多见此证。大病后，疟疾后，亦有之，宜与上条热痢参看。阳虚者，真阳不足，或脾虚胃弱之人，偶为邪所乘，或伤饮食生冷，寒湿凝滞，阳气不伸，其症多见懒言恶食，腹痛里急，下痢清白，小便白，身懒嗜卧，短气不足以息，身冷自汗。治宜温中补中，建中升阳，切忌苦寒降下之药。有积滞宿食者，加以消导药，如大健脾汤之类。积滞轻者，宜服香砂六君子汤之类。纯虚无积滞者，宜服补中益气汤、四君子汤、保元汤、小建中汤之类。

寒症治例

暴得之寒痢，与伤寒症中少阴阴邪相似。盖缘素秉阳衰，寒邪直得而中之，其症多见腹中疞（音绞）痛，身冷自汗，四肢厥逆，周身痛而恶寒，面青，小便白，懒言嗜卧，脉沉迟、细欲绝。治宜大补，宜服附子理中汤、四逆汤、桂枝汤、真武汤、建中、补中之类。若未病之前，过食生冷黏腻之物，须于此数汤中稍加温脾消导之药。此证应与上条阳虚证参看。阳气素虚之人，或年力强壮贪凉过度，或冒雨，或露宿者，多有此证。若初得之时，不过内伤生冷，外感风寒，本不甚重之症，未明发表疏里、通阳和中之理，浪用苦寒攻下克伐之药，以致清阳下陷，痢无止期者，亦能见上项阳虚之证。治宜健脾升阳，宜服补中益气汤、升阳除湿防风汤、人参胃风汤之类。

如下元真火素微之人，过服苦寒降下之剂，以致元气脱陷，肾关不固，大肠滑泻者，治宜温脾、暖肾、固脱，宜服桂附地黄丸、真人养脏汤、固肠丸之类。患痢日久，投药不当者，或疟后，或病后，或病间犯房劳者，多有此症。以上所列寒热虚实，以及虚实中之寒热，寒热中之虚实，不过略举大概，俾阅者一目了然。晓然于寒热虚实之确情，以施温和攻补之定法，后虽变症百出，莫不在此范围之内。尤其要者，全在初起治法一条，阅者须加意留心，莫把初起一关放过。盖痢疾初发之时，正气未伤，邪气尚浅，药与病一投机，则后此之法皆同虚设。

腹 痛

张景岳曰：腹痛有寒、有热、有虚、有实。凡生冷凝滞，及外受感邪者，皆能致痛。因食积者，必多胀满，坚硬拒按；因火者，必内外多见热症；因寒者，必内外多见寒症；因虚者，中气不暖，亦寒症也。若泻痢日久不止，胃气既伤，膏血切肤，安能不痛？但察其不实不坚，喜按喜热，饥不能食，渴不能饮，不见实热等症，悉属虚寒。李士材曰：胀痛因肺金之气郁在大肠之间，宜桔梗开之，白芍、甘草、陈皮、木香、当归和之。恶寒加炮姜、吴萸，恶热加酒芩、酒连。仍当导滞燥湿，行气温脾。

《证治准绳》曰：建中汤，痢不分新久、赤白，但腹中大痛者，神效。其脉或涩，或浮大，按之空虚，或举按无力者，皆是也。

张石顽曰：下痢腹痛，脉沉紧，无热症者，先以桂、姜温之，后理积滞（此属于寒者）。脓血稠黏，腹痛后重，身热不除，脉洪疾者，芩芍汤（此属于热者）。

熊圣臣曰：下痢腹中痛者，以白芍甘草为主。热加芩、连，寒加姜、桂，少腹痛者加吴萸，有积滞者加厚朴、槟榔、青皮、楂、曲之属。胃虚夹滞者，大健脾丸。气不调者，加木香、香附、青、陈之属；血瘀者，加桃仁、元胡、归尾之属。久痢血枯而痛者，加芎、归养之。辨症审治，是在好学深思者。

肠　痛

李士材曰：肠痛者，必以白芍、甘草为君，当归、白术为佐。恶寒加姜、桂，恶热加黄柏。愚按：初痢肠痛者，照腹痛法辨虚实以治之。若久痢肠痛者，或服利气药其痛愈甚者，必系切近脂膏，须和气补血，暖肠胃。

肛门痛

喻嘉言曰：肛门肿痛，身热，脉洪大，下痢稠黏者，宜清之，黄芩芍药汤。身冷，自汗，宜温之，理中汤。

李士材曰：痢疾肛门痛者，热留于下也。宜槐花少加木香。夹寒者，理中汤。

大孔肿痛　大孔开

张仲景曰：大孔肿痛，急温之，黄芪建中汤。张顽石加木香、当归，虚寒宜之。戴元礼曰：大孔因热流于下而痛，木香、槟榔、酒芩、酒连，少加姜炭。实热者宜之。又曰：滞下，大便不禁，致大孔开，如空洞不闭者，用葱和花椒捣烂，塞谷道中，并服酸涩固肠之剂。

脱　肛

张仲景曰：下痢便脓血者，桃花汤主之。丹溪注曰：桃花汤主治下焦血虚且寒，故非干姜之温、石脂之涩且重，不能止血，用粳米之甘，引入肠胃。戴元礼曰：脱肛一症最难为，药热则肛门闭，寒则肛门脱，宜用磁石细末，每空心米汤饮下二钱，外用铁锈磨汤温洗。

熊立晶曰：痢下脓血，有误服补药汤，有误服凉药，而致脏寒脱肛者，宜四君子汤加升麻、木香，或真人养脏汤，或用五味子、枯矾，煎汤温浴，其肛自上。内服补中益气汤升提之，有热加黄连。愚按：痢久脱肛，内服升提之药，外用朴硝白矾水温洗，拭净，再将旧鞋底烤热，喷醋托之，自上。

里急后重

朱丹溪曰：里急后重，及大便燥辣是名夹热症。口不渴，身不热，喜热手熨荡，是名夹寒症。力倦气少，恶食久痢，里急后重者，是名夹虚症。

李士材曰：里急而不得便者，火也。重则承气汤，轻则芍药汤。里急频见污衣者，虚也。补中益气汤去当归，加肉果。邪迫而后重者，至圊稍减，未几复甚，芍药汤。虚滑而后重者，圊后不减以得解，愈虚故也，宜真人养脏汤。下后仍后重者，宜用当归、甘草缓之，升麻、柴胡举之。又有虚坐努责者，此血虚也，宜归身、地黄、芍药、陈皮之属调之。

徐东皋曰：气虚久痢，里急后重，脓血交错者，专以补中益气汤为主，使升降之道行，其痢不治而自消矣。予法东垣，凡有热者，加姜炒黄连；有寒者，姜、桂；寒兼少腹痛者，建中汤加吴萸；有风湿者，加防风、羌活；肝乘脾者，倍加柴胡，再加白芍、木香；泻痢久不止者，加栗壳、诃子。

熊圣臣曰：痢初发时，里急后重，频欲登圊，及去而所下无多，才起则腹中又急，此皆湿热凝滞之故也。宜藿香正气散加木香、枳壳、黄连、砂仁。又曰：里急而至固反不能即出者，气滞也，疏通为主（木香槟榔丸之类）。里急而频见污衣者，气脱也，补涩为主（真人养脏汤、固肠丸之类）。后重而至圊稍减者，火迫也，黄连为主。后重至圊而转增者，下陷也，升麻为主。

刘河间曰：治里急后重，芍药汤在所必用。盖血行则便红自愈，气调则后重自除。愚按：调气之法，亦须热者清之，寒者温之，虚者补之，实者泻之，陷者举之也。故仲景曰：热痢下重者，白头翁汤主之（此治热痢之里急后重也）。丹溪曰：下痢赤白，里急后重者，香连丸、承气汤主之（此治实热之里急后重也）。张石顽曰：久痢后重，用三奇散，稍减用补中益气汤（此治虚寒之里急后重也）。戴元礼曰：后重，积气郁聚，宜升之、消之（此治不虚不实、不寒不热之里急后重也）。

呃　逆

《证治准绳》曰：呃逆乃胃气虚寒之候，宜橘皮干姜汤主之。有因患渴，误食冷物水果者，理中汤加丁香、柿蒂主之。寒热往来者，小柴胡汤加丁香主之。血痢、呕哕、口渴、心烦不眠、不小便者，猪苓汤主之。白痢、呕哕，五苓散主之。以中有肉桂，可通逆气也。愚按：胃气逆，则为呃逆，闽浙称为冷逆。以冷为名，遂指为胃寒，不知寒热皆令呃逆，不以本症相参，专执俗语为寒，遂投丁香、茱萸、姜、桂之类，误人不少。吾愿执辞害义者，临症猛省。再按：此症有因肝火逆上者（宜用黄连、木香、青皮、芍药之类）；有因膈间痰闭者（宜用二陈汤合旋覆代赭汤以开之）；有真阴素虚，肾气不能归根，左尺脉微弱者（宜六味地黄加沉香、砂仁）；有下焦真阳大虚，火不归元而呃逆者，右尺脉必微细而弱（宜桂附地黄加沉香、砂仁）；有因火症误用补药、热药而致呃逆者（宜橘皮竹茹汤，轻则加芩、连、枳、朴，重则大黄通之）。如果胃寒，丁香柿蒂汤宜之，然不若理中汤、四逆汤，功效殊捷。若用（旋覆代赭、橘皮竹茹）二汤，审其寒热虚实，加减出入而消息之，尤为妥当。

再按：呃在中焦谷气不运，其声短小，得食即发；呃在下焦真气不足，其声长大，不食亦然。

积　垢

饮食之滞，留积于中，或湿热之毒，黏毁肠腻，皆能结聚成积，故谓之积垢也。今人不察虚实，一遇痢有脓垢者，统名以积。不知肠脏之间，无论人之肥瘦，皆有脂膏以为遮护，故脓垢稀淡者，并患痢日久者，为精化之属，非积滞之属也。若积以饮食，积以湿热，凝郁既久，由渐而伤者，则必肚腹胀满，肠脏鞕痛，法应消导积滞，推陈致新。若腹不坚实，鼓胀，痛不鞕急搅乱，则是五内虚弱之伤，致令脂膏不固耳。其脏气稍强者，或随去随生，犹为可治。若脏气弱者，日削日败，以至尽而后已。或但见血红，及如屋漏之水，则败竭极危之候，而与实症之积滞大相悬绝者也，医者可不审辨哉？

李士材曰：旧积者，湿热食痰也，法当下之。新积者，下后又生者也，或调或补，未可轻攻。若因于虚者，积垢与肠膜同下，虽有旧积，亦不可攻，但用异功散，虚回而痢自止。丹溪有先用参、术，补完胃气，而后下者，亦一妙法也。熊圣臣曰：痢疾因食积而成者最多，察其伤于米食（须用神曲），伤于面食、肉食（须用山楂、麦芽）。积盛者（枳实、厚朴、槟榔消之，苏梗、陈皮、甘草疏之），兼感风寒者（防风、羌活散之），素伤湿热，或白，或红，或红白相杂者（扁豆、厚朴、归、芍、芩、连解之），未可专恃攻下一法也。愚按：痢疾初起，由于痰热湿食积滞者，虽气虚年迈，亦可于消导药中少加升补之药，以疏利消导之。盖此时胃气未伤，推陈致新，最易为力。若惑于年迈气虚宜补养，不宜消导之说，坐使里滞日壅，元气日败，至此方悟积不去则痢不除，则已无从下手矣。此皆患病之初，不明轻重缓急之理，有以误之也。

痢疾五色

熊圣臣曰：白色其来浅浮，近之脂膏也。赤者其来深，由脂膏而切肤络也。纯血者，阴络受伤，或寒、或热以迫之，故随溢随下，此最深者也。红白相兼者，是则深浅皆及也。大都诸血鲜红者，多热症，盖火性最急迫，速而下也。紫红、紫白，色黯不鲜明者，少热症，以阴凝血败，渐损而致然也。纯白清淡，或如胶冻鼻涕者，无热症，以脏寒气薄，滑而致然也。

王节斋曰：痢是湿热食积所伤，治者须别赤、白、青、黄、黑五色，以属五脏。白者，湿热伤气分；赤者，伤血分；赤白相杂，气血俱伤。黄者伤食，黑青属热。华元化曰：脾气虚，则五液注下为五色。

张石顽曰：凡治痢者，多以脓血为热，不知血色鲜紫、脓厚者，始为热症。若瘀晦稀淡，或如玛瑙色者，为阳虚不能制阴也，非温其气，则血不清。理气如炉冶分金，最为捷法，若不知此，概行疏利，使五液尽从寒降而下，安望其有生理乎？

戴元礼曰：便白脓少而滑，频见污衣者，气脱也，宜调气和血药中加附子、粟壳。如气涩者，只以甘药补之。若久痢脓血，色如死羊肝，或五色杂下，此脏腑俱虚，肠胃下脱，元气欲绝之兆，百不救一。

李士材曰：色黑有二，焦黑者热极（宜芍药汤），黑如漆之光者，下焦有蓄血（宜桃仁承气汤）。

噤口痢

李士材曰：噤口痢有邪在上膈，火气冲逆者（宜服黄连、木香、桔梗、橘皮、竹茹、茯苓、菖蒲、枳、朴之属）；有胃虚呕逆者（宜治中汤）；有阳气不足，宿食未消者（宜理中汤加砂仁、陈皮、木香、豆蔻）；有肝气乘脾而呕逆者（宜戊己丸加木香、肉桂、青皮、白芍）；有水饮停聚，心下必悸动不安者（宜五苓散加姜汁）；有积秽在下，恶气熏蒸者（宜承气汤）。

朱丹溪曰：噤口痢，用人参、石莲子、酒炒黄连煎汤，再加生姜汁少许，细细呷之，神效。如吐，再作服之，但得一呷，下咽便开。但石莲子真者绝少。余尝以藕汁煮熟，稍加糖霜，频频服之，兼进多年陈米稀粥，调其胃气，神效。喻嘉言曰：治噤口痢，多有用黄连者，此正治湿热之药，但苦而且降，不能开提，非胃虚者所宜。大抵初痢噤口，为湿热瘀于胃口，故宜苦燥治之。若久痢噤口，则胃气虚败，即大剂独参、理中，恐难为力也。

熊圣臣曰：噤口痢日久不愈，诸药不效，贫人无力服参者，乌梅、大枣各数枚，煎服屡效。

杨士瀛曰：噤口痢虽属胃虚，亦热闭胸膈所致，用木香失之温，用山药失之闭，惟参苓白术散加菖蒲，米饮下，胸次一开，自然思食。湿热盛，加黄连。喻嘉言又曰：噤口痢乃肠胃淫热之毒熏蒸清道，以致胃之上口闭塞，亦有误服涩热之药，致邪气停于胃口者，用人参、石莲子等份，煎服强呷。

休息痢

李士材曰：屡止屡发，久不愈者，名曰休息。或因调理失宜，外邪复感；或因兜涩太早，积热未清，宜香连丸合四君子汤，加枳实。有表邪者，加表药。若脾胃衰弱，肠脏空滑，时重时轻，休息而不愈者，宜诃黎勒散。

刘河间曰：久下血痢，则脾胃虚损，血不流于四肢，藏留肠胃之中，故痢复或息，愈后复发也。治宜滋养脾胃。

《证治准绳》曰：休息痢日久者，宜四君子汤加陈皮、木香，吞驻车丸。虚滑者，用椿根皮、人参、木香各等份，粳米煎汤，调服大断下丸。

张石顽曰：休息久痢，下鲜紫血块者，风通于肝，肝伤不能藏血也。三奇散倍防风，加羌、葛、升、柴，至一切利水破气之药，皆为切禁。

熊圣臣曰：休息久痢者，当审其有邪、无邪，若初病时，当下失下，当清不清，当散未散，逗遛肠胃之间，缠绵不已，是有邪也。年少禀强者，仍当用从前未用之药。若身虚禀弱，元气下陷，无邪可攻，则用四君子汤、异功散、补中益气之类，加肉果、乌梅、薏苡、山药、续断、故纸、阿胶之属，以升举其陷下之气。若赵养葵以蜡糊巴豆为丸，谓通因通用之法者，未可轻试也。

冷　痢

张石顽曰：痢如胶冻、鼻涕、鱼脑者，冷痢也，照虚寒痢治之（理中汤加木香、沉香、豆蔻、砂仁）。

戴元礼曰：血色紫黯，屡服凉药，而所下愈多者，作冷痢治（同上，再加归身、酒芍）。

血　痢

薛立斋曰：纯下血而色鲜红者，此心家伏热也。宜用犀角屑一钱，朱砂、牛黄各八分，共研细，再用人参一钱，加龙眼、灯心煎汤调下。

戴元礼曰：纯下血而色鲜红，血浓厚者，心脾伏热也，大黄黄连泻心汤主之。

张石顽曰：久痢下血，色鲜紫成块者，风通于肝，肝伤不能藏血也。宜三奇散倍防风，加羌、葛、升、柴，至一切利水行气之药，皆为禁忌。

刘河间曰：久痢下血，色浅淡，面黄少食，此脾胃虚损，血不流于四肢也。宜服归脾汤、补中益气之类，滋养脾胃。如新起实热症，血色鲜红浓厚者，亦不可纯用凉药，宜桃仁承气汤加酒炒黄芩、连之类。愚按：血痢实热症，有瘀血积滞者，宜芍药汤。虚热无滞者，宜白头翁汤加四物汤。若血痢属虚寒者，宜大桃花汤及桃花汤之类。若脾湿痢疾下血，宜苍术地榆汤。

蛲虫痢

寒湿之气，苑郁不发，积化为蛲，乘人胃弱肠虚，或大孔痒，或从谷道溢出，痢出之虫，形细如线，此亦九虫之一也。治法以逐湿药，察其寒热虚实，加减出入以消息之。史君子、雷丸、芜荑、槟榔、乌梅之类，在所必用。或雄黄锐散、乌梅丸、黄连犀角散之类，止后当用六君子汤加治虫药（以补脾胃，兼清湿热）。

痢疾吐蛔（蛔虫亦九虫之一）

湿热熏蒸胃口，蛔动不安，下既不通，必反之于上，蛔因呕出，此常事也。但治其胃，蛔虫自安。若妄引经论，以为胃虚脏寒，便用乌梅理中，桂、附、姜、椒辛热之品，甚于火上添油。不思现前事理，徒记纸上文辞，以为依经傍注，坦然用之不疑，因此误人甚众（热症十常八九，寒症百或一二）。

似痢非痢

李东垣曰：大便闭塞，或里急后重，数至圊而不能便，或少有白脓血，此劳倦气虚，有伤大肠也。慎勿利之，利之则必至重病，反郁结而不通矣。宜用升阳除湿防风汤，升举其阳，则阴自降矣。

《医贯》曰：似痢非痢为肾虚，最危之候，宜服桂附地黄加故纸、豆蔻、阿胶，及理中汤加升麻、桂、附，相继间服，慎勿以痢药治之。按：真痢似痢之分，脉既不同，症亦可辨，真痢有里急后重，似痢无里急后重；真痢之里急后重则并迫无度，似痢或有里急后重，不过拘急难解耳。真痢受暑热湿三气，每发于夏秋之间；似痢因虚损过劳，或因病后失调，或兼疫疟转症，虽亦有感受暑湿寒热而发者，但春夏秋冬四时皆有也。总之，脉实、症实，虽似痢而亦当清；脉虚、症虚，虽真痢而亦当补，此至要之诀也。

疟痢兼症

赵养葵曰：有疟后痢者，亦有痢后疟者。夫既为疟后，发泄已尽，必无暑热之毒，复为痢疾，此特元气下陷，脾气不能升举，似痢而实非痢也。夫既为痢后，下多则亡血，且气随痢散，此盖阴阳两虚。阳虚必恶寒，阴虚必发热，故寒热交战，似疟而实非疟也。然二者悉从虚治。

按：疟疾兼症，或疟后转痢，或痢后转疟，或痢疟并作，此因外感风寒，或触四时不正之气，邪由经络而伤于腑者，则为疟疾，邪由经络而伤入脏者，则为痢疾。今则脏腑俱伤，是以疟痢并作也。宜胃苓汤加柴胡一二钱，或柴苓汤、六和汤、清脾饮等加减，以分利之。服药后倘疟减而痢甚，宜服槟芍顺气汤、三解汤，加酒连、木香、当归、砂仁之属。若痢减而疟甚，宜服二术柴葛汤、四兽饮、不二散、何人饮。虚者，补中益气汤。

疫痢兼症

吴又可曰：下痢脓血，更加发热而渴，心腹痞满，呕而不食，此疫痢兼症，最为危急。夫疫者，胃家事也。疫邪传胃，十常八九，既传入胃，必从下解。盖疫邪不能自出，必借大肠之气传送而下，疫方得愈。至痢者，大肠内事也。大肠既病，失其传送之职，故正粪不行，纯乎下痢脓血而已。所以向来谷食停积在胃，直须大肠邪气将退，胃气通行，正粪自此而下。今大肠失职，正粪尚自不行，又何能为胃载毒而出？毒既羁留在胃，最能败坏真气，在胃一日，有一日之害，一时有一时之害，耗气搏血，神脱气尽而死。凡遇疫痢兼症者，在痢尤为吃紧，疫痢俱急者，宜槟芍顺气汤，诚为一举两得。愚按：瘟疫当下失下，其祸已不可胜言，若疫痢兼症，应下不下，其祸更有甚于疫症者。吴氏此论，专以急去其邪以存其正为嘱，高见卓识，可称千古只眼。

缪仲淳曰：时行疫痢，沿门阖境患此者，宜先清热、解毒、表散为急，如十神汤、人参败毒散、五积散、不换金正气散之类。

妇人胎前产后痢

妇人患痢，本与男子治法同，只以胎前产后，故诸多碍手。胎前治法，按照寒热虚实治例，须加养血和气药，如归、芎、芍、地、苏梗、酒芩、腹皮、砂仁、木香、白术、陈皮之属。产后治法，按照寒热虚实治例，须加逐瘀生新之药，如归、芎、延胡、姜炭、红花、泽兰、香附之类。气虚者，量加参、芪，或专以生化汤加助脾养胃，并痢门应用诸药（再：产后热症最多，但察其虚实以治之而已，不可因产后恶寒一语，妄用热药，以火济火）。

张石顽曰：予尝以甘草、厚朴、茯苓、木香、干姜治妊娠白痢，以《千金》三物胶艾汤治妊娠血痢，以连理汤加胶、艾治赤白相兼之痢，以《千金》黄连汤、白头翁汤加甘草、阿胶治胎前产后五色诸痢，俱应手奏效。

《证治准绳》曰：胎前下痢，产后不止，势莫挽回者，用伏龙肝汤丸随证加减。

烟后痢

素吸洋烟之人，偶患痢疾，俗皆谓之烟后痢。方书从无治法，医家视为畏途，致使素有烟瘾之人，一患痢疾即成死症。此皆不明比例变通，斟酌缓急之弊也。愚谨谬创一说，略申治法，以质高明。夫洋烟一物，其燥烈之毒，甚于砒霜，有肌肉消瘦者，大便十数日一行者，有咽干如火燎者，有口渴思冷者，此皆洋烟耗阴铄精之明证，至于大肠之血液、脂膏，早已煎熬殆尽，所存者尽烟滞毒黔耳。大肠既无脂膏遮护滋润，一旦染患痢疾，求其载毒以出，势不可得也。于是里急后重，奔迫下坠，其苦甚于正痢十倍。此时若以槟榔、木香、枳壳之类，疏气通滞，则肠愈薄而痢愈急；若以粟壳、白矾、乌梅之属，兜涩酸收，则邪愈壅而后愈坠。然则将若之何？曰：治法大要，当其初得之时，察其属寒、属热、属虚、属实。若属虚寒，则即照虚寒例以治之，须多加暖肠胃、养血、固脱之药（如肉果、粟壳、归身、石脂、阿胶之属）。若属表邪，即以人参败毒散、十神汤、藿香正气之类。但诸方中，须一切宽肠利气之药减去。盖因肠质既薄，不宜克削也。若属热症、实症，即以芍药加大黄酒炒、郁李仁、桃仁、麻仁、白蜜、阿胶之属，合入白头翁汤内。即有积滞，亦不可用槟榔、枳壳、木香，一切香燥破气之药，只以神曲、麦芽之类，消导宣发足矣。盖积热不去，则痢无止期，今借酒军润而不燥之力，涤荡其邪，又有芍药、阿胶之属，以养其阴，邪不羁留，肠胃廓清，则痢不治而自愈矣。或谓：阴液既耗，质既薄，岂可复用大黄？曰：大黄润而不燥，走而不守，此等处用之，正显其救阴之功，况有白蜜、甘草、阿胶之属以辅之，于胃气毫无伤损。若羁迟不用，三五日后，即成坏症。

设遇烟后痢症初起之时，治未得法，或表邪内陷，或里热未清，或误服利气宽肠之药，或兜涩太早，以致缠绵日久，下痢不休，腹痛里急，纯见黑水，或如屋漏、如鱼脑，此则脏气已伤，阴阳两败，朝不保夕之候。与其坐以待毙，莫若含药而亡。今拟一汤，名曰夺命汤丸，或可挽救万一（方见后卷）。

疫痢应下失下坏病

疫邪失下，其祸已不可胜言。若疫痢失下，其祸更可知矣。究其失下之由，必曰病人年迈也，病人气虚也，或有烟瘾也，或在胎前也，或值产后也，故其下症已具，终不敢下，惟以缓药徐图，自谓老成持重。而又有一等不明事理，自命知医之病家，横拦竖遮，言火道寒，恐大黄下断中气，多方掣肘。殊不知疫痢兼症，下症已具，越怕下者，越得急下。盖邪热多留一日，有一日之祸，早下一日，有一日之福。彼年富力强者，失下尚且难治，则年迈气虚、烟瘾、胎前、产后，疫痢失下者，又何从措手哉？然下之之法，亦有缓急轻重之殊，非谓以承气汤一概而论也。愚每见患痢之人，其初起之日，即见面赤拂郁，舌苔黄厚，壮热口渴，脉息滑实而数，下痢里急。沿门阖境，率皆如此，此即疫痢相兼之症。愚即以人参败毒、三消饮、槟芍顺气汤之类，治之罔不应手奏效。疫痢相兼之症最多，人皆习而不察，即或遇有年迈气虚、胎前、产后诸人患此者，当其初得未久，亦以此法治之，但察其阴分虚者，加以养阴之药，阳分虚者，加以补气之药，其余攻下之品，略为变通加减，亦莫不应手奏效。其要只在先将寒热、虚实、标本、缓急分清，然后可以言治。设遇有应下失下，日久痢不止，外见烦热口渴，自汗，舌苔满布黄厚芒刺，腹痛拒按，胸满呕吐，不食，痢见败色，一日夜数十行，后重里急，面垢神惨，脉息或沉微欲无，乍见乍隐，或疾数鼓指，或坚大若革，按之反空，此皆疫痢兼症，应下失下之坏症也。邪热一毫未除，元神将脱，补之则邪毒愈甚，攻之则几微之气不胜其攻。攻不可，补不可，攻补不及，两无生理，不得已变陶氏黄龙汤之法，名之曰进退黄龙汤，或有回生于万一（方见后卷）。

各种坏症

下纯血如屋漏水者，不可治。大孔如竹筒者，不可治。唇若涂朱者，不可治。色如鱼脑，或如羊肝者，半生半死。下如尘腐色者，死。发热不休，四肢冰冷者，死。脉细、皮寒、气少、泻痢不休、饮食不入者，是谓五虚，必死（或用参附十可救一）。厥逆冷汗者，死。身热、脉大，不能除者，死。发斑躁扰者，死。呃逆不能止者，死。吐蛔虫，腹胀如鼓，痛不止者，死。变成肿胀者，死。噤口不食，药不能开者，死。骤然能食，为除中者，死。脉疾数如雀啄者，死。面色惨淡，下痢不止，腹胀痛，形如鼓者，死。痢下五色者，死。面色枯，声音败，脉息无神，大热不止者，死。环口黧黑，柔汗不止者，死。神昏，直视摇头，溲便遗失，不自知者，死。舌卷囊缩，厥冷身重者，死。

喻嘉言治痢医律三条

凡治痢不分标本先后，概用苦寒者，医之罪也。

以肠胃论，大肠为标，胃为本；以经脉论，手足阳明为标，少阳相火为本。故胃受湿热水谷，从少阳之火化，变为恶浊，而传入于大肠，不治少阳，但治阳明，无益也。少阳发生之气，传入土中，因而下陷，不先以辛凉举之，径以苦寒夺之，痢无止期矣。

凡治痢不审病情虚实，徒执常法，自恃颟顸者，医之罪也。

实者，邪气之实也；虚者，正气之虚也。七实三虚，攻邪为先；七虚三实，扶正为本。十分实邪，即为壮火食气，无正可扶，急去其邪，以留其正；十分虚邪，即为奄奄一息，无实可攻，急补其正，听邪自去。故医而不知变通，徒守家传，最为误事。

凡治痢，不分所受湿热多寡，辄投合成丸药误人者，医之罪也。

痢由湿热内蕴，不得已用苦寒荡涤，宜煎不宜丸，丸药不能荡涤，且多夹带巴豆、轻粉、定粉、硫黄、硇砂、甘遂、芫花、大戟、牵牛、乌梅、粟壳之类，即使病去药存，为害且大，况病不能去，毒烈转深，难以复救，可不慎耶。

痢疾汇方

表里和解类方

人参败毒散

治时气疫痢。

人参一钱　茯苓钱半　柴胡一钱　前胡八分　羌活钱半　独活一钱　桔梗钱半　枳壳一钱　川芎一钱　甘草七分　生姜三片

煎服（体壮去人参，加荆芥、防风，名荆防败毒散，加陈米一撮，名仓廪汤）。

五积散

治同上。

白芷一钱　陈皮钱半　川朴钱半　桔梗钱半　枳壳　川芎
白芍药各钱半　茯苓　苍术各二钱　甘草一钱　当归　法夏　桂
枝各一钱　麻黄五分

生姜煎（合人参败毒，名五积交加散）。

十神汤

治同前。

麻黄五分　葛根　苏叶各钱半　升麻四分　甘草　陈皮各一钱
赤芍药　白芷　香附各一钱　川芎一钱

生姜煎。

桔梗汤

表里两解，感冒时疫夹热者宜之。

黄芩　连翘　栀子　薄荷　桔梗　竹叶　甘草　大黄各
等份

灯心煎。

三消饮

表里两解，同上。

槟榔钱半　草果五分　厚朴　白芍各一钱　甘草　知母　黄
芩各一钱　大黄二钱　葛根　羌活各一钱　柴胡引同。

大柴胡汤

表里两解。

柴胡　法半夏　黄芩　枳实　芒硝　大黄

姜枣煎。

六一顺气汤

表里两解。

柴胡　黄芩　白芍　枳实　芒硝　大黄　甘草

姜枣煎。

防风通圣散

表里两解。

防风　川芎　当归　白芍　连翘　薄荷　麻黄　石膏　桔

梗　黄芩　白术　栀子　荆芥　滑石　大黄　芒硝　甘草

生姜、葱白煎。

四逆散

治痢疾，腹胀身热，里急后重。

北柴胡　白芍　枳实　炙甘草

玄白散

治痢疾初起，里急后重，脓血稠黏，二便窘迫。壮盛人一

剂愈，虚者慎用。

牵牛子　生地　赤芍　归尾　槟榔　枳壳　莪术　黄连

大黄

暑月加香薷。

六神丸

治一切泻痢。

黄连　木香　枳壳　茯苓　麦芽　神曲

黄连解暑热毒，厚肠胃，清脏腑，赤痢倍之。木香温脾胃，逐邪气，止下痛，白痢倍之。余俱等份为末，以神曲打糊为丸，梧子大，每服五十丸。赤痢甘草汤下，白痢干姜汤下，赤白相杂甘草干姜汤下。

以上诸方须与热痢参看（以上为表里，以下为和解）。

加减奇效藿香汤

自拟。治暑热湿食兼疫之痢，又治形寒饮冷，霍乱吐泻，呕哕恶心，吞酸膈胀，腹痛，以及小儿呕泻、痰食积热等症。

藿梗二钱　厚朴钱半　云苓二钱　黄连　木香各一钱　槟榔钱半　焦山栀四钱　葛根一钱　橘皮　苍术各二钱　木瓜　枳壳　泽泻各钱半　炙草一钱

生姜煎。头痛脊痛，加羌活钱半；冒暑成痢，加香薷、扁豆各钱半；赤痢加酒芩、酒芍各钱半；色如黑漆者，再加桃仁、归尾、赤芍、酒军（肛门燥辣治同）；白痢加滑石一钱半；冷痢加肉蔻、砂仁各一钱；少腹痛加官桂六分、酒芍二钱；呕吐加半夏钱半；气虚年迈皆加人参一钱。

藿香正气汤

治外感风寒伤冷伤湿、疟疾、痢疾，余与上略同。

藿香二钱　苏叶　白芷　腹皮　茯苓各钱半　陈皮　半夏　厚朴　桔梗　甘草各一钱

一方有木瓜。姜枣煎。

不换金正气散

即前方去苏叶、白芷、腹皮、茯苓、桔梗，白术易苍术。身热加柴胡。

六和定中汤

治与前略同。

砂仁　藿香　厚朴　杏仁　半夏　扁豆　木瓜　人参　白术　赤茯苓　甘草

暑加香薷，冷加紫苏。

清皮饮

治疟痢。

青皮　厚朴　柴胡　黄芩　半夏　茯苓　白术　草果　炙草

一方加槟榔。大渴加麦冬、知母。

生姜煎。

小柴胡汤

治疟痢。

柴胡　半夏　人参　甘草　黄芩

姜枣煎。

三解汤

治疟痢。

柴胡　麻黄　泽泻

姜枣煎。

二术柴葛汤

治疟痢。

白术　苍术　柴胡　葛根　陈皮　甘草

不二散

治疟痢。

常山　槟榔　贝母

露一宿，五更温服（二方皆姜枣煎）。

何人饮

治疟痢。

人参　何首乌　陈皮

煨姜煎（寒加肉桂，热加酒芩）。

四兽饮

治疟痢。

人参　白术　茯苓　橘红　草果　半夏　乌梅　甘草

姜枣煎。

治痢神异方

治赤白痢。凡因湿热食积而成者，皆宜之。

黄连　黄芪　白芍　甘草　枳壳　青皮　当归　山楂　木香　地榆　槟榔　桃仁　红花

不加引，水煎服。

三物散

解毒火，助脾胃，止泻痢。

胡黄连　乌梅肉　灶心土

各等份为末，茶清食前调服。

姜茶饮

分理阴阳，散寒除湿，清火宁神，治赤白痢及寒热疟。

生姜　陈细茶各三钱

微炒，煎汤服。

《千金》黄连汤

治赤白痢。

阿胶二钱　黄连二钱　炮姜五分　当归钱半　黄柏炭　炙甘草　石榴皮各一钱

先煎各药，后纳阿胶，温服。

黄连阿胶汤

治冷热不调，下痢赤白，里急后重，脐腹疼痛，口燥烦渴，小便不利。

黄连_{钱半}　阿胶_{钱半}　茯苓_{一钱}

水煎服。

驻车丸

治同前。

即黄连阿胶汤去茯苓，加干姜、当归。

阿胶驻车丸

即驻车丸加木香、黄芩、石脂、龙骨、厚朴。

糊丸米汤下。

归连丸

治阴虚下痢五色，及孕妇噤口赤白。

阿胶_{二两}　黄连　当归　黄芩　艾叶_{各一两}　黄柏_{五钱}

醋糊丸绿豆大，每服七十丸，米汤下。照十分之一煎汤服亦可。

阿胶梅连丸

治阴虚五色痢，至夜发热。

阿胶　黄连_{各三两}　炮姜　干姜_{各一两}　当归　黄柏　炒赤苓　赤芍　乌梅肉_{各一两五钱}

醋煮阿胶为丸，梧子大，每服四十丸。昼夜三服，米汤下。照十分之一煎汤亦可。

仲景黄连阿胶汤

治心烦不卧，泄热养营。

黄连二钱　黄芩　白芍各一钱　鸡子半枚

先煎前三药，去渣纳胶，少冷纳鸡子，搅匀服。此方宜与四君子汤间服（加桂心、酒芍、姜炭各一钱）。

白头翁汤

治夹热下痢脓血。

白头翁三钱　炒酒连二钱　黄柏炒　黑秦皮各一钱五分

水煎服。

芍药汤

和血调气，清热，虚弱者宜之（和血则便红自愈，调气则后重自除）。

白芍五钱　炒当归　黄连　黄芩各二钱五分，俱酒炒　酒军二钱

肉桂七分　甘草　槟榔各一钱　木香五分

煨姜煎。

黄芩芍药汤（又名芩芍汤）

治热痢。

黄芩二钱　炒酒芍二钱　甘草一钱

水煎服。

黄芩汤

即前方加大枣五枚。仲景用以治太阳少阳合病，自下利者。

《千金》三物胶艾汤

治妊娠血痢。

阿胶三钱　艾叶　石榴皮各一钱

先煎榴、艾，去渣纳胶，温服。心痛腹满，日夜五六十行者，加黄柏一钱、酒炒，酒连钱半，防己钱半，神曲二钱，附子、干姜各五分。

香连丸

治赤白相杂，里急后重。

黄连二十两　吴萸十两同炒，去吴萸　木香五两

醋糊丸，米汤下，每服四五十丸。以百分之一煎汤服亦可。

首乌汤

治痢不应攻下而后重秘迫难支，用此汤亦能滑利。

赤首乌五钱　郁李仁　当归各钱半　麻仁二钱　枳实八分

水煎服。

加减平胃散

脾胃虚损，血不流于四肢，却入于胃而为血痢，宜此药滋养脾胃。

人参　茯苓　白术　炙草　陈皮　厚朴各一钱　阿胶二钱
桃仁　酒军　木香各五分

姜枣煎。

白术黄芩汤

痢疾愈后，宜用此调和。

白术二钱　酒芩　甘草各一钱

煎服。

茯苓汤

治痢后遍身微肿。

赤茯苓三钱　白术二钱　防己　射干各一钱　桑白皮　黄芩　泽泻各钱半

姜枣煎。

白术和中汤

虚人白痢，宜此和之。

当归　白芍　白术各二钱　茯苓　陈皮各钱半　酒芩　酒连各一钱　木香　甘草各六分

姜枣煎。

当归调血汤

虚人红痢，宜此和之。

酒芍二钱　当归一钱半　川芎　黄连　酒芩各一钱　桃仁八分　升麻五分

姜枣煎。

消导攻里类方

平胃散

治一切食积结滞、肚胀腹痛等痢。

苍术二钱　厚朴钱半　陈皮一钱　甘草八分

煨姜引，或加山楂、神曲、麦芽。

香砂平胃散

即平胃散加木香、砂仁，或香附。

香连化滞汤

治初起赤白痢、里急后重、频欲登圊、少腹疼痛等症。

归尾　白芍　黄连各二钱　酒芩　黄柏　炒枳壳各钱半　槟榔　木香各一钱　酒军二钱　滑石钱半

姜枣煎，空心热服。

枳实导滞汤

治腹内硬痛，积滞泻痢，伤湿热者。

酒军二钱　酒连　酒芩　枳实　茯苓各二钱　神曲　炒白术各三钱　泽泻二钱

气滞后重加木香、槟榔。

大健脾汤

健脾胃，滋谷气，除湿热，宽胸膈，去膨胀。

人参　茯苓　白术各二钱　枳实　当归　山楂　谷芽各钱半　陈皮　豆蔻各一钱　青皮　木香　黄连各七分

姜枣煎（加十倍，荷叶粥为丸亦可，是名大健脾丸）。

枳实丸（又名枳术丸）

治一切积滞，胃虚脾弱之痢。

枳实_{一两}　炒白术_{二两}

荷叶饭糊为丸，绿豆大，白水下。东垣加陈皮一两，以和胃。古庵加酒连一两，以清热，更加木香、砂仁，补脾和胃，泻火消痰。

保和丸

治一切食积、痰凝气滞之痢。

山楂　神曲　萝卜子　半夏　茯苓_{各二两}　陈皮　连翘_{各一两}

糊丸绿豆大。加白术三两，名大安丸。

厚朴丸

治寒中泻痢、实滞腹满等症。

厚朴　干姜_{各一两五钱}

糊丸绿豆大，每服五十九，米汤下（以上二方按十分之一亦可作汤服）。

治中汤

治痢疾，脾胃不和，呕吐不食，虚痞中满。

人参_{一钱}　白术_{钱半}　干姜　甘草_{五分}　法夏_{钱半}　青皮_{八分}　陈皮_{一钱}

姜枣煎。

木香槟榔丸

治痢疾，胸胀腹满，里急后重，食积气滞（虚者慎用）。

木香　槟榔　大黄各一两　陈皮　枳壳　黄柏　黄连　香附各五钱　三棱　莪术　牵牛各三钱

糊丸绿豆大，每服二钱，姜枣汤下。按：此汤应加四君，方为无弊。

大黄汤

治下痢脓血稠黏，里急后重，肛门火烙，小便闭塞，年壮脉实者。

好大黄一两

烧酒一大盅，水一盅，煎至一盅，去渣温服。

大承气汤

治胸膈饱胀，热渴，烦躁谵妄，脓血稠黏，痞块坚实，俱全者用之，轻者则参用后方。

枳实二钱　厚朴二钱　酒军四钱　芒硝钱半

水煎服。

小承气汤

即大承气汤去芒硝，脐下无硬块者宜之。

调胃承气汤

即大承气去枳、朴，加甘草二钱。上焦不甚痞满者宜之。

槟芍顺气汤

专治下痢频数，里急后重，舌苔黄厚，兼得疫之里症者。

槟榔钱半　芍药三钱　枳实　厚朴各二钱　酒军四钱

姜枣煎。

桃仁承气汤

治痢疾下焦有蓄血，应下者。

即小承气加桂枝、桃仁。

百顺丸（又名二圣救苦丸）

治一切阳邪积滞、实热秘等症。

川大黄一斤　牙皂一两六钱

共研，蜜丸绿豆大，每服二三钱，随症调引。

补养祛寒类方

六味地黄汤丸

治真阴不足，水亏火旺。

地黄四钱, 砂仁拌　山药　山萸肉　茯苓各二钱　丹皮　泽泻各钱半

水煎，空心服。

桂附地黄汤

治下焦真阳不足。

即六味加桂一钱，熟附子一钱（又名八味地黄）。

知柏地黄汤

治阴虚火旺。

即六味加知母、黄柏各钱半。

《金匮》十味肾气丸

即桂附地黄加车前子、牛膝（取其下行，直达至阴，所谓脾虚补母者也）。

补中益气汤

治一切清阳下陷，中气不足，及大孔如竹筒下痢无度，直出不禁者，用此升提。

炙芪三钱　白术　人参　炙草各二钱　归身钱半　陈皮一钱
升麻　柴胡各六分

姜枣煎（或加山药、扁豆、薏苡、莲肉）。

归脾汤

治心、肾、脾三经虚弱。

人参　黄芪　白术　茯苓　枣仁各二钱　远志　归身　炙
草各一钱　木香五分　龙眼肉七枚

姜枣煎。

参苓白术散

治脾虚胃弱。

人参　茯苓　白术　扁豆　山药各二钱　莲肉　薏苡仁各三
钱　桔梗　砂仁各一钱　炙草钱半

姜枣煎。

四物汤

凡血虚、血热、血少者，皆宜之。

当归　川芎　地黄　白芍

姜枣煎。

四君子汤

凡气虚、心虚、脾虚、胃虚者，皆宜之。

人参二钱　焦术　茯苓各钱半　炙草一钱

姜枣煎。

异功散

调理脾胃。

即四君子汤加陈皮八分。

引同。

香砂六君子汤

治气虚寒，腹痛泻痢。

即四君子汤加木香、砂仁二钱。

八珍汤

治心肺虚损，气血两虚。

即四君子汤加四物汤。

十全大补汤

固表助阳，大补血气。

即八珍汤加蜜芪二钱，肉桂一钱。

人参养荣汤

养心血，补肺气。

即十全大补汤加五味、远志、陈皮，去川芎。

六神散

补脾和胃。

即四君子汤加扁豆、山药。

引同。

保元汤

补气虚之祖方也。

炙芪四钱　人参二钱　炙草二钱

引同。

生脉散

治虚痢，脉细如丝者。

人参三钱　麦冬去心，五钱　五味子十五粒

水煎服。

参连汤

治噤口痢。

人参三钱　黄连钱半　石莲肉二钱

粳米煎，徐徐呷之。

参附汤

治误服寒药，至真阳大虚、厥逆自汗、呃逆头晕等痢。

人参一两　熟附子五钱

水煎服。

理中汤

温中，治腹痛寒痢。

白术三钱　人参　干姜　炙草各二钱

水煎服。

附子理中汤

温中助阳，暖脾胃，治寒痢。

即理中汤加熟附二钱。

四逆汤

治寒中三阴，腹痛厥逆，脉微欲绝。

即附子理中去白术、人参。

通脉四逆散

治上症面赤，格阳于外者。

即四逆汤加葱白、苦胆汁。

桂枝汤

治发热恶寒，自汗腹痛之痢。

酒芍四钱　桂枝二钱　炙草二钱

姜煎，去渣入饴糖三五钱，微火解服。

黄芪建中汤

即小建中汤加蜜芪。多汗者宜之。

大建中汤

治心胸中大寒痛，腹中寒气上冲。

蜀椒二钱　人参三钱　干姜四钱

水煎，去渣，入饴糖三四钱，温服。

真武汤

治感寒腹痛，四肢沉重，发热汗出，筋惕肉𥆧，心悸头眩，气虚恶寒之痢。

熟附子　白术各二钱　茯苓　焦芍各三钱

生姜煎服。

四神丸

治脾肾虚寒，泻痢腹痛。

故纸盐水炒，四两　肉豆蔻二两　五味子二两　吴茱萸姜汁炒，一两

共研细，生姜四两捣烂打糊丸绿豆大，空心服四钱。古方用木香一两、小茴五钱。若肾泻，及清晨溏泻，经年不止者，加红枣二百枚。

木香散

治虚寒泻痢不止。

炙草三钱　干姜二钱　熟附一钱

红枣煎。若加十倍，再加丁香、木香、藿香、豆蔻、诃子肉、石脂各二两，共为散亦可。每服三钱，陈米汤下。

回阳返本汤

治阴盛阳微，四肢厥冷，脉沉迟无力者。

熟附子　人参　麦冬各二钱　炙草　干姜各二钱　陈皮一钱
黄连四钱　五味子三分　葱一茎

水煎服。

橘皮干姜汤

治恶心、呕哕、呃逆，因于虚寒者。

人参　炮姜各二钱　肉桂　炙草各一钱　陈皮　通草各一钱半

水煎服。

治中汤

治痢疾，脾胃不和，呕逆不食，虚痞中满。

即理中汤加青皮、陈皮、法夏。

《千金》温脾丸

治赤白久痢。

酒大黄四钱　人参　甘草　炮姜各二钱　肉桂　熟附各一钱

水煎服。

丁香柿蒂汤

治呃逆因于寒者。

丁香　柿蒂　人参各等份

参减半，姜煎服。

干姜甘草汤

治肺冷。

干姜三钱　炙甘草四钱

水煎服。

实汤饮

治久痢，不分赤白。

山药　莲肉　陈仓米各一两，俱炒，研细，开水化，砂糖调服。

暑热风湿类方

五物香薷饮

治一切感冒暑痢。

香薷　厚朴　云苓　甘草各二钱　黄连一钱

水煎冷服。又一方有扁豆，无茯苓。

戊己丸

治湿热泻痢，腹痛。

黄连六两　吴萸一两

同用酒炒干，再加酒芍六两共研，糊丸，米汤下，每服三钱。以十分之一煎汤服亦可。

清暑益气汤

治暑热气喘、痞胀、身热、心烦、口渴、自汗、脉虚、体重等热痢。

人参　黄芪　苍术　白术　神曲　黄柏　麦冬_{各二钱}　升
麻　陈皮　当归　葛根　泽泻_{各一钱}　五味子　青皮_{各五分}

水煎温服。

六一散（又名天水散）

治中暑烦热，小便不利。河间云：治痢之圣药。加朱砂，
名辰砂益元散（加红曲五钱，名青六丸，治赤痢血痢）。

滑石_{六两}　甘草_{一两}

新汲水调，澄清服。

葱豉益元散

治暑热夹感之痢。

葱白_{三寸}　豆豉_{三十枚}

煎汤，调益元散二三钱服。

五苓散

清湿热，治水逆停饮。

猪苓　茯苓　白术_{各二钱}　泽泻_{钱半}　桂_{五分}

春泽汤

即五苓散加人参、甘草。此合四君、五苓为一方也。

猪苓汤

即五苓散去泽泻、桂。

胃苓汤

即五苓散合平胃散。

柴苓汤

即五苓散合小柴胡汤。治泻痢，疟疾，发热，口渴，心烦。

二陈汤

治痢疾兼有湿痰者。

法夏　陈皮_{各二钱}　茯苓_{一钱}　甘草_{一钱}

姜煎。

升阳除湿防风汤

防风_{二钱}　白术　茯苓　白芍_{各一钱}　苍术_{四钱}

水煎服。

人参胃风汤

治客感乘虚，水谷不化，暴注下迫，及肠胃湿热之毒，如豆汁或下瘀血，日夜无度。

即八珍汤去甘草、地黄，加桂枝一钱。

水煎。

三奇散

治痢疾下重，或如风吹肛门，此风入肠胃也。

黄芪_{二两}　枳壳　防风　吴萸_{各一两}

共为末，米汤调下二三钱。十分之一煎汤亦可。

泻火理血类方

大黄黄连泻心汤

治心脾伏热，痢血鲜红、浓厚。

酒军五钱　酒连二钱五

温服。

生地黄汤

治热痢不止。

生地五钱　地榆七钱　炙草二钱五

水煎。

黄连解毒汤

治呕逆热痢。

黄连　黄芩　栀子各等份

水煎服（应于本方去栀子，加枳壳、木香）。

郁金散

治一切热毒痢，下血不止。

川郁金五钱　槐花五钱，炒　炙草二钱五

水煎服。

茜根汤

治血痢，心神烦热，腹中痛，不纳饮食。

茜根　地榆　黄芩　生地　黄连各三钱　当归　犀角　栀

子各一钱

水煎服。

地榆散（又名泼火散）

治暑热痢，致昏迷不省人事者。白痢、赤痢、血痢皆宜。

地榆五钱　赤芍　川连各三钱　青皮一钱

水煎。共为末，凉水调服更妙。

地榆芍药汤

治泻痢脓血，脱肛。

苍术　地榆　芍药　卷柏各等份

水煎服。

地榆散

治下痢纯血，及远年不瘥者。

地榆　卷柏

水煎。或加百草霜、胶艾、姜炭。

聂氏治痢主方

治热滞成痢。虚寒禁服。

酒连　酒芩　酒芍　枳壳　当归　地榆　甘草　厚朴　槟榔　青皮　红花　桃仁　山楂各等份

水煎服。单白无红，去桃仁、地榆、红花，加陈皮、木香；滞涩者加酒军。

苍术地榆汤

治脾湿痢疾下血。

苍术三钱　地榆炭一钱

水煎服。

清脏解毒汤

治素有积热，下痢白脓，腹痛胀满，尽夜无度，渐至大便闭结，小便不通。此三焦有实热也。或下痢纯血，或赤白相杂，皆效。

酒芩　酒连　黄柏　酒军　栀子　连翘　滑石　木香　枳实　车前子　海金砂　莪术各等份

水煎服。

四物汤

见补养门。

芍药汤

见和解门。

桃仁承气汤

见攻里门。

收涩固脱杂补遗类方

真人养脏汤

治虚寒痢疾，久而不愈，及脱肛。并治酒毒便血等症。

人参　白术　当归　白芍　木香各二钱　炙草　肉桂　肉

果各七分　粟壳蜜炙，四钱　诃子肉钱半

水煎，食前温服。

固肠丸

治脾虚脏滑，赤白五色痢，日久不止。

肉豆蔻　赤石脂　干姜　砂仁　厚朴　木香各三钱

糊丸绿豆大，每服七十丸，米汁汤送下。

诃子皮散

治休息久痢。

诃子皮七分　粟壳六分　陈皮六分　炮姜六分

研细，米汤调下。

大断下丸

治久痢滑脱。

高良姜　炮姜　石榴皮醋浸炒黄，各一两五

熟附　细辛　赤石脂　枯矾　肉蔻　诃肉各一两　龙骨煅

牡蛎煅，各二两

醋糊丸，梧子大，每服三十丸，米汤下。一方加吴萸一两。

桃花汤

治少阴腹痛，便脓血。

赤石脂一两六钱　干姜一钱　粳米一合

水煎服。

大桃花汤

治同前。

赤石脂　干姜　当归　龙骨煅，各六钱　熟附　酒芍各一钱
白术　人参　炙草各二钱

水煎服。脓厚者加厚朴一钱；呕加陈皮、半夏一钱。

豆蔻固肠丸

治脏腑并滑下痢赤白。

厚朴　木香　肉豆蔻　赤石脂　干姜　砂仁各等份

糊丸梧子大，每服三十丸，空心米汤送下。

诃黎勒丸

治休息久痢。

樗白皮一两　诃肉五钱　丁香三十粒

糊丸，每三钱，米饮日下三服。

伏龙肝汤丸

治胎前下痢，产后不止，及元气大虚，瘀积小腹，攻痛难忍者。

山楂炒黑，一两　砂糖熬枯，二两

共研细，糊丸，用伏龙肝一两煎汤送下丸二钱，日三服，夜二服（气虚加人参；虚热加炮姜、肉桂、茯苓、甘草；兼风寒加葱白、豆豉；膈气不舒加广木香）。

乌梅丸

治痢疾寒厥吐蛔。胃热有火者禁服。

乌梅三百个　细辛　桂枝　人参　熟附　黄柏各六两　黄连　川椒　当归　干姜各四两

酒浸乌梅一宿，去核蒸熟，和药蜜丸。

吴茱萸汤

治同上，禁同下。

吴萸五钱，炮　人参一钱　大枣五枚　生姜一两

煎服。

黄连犀角散

治狐惑症，肛门生虫。

犀角一钱　黄连五分　木香二分　乌梅一个

共为散，水煎和滓服，日二服。

雄黄脱散

治蛲虫，并狐惑、唇疮声哑等症。

雄黄　桃仁　苦参　青葙子　黄连

各等份为末，艾汁为丸如小指尖大（裹绵纳下部中，内服桃仁、槐子、芜荑）。

连理汤

治外感暑热，内伤生冷之痢。

即理中汤加茯苓、黄连。

生化汤

生新血，去旧血，扶元气，补脾胃，产后通剂也。

当归三钱　桃仁钱半　川芎钱半　炮姜一钱　甘草一钱　大枣五枚

酒水煎，或入砂糖。

夺命汤丸

自拟。治烟后痢疾初起，治未得法，以致日久不愈，一日夜百十行，腹痛下坠，纯见黑脓，或如鱼脑、屋漏，此阴阳两败，脏气已伤，朝不保夕之候。与其坐以待毙，莫若含药而亡，服此汤丸或救万一。

先用白蜜一两五钱，慢火熬，入阿胶一两，待胶化开，再入川白蜡五钱。赤石脂一两、净羊脂一两，捣烂如泥，肉豆蔻一钱，石脂、豆蔻俱研细，连羊脂共兑入蜜胶蜡内，搅匀候冷，挫条捻丸，如小绿豆大，用头沥烟灰五钱挂衣听用。

人参二钱　熟地　何首乌　粟壳各四钱　杜仲　当归　诃子肉　炙草各三钱　黄连一钱　酒芍二钱　麻仁三钱　郁李三钱　枳实一钱

大枣煎，去滓，送前丸三钱。如上焦有实火，去人参；呕加法夏、茯苓二钱，陈皮八分；热呕去人参，加竹茹二钱，黄连加倍；口大渴思凉，去人参，加干麦冬四钱，五味子三十粒；咽痛加桔梗。

汇选痢疾奇验单方

——治久痢不愈者，用萝卜生汁一盅，白蜜一盅煎，温服。

——方治用白砂糖一两，鸡蛋清一个，烧酒一盅，煎至八分，温服。立止（治痢，不拘赤白）。

——方治噤口痢，用谷虫（一二个，瓦上焙）研细，米汤饮下，即能思食。

——方治噤口痢，用独子肥皂（一枚，去核，实盐其中，火烧存性，研细）入白粥内，少许食之。

——方用干萝卜花煎汤服。一方加陈马齿苋同煎服。治痢，不拘赤白。

——方治久痢暴泻不止，用石榴皮烧存性，研末，米汤饮下二钱。

——方治热痢不止，用车前叶捣烂，取水一盅，入蜜一盅，煎服。自愈。

——方治赤白痢，用韭菜取汁一盅，酒一盅煎，温服（并治妇人心气痛，亦散气行血故也）。

——方治噤口痢，用大梨一枚，挖去心，入蜜一匙，姜汁少许，煨过食之。

——方治下血热痢，用苦参炭为末，每服二三钱，米汤下。

——方治肠气血痢，用大鲫鱼一个，破腹去肠胆，纳白矾二两，烧存性，服二钱，米汤调下。

——方治痢，用陈细茶三钱，同盐炒，去盐，槟榔二钱，红糖、生姜煎服。

——方用豆腐二斤，香油煎焦，夹红糖吃，不拘赤白皆愈。

——方名香参丸，用木香四两，苦参六两，同酒炒甘草一斤，糊丸梧子大，每服三钱。白红痢，姜白汤下；噤口痢，砂仁、莲肉汤下；水泻，猪苓、泽泻汤下。

——方治噤口热痢，田螺数枚，连壳捣烂，入麝香少许，填脐中，引热下降，服药再不吐矣。

——方治噤口痢，用初生小儿屎，炙干一钱，雄黄五分，黄连四分，冰片少许，为末，水调涂两眼角。

——方治食积痢，日久不愈，腹胀痛，有硬块，攻补两难者，秘制化痞膏，一贴脐上自愈。

——方治产后痢不止，用柿饼二枚，焙焦存性，乌梅炭十枚，红枣二十个，粟壳五钱，红糖一两，生姜三钱，煎汤服。

——方治血痢不止，用生刺儿菜，即大小蓟，捣汁一碗，入白糖一两，生服。

——方治痢，不分赤白，用无花果一个，蘸白砂糖随便吃，自愈。

——方治泻痢下重，用薤白一二钱，水煎服（《金匮》加入四逆散内，治同四逆散：柴胡、炒白芍、枳实、炙甘草）。

——方治小儿热痢，用嫩黄瓜一条，切片，入白糖蜜五钱，水煎。

——方治血痢，及肠风下血，用木耳五钱，炒，研细，或用水酒煎，或用新汲水冲。

——方治夏秋感冒，初起之痢，不分赤白，用四时正气散钱半，滑石、姜汤调下，屡试屡验。

——方治烟后痢疾良方，白术三钱，醋炒薤白钱半，当归三钱，地榆二钱炒黑，鲜椿白皮二钱炒炭，红花钱半，槐花钱半，酒芩炭二钱，木香八分，白糖一两。

此方百发百中，经验多年，病重二剂，轻一剂即愈。椿树白皮必须新鲜的。诚治痢之良方也。

《治痢捷要新书》终